PET/CT肿瘤诊断学

主　　编　王荣福

编者名单　（按姓氏笔画顺序排序）

王荣福　北京大学第一医院
付占立　北京大学第一医院
冯彦林　中山大学附属佛山医院
华逢春　上海复旦大学华山医院
关晏星　南昌大学附属第一医院
吴文凯　中国医学科学院肿瘤医院
张旭初　北京大学第一医院
张秀梅　北京大学航天中心教学医院
张春丽　北京大学第一医院
张建华　北京大学第一医院
范　岩　北京大学第一医院
季仲友　福建医科大学附属协和医院
赵新明　河北医科大学附属肿瘤医院
俞建华　北京大学第一医院
贺小红　中山大学附属佛山医院
唐光建　北京大学第一医院
黄建敏　河北医科大学附属第三医院
韩丽君　卫生部北京医院
管一晖　上海复旦大学华山医院
霍　力　北京协和医院

主编助理　范　岩　付占立

北京大学医学出版社

内容简介

本书是PET/CT肿瘤诊断学的专著。全书分为两大部分，共十七章，66万字，图像152幅，表格49张，图文并茂。第一部分为总论，共八个章节，分别主要介绍了PET/CT成像原理、核射线与防护、探测仪器、正电子放射性药物、临床质量控制、结果判断与定量分析及PET/CT中心建立与管理；第二部分详细介绍PET/CT在肿瘤诊断、治疗决策、预后判断和临床上的应用，共九个章节。书中引用了近年来国内外学者的大量研究成果和最新文献资料及我们自己临床实践中的工作经验体会，较完整、系统地介绍了PET/CT成像的原理、条件和肿瘤临床应用，由浅入深、基础理论与实际临床应用紧密结合，重点突出PET/CT肿瘤临床应用研究及相关技术新进展，与时俱进，开拓创新。该书不仅适用于从事影像医学与核医学和生物医学工程专业人员，同时对内科、外科、肿瘤科和放疗科等临床医师和相关领域的研究人员都有重要的参考价值，也可供研究生和科技人员参考阅读。

图书在版编目（CIP）数据

PET/CT肿瘤诊断学/王荣福主编. —北京：北京大学医学出版社，2007

ISBN 978-7-81116-279-0

Ⅰ. P… Ⅱ. 王… Ⅲ. 肿瘤—计算机X线扫描体层摄影—诊断学 Ⅳ. R730.44

中国版本图书馆CIP数据核字（2007）第141966号

PET/CT肿瘤诊断学

主　　编：王荣福
出版发行：北京大学医学出版社（电话：010-82802230）
地　　址：（100083）北京市海淀区学院路38号 北京大学医学部院内
网　　址：http：//www.pumpress.com.cn
E - mail：booksale@bjmu.edu.cn
印　　刷：莱芜市圣龙印务有限责任公司
经　　销：新华书店
责任编辑：靳新强　　**责任校对**：金彤文　　**责任印制**：郭桂兰
开　　本：889mm×1194mm　1/16　　**印张**：20　**插页**：8　　**字数**：662千字
版　　次：2008年7月第1版　2008年7月第1次印刷　　**印数**：1-2000册
书　　号：ISBN 978-7-81116-279-0
定　　价：79.00元

本书由

北京大学医学部科学出版基金

资助出版

前　言

PET/CT是医学纵深发展的一个新的契机，在当今热门的分子影像医学中占据重要的地位，其应用前景相当广阔。随着PET在肿瘤学应用的广泛和深入，越来越需要将PET与X线CT结合起来应用，这对于病灶的精确定位和定性诊断及制订肿瘤放疗计划和外科手术前定位具有非常重要的临床应用价值。

近年来，随着我国社会的老龄化趋势以及广大人民群众对健康问题的关注，使传统的医学模式趋向保健和预防为主。从细胞分子水平上对疾病做出早期诊断，并给予个性化有效治疗已成为当前医学亟待解决的关键问题。目前具有反映组织细胞血流、代谢和分子功能影像的正电子发射计算机断层显像（PET）与反映解剖形态为主的体层摄影术（CT）技术特性合二为一的显像设备PET/CT是近年来迅速发展起来的最先进的医学影像技术装备。它除了具有PET显像相当高的灵敏度和特异性功能外，还能与CT、MRI等图像配准，即图像融合，使PET影像更加直观，解剖定位更加准确，在肿瘤早期诊断、分级分期、个性化诊疗的决策和疗效评价与预后判断等方面具有重要意义。

随着PET/CT问世，近年来我国引进并运行近90台，PET/CT成像技术在我国发展迅速，其临床应用价值已得到充分肯定。然而，目前国内尚未有系统、全面地介绍有关PET/CT的专著问世。为了促使从事这一新技术的医学影像人员系统掌握有关仪器性能、质量控制、临床应用及正电子放射性药物等各方面的知识；同时非常有必要使临床医师了解和熟悉这一新技术的应用价值，并能得到他们的认可，以便更好推广应用，真正为病人提供合理的个性化治疗方案。因此，编写一本有关《PET/CT肿瘤诊断学》的专著势在必行，对我国分子医学影像的发展十分必要。在这种形势下，由我负责组织多位国内从事PET、CT和/或PET/CT成像的专家学者编写了本书。

在各位编者的共同努力下，经过2年半的辛勤笔耕，《PET/CT肿瘤诊断学》终于问世了。本书从原理、仪器、药物、质控、结果判断等多个方面详细介绍了PET/CT成像技术，介绍了生产正电子核素的医用回旋加速器和制备正电子放射性药物的合成模块装置，并介绍了建立PET/CT中心的条件、管理和规划及PET/CT在肿瘤诊治的应用，综合引用了国内外大量的有关研究成果。在此感谢各位编委单位领导的鼎力相助和作者的辛勤劳动与无私奉献。希望本书能对分子影像医学与核医学的专业人员、相关生物医学工程人员和临床专业的医师及有关领域的研究人员在临床和科研工作中有所指导和帮助。

由于PET/CT发展时间较短，还属于一种新技术，加之时间仓促，编写中难免有不妥或不足之处，诚请广大读者予以批评指正。

王荣福

2007年11月

目 录

第一篇 总 论

第二篇 肿瘤应用篇

第一篇

总　论

1 PET/CT 导论

被美国时代周报评为最富有创意和商业化三大发明之一正电子计算机发射断层显像仪（positron emission tomography，PET），称之为人体分子水平显像或探针技术的临床应用价值越来越受到人们的重视和认可。国际上，尤其美国核医学年会和世界核医学和生物学大会交流内容主要为肿瘤学，其中大部分内容都涉及 PET 显像，大约 80%用于肿瘤学、用于神经病学和心脏病学各占 10%。我国现有运行的 PET 和 PET/CT 达 90 多台。随着 PET 在肿瘤学应用的广泛和深入，越来越需要将反映功能代谢的 PET 与反映形态解剖的 X 线断层摄影术（X-computed tomography，CT）结合起来应用，这对于发现病灶的精确定位诊断和定性诊断及制订肿瘤放疗计划和外科手术前定位具有非常重要的临床应用价值。近一两年来，PET/CT 新的显像设备问世，它不完全等于 PET 加 CT 的功能，而是发挥更多的功能作用，除了可进行衰减校正，提高图像质量；同时将 PET 影像叠加在 CT 图像上，使得 PET 影像更加直观，解剖定位更加准确；另外可直接进行生物靶区适形精确放疗计划，因此 PET/CT 大大拓宽了原有单纯 PET 的功能作用。

1.1 概　述

PET/CT 是指将高性能的 PET 与 CT 有机地结合在同一设备上同时提供受检者在同一条件下的解剖结构与功能代谢相融合的图像的一种先进新型的医学影像技术。PET 是目前十分先进的核医学影像设备与技术，能从分子水平上反映人体组织的生理、病理、生化、代谢等功能性变化和体内受体的分布情况，故也被称作"生化显像"（biochemical imaging）或"分子显像"（molecular imaging）。CT 是临床上广泛使用且仍在迅速发展的 X 线成像设备与技术，在显示机体解剖结构形态与组织密度等方面具有独特的优势。PET/CT 正是实现了 PET 与 CT 两种设备的同机整合与两种图像的同机融合，形成了两种先进技术的优势互补，具有极高的诊断性能与临床应用价值。

将先进的分子成像技术与经典的解剖形态显示相互融合，产生的效果往往是"1＋1＞2"，对临床诊断具有重要的意义。

1. 提高对病灶定位的准确性。清晰的解剖结构，明确的功能变化，加上二者的简单而精确的同机图像融合，无疑为临床医师提供了可靠的肿瘤诊断与准确的病灶定位的直接依据。同时，在提高读片者的信心，制定治疗决策，指导放疗计划方面有着重要的作用。

2. 大大缩短显像检查的时间。用 CT 图像进行 PET 图像的衰减校正，大大缩短了 PET 检查中原本用以采集衰减校正图像的扫描时间；三维模式与快速晶体的采用也进一步缩短检查时间。由此，同样的时间内可检查更多病人，仪器利用率大大提高；同样的药量可用于更多患者，药物成本大大降低；更多病人可完成胳膊上举的检查，有效减少 CT 与 PET 的伪影以及融合的对位误差。

3. 提高对肿瘤定性的可靠性。临床研究表明，PET/CT 在肿瘤的定性、分期、疗效评估方面有突出的优势。与单光子发射计算机断层显像（single photon emission computed tomography，SPECT）比较、PET 或 PET/CT 检查的假阳性、假阴性比率明显减小，并且，PET/CT 还可提供许多重要的附加信息，如淋巴结定位、胸腔壁浸润、肿瘤与炎症的辨别，远距离转移灶的定位等。

4. 促进肿瘤放射治疗的发展。PET/CT 为肿瘤的范围界定、治疗剂量估定提供了可靠的图像依据，从而成为三维适形放射治疗（three dimensional conformal radiotherapy，3D－CRT）与调强适形放射治疗（intensity modified radiotherapy，IMRT）的理想工具，使得核医学影像诊断和放射治疗的结合更加紧密。此外，CT 引导下对异常浓聚灶进行穿刺活检与介入治疗也是 PET/CT 的一个优势。

PET/CT 技术的迅速发展既使得核医学领域充满活力，也引起放射医学界的极大兴趣。有了 PET/CT，核医学医生对代谢改变的定位将更加精确，而放射科医生对形态和结构改变的定性也将更加准确。PET/CT 于 1998 年底正式面世，2000 年底正式商品化，但其更新发展迅速，2004 年的销售份额已占整个 PET 的 80%以上。

1.2 PET/CT 技术发展史

一、PET/CT 原型机

核医学显像仪器已经经历了四个时代：γ 照相机、SPECT、PET、PET/CT，而 PET/CT 出现至今仅仅 6 年，已经开始引领核医学技术走进一个新的发展历程。1998 年，第一台专用 PET/CT 的原型机安装在匹兹堡大学医学中心，这台原型机是与 CTI PET Systems（CPS）合作研制的，并获美国国立肿瘤研究所（NCI）资助。其设计是将已临床使用的 CT 和 PET 串联在同一机架上，PET 组件来自 CPS 的 ECAT ART 扫描仪，而 CT 是 Siemens 公司的 Somatom AR：SP（图 1-1）。机架的长、宽、高分别为 110 cm，170 cm 和 168 cm，孔径为 60 cm，CT 部分与 PET 部分中心相距 60 cm。整个组件以每分钟 30 转旋转。但两部分的采集和重建都是分开的，由不同的工作站进行控制。重建完成后，CT 图像转入 PET 计算机内为发射扫描数据提供衰减校正，然后获得 PET 图像和 PET/CT 融合图像。从 1998—2001 年，在这台原型机上做了 300 余例肿瘤病人，对绝大多数病例，所得解剖与功能相融合的图像明显增强了诊断效果。

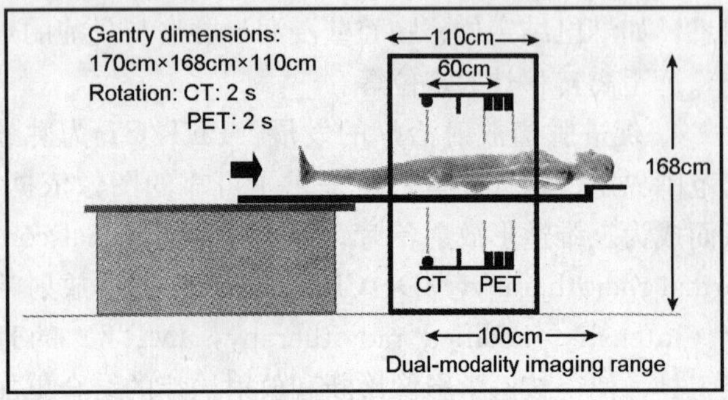

图 1-1 PET/CT 原型机示意图

二、改进型 PET/CT

在 PET/CT 原型机获得巨大成功的鼓舞下，Siemens 和 CTI 公司又将其高性能的 CT 和最好的 PET 组合在一起，并进行重新设计（图 1-2）。原先旋转的 PET 探头被固定的整环探头取代，PET 部分来自基于锗酸铋（$Bi_4Ge_3O_{12}$，BGO）晶体的 ECAT HR$^+$ 型 PET，或者来自基于硅酸镥（$Lu_2Si_2O_5$，LSO）晶体的 ECAT Accel 型 PET。无论使用 BGO 还是使用 LSO 晶体，都不设隔栅（septum），完全用 3D 模式采集，而且不再使用锗［^{68}Ge］衰减校正源，全部用 CT 图像进行衰减校正。CT 和 PET 仍然是串联在同一机架上，宽和高为 228 cm、188 cm，总长为 158 cm，但通过前、后的内凹设计，可使实际孔道长度减少到 110 cm。扫描野孔径从 60 cm 增大到 70 cm，有利于放疗定位检查床进入，并减少幽闭感。一次 PET 和 CT 同时扫描的范围为 145 cm，后又提高到约 2 m。改进后的检查床一端固定在支架上，沿铺设在地面上的轨道整体向前移动。因此，病人一旦固定在检查床上，其折曲的角度是固定的，不随移动而改变，从而有利于 CT 与 PET 的精确对位。此外，控制软件已组合到一个系统内，对融合图像的显示、测量和分析等也更加方便。这一新的 PET/CT 被 Siemens 公司称为 Biograph，而被 CTI 称为 Reveal。

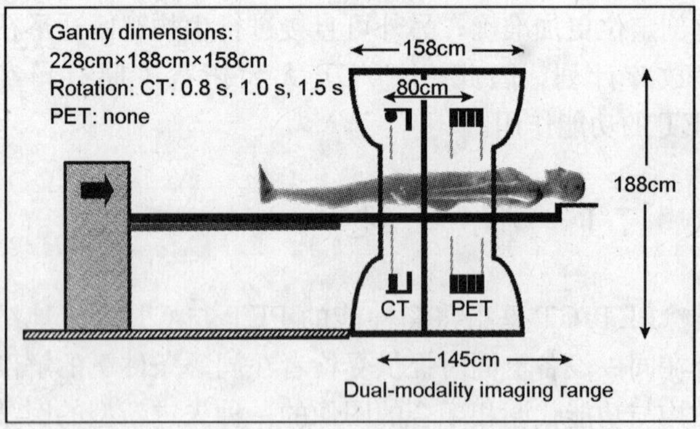

图 1-2 改进型 PET/CT 示意图

三、目前商品化的 PET/CT

图 1-2 所示的 PET/CT 设计示意图正是目前商品化 PET/CT 的典型构架，目前三大生产厂家提供的不同 PET/CT 系列，主要的区别是在于 PET 与 CT 部件的性能、检查床的设计、操作系统与软件方

面的不同。

1. Siemens 公司 Biograph 系列和 CTI 公司的 Reveal 系列（图 1-3）

继 2000 年推出的 Biograph 系列后，2002 年底，Siemens 又推出 Biograph Sensation 16（CTI 公司对应的商品名为 Reveal X VI）。它是将其 16 排高性能 CT 与基于 LSO 晶体的 Accel 型 PET 组合到一起。这一设计更注重提高 PET 的扫描速度，使多数病人（体重<81.7 kg 患者）可以在 13 min 内完成检查。2003 年底，Siemens 又推出具有更高空间分辨率的新型设备，其中的 LSO 晶体缩小到 4 mm×4 mm×20mm，这一技术 Siemens 公司称为 Biograph LSO HR，而 CTI 公司称为 Reveal HI-REZ。

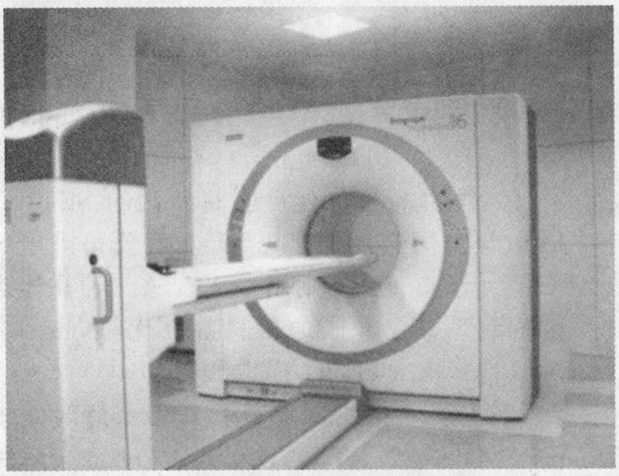

图 1-3 Siemens 公司的 Biograph PET/CT

2. GE 公司 Discovery LS 和 Discovery ST 系列（图 1-4）

GE 公司在 2000 年底最初推出 Discovery LS 系列 PET/CT 时，也是将其已有 Advance Nxi 型 PET 和 Lightspeed Plus HiLite 多排 CT 进行简单的组合，甚至可以为已安装使用的 PET 加配 CT，或者为 CT 加配 PET。其 PET 均为 BGO 晶体，带可伸缩的隔栅（故可以选择 2D 或 3D 采集模式），并可选择使用标准的 PET 衰减校正源（^{68}Ge）。其 CT 的孔径是 70 cm，而 PET 为 59 cm。较小的 PET 孔径限制了它在放疗定位方面的应用。2002 年底，GE 公司又推出其重新设计的 PET/CT 系列，取名 Discovery ST。这一系列更注重提高其 3D 采集能力。新的设计改变晶体尺寸（由 Discovery LS 的 4 mm×8 mm 改为 6.2 mm×6.2 mm），增加晶体环数（由 18 环增加到 24 环），缩小探测器环的直径（由 92.7 cm 改为 88.0 cm），缩短隔栅的深度，缩小符合时间窗，并将 PET 孔径提高到 70 cm。但仍选用 BGO 晶体，且保留 2D 和 3D 采集可选。其 CT 根据不同需求可以选择 2、4、8 或 16 排。

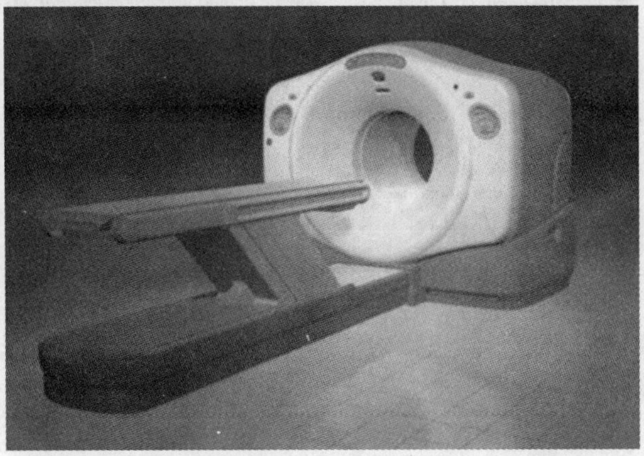

图 1-4 GE 公司的 Discovery LS PET/CT

3. Philips 公司 Gemini 型 PET/CT（图 1-5）

Philips 公司的 PET/CT 称为 Gemini，选用基于硅酸钆（$Gd_2Si_2O_5$，GSO）晶体的 Allegro 型 PET 仪，配以 MX8000D 双排 CT，CT 部分可以升级到 16 排。其 CT 与 PET 是分体式的，中间有空隙，而且后面部分可以按需要移开一定的距离。这种开放式设计有效减少病人在孔道内的幽闭感，并有利于在检查当中接近病人进行一些操作，如 CT 指导下活检等。其中 CT 的孔径为 70 cm，PET 的孔径为 63 cm。PET 没有隔栅，完全是 3D 采集。衰减校正既可以选择 CT 图像，也可以选择用铯［^{137}Cs］点源进行。PET 探测部分的设计不同于一般的晶体块（block）设计，采用专有的 Pixelar 技术，晶体后面通过连续的光导材料与紧密排列的六边形光电倍增管相连，对于每个事件有 7 个光电倍增管来确定其位置和能量，从而更有效地利用了光电倍增管。此外，其图像重建采用 3D 重建技术，虽然需要较长的处理时间，但能更有效地利用采集信息，减少图像伪影。

四、国内 PET/CT 的应用状况

目前国内在北京、上海、天津、重庆、成都、南京、西安、济南、沈阳、广州、深圳、汕头、南宁、武汉、哈尔滨、长沙、福州、新疆等地已先后引进 PET/CT，目前正在运行的 PET/CT 近 90 台，这一

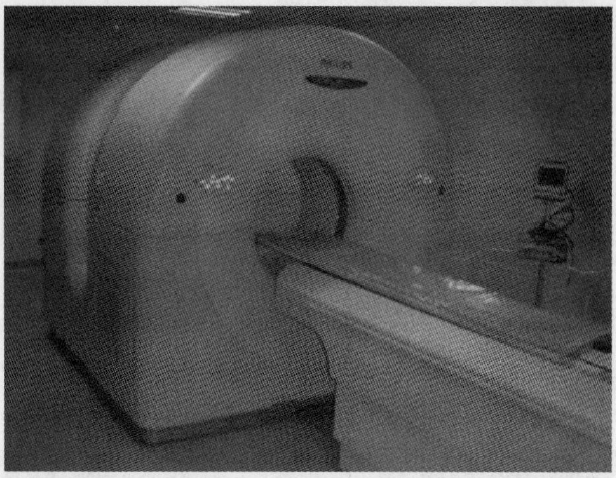

图 1-5 Philips 公司的 Gemini PET/CT

高新技术对提高医疗水平以及获得较大社会与经济效益均具有重要意义。

1.3 PET/CT 主要技术条件

20 世纪 90 年代后期，随着人们对发射型计算机断层显像（emission computed tomography，ECT）与 X-CT 的探索，两者图像的配准（registration）与融合（fusion）技术逐渐形成热门。由最初的回顾性（retrospective）的纯软件融合方法和尝试 SPECT/CT 的研发，到目前基于硬件融合的 PET/CT 的开发与发展，其主要的技术一直以融合技术、设备参数与衰减校正为核心。由于 PET/CT 尚处于起步阶段，这些技术均有待于不断研究与改进。

一、图像融合

在解读两幅基于同一显像位置的 PET 与 CT 图像时，有 3 种融合的方法：视觉融合、软件融合与硬件融合。当然，融合不是必需的，统计表明近 80% 病例中，单独的 PET 图像或 CT 图像已足以说明临床问题了，所以图像融合技术对疑难不清的医学图像最有成效。视觉融合其实是读片者依据经验与学识，将所阅的 PET 图像与 CT 图像或仅仅与解剖学知识在自己的头脑中进行融合，达到定位与定性的目的。而软件融合则由计算机把来自不同设备的图像用可行的算法先进行配准再进行层叠显示。该方法虽已取得一定成效，但显然甚为复杂费时，受图像不同规格、不同成像参数、不同时间病人不同的状态与姿势等多方面因素的影响。PET/CT 所采取的同机硬件融合则可以有效减小这些不利影响，在一次扫描检查中同时获取的 PET 与 CT 图像配准的准确度高、融合效果好。

事实上，目前的 PET/CT 尚未实现真正的硬件融合，因为 PET、CT 仍是独立采集成像，对同一身体部位的扫描在时间上是有先后差异的，两种图像的空间偏差仍未完全消除，尤其是当患者呼吸运动或不自主运动时，PET/CT 融合后的图像会有明显的伪影。另外，基于 CT 的衰减校正也会导致融合时出现伪影；单一的 PET/CT 融合图像难以同时表达全部诊断信息，有时甚至会掩盖部分有价值的信息。可见，PET 与 CT 的图像融合无论在硬件设计还是软件方法上都有待进一步加强。

二、设备参数

PET/CT 的主要设计参数分 PET 与 CT 两部分（表 1-1）。在 PET 部分，闪烁晶体的材料与尺寸是较为重要的参数。目前商品化的 PET/CT 中，Siemens 公司选用的是 LSO，GE 公司采用的是 BGO，而 Philips 公司则用 GSO。这三种晶体对于采集 511 MeV γ 光子的信息各具优势（表 1-2）。BGO 具有较大的原子序数和密度，对 γ 光子具有很好的拦截能力，灵敏度高，但余辉时间较长，不利于 3D 采集。LSO 只有约 40 ns 的余辉时间、高光输出量和仅比 BGO 低 1.5 倍的灵敏度，使得它成为非常适合 3D 采集的快速晶体，但其光输出与能量不成比例，且不同批次的晶体光输出量可能相差很大。另外，LSO 中存在约 2.6% 的长半衰期同位素镥［^{176}Lu］，会造成本底计数增加约 14 000 cps，也显著增加单光子透射扫描时的噪音。GSO 虽然其光子的拦截能力相对略差，光输出量也较低，但其能量分辨率远高于 BGO 和 LSO，这使得其抗散射能力较强，加上较短的余辉时间，也非常适合 3D 采集。

在 CT 部分，主要性能参数是探测器排数与旋转速度。目前商品化的 PET/CT 中排数均已达 16 排，Seimens 公司已推出 64 排 CT，具体检查时还可以自主选择较少的排数。显然排数越多、旋转越快，CT 的扫描速度也越快，如果快到足以使病人能够在一次屏气时间内至少完成胸部扫描，那么对于减少图像伪影和对位误差其意义是重大的。

表 1-1 目前 PET/CT 中的 PET 部分与 CT 部分的设计参数

PET 参数		CT 参数	
晶体	BGO；LSO；GSO	探测器	陶瓷
探测器尺寸	4 mm×4 mm；6 mm×6 mm	排数	1，2，4，8，16，64
轴向视野	15～18 cm	旋转速度	0.4～2.0 s
隔栅	2D/3D；仅 3D	管电流	80～280 mA
衰减校正	^{68}Ge 棒源；^{137}Cs 点源；仅 CT	球管热容量	3.5～6.5 MHU
横向视野	55～60 cm	横向视野	45～50 cm
扫描速度	1～5min/床位	扫描速度	13～90 s/m
空间分辨率	4～6 mm	层厚	0.6～10 mm
孔径	60～70 cm	孔径	70 cm

表 1-2 几种常见 PET 探测晶体的性能参数

性能	NaI（Tl）	BGO	LSO	GSO
密度（g/cm^3）	3.67	7.13	7.40	6.71
有效原子序数（Z）	51	74	66	59
余晖时间（ns）	230	300	40	60
发射波长（nm）	410	480	420	430
相对光输出量	100	15	75	30
能量分辨（%）	8	12	9	10

注：NaI：碘化钠（含铊）；BGO：锗酸铋（$Bi_4Ge_3O_{12}$）；LSO：硅酸镥（Lu_2SiO_5）；GSO：硅酸钆（Gd_2SiO_5）

对 PET/CT 整体而言，扫描时间或速度相当重要。以 CT 替代常规的透射扫描进行衰减校正，以 3D 采集替代 2D 采集，以高灵敏度的晶体进行探测都可以显著加快扫描速度，有效减少扫描时间。全身检查的时间已由 1997 年用 PET 需 1 h，缩短到目前 BGO PET/CT 仅需 20 min，且 15 min 内完成检查对 LSO PET/CT 而言在科研上已经成为可行。将来高度集成与融合平板型 PET 探测器（panel-based PET scanner）与高性能多探头 CT（multi-detector CT, MDCT）的新型 PET/CT 有望在短短 5 min 内完成全身扫描。

另外，在不改变晶体间距的前提下增加孔径，可以减少幽闭感觉，便于放疗定位；检查床的设计对减少折曲移位也十分重要；PET 与 CT 部分的间距设计也要考虑到两种显像系统之间的互扰性。

三、衰减校正

用 CT 进行衰减校正显然是 PET/CT 的一大优势，但该方法不是有利无弊的。首先，CT 扫描一般采用屏气方式进行，而 PET 只能是一段时间内平静呼吸的叠加图像，二者存在一定的对位误差，这对肺基底部、膈和肝顶部病灶的定位影响最大；其次，口服或静脉造影剂以及患者体内某些金属物质与骨组织、软组织的密度均不相同，由此会导致伪影。

目前常用呼吸门控技术或倡导患者呼吸等方法减少呼吸运动的负面影响；常采用两次 CT 检查或区分对待造影剂与骨，以及保留传统衰减校正扫描、结合非衰减校正的 FDG 显像来消除 CT 衰减校正带来的伪影与假阳性。

四、其他特异性技术

CT 球管产生 X 线光子的典型能量值为 70 keV，而 PET 发射光子能量值为 511 keV，因而将 CT 透射所得衰减系数用于 PET 衰减校正要实现 μ70 keV 到 μ511 keV 转换。转换的方法是根据光子能量与组织的质量衰减系数（mass attenuation coefficients＝密度衰减系数比 μ/ρ）之间的关系，求得刻度转换因子（scaling factors）即为两种能量状态下 μ 值的比例关系。

PET/CT 要实现肿瘤放射治疗的指导功能，需要结合多种正电子肿瘤显像剂的运用，还需要结合附加的分析软件。显像剂要能反映肿瘤的乏氧代谢、蛋白质代谢、核酸代谢、受体分析、癌基因或抑癌基因表达等，从而提供从宏观解剖形态到微观分子水平的多元化或多维的肿瘤生物影像学信息。分析软件需要能根据采集的数据给出肿瘤的定位、大小、体积与质量，从而指导用药剂量。

PET/CT 在进行放疗定位工作时，还需要借助外接的附属设备——放疗定位系统；在进行心脏检查时，还需要借助附加的呼吸及心脏门控系统。

1.4 PET/CT 成像原理

目前的 PET/CT 实质是对 PET 和螺旋 CT 进行同机整合，其成像原理简单地说就是由 PET 部分、CT 部分独立采集成像后通过计算机系统将两种图像进行融合，具体地可分为 PET 成像原理、CT 成像原理与图像融合三大方面来阐述。PET/CT 中，CT 图像替代 PET 中的穿透源图像进行衰减校正，并为 PET 图像注入高质量的解剖结构信息，而且两种大型检查仪器合二为一，势必要求二者分别作相应的改动，所以这里的成像方式，与单纯的 PET 或 CT 还是存在或多或少的差别。在剖析具体的成像环节的原理与实现方法之前，有必要先了解 PET/CT 的显像过程。

一、PET/CT 显像过程

标准的氟［^{18}F］标记的氟代脱氧葡萄糖（^{18}F-fluorodeoxyglucose，^{18}F-FDG）PET/CT 的全身显像方法可以分为七个主要的步骤（见彩图 1-6）。与单纯的 PET 相比，这里增添的拓扑图（topogram）是用以准确界定轴向检查范围的。为防止来自患者体内的放射性核素的影响，CT 透射扫描的数据往往在后注射模式（postinjection mode）下采集。至于是否需要采取倡导呼吸法以及是否应用 CT 造影剂，则要看患者的初步诊断或跟踪报告来决定。总之，PET/CT 与标准 PET 的显像方法大致上还是相似的，主要区别是 PET 中的透射数据采集过程被 CT 扫描所替代了。

1. 患者前期准备

要求患者在检查前做好准备工作是 PET/CT 检查所必需的。在许多文献中可以查到详细的准备要求。PET 检查需要的准备工作几乎都是 PET/CT 所要求的。此外，还需要确认在 PET/CT 检查中给患者静脉注入造影剂是否为安全可行的。一般在开始检查前 45 min 静脉注射^{18}F-FDG 300～700 MBq，若应用口服造影剂，则需令患者在^{18}F-FDG 的摄取阶段饮下 1500 ml 造影剂溶液。

2. 确定患者位置

检查前，患者必须去除身上所有金属物质，以防对 CT 扫描造成伪影，然后仰卧平躺到检查床上，头朝线圈方向。一些 PET/CT 的机架孔径可达 70 cm，比标准 PET 大 10 cm，从而可以使患者尽量以胳膊上举的姿势接受检查。同时，为了防止检查过程中患者因不舒适而运动，可以为患者提供尽可能舒适的辅件（如：膝、头、颈、臂的枕垫等）。

3. 粗略扫描

用 X 线探测器对患者先进行一次预扫，从而产生一幅解剖结构上的拓扑图，就像用传统 CT 机在给定的投射面上取得的图像一样。这一拓扑图可以确保 CT 与 PET 在轴向上是匹配的，从而保证对发射扫描数据的衰减校正是可靠的。事实上，在拓扑图上可以看到 50 cm CT 横断扫描野与 60 cm PET 横断扫描野的可视化标记，如果解剖结构在拓扑图上被截断（即超出了扫描野），那么病人的位置就要作相应的调整。

4. CT 采集

由于 PET 扫描的示踪剂^{18}F-FDG 在体内代谢与分布达到相应的稳态需要一定的时间，为了减少扫描时间，一般首先进行 CT 扫描。同轴显像范围界定好之后，患者被自动送入 CT 扫描野进行透射扫描。大多数 PET/CT 用户只采集单个连续的螺旋 CT 扫描数据。如果采取静脉注射造影剂，根据标准 CT 方法，CT 扫描一开始会被延迟 20～50 s。另外，扫描时要求屏住呼吸所得到的解剖图像会比自由呼吸的结果更接近于患者的生理结构。

5. PET 采集

CT 采集完成后，患者被进一步自动送入位于机架后端的 PET 扫描野。发射扫描则采取从腿到头的扫描方向。从腿部开始扫描是为了减小 FDG 代谢后排泄至泌尿系统所造成的伪影。依据轴向共扫的范围与每一床位的发射扫描时间的不同，总的检查扫描时间一般为 30 min 甚至更少。

6. 数据处理与图像重建

CT 图像重建在发射扫描期间就进行了。单幅 CT 图像的重建时间不到 1 s，所以在 PET 完成第一个体位的发射扫描之前，所有的 CT 图像都早已重建完毕了。由 CT 透射数据计算所得的衰减校正因子（attenuation correction factors，ACF）也已经形成了。随后，根据发射扫描获取的数据，结合 ACF，校正后的 PET 图像也重建出来了。事实上，几乎是在最后一个体位的发射扫描刚刚完成时，校正好的

PET 图像与融合好的 PET/CT 图像便自动生成了。

7. 图像分析与报告

依据读片者与研究目的的需要，融合图像、CT 图像、校正后的 PET 图像、非校正的 PET 图像均可随需而得。特定的浏览与融合工具往往在标准 PET/CT 软件中可以获取到，从而使读片者可随意查阅任一患者任一融合图像集，图像的对照浏览也很方便。读片者根据这些图像进行分析，并作出相应的诊断治疗报告，即可用于临床与科研。

二、PET/CT 中 PET 部分的主要显像原理

PET 部分通过探测环进行数据采集，记录患者每个体位下、每个角度中的每个体素的放射性强度值，以图层的形式保存到计算机，每采集完成一个体位，计算机系统会马上自动调用重建算法将数据转化成图像。

（一）PET/CT 探测环的结构

PET 探测环由许多晶体块组成，有部分环、全环等多种结构，目前多采用多排环形晶体结构。以 GE 公司 Discovery LS 为例：它的扫描设备具有 12 096个单独的环状晶体，被排列在 18 个环形位点上，每环有 672 块晶体，每个晶体在 15.3 cm 的视野轴上提供了 35 个分割区。晶体由 BGO 构成，横断面 4 mm，轴向面 8 mm，以及 30 mm 半径。该系统包含 672 个矩形的双向阴极光电倍增管。两个光电倍增管附属于一副 36 个环状晶体（6×6），逐步增加定位采样。两个光电倍增管被偶联到一个探测器块上，该探测块被居中到中心位置横断面方向 26 mm、轴向 51 mm。该系统在各个方向上提供了相同的分辨率，具有高速计数能力，并降低了随机符合事件与散射情况的发生。

（二）数据获取

采集数据前，正电子示踪剂（如^{18}F-FDG）已被注入检查者体内。正电子示踪剂在体内发生衰变不断释放出正电子（β^+），正电子在组织内前进很短的距离（1～3 mm）就与体内的负电子发生湮灭反应，同时释放出两个方向互为 180°的能量为 511 keV 的 γ 光子。检查时，如果在规定的时间窗内（一般为 0～15 ns），探测器探测到两个互成 180°±0.25°的光子时，则系统记录为一次符合事件。这样一对探测器对湮灭光子事件的响应称为线性响应（line of response，LOR）。计算机系统存储所有探测器采集的线性响应，为下一步的数据处理作准备。数据的获取还必须考虑以下几个方面的问题：符合探测、死时间、扫描方式、数据存储模式等。

1. 符合探测

只有在规定的时间窗内被互为 180°的晶体捕获的两个光子才能成为一个符合事件，符合事件又包含三种情况：① 真符合：即晶体捕获的是一对真正的湮灭光子；② 随机符合：在时间窗内但不同时发生或不来自同一位置的两个光子被记录；③ 散射符合：γ 光子因发生康普顿散射而改变运动方向，没有进入本该被探测到的探测器对中，而在另一对探测器中被记录。提高真符合计数率而不增加随机符合计数率的有效办法是采用新型晶体。有效减少散射符合的办法是在探测环与环之间内置环形隔离片（septum）。

2. 死时间

晶体捕获到体内的光子后，在晶体内部产生光输出，该输出被光电倍增管（photomultiplier tubes，PMTs）接收并被放大、数字化处理，这样一次符合事件的能量与空间位置信息被记录、处理的过程所需的时间称为死时间。在这期间探测系统将不能收集新的 γ 光子计数，也就意味着会丢失这部分数据。PET 在高速计数时，计数率的丢失主要由系统死时间引起。解决办法有：① 采用更短闪烁时间的晶体、更快的处理电路；② 利用小型高效的光电倍增管及减少每一个符合事件 PMTs 的数目来减小独立探测单元的体积。

3. 扫描方式

扫描的方式一般有两种：2D 与 3D 模式。2D 采集指探测环与环之间的铅挡块伸出，符合仅是发生在相对着的探测器的空间中；3D 模式采集则环与环之间没有阻挡。故 2D 模式散射符合要远远低于 3D 模式，同时有可能丢失部分符合事件而造成灵敏度低现象；3D 模式灵敏度高，但由于散射高，会使图像产生畸变，图像质量有所下降，3D 模式下图像的灵敏度要比 2D 模式高 5 倍左右，同时散射符合由 2D 模式的 15%～20%增加到 3D 模式的 30%～40%，这主要是由死时间引起的。

4. 数据存储模式

代表能量与位置信号的 LOR 值在 2D 或 3D 扫描模式采样后被存储到数据矩阵中，相应正弦图矩阵（sinogram matrix）也有两种模式。以 GE 公司产品

为例。2D：一个单独的正弦图由 336 个角度的 283 个发射构成。给出的符合结构可被采集的发射最大数为 289，这是支持一个 55 cm 的视野（field of view，FOV）所要求的。正弦图被分区，以便可使用分区模式的内存传输。3D：数据被组为发射平面，平面数目因机型不同而异，GE 公司通过 z 轴样本有 283 个发射平面，其数据（283×265）从 336 个横断面角度中获得。

（三）数据处理

数据处理就是将采样的数据重建成放射性核素在体内的分布图。传输到工作站存储器的数据是按层保存的，每层的数据都包含了特定角度的信息；对于每一个特定角度的采样都是这个角度上所有 LOR 值的线性积分。对于每一层投影数据来说，数据存储于正弦图矩阵中，矩阵的行与列分别代表角度值与放射性采样。数据处理分为二维重建与三维重建。

1. 二维重建算法

二维重建算法主要有以下两种：滤波反投影重建法（filtered backproject，FBP）和迭代算法（iterative algorithms）。滤波反投影法在投影数据不包含噪声的时候可以准确地重现示踪剂在体内的分布。其基本原理为：首先对角度数据进行傅立叶变换，然后在频域内采用 ramp 滤波器对重建矩阵的所有数据进行滤波处理，最后进行反变换。迭代算法主要基于对特定算法获得的目标函数进行最大或最小化处理。该算法的最大优点在于：能综合利用各种不同的先验信息，如噪声成分、衰减、不同探测器的特性等，从而获得更加精确的重建图像。目前 PET 影像中广泛使用的迭代重建算法主要是最大似然期望最大值法（maximum likelihood expectation maximization，MLEM）与有序子集期望最大值法（ordered-subsets expectation maximization，OSEM）

2. 三维重建算法

三维重建必须考虑新的方法，因为 LOR 数据中的轴向角与扫描机架几何形状有关，所以每一个 LOR 数据都必须重新加以考虑。三维重建数据量巨大，需要复杂的运算；采集的数据不完整，需要由 2D 重建图像来估算未采集到的部分。所以三维重建需要将测得的投影数据与估算的补偿数据一起通过滤波反投影等方法进行计算，目前常用的方法主要有三维数据重组法（3D data rebinding）和 3D-RAMIA 算法。

三、PET/CT 中 CT 部分的主要显像原理

目前 PET/CT 中均采用多层螺旋 CT（multislice spiral CT，MSCT）进行透射扫描。MSCT 的工作原理与单层螺旋 CT 基本相同，都是球管和探测器围绕人体作 360°的旋转。但单层螺旋 CT 使用的是经过准直器的扇形 X 线束，在 Z 轴方向排列的探测器仅为一排，相对应一组数据采集系统，每扫描一圈只能获得一幅横断面图像。而 MSCT 使用的 X 线束呈锥形，探测器在 Z 轴方向的排列是 8 排或 16 排，每个探测器的宽度仅为 0.5～1.25 mm，X 线照射后可使多排探测器同时处于受激状态。

数据采集系统采用了新的异步传输方式的最优化传输技术，以获得最大容量的高倍数据传输。该过程的处理与多排探测器的控制过程同步，即在每个探测器下面都有独立的控制系统，当选择一定的层厚时，相应的受激状态下的探测器开关打开，以进行数据的采集和传输，没有选用的探测器处于关闭状态，使每个开放的探测器采集到的信息独立地传输到计算机系统。最后重建成每扫描一圈获得 4 幅以上的图像。

MSCT 的图像重建算法并不是单层螺旋 CT 的简单扩充，其扫描数据采集量明显增加，数据点的分布也不同于单层螺旋，主要有：优化采样扫描和滤过内插法。16 排螺旋 CT 采集 80 cm 体段所需时间不到 20 s。

四、基于 CT 图像的衰减校正

衰减校正的主要目的是先确定组织的 LOR 方向上的衰减值 μ 及其分布，然后再对各个位点上的计数实行补偿，使得各位点的符合计数测量值能接近真实情况。CT 成像利用 X 线穿透人体时所产生不同程度的组织衰减图，反映体内正常或异常的组织密度变化情况，“CT 值”（$H\mu$）表示像素中的标准化 X 线量与被组织衰减吸收量之间的比值。

由于射线能量有明显差异，湮灭辐射光子与多能级的 X 线光子有不同的组织衰减分布，利用 X 线进行高能衰减校正的关键在于如何将低能级光子的衰减系数准确地转换成高能级光子的衰减系数。实现低能衰减向高能衰减转换方法有：比例缩放（scaling）、分割计算和双值组合（hybrid）。CT 校正会受到多种因素的影响，如患者体内的金属物、血管造影剂、组

织填充物等会导致 CT 值增大或失真，导致校正过度；而对肥胖部位则可能出现校正不足；受检者的身体位移也会形成校正伪影。

五、同机图像融合

PET/CT 最大的优点在于它可以通过 PET 与高质量 CT 的图像融合来解决单纯 PET 图像空间分辨率不高等缺点。PET/CT 图像融合的原理很简单，就是将一次检查所采集、重建与校正后的两种图像先进行对位、配准，然后采用某种算法将其合二为一进行显示。目前 PET/CT 常用的融合算法有：插入像素式融合、独立通道融合、图层融合、边缘融合与基于小波变换的融合等。

但事实上图像融合的难度还是比较大的，同机融合虽然有效减小了位置差异、状态差异造成的困难，但仍然没有克服扫描器不同、扫描时间不同、脏器生理性运动、病人不自主移位等带来的问题。虽然文献报道了许多改进办法，如呼吸门控技术、倡导呼吸法、统一成像标准、加快扫描等，但 PET/CT 的融合图像仍有待不断地研究与改善。

1.5 PET/CT 临床应用

作为目前核医学最先进的多功能符合探测成像设备，PET/CT 在临床诊断治疗中，尤其在肿瘤、心血管疾病、神经疾病方面显示出重要的应用价值与突出的显像优势。目前用以显像的放射性核素碳[^{11}C]、氮［^{13}N]、氧［^{15}O］与氢的类似物氟^{18}F 都是组成人体生命的基本元素，其中以^{18}F-FDG 应用最为广泛，占 PET/CT 临床检查的 90%以上。随着放射性药物的开发利用，PET/CT 在临床的应用范围越来越广，相应的应用研究也越来越受重视，其应用价值进一步得到肯定与推举。

一、PET/CT 在肿瘤方面的应用

作为葡萄糖的类似物，^{18}F-FDG 可以反映体内葡萄糖的利用状况。绝大多数恶性肿瘤细胞具有高代谢的特点，恶性肿瘤细胞的异常增殖需要葡萄糖的过度利用，恶性肿瘤细胞中葡萄糖转运信息核糖核酸（RMA）表达增高，导致肿瘤细胞内能大量聚集^{18}F-FDG。因此，^{18}F-FDG PET/CT 显像在肿瘤早期诊断、临床分期、鉴别肿瘤的复发与坏死、指导制订治疗方案、疗效评价以及肿瘤放疗的精确定位等方面均有重要的临床应用价值。

（一）在头颈部肿瘤中的应用

PET/CT 主要用于颅内肿瘤的定性、了解肿瘤的生物学特性、复发与瘢痕的鉴别和评价疗效。根据^{18}F-FDG 的浓聚程度就可以鉴别星型胶质瘤的良、恶性。大量的临床资料证明^{18}F-FDG 显像是鉴别复发与治疗后瘢痕的最有效手段，并且连续动态观察可以评价疗效。

颅内恶性淋巴瘤^{18}F-FDG 的摄取率很高，表现为高代谢病灶。治疗后^{18}F-FDG 的摄取率降低，据此可以早期评价疗效、监测复发。同样，脑转移瘤也是恶性肿瘤，具有较强的^{18}F-FDG 聚集能力，表现为高代谢病灶。如果病灶内有出血、坏死、液化和囊性变，相应的部位可表现为放射性缺损。

PET/CT 对鼻咽癌、喉癌和甲状腺髓样癌、未分化癌等头颈部原发癌有肯定的诊断价值。也可以用于视网膜母细胞瘤、上颌窦癌、舌癌等头颈部恶性肿瘤的诊断及寻找转移灶、评价疗效、监测复发。而且^{18}F-FDG PET/CT 还可以检测残余肿瘤或复发，监测放疗和化疗的疗效，区分无治疗反应的病例，从而及早改用其他疗法。

（二）在肺部肿瘤中的应用

肺癌的发病率和死亡率居各种恶性肿瘤之首，^{18}F-FDG可以显示肺部肿瘤的位置、大小、形态，根据^{18}F-FDG 浓聚的程度鉴别良、恶性，主要用于对肺癌治疗前的诊断。其灵敏度、特异性和准确率分别为 82%～100%、75%～100%和 79%～94%。用 PET/CT 鉴别肺部良、恶性结节可以立即切除恶性结节，避免对良性结节不必要的手术。用 PET/CT 对肺癌进行临床分期以区别可切除与不可切除的病例，可使病人获得最大的利益。治疗后的肺肿瘤对^{18}F-FDG 的摄取程度与疗效明显相关，所以 PET/CT 检查常用以观察疗效，并用以早期监测肿瘤复发或转移。

（三）在乳腺癌中的应用

^{18}F-FDG PET/CT 对乳腺癌原发灶诊断的灵敏度为 83%～96%，特异性为 84%～100%。乳腺癌的转移灶也能大量摄取^{18}F-FDG，故对肺、脑、骨骼、肝等的转移灶也有很高的检出率，对于乳腺癌的临床分期有重要价值，同时也可以检测复发和评价疗效。

（四）在消化道恶性肿瘤中的应用

在消化道恶性肿瘤方面，^{18}F-FDG PET/CT 最大

的优势是探测和准确寻找远处转移灶，发现淋巴结转移，进行TNM分期，为确定手术方案提供依据，其灵敏度、特异性高达100%、90%，特别是易发现肝转移、肺转移和骨骼转移，并在鉴别手术瘢痕或肿瘤复发方面有很大的价值，在评价放、化疗的疗效方面也有重要作用。

PET/CT检查常用于诊断与评价食管癌的分期与预后；用于胃癌术前的临床分期与治疗后的再分期；能发现结、直肠癌病变的早期变化；对原发性肝细胞癌的诊断有较高特异性；并且还用于胰腺良、恶性肿瘤的鉴别诊断与临床分期。

（五）在泌尿、生殖系肿瘤中的应用

^{18}F-FDG PET/CT对肾母细胞瘤的诊断价值较高，对摄取较高的肾细胞癌的分期和治疗监测很有价值；在鉴别膀胱癌肿瘤组织与瘢痕组织方面的灵敏度较高；但由于膀胱及周围组织的本底较高，对早期前列腺癌的诊断价值比较有限。

卵巢癌是妇科三大恶性肿瘤之一，^{18}F-FDG是目前最常用于卵巢癌诊断的显像剂，研究表明其显像结果与术后病理有较好的符合性，可发现一些其他影像学检查不能发现的代谢活跃的肿瘤病灶，并对卵巢癌的复发也有很好的灵敏度。

PET/CT还用于精原细胞瘤、子宫内膜癌、子宫颈癌及外阴恶性肿瘤的诊断、临床分期、评价疗效和监测复发。

（六）在淋巴瘤中的应用

PET/CT主要用于确定淋巴瘤的范围，明确肿瘤分期，对制订治疗方案和预后的判断有重要作用。恶性淋巴瘤对^{18}F-FDG摄取率与肿瘤细胞的增殖率呈正相关，并与良、恶性程度有关，因此，PET/CT具有高度的敏感性和准确性。

（七）在其他肿瘤中的应用

^{18}F-FDG对恶性骨肿瘤、肌肉和结缔组织肿瘤、黑色素瘤、胸膜间皮瘤等恶性肿瘤的诊断、分期、监测复发也有重要临床价值。临床上常常首先发现淋巴结或其他脏器的恶性肿瘤转移灶，由于恶性肿瘤的原发灶与转移灶具有组织学的同源性和相似的代谢特性，因此，^{18}F-FDG对于寻找恶性肿瘤原发灶具有较大的优势。

二、PET/CT在心血管疾病方面的应用

^{13}N-NH_3是常用的、较为理想的心肌血流显像剂，^{13}N-NH_3心肌血流灌注显像可以反映心肌细胞的灌注状态以及反映心肌梗死后侧支循环建立的血流灌注状态，并提供心肌灌注和存活的直接信息。所以用PET/CT进行^{13}N-NH_3心肌血流灌注显像对冠心病的早期诊断有重要的价值。

心肌梗死后有一部分心肌缺血坏死，一部分心肌仍然存活，即顿抑心肌和冬眠心肌。用^{13}N-NH_3心肌血流灌注显像与^{18}F-FDG心肌代谢显像（在葡萄糖负荷状态下）进行对比分析，若表现为灌注-代谢不匹配，即为存活心肌的标志；若灌注-代谢相匹配，则无存活心肌。此方法是目前公认的评价存活心肌的“金标准”。

三、PET/CT在神经疾病方面的应用

PET/CT能灵敏地探测到功能性癫痫病灶，致痫灶在癫痫发作期表现为高代谢灶，或与周围正常脑组织相近似；发作间期则为低代谢灶。^{18}F-FDG对癫痫病灶的定位诊断的灵敏度与准确性都高到90%。

对于包括阿尔茨海默病（Alzheimer's disease，AD）、多发脑梗死性痴呆、匹克病（Pick's disease）、亨廷顿病（Huntington's disease）等众多痴呆病，^{18}F-FDG PET/CT也有很好的特异表现。对于帕金森病（Parkinson's disease，PD，又称震颤麻痹），CT、MRI常常无特征性改变，而^{18}F-FDG PET/CT则可见大脑皮层广泛代谢降低，尤以顶叶最为明显。

四、PET/CT在分子影像学中的应用

分子影像学是一门在活体状态下，应用影像学对细胞和分子水平生物过程进行定性和定量研究的新兴学科。由于：① 正电子放射性核素标记的许多特定分子显像剂或分子探针正是进行分子显像的主要途径；② 单纯SPECT或PET显像受空间分辨率的固有限制且缺乏解剖结构作定位参考，临床研究困难较大，所以PET/CT通过深入分子水平，提供高质量具有解剖与功能双重信息的图像，成为分子影像学最重要的显像仪器与方法。PET/CT使得受体显像、反义显像和基因表达或报告基因显像得以迅速发展，在临床上将起到深远的推进意义。

五、^{18}F-FDG PET/CT的局限性及展望

尽管^{18}F-FDG显像剂在PET/CT中应用最为广

泛、贡献最大，但由于它是反应糖代谢的显像剂，由此出现的许多假阳性、假阴性问题也就在所难免，对临床的诊断产生了一定的负面影响。目前 PET/CT 的发展有赖于开发^{11}C、^{13}N、^{15}O、^{18}F 标记的各种新显像剂。近来反映细胞增殖的^{18}F-FLT、亲乏氧组织显像剂^{18}F-FMISO、肿瘤显像^{11}C-MET，^{11}C-Choline 和多巴胺 D_2受体显像剂^{11}C-Raclopride 等特异性较强的药物，已受到人们的强烈关注。PET/CT 的临床应用将会有更大的发展前景。

1.6 前景与展望

PET/CT 实现了功能与解剖结构的同机图像融合，PET 与 CT 优势互补，具有广阔的前景与重大的临床价值。PET/CT 也实现了疾病诊断中把握宏观解剖结构与分析微观细胞分子水平的有机结合，这种结合不仅提供了更为精确的病灶定位、更为准确的临床分期与更为有效的放射治疗计划，而且还开创了一个崭新的医学影像诊断模式——复合影像诊断思维模式，对核医学的发展具有深远的推动意义。

PET/CT 的出现正赶上一个非常好的时期。从 1998 年以来，美国开始将 PET 检查逐项列入医疗保险。至 2003 年 10 月，肺癌等 8 种肿瘤、冠心病（心肌灌注和代谢显像）以及难治性癫痫的 PET 检查均已纳入报销范围。PET/CT 现已获得美国药物管理局（food and drug administration，FDA）批准生产和中国药品监督管理局（state drug administration，SDA）准许引进，这无疑对我国正电子成像事业发展具有重大的促进作用。

当然，PET/CT 从正式商品化到现在仅仅 4 年时间，不管是设备还是技术、软件还是硬件都处在起步阶段，其不足与局限性是比较显见的，主要有以下几个方面：

1. 价格昂贵，不利于推广。一台 PET/CT 系统的售价高达上千万美元，这对医疗机构或科研单位是一笔不菲的经费。做一次 PET/CT 检查，少则几千元，多则万元，对患者以及家属而言，也是很重的经济负担。

2. PET 与 CT 的融合不够深入。PET/CT 虽然显示出优势互补的一面，但融合所遇到的新问题也很严峻，比如孔道太深、孔径不一致、检查床折曲、相互间核辐射与磁效应影响等。严格来讲，PET 与 CT 还没有真正融为一体，由此产生的不准确性（如伪影、噪声、假阴性与假阳性等）还有待进一步克服。

3. PET/CT 的显像技术有待完善。关于这些方面的设备有很多：探测器晶体的选择、基于 CT 的衰减校正、呼吸及心脏门控电路、CT 的选择等；还有软件方面：图像重建算法、图像校正算法、图像融合算法都处于探索阶段。

4. 关于 PET/CT 的科研与临床实验还不够。PET/CT 在临床应用中的理论指导与实践经验还不够成熟，从而约束了其在临床更广泛领域的渗入。

就目前而言，关于 PET/CT 的争议和疑问还很多：

(1) PET/CT 能否确立肿瘤显像方面的首选地位？

(2) PET/CT 究竟比单纯 PET 和 CT 优越多少？

(3) 怎样的 CT 最适合作为 PET/CT 的部件？PET/CT 对 CT 部分的要求是单纯为了肿瘤定位与衰减校正呢，还是需要进一步提供高分辨率的详尽的解剖图？

(4) PET/CT 中透射扫描该不该用造影剂？

(5) PET/CT 能否一次检查实现对包括心肌灌注、冠状硬化、血管造影等多个方面的综合心脏评估？

(6) PET/CT 的灵敏度与分辨率还能再提高吗，扫描检查的时间能否缩短到 5 min 之内？

(7) PET/CT 能最终真正实现 PET 与 CT 的硬件融合吗？

结合以上局限性和争议性，并结合 PET/CT 的近几年发展，对 PET/CT 的未来前景可作如下几方面的展望：

一、PET 与 CT 的融合进一步加强

经过四年多的发展，PET/CT 无论在软硬件方面还是数据采集、处理与图像显示、分析方面其融合程度都已大大增强。今后几年里，这种融合会在克服现有的许多不足的基础上得到进一步加强。PET/CT 的设计将被认真考虑，其实现技术将被不断改进，与显像有关的附加设备与技术也将更加完备，同时在计算机系统平台与软件算法方面也望有新的突破。

二、PET/CT 的应用领域进一步拓展

正是功能与形态影像相互融合的需求促生了

PET/CT，并推动其迅速发展。而PET/CT的发展，也会使疾病基于形态与功能相互融合的诊断技术更加完美，并逐步拓展应用的范围。目前PET/CT的主要应用领域还是肿瘤的诊断和分期，也已开始指导肿瘤的放疗计划，以及进行治疗评估。随着多排高速CT的引入，PET/CT在心脏疾病方面也将有很大的发展，可以将血管的狭窄、钙化与供血区域的血流、代谢改变结合起来进行分析和诊断。总之，结合PET和CT的优势，对于许多疾病的诊断都可以重新考虑，相信在很多方面都会找到应用的结合点。

随着技术的革新，在PET/CT的设备制造、药物研制、系统操作等方面的成本必然会快速降低，促使PET/CT渐渐“平民化”。另外，在美、欧等西方国家，随着越来越多的PET检查项目被列入可报销范围，PET/CT的应用范围和普及程度都会相应增加。这种普及化的趋势也会反过来促进PET/CT设备和技术的飞速更新。

三、PET/CT将代表PET未来发展的主流

越来越多的单位在更新或购进PET设备时都会直接选择PET/CT。目前，PET/CT的销售额已经是单PET机的3～4倍，估计很快会超过全部PET销售额的95%。此外，许多PET技术的新进展都会直接运用到PET/CT上，一些正在进行的研究包括新晶体材料的研制、晶体设计的改进、深度探测技术、光电技术、电子信号处理技术、新的图像重建技术和图像显示方法等，都可能直接在新设计的PET/CT上使用。例如，正在研究的板块式ISO晶体设计，可将轴向扫描野扩大到52 cm，将其与多排（如64，128排等）CT结合，有可能将PET扫描时间缩短到5 min。另一方面，CT的最新进展也将在PET/CT中得到充分体现。

四、PET/CT的发展也将促进相关技术的进步

随着PET/CT商业上的巨大成功和应用范围的迅速扩大，很可能会促进PET与MRI融合设备的尽快推出和迅速发展，这一技术预计对脑部疾病的诊断和研究会有很大的帮助。此外，还将促进用于小动物研究的PET/CT和PET/MRI技术的发展。临床正在使用的SPECT/CT技术也可能因PET/CT的发展而受益。

总之，解剖与功能显像的有机结合已经真正成为医学显像领域的一项卓有成效的革新与进展。从PET走向PET/CT显然已成不可逆的定势，因为越来越多的医师与研究者已经投身于这一新的领域。一方面，PET/CT从PET与CT的技术进展上受益，取长补短、不断更新；另一方面，PET/CT的进步也给越来越多的医师与患者带来了令人欢欣的利益。

（王荣福　俞建华）

参考文献

1. 王荣福主编. 核医学. 北京：北京大学医学出版社，2003
2. 王荣福主编. 符合线路探测正电子成像与临床. 北京：北京大学医学出版社，2004
3. Townsend DW，Carney JP，Yap JT，et al. PET/CT today and tomorrow. J Nucl Med，2004，45（Suppl 1）：4s－14s
4. Vogel WV，Oyen WJ，Barentsz JO，et al. PET/CT：panacea，redundancy，or something in between. J Nucl Med，2004，45（Suppl 1）：15s－24s
5. Beyer T，Antoch G，Muller S，et al. Acquisition protocol considerations for combined PET/CT imaging. J Nucl Med，2004，45（Suppl 1）：25s－35s
6. Tarantola G，Zito F，Gerundini P. PET instrumentation and reconstruction algorithms in whole-body applications. J Nucl Med，2003，44：756－769
7. Heiko S，Yusuf E，Steven M，et al. PET/CT：a new imaging technology in nuclear medicine. Eur J Nucl Med Mol Imaging，2003，30（10）：1419－1437
8. Townsend DW，Beyer T. Integrated structure/function imaging with X-ray CT and PET. In：Peter EV，Dale LB，David WT，et al. Positron emission tomography basic science and clinical practice. London：Springer，2003：199－216
9. 朱朝晖. PET/CT技术的发展现状与展望. 现代仪器，2004，4：6－11

10. 王楷堂. PET/CT 的临床应用. 福建医药杂志，2004，26（3）：178 - 180
11. Nut R. For：is LSO the future of PET? Eur J Nucl Med Mol Imaging，2002，29（11）：1523 -1525
12. Karp JS. Against：is LSO the future of PET? Eur J Nucl Med Mol Imaging，2002，29（11）：1525 - 1528
13. Reinartz P，Wieres FJ，Schneider W，et al. Side-by-side reading of PET and CT scans in oncology：which patients might profit from integrated PET/CT? Eur J Nucl Med Mol Imaging，2004，31（11）：1456 - 1461
14. Clarke JC. PET/CT "Cometh the hour，cometh the machine?" Clinical Radiology，2004，59（9）：775 - 776

2 核射线及电离辐射生物效应与防护

放射性核素示踪技术在医学中的应用，为基础医学研究、临床诊断和治疗开辟了新途径，同时，放射性核素产生的射线也可给人类带来一定的危害，因此，在放射性核素的应用中，必须进行放射防护。本章介绍核物理、辐射生物效应及放射防护知识。对核辐射需要的是谨慎，而不是恐惧。只要我们按辐射防护的法规及防护措施实施，就能避免可能发生的危害或将其减至最小程度。

2.1 核射线

一、核衰变与所放出射线的性质

原子核的核子（质子和中子的统称）之间存在着很强的引力，称为核力。核力使原子核中的核子结合在一起，同时，原子核中又存在质子间的静电排斥力等不稳定因素，原子核的稳定性由核子之间的核力产生的稳定效应和质子之间的静电排斥力等不稳定效应的相对大小决定，与核子数目及质子与中子的比例有关。原子核稳定，不会自发衰变的核素称为稳定核素；原子核处于不稳定状态，需通过核内结构或能级调整才能趋于稳定的核素称为放射性核素。放射性核素由于核内结构或能级调整，自发地释放出一种或一种以上的射线并转化为另一种核素的过程称为核衰变(nuclear decay)。

核衰变有α衰变、β^-衰变、β^+衰变、电子俘获、γ衰变和裂变六种主要衰变方式。

（一）α衰变

放射性核素原子核释放出β射线后变成另一个原子核的过程。α射线由α粒子组成，为带有两个单位正电荷、质量数为4的氦［^4_2He］核。发生α衰变后，质子数减少2，质量数减少4；在元素周期表中子体的位置比母体左移两位。衰变反应式为：

$$^A_ZX \rightarrow {}^{A-4}_{Z-2}Y + {}^4_2He$$

式中：X表示母核（衰变前的核素），Y表示子核（衰变后的核素）。

α衰变发生于原子序数>82的核素。

（二）β^-衰变

释放出β^-射线的衰变方式。β^-射线由β^-粒子组成，β^-粒子实质上是负电子，带一个单位的负电荷。β^-衰变主要发生于富中子核素，实质上是原子核的一个中子转化为质子。发生β^-衰变后质子数增加1，质量数不变。在元素周期表中向右移动一个位置。以衰变反应式表示为：

$$^A_ZX \rightarrow {}^{A}_{Z+1}Y + \beta^- + \bar{v}$$

式中$\bar{v}$为反中微子。中微子（v）和反中微子是不带电荷、质量数基本为0的粒子，两者自旋方向相反。

（三）β^+衰变

释放出β^+粒子的衰变方式。β^+粒子为带一个单位正电荷、质量与电子相同的粒子，亦称为正电子。β^+衰变发生于贫中子核素，实质上是原子核的一个质子转化为中子。发生β^+衰变后质子数减少1、质量数不变。在元素周期表中向左移动一个位置。以衰变反应式表示为：

$$^A_ZX \rightarrow {}^{A}_{Z-1}Y + \beta^+ + v$$

（四）电子俘获

电子俘获（electron capture，EC）即原子核从核外俘获一个轨道电子。电子俘获也发生在贫中子核素，由于核内中子相对不足而从核外内层的电子轨道上俘获一个电子，使其一个质子转化为中子。发生电子俘获后质子数减少1、质量数不变。在元素周期表中向左移动一个位置。以衰变反应式表示为：

$$^A_ZX \rightarrow {}^{A}_{Z-1}Y + v$$

发生电子俘获后，核外内层轨道缺少了电子，外层轨道电子填充到内层轨道上，外层电子比内层电子的能量大，多余的能量以X射线的形式释放出来，称为特征 X 射线。该能量也可以传递给更外层的轨道电子，使之脱离轨道而释出，此电子称为俄歇电子。

(五) γ 衰变

原子核由激发态向基态或由高能态向低能态跃迁时，放出 γ 射线的衰变过程。γ 射线由光子组成，不带电荷，质量数为 0，又称为 γ 光子。发生 γ 衰变后质子数和质量数都不变，只是能量状态发生改变。以衰变反应式表示为：

$$^{A}_{Z}X^{m} \rightarrow {}^{A}_{Z}X + \gamma$$

原子核的激发能也可以直接传递给核外的内层电子，使之脱离轨道成为自由电子，这一过程称为内转换，发射的电子叫做内转换电子。发生内转换后该层轨道的空缺随后由外层电子填补，从而发射特征 X 射线和俄歇电子。

(六) 裂变

重原子核（$Z \geqslant 90$）在没有外界作用的状况下自发地分裂成轻原子核的变化过程称为自发裂变；在外界作用下分裂成轻原子核的变化过程称为诱发裂变。裂变过程中产生裂变碎片，有时同时释放出中子。

通过核衰变产生 α 射线、β^- 射线、β^+ 射线、γ 射线、中子等核射线及裂变碎片，在电子俘获和 γ 衰变中，还可释放出 X 射线和自由电子（俄歇电子或内转换电子），它们作用于生物体后，可导致辐射生物效应。

二、人类受到的电离辐射

(一) 天然本底辐射

天然本底辐射是人类受照射的最大来源，成年人年均剂量率为 2.4 mSv。天然本底辐射源主要来自三方面：① 宇宙射线；② 宇生放射性核素，即宇宙射线与大气层中和地球表面的原子相互作用产生的放射性核素；③ 原生放射性核素，即自有地球以来就存在于地壳内的放射性核素，主要包括铀、钍和锕三个放射系的核素及钾［^{40}K］和铷［^{87}Rb］。

(二) 人工辐射

人工辐射主要来自以下几个方面：核武器试验中的放射性落下灰；核动力生产造成的照射；放射性核素在工业、农业、科研和军事等方面的应用和带有辐射源或放射性核素的日用品（电视机、夜光表等）；医疗照射，包括放射诊断与放射治疗、核医学诊断与治疗；放射性废物。

人类所受到的电离辐射中，天然照射占 88.6%、人工照射占 11.4%，其中医疗照射占 11.2%。

2.2　核射线与物质的相互作用

核射线通过物质时，将和物质发生一系列的相互作用，将部分或全部能量传递给物质，使物质发生物理、化学变化。作用于生物体时，导致生物体产生某些生物效应。因此，研究核射线与物质的相互作用，在放射防护中具有十分重要的意义。

一、带电粒子与物质的相互作用

(一) 电离与激发

当带电粒子（α、β 粒子）通过物质时，和物质原子的核外电子发生静电作用，使电子脱离原子轨道形成带负电荷的自由电子，失去核外电子的原子带有正电荷，与自由电子形成一离子对。这一过程称为电离（ionization）。如果核外电子获得的能量不足以使其形成自由电子，只能由能量较低的轨道跃迁到能量较高的轨道，使整个原子处于能量较高的激发态，称为激发（excitation）。激发的原子不稳定，退激后可释放出光子或热量。

带电粒子电离能力的大小可用带电粒子在单位路径上形成离子对的数目，即电离密度或比电离表示。电离密度与带电粒子的电量、速度以及物质密度有关，带电粒子的电量越大，其与物质原子核外电子发生静电作用越强，电离密度越大；带电粒子的速度越慢，其与核外电子作用的时间越长，电离密度越大。

(二) 散射作用

带电粒子与物质的原子核碰撞而改变运动方向和/或能量的过程称为散射（scattering）。其中仅运动方向改变而能量不变者称为弹性散射。带电粒子受到物质原子核电场的作用，运动方向和速度都发生变化，能量减低，多余的能量以 X 射线的形式辐射出来，称为韧致辐射（bremsstrahlung，图 2－1）。

散射作用对放射防护具有一定影响。韧致辐射释放的能量与介质的原子序数的平方成正比，与带电粒子的质量成反比，并且随带电粒子的能量增大而增大。α 粒子质量大，一般能量较低，故韧致辐射作用

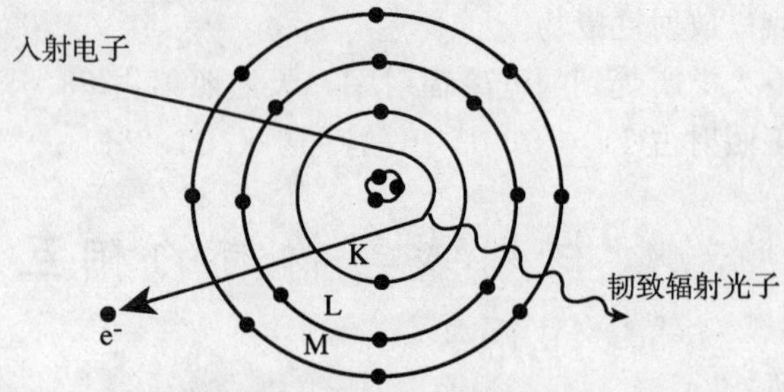

图 2-1 韧致辐射示意图

非常小，可以忽略不计。β^- 粒子的韧致辐射在空气和水中很小，但在原子序数较大介质中不可忽略，因此，在放射防护中，屏蔽 β^- 射线应使用原子序数较小的物质，例如塑料、有机玻璃、铝等。

（三）湮灭辐射

β^+ 衰变产生的正电子具有一定的动能，可在介质中运行一定距离（最大可达几毫米），能量耗尽时和物质中的自由电子结合，两个电子的静止质量（相当于 1 022 keV 的能量）转化为两个方向相反、能量各为 511 keV 的 γ 光子而自身消失，这叫做湮灭辐射（annihilation radiation）。

（四）吸收作用

带电粒子通过物质时，与物质相互作用，能量不断损失，当射线能量耗尽后，带电粒子就停留在物质中，射线则不再存在，称为吸收（absorption）。射线被吸收前在物质中所行经的路程称为射程。射线的射程与射线的种类、射线能量、介质密度有关，β^- 射线比 α 射线射程长。β^- 射线在空气中的射程可达数米，在生物体内也有数毫米至数十毫米，因此，在外照射的情况下，α 粒子的危害性不大，也易于防护，而 β^- 粒子的危害性就大得多。在内照射的情况下，α 粒子的电离密度大，伤害很集中，应当特别注意。射线能量越高射程越长，介质密度越大射程越短，对射线吸收作用越强。

二、γ 射线与物质的相互作用

γ 光子不带电，因此不像带电粒子那样通过静电作用发生电离，它必须与物质原子的电子碰撞才能发生电离，故其电离密度很小。γ 光子的电离机制主要有三种：光电效应（photoelectric effect）、康普顿效应（Compton effect）和电子对生成（electron pair production）。

（一）光电效应

光子与物质原子的轨道电子（主要是内层电子）碰撞，把能量全部交给轨道电子，使之脱离原子，光子消失，这种作用过程称为光电效应。脱离原子轨道的电子称为光电子。发生光电效应后，原子内层轨道形成空轨道，外层轨道电子很快填充到空轨道，从而释放出特征 X 射线或俄歇电子。

光电效应发生的几率与入射光子的能量以及介质原子序数有关，当光子的能量等于或略高于轨道电子的结合能时，发生光电效应的概率最大，光电效应发生的几率随原子序数的增高明显增大，对于核医学常用的 γ、X 射线而言，在原子序数较高的物质中，光电效应占主要地位。在低原子序数的介质如水、生物组织中，几乎不发生光电效应，因此，在临床中，病人不会因光电效应完全吸收光子能量而导致辐射生物效应。

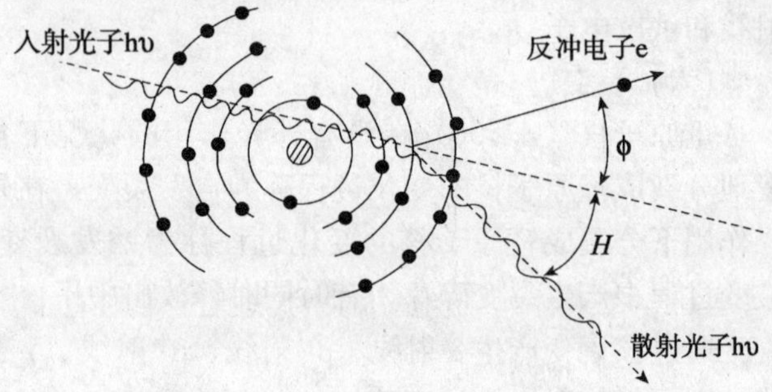

图 2-2 光电效应示意图

（二）康普顿效应

能量较高的 γ 光子与原子的核外电子碰撞，将一部分能量传递给电子，使之脱离原子轨道成为自由电子，γ 光子本身能量降低，运行方向发生改变，称为康普顿效应。释放出的电子称作康普顿电子，入射光子经散射后称为康普顿散射光子。

康普顿效应发生的几率与光子的能量和介质的密度有关，当 γ 光子的能量为 500～1000 keV 时，康普顿效应比较明显；介质的密度越高，康普顿效应越明显。

（三）电子对生成

当 γ 光子能量＞1 022 keV 时（1 022 keV 相当于两个电子的静质量），其中 1 022 keV 的能量在物质原子核电场作用下转化为一个正电子和一个负电子，称为电子对生成。余下的能量变成电子对的动能。

电子对生成的几率大约与原子序数的平方成正比。

物质对γ光子阻挡能力用半值厚度表示，半值厚度即使γ光子活度减弱一半所需要的物质厚度。半值厚度与入射光子能量和介质密度有关，入射光子能量越低，介质密度越大则半值厚度越小，即物质对射线的阻挡作用越强。故γ射线常用密度大的物质进行防护。

三、中子与物质的相互作用

中子不带电，几乎不与原子的核外电子相互作用，而只能与原子核相互作用。中子与原子核的相互作用分为两大类：一类是散射，另一类是吸收。

散射是快中子（能量为 0.5～10 MeV）与原子核相互作用的主要方式，散射分为弹性散射和非弹性散射。

弹性散射是指中子与物质原子核碰撞后，原子核获得动能，但其内能不变，即原子核不会被激发。快中子在轻介质中，主要通过弹性散射损失能量，快中子通过散射能量减低的过程称为中子的慢化。中子通过弹性散射的能量损失与靶核的质量和散射角有关，散射角一定时，靶核质量越小，中子的能量损失越大。因此，含氢多的材料，如水、石蜡等是良好的中子慢化介质。

非弹性散射是指中子与物质原子核碰撞后，不仅使原子核受到反冲，而且还使原子核激发。中子与靶核发生非弹性散射时可损失掉很大一部分能量，因此，可使中子迅速减速。在重介质中，中子主要通过非弹性散射损失能量，因此，使用重金属和含氢较多的物质交替组成的屏蔽材料，可使中子很快慢化。

吸收是慢中子（能量<1 keV），特别是热中子（能量为 0.025 keV）与物质的原子核相互作用的主要方式，不同的核素吸收中子后可以发生不同的核反应，有些较重的核素吸收中子后可发生核裂变。氦、锂、硼、镉对热中子具有很强的吸收能力，其中硼资源丰富，而且吸收中子后所发出的γ射线能量较低，易于防护，因此，在屏蔽中子射线时，通常在防护材料中加入硼元素。

2.3 辐射剂量学

射线能直接或间接引起人体组织的电离和激发，从而可能导致损伤。这需要对射线的不同空间部位（即辐射场）的辐射量以及可能导致的生物效应进行度量，以便对损伤的程度进行估价和采取适当的防护措施。电离辐射剂量就是用来描述辐射场的性质、辐射与物质相互作用时的能量传递关系及与辐射效应相关的量。

一、常用的辐射剂量和单位

（一）照射量

照射量（exposure，X）是直接度量 X 射线或γ射线对空气电离能力的量，是度量 X 射线、γ射线辐射场强度的物理量。其含义是：X 射线或γ射线在质量为 dm 的空气中释放出的全部正、负电子，完全被空气所阻止时形成的同种符号离子的总电量 dQ 与空气质量 dm 之比。即：

$$X = \mathrm{d}Q/\mathrm{d}m$$

照射量的国际制单位是库仑·千克$^{-1}$（C·kg^{-1}）。旧的专用单位是伦琴（R）、毫伦琴（mR）或微伦琴（μR）。

$$1\,\mathrm{C \cdot kg^{-1}} = 3.876 \times 10^3\,\mathrm{R}$$

单位时间内的照射量称为照射量率（$\dot{X}$），$\dot{X} = \mathrm{d}X/\mathrm{d}t$。

照射量只适用于 X 射线或γ射线，作用物质只适用于空气。

（二）吸收剂量

吸收剂量（absorbed dose，D）是反映被照射物质吸收电离辐射能量大小的物理量。其含义是：电离辐射授予单位质量物质的平均能量 dε 与该单位物质的质量 dm 之比，即：

$$D = \mathrm{d}\varepsilon/\mathrm{d}m$$

吸收剂量的国际制单位是戈瑞（Gy），1 Gy 即 1 kg 被照射物质吸收 1 焦耳（J）的辐射能量（1 Gy= 1 J·kg^{-1}），旧的专用单位是拉德（rad）。

$$1\,\mathrm{Gy} = 100\,\mathrm{rad}$$

单位时间内的吸收剂量称为吸收剂量率（$\dot{D}$），$\dot{D} = \mathrm{d}D/\mathrm{d}t$。

（三）当量剂量

当量剂量（equivalent dose，$H_{T,R}$）是反映射线或粒子被吸收后引起的生物效应强弱的电离辐射量。它不仅与吸收剂量有关，而且与射线种类、能量有关，因为不同种类、能量的射线释出的能量在组织中的分布有明显差别，所产生的生物效应在程度上可有明显的差别。α粒子和裂变碎片等在单位路径上释出的能量高，称为高线性能量转换（high-LET），γ射线与β^-粒子在单位路径上释出的能量低，称为低线性能量转换（low-LET），α粒子比γ射线与β^-粒子造成的伤害更集中，因此生物效应更强。当量剂量是在吸收剂量的基础上引入一与辐射类型及能量有关的权重因子计算出来的。

辐射类型R在组织（或器官）T中产生的当量剂量由下式给出：

$$H_{T,R}=\omega_R \cdot D_{T,R}$$

式中，$D_{T,R}$称器官剂量，是辐射R在组织或器官T中产生的平均吸收剂量，ω_R是辐射权重因子，与射线的种类和能量有关（表2-1）。

表2-1　辐射权重因子

射线种类与能量	ω_R
光子	1
电子*，μ介子	1
中子	5～20
能量＞2 MeV的质子	5
α粒子，裂变碎片，重原子核	20

*不包括结合在DNA中的放射性核素发射的俄歇电子

当量剂量的国际制单位是Sv（希沃特），1 Sv=1 J·kg^{-1}。旧的专用单位为雷姆（rem）。

$$1\ Sv=100\ rem$$

单位时间内的当量剂量称为当量剂量率（$\dot{H}$），$\dot{H}=dH/dt$。

（四）有效剂量

当放射性核素进入体内时，受照射者全身受到的内照射一般是非均匀性的，其生物效应大小与放射性在体内的分布有关，在当量剂量的基础上引入一与组织或器官对辐射的敏感度相关的权重因子即为有效剂量（effective dose，E），它是用于评价全身受到非均匀性照射情况下，发生随机效应几率的物理量。即：在全身受到非均匀性照射的情况下，受照组织或器官的当量剂量（H_T）与相应的组织权重因子（W_T）乘积的总和。

$$E=\sum_T H_T \cdot W_T$$

组织权重因子表示受照组织或器官的相对危险度，是从受照组织或器官的危险度与全身受照总危险度之比计算出来的。单位当量剂量（1 Sv）在受照组织或器官中引起随机效应的几率，称为危险度。例如：W_T值全身为1、性腺为0.20、乳腺为0.05、甲状腺为0.05、红骨髓及肺为0.12（ICRP 60号出版物）。

（五）集体当量剂量

集体当量剂量是评价辐射对某群体产生的危害大小的一个物理量。在受照射的集体中，由于辐射的随机效应，仅以一定的几率发生在某些个体身上，并非受到照射的每个人都会发生。因此要评价群体所受到的辐射危害采用集体当量剂量（S）更有实际意义。

$$S=\sum_i H_i \cdot N_i$$

式中，H_i为某群体中全身或任一器官受到的平均当量剂量，N_i为该群体中受到H_i照射的那部分人员的人数。

集体当量剂量的国际制单位是men·Sv（人·希），旧的专用单位是men·rem（人·雷姆）。

集体当量剂量是一个广义量，可用于全世界居民，或一个群体乃至一个个人。

二、内照射吸收剂量

在核医学临床诊断和治疗中，放射性药物通过注射、口服或吸入等方式引入人体，分布于各组织和器官，放射性核素在体内期间所放出的射线会造成对组织和器官的照射。正确计算放射性药物的内照射吸收剂量对于放射性药物的安全使用非常重要。

内照射吸收剂量主要针对特定的器官或组织而言。放射性核素进入人体对特定器官或组织产生的照射，可以来自特定器官或组织本身，或者来自特定器官或组织外的一个或一个以上的其它器官或组织。特定器官或组织称为靶器官，而靶器官以外对其形成照射的其它有放射性的器官或组织称为源器官。

（一）内照射吸收剂量计算的基本公式

目前对内照射吸收剂量的计算，普遍采用的是医用内照射剂量（MIRD）基本公式：

$$D=A\Delta_i\varphi_i m^{-1}$$

式中，D为核衰变中放出的第i种辐射所致靶器官的平均吸收剂量（Gy）；A 为时间累积放射性活度（核衰变总数）；Δ_i 为每次核衰变放出的第 i 种辐射的平均能量（$Gy \cdot g \cdot s^{-1}$），Φ_i 为第 i 种辐射的吸收分数；m 为靶器官质量（g）。

当有多个源器官时，靶器官的平均总吸收剂量 D_s 是各个源器官（包括靶器官本身）对靶器官的平均吸收剂量 D_{T-S} 之和：

$$D_s = \sum D_{T-S}$$

$$D_{T-S} = A_s \sum \Delta_i \Phi_i$$

式中，$\Phi_i = \varphi_i / m$ 为靶器官的比吸收分数。

应当指出，内照射吸收剂量计算涉及摄入放射性核素的辐射特性（如半衰期、辐射类型和能量）、人体解剖、生理代谢规律以及辐射能量在体内沉积分布规律等一系列复杂的物理、化学和生物学过程，而且，计算中用到的许多生物学参数只是代表实际变化范围很大的一个平均值，有些参数则是从动物实验中得到的。因此，内照射吸收剂量的计算还达不到十分精确的水平。当然，随着研究工作的深入和实践经验的积累，其精确水平将不断提高。

（二）计算方法

1. 累积活度 A_s 的计算

在源器官 S 内的累积活度 A_s 取决于所给予的放射性药物的放射性活度、放射性核素的物理半衰期和放射性药物的生物动力学模式。通过对时间相关的活度函数的积分，可求得源器官的累积活度 A_s：

$$A_s = \int_{t_0}^{t} A_s(t) dt$$

放射性药物注入体内时，$t_0 = 0$，积分上限应取放射性核素完全从体内消失的时刻，即 $t = \infty$。

一般先由放射性药物在体内动态分布实验获得生物数据，衰变校正后用于计算。为简便起见，常以 A_s（t）/A_0（%）代替 A_s（t）（A_0为引入体内的总活度），此百分数称为吸收百分数或滞留百分数。求得的 A_s 是体内引入单位活度后源器官的累积活度，由它算出的吸收剂量则是体内引入单位活度后靶器官的平均总吸收剂量（$Gy \cdot Bq^{-1}$）。近年来最常用的计算方法，是由上述 A_s（t）绘制吸收百分数-时间曲线，再从曲线下面积计算出 A_s，这种计算易于用计算机实现。

2. $\sum \Delta_i \Phi_i$ 的计算

（1）Δ_i 的计算

Δ_i 可由下式求得：$\Delta_i = 2.13\, n_i E_i$

式中，n_i 为源器官中放射性核素每次衰变发射第 i 种辐射的概率；E_i 为第 i 种辐射的平均能量。

（2）Φ_i 的计算

Φ_i 与放射性核素的核性质及人体因素（即体重、身高、器官大小与质量和距离）有关。人体的个体差异较大，故设计了参考人模型，以提供标准参数。根据参考人模型数据和放射性核素的核参数，应用蒙特卡罗法可以计算出 Φ_i。对于给定的放射性核素，$\sum_i \Delta_i \Phi_i$ 为一常数，称为 S 值。文献 1 给出了 100 多种放射性核素对 20 个源器官和靶器官的 S 值。因此，只要通过动物实验获得 A 后，分别乘以相应的 S 值再相加，即可得到靶器官的平均吸收剂量 D_{T-S}：

$$D_{T-S} = \sum A_s \cdot S$$

三、PET 检查的辐射剂量

（一）影响吸收剂量的因素

体内放射性药物所致的辐射吸收剂量取决于以下因素：衰变类型、射线能量、体内分布与代谢动力学过程和有效半衰期 T_{eff}。PET 放射性药物发射的正电子发生湮灭辐射，产生两个能量为 511 keV 的 γ 光子，其衰变类型和射线能量是固定的，因此，辐射吸收剂量取决于放射性药物的体内分布与代谢动力学过程和有效半衰期 T_{eff}。

当使用氧［^{15}O］、氮［^{13}N］等物理半衰期很短的放射性核素时，$T_{phys} << T_{biol}$，因此，$T_{eff} = T_{phys} \times T_{biol} / (T_{phys} + T_{biol}) \approx T_{phys}$，即，病人所受的辐射吸收剂量主要取决于物理半衰期。放射性药物摄取高的器官辐射吸收剂量大，而药物清除器官所受的辐射吸收剂量并不大。当使用^{18}F 这样的物理半衰期较长的放射性核素时，有效半衰期由物理半衰期和生物半衰期两者决定，因此，不仅放射性药物摄取高的器官辐射吸收剂量大，而且药物清除器官所受的辐射吸收剂量也大。临床 PET 检查用得最多的药物^{18}F-FDG，脑的摄取最高，清除途径主要是经过肾脏与膀胱排泄，因此，这些器官的辐射吸收剂量最大。

（二）正电子放射性药物的内照射吸收剂量

常用的正电子放射性药物的内照射吸收剂量列于表 2-2 和表 2-3。

表 2-2 ^{18}F-FDG 和 ^{15}O-H_2O 显像时人体各器官的吸收剂量（μGy/MBq）

器官	脑	心	肾	肝	骨髓	肺	胃	小肠	回肠	结肠	脾	睾丸	卵巢	甲状腺
^{18}F-FDG	37	16	28	19	5	18	12	14	14	14	14	14	15	13
^{15}O-H_2O	0.71	0.67	0.95	0.75	1.49	0.57	1.21	1.05	1.26	1.54	1.19	1.11	1.79	1.11

表 2-3 常用正电子放射性药物的全身有效当量剂量（μSv/MBq）

^{18}F-FDG	$^{18}F^-$	^{11}C-蛋氨酸	^{13}N-氨水	^{15}O-H_2O	$^{82}Rb^+$
27	27	5.0	2.0	1.16	0.48

表 2-2 和表 2-3 中的数据是基于体重 70 kg 的标准人计算的。

新生儿脑部的^{18}F-FDG 摄取率比成年人高，而在泌尿系统^{18}F-FDG 的排泄率则比成人低，因此，除膀胱外，新生儿大部分器官的吸收剂量比成年人高，致使全身的有效当量剂量达 430μSv/MBq，是成年人的 16 倍。

（三）PET、SPECT/PET 检查的危险度

受检人接受一次 PET 检查所接受的有效当量剂量与作一次 CT 检查（2～10 mSv）相当。符合线路 SPECT ^{18}F-FDG 显像的有效当量剂量仅为 PET 的 1/3～1/2。在 PET 的各种检查项目中，以^{18}F-FDG 全身扫描（390 MBq）的有效当量剂量（10.5 mSv）为最高。这一有效剂量只是《辐射防护规定》中一次应急照射限值（100 mSv）的 1/10，远低于发生非随机生物效应的阈值，而由此可能引发随机生物效应的概率也只有万分之二，因此，它是一种比较安全的检查。

2.4 电离辐射生物效应

电离辐射生物效应是指电离辐射的能量传递给生物机体后所造成的后果。电离辐射生物效应一方面在医学中可被应用于疾病治疗，另一方面又可导致人体的辐射损伤。

一、电离辐射对生物体的作用机理

电离辐射对生物体的作用包括直接作用和间接作用两个方面。

1. 直接作用：射线直接作用于具有生物活性的大分子，如核酸、蛋白质等，使其发生电离、激发或化学键断裂，造成分子结构和性质的改变。

2. 间接作用：射线作用于体内的水分子，引起水分子的电离和激发，生成一系列性质活泼的产物，如 H·、OH·、HO_2·、H_2O_2、$e^{-1}aq$ 等，它们具有很强的氧化能力，导致生物大分子的损伤。由于机体的含水量很高（体内水总量占体重的 60%～70%），因此，间接作用在辐射生物效应的发生上占有十分重要的地位。

电离辐射生物效应的发展过程可归纳为物理阶段、物理化学阶段、化学阶段和生物阶段四个主要阶段。在短暂的物理阶段，生物大分子和水分子吸收辐射能量后，发生电离和激发或其化学键断裂。在物理化学阶段，电离或激发的生物分子和水分子重新排列。在化学阶段，生物分子继续发生变化。生物阶段持续时间较长，分子变化引起基因突变及其生化功能的变化，细胞代谢、功能和结构发生变化，最终导致部分损伤或整体损伤。大剂量照射可能导致机体死亡。

细胞、组织器官在受到辐射损伤的同时，又有修复、再生和代偿能力，两者共同作用的结果决定了机体的预后。有时损伤修复之后在 DNA 中出现突变的基因，可能引起远期致癌和遗传效应。

二、电离辐射对细胞的效应

（一）DNA 损伤

辐射通过直接作用和间接作用致 DNA 的结构变化，这些变化包括：碱基的缺失、链断裂、糖-磷酸键断裂、双螺旋结构破坏以及双链交联或形成共价键。

（二）细胞突变与恶性转化

生殖细胞的突变可引起遗传效应，体细胞的突变可能是辐射致癌的机制之一。研究结果表明：① 射线诱发突变的频率与辐射剂量成正比。② 没有剂量阈值，即使在很小的辐射剂量下，一个细胞中仅有一个或几个 DNA 分子损伤，也会导致细胞生化敏感的变化，从而导致细胞功能变化。体外研究结果显示剂量小至10 mGy哺乳动物细胞就会出现变异。但变异的发生几率很低，在10^{-2}/Gy的水平。变异细胞以失去接触抑制为特征，大量的变异细胞可导致肿瘤的产生。③效应可受或不受剂量率的影响。④高LET辐射的效应大于低LET辐射。

（三）分裂延期

细胞受照射后第一个有丝分裂周期的进程发生变化，最终表现为分裂延迟。可逆的、剂量依赖性的分裂延迟可见于各种哺乳类细胞，延迟可出现在细胞周期一段或几段。辐射引起的最重要的可逆性阻滞发生于有丝分裂前的G_2期，阻滞在G_2期的时间取决于细胞受照射时所处周期的时相，许多细胞系都是在晚S期或G_2期受照射延迟最久，G_1期受照射者延迟最短暂。因此G_1期细胞可以"赶上"延迟的G_2期细胞，以致照射后下降了的分裂指数可能在堆积于G_2期的细胞开始半同步地分裂时突然上升到异常水平。

除了G_2阻滞以外，在G_1期或S期受照射的细胞可能有DNA合成期的延长，即DNA合成速率降低。更明显的效应是在增殖极缓慢的细胞系中辐射引起DNA合成的启动延迟。

（四）细胞死亡

严重的DNA损伤，特别是DNA链断裂，可导致细胞死亡。辐射所致细胞死亡分为三类：

1. 增殖死亡　辐射所致的细胞死亡用不同辐射剂量时的生存率（生存曲线）反映，常用的模型是靶理论模型。根据这一模型，对于高LET的辐射，生存曲线呈指数曲线：

$$S=e^{-D/D_0}$$

称之为单靶模型。式中，S为细胞生存率，D为辐射剂量，D_0为常数。对于低LET的辐射，生存曲线为：

$$S=1-(1-e^{-D/D_0})\ n$$

n为常数。称之为多靶模型。对于体外培养的哺乳动物的细胞，除淋巴细胞和骨髓增殖细胞外，$D_0=1\sim2$ Gy，淋巴细胞和骨髓增殖细胞的$D_0=0.7$ Gy，$n=2\sim3$。

2. 细胞凋亡（cell apoptosis）　细胞凋亡的第一个可观察到的信号是染色质浓缩，然后分裂形成被细胞膜包裹着的一束束凋亡体，它们很快被吞噬。由于凋亡细胞的细胞膜完整，所以无细胞成分放出，不会出现炎症反应。细胞凋亡是一个主动的、基因程序化的过程，在某些辐射导致的细胞凋亡中，伴有抑癌基因*p*53出现。

3. 间期死亡　间期死亡是指在剂量很大的照射下，细胞膜和细胞组织被破坏，甚至细胞中的分子被破坏，如蛋白变性。这种剂量只有在核爆炸等情况下才能达到。

（五）细胞放射损伤的修复

细胞的放射损伤通常可分为三种类型：

1. 亚致死性损伤　细胞受照射后，在一定时间内能完全修复的损伤。

2. 潜在致死性损伤　细胞受照射后，如有适宜的环境和条件，这种损伤可以修复；如果得不到适当的环境和条件，这种损伤将转化为不可逆的损伤，从而使细胞最终丧失分裂能力。

3. 致死损伤　亦称不可修复的损伤，指细胞所受损伤在任何情况下都不能修复，细胞完全丧失分裂增殖的能力。

细胞放射损伤的修复分为：

1. 亚致死性损伤的修复　即细胞遭受了损伤而未被杀死，经过一定时间细胞能修复损伤，并可完全恢复。亚致死性损伤的修复通常很快，照射后1 h内可以出现，4～8 h内即可完成。修复时间长短因细胞类型而不同。

2. 潜在致死性损伤的修复　指细胞受到通常条件下将引起细胞死亡的照射，改变细胞的环境条件可以影响细胞的存活分数。潜在致死性损伤的修复主要发生在G_0期及相对不活跃的G_1期细胞。

3. 缓慢修复　与潜在致死性损伤的修复类似，但时间长得多。如毛细血管内皮细胞对辐射的反应，内皮细胞分裂很慢，用刺激细胞增殖的方法可观察到缓慢修复的过程，其修复时间为1周。

（六）细胞辐射生物效应的影响因素

1. 物理因素　LET、电离密度与剂量率显著影响受照射细胞的生存率。电离密度大的粒子，如中子和带电荷的重粒子，将对接触的细胞给予致死剂量；相反，电离密度小的粒子，如光子，可能对接触的细胞仅发生一次作用，导致细胞非致死性的损伤，仅当次级离子作用于细胞时才会导致细胞死亡。剂量率与细胞损伤程度直接相关，低剂量率的照射或分次照射对细胞损伤较小。

增温可提高细胞对辐射的敏感性。对电离辐射抵抗力最高的时相（S后期）对增温最敏感；对辐射有抗性的低氧细胞对增温也非常敏感。

2. 化学因素 对氧敏感的细胞受到辐射后可导致致死效应。细胞处于含氧量高的环境比处于乏氧环境对辐射敏感性高，其机理是氧可与水受到辐射后产生的自由基作用生成反应性更强的过氧化氢自由基。自由基清除剂，如含巯基的化合物，可作为抗放药物；卤化嘧啶类化合物，包括5-溴脱氧尿嘧啶和5-碘脱氧尿嘧啶，可参入细胞的DNA分子内替代胸腺嘧啶核苷而使细胞致敏，可作为放射性增敏药物。

3. 生物因素 细胞对辐射的敏感性与细胞本身的状态有关。不在增殖周期的细胞具有最强的抗辐射能力；在处于增殖周期的细胞中，M与G_2期的细胞辐射敏感性最高，早期S和G_1期的细胞次之，晚期S细胞对辐射敏感性最低。

三、电离辐射对机体的生物效应

（一）电离辐射生物效应（有害效应）的分类

1. 按效应出现的对象 分为躯体效应（somatic effect）和遗传效应（genetic effect）。前者指出现在受照射者本身的效应，包括全身效应和局部效应，如辐射导致的骨髓造血障碍、白内障等；遗传效应指出现在受照射者后代的效应，如电离辐射可导致先天畸形、流产、死胎、性比变化和某些遗传性疾病。

2. 按效应出现的时间 分为近期效应（short-term effect）和远期效应（long-term effect）。近期效应是指受照射后几周内出现的变化，又可分为急性效应和慢性效应，急性效应指短时间内受到大剂量照射所导致的急性放射病、急性皮肤损伤等；慢性效应指机体在较长时间内受到超过剂量限值的电离辐射作用引起的全身慢性损伤，如慢性放射病、慢性皮肤损伤等。远期效应指在受照射后数月至数年才发生的变化，如辐射致白血病、辐射致癌、放射性白内障和辐射遗传效应等。

3. 按效应发生规律 分为随机效应（stochastic effect）和非随机效应（non-stochastic effect）。随机效应指发生几率随照射剂量增加而增加的效应，它不存在剂量阈值，即使剂量很小也有可能发生，只是发生几率小而已，如辐射致癌效应。非随机效应指受照射剂量超过一定阈值才发生的效应，其严重程度随剂量增加而增加，如急性放射病、辐射所致生育能力降低和造血障碍等。

（二）重要的电离辐射生物效应

1. 造血系统和血液细胞形态学改变

血液的有形细胞包括红细胞、白细胞和血小板三种，造血组织有骨髓、脾脏、淋巴结以及分散在全身的单核吞噬细胞系统。成熟血细胞由造血干细胞、造血祖细胞和各种前体细胞生成，造血干细胞在骨髓内生成，能分化为祖细胞及自我复制，又称为全能干细胞。祖细胞再分化为各种血细胞的前体细胞，进一步分化为各种血细胞，故祖细胞又称为多能祖细胞。造血干细胞是保证机体正常造血以及造血组织损伤后恢复造血功能的关键细胞。

造血组织是快增殖、不断更新的组织，辐射敏感性高。一定剂量的电离辐射作用于机体后，出现形态学变化最早、表现最明显的就是造血血液系统，造血系统辐射损伤的特点主要有：① 主要为造血细胞增殖能力的抑制或丧失。② 造血系统受损伤的程度可以反映受照射剂量的大小。血液系统的变化是辐射损伤临床诊断和预后判断的指标。

（1）造血干细胞的变化

造血干细胞辐射敏感性很高，受照射后其数量可因辐射致死亡和凋亡而随受照射剂量呈指数规律下降。受较大剂量照射后，造血干细胞被破坏，数量急剧下降，余下的部分通过自我复制和分化为祖细胞来恢复造血功能，有极大的潜在修复能力。在受到极其严重的辐射损伤后，必须进行干细胞移植，轻度损伤可采取输血治疗等措施。

（2）外周血细胞的变化

辐射对外周细胞的作用不明显，主要是对造血细胞增殖能力的抑制使血细胞的来源减少，引起外周血细胞数量下降，较大剂量的照射还可引起血细胞寿命缩短。① 红细胞：由于成熟红细胞的寿命较长，受照射后外周红细胞数量要经过较长时间后才有变化。一般要经过两周以后才能出现红细胞数和血红蛋白的降低。贫血持续数周后可自行恢复。大剂量照射后可引起红细胞损伤，寿命缩短，使贫血出现较早和加剧。② 白细胞：受照射后白细胞数量急剧减少。这一方面是由于白细胞寿命短，受照射后造血细胞增殖能力受到抑制而使白细胞的来源减少；另一方面由于白细胞放射敏感性较高，特别是末梢血中淋巴细胞受照射后可直接致死。受照射后15 min即可观察到淋巴细胞的减少。白细胞数量在受照射后 24 h 内出现短暂升高然后下降，10～15 天可出现暂时性回升，这时的回升是由于受损较轻的造血干细胞、造血祖细胞分裂增殖所致，但这些造血干细胞、造血祖细胞分裂增殖后可发生不同程度的坏死或凋亡，暂时性回升后，白细胞数量继续下降，达到最低值后逐渐恢复正常。③ 血小板：血小板的寿命约为 9～10 天，受照射后 1～2 周下降较慢，降至最低值后逐渐恢复正常。达到最低值的时间和下降的程度与照射剂量有关。大剂量照射还可导致血小板的形态与功能改变，损伤凝聚与抗出血功能，发生出血倾向。

2. 辐射致癌效应

电离辐射可使癌症的发生率增高，这是近 80 年来已经肯定的事实，但关于人体辐射致癌的可靠资料主要来源于较大剂量（0.5～1.0 Gy 以上）的受照射者，小剂量或低水平辐射致癌效应则是根据大剂量效应推测，因此，其结论目前仍有争议，但占主导地位的观点是：辐射致癌效应属随机效应，致癌效应无阈值，小剂量或低水平辐射也存在致癌效应，但剂量越大癌症发生率越高。

辐射致癌的机制尚未完全阐明。辐射既可以是致癌的启动因子，又可以是促进因子。作为致癌的启动因子，电离辐射对 DNA 的损伤可能是细胞恶性转化的重要机制。很久以来就曾提出辐射致癌的体细胞突变学说，认为致癌作用是由于正常细胞 DNA 的遗传变化或正常细胞基因表达的变化所致，也就是说转化细胞的恶性生长特征是遗传物质的生长调节部分突变的结果。

辐射所致的常见恶性肿瘤有白血病、甲状腺癌、乳腺癌、肺癌、骨肿瘤、单核吞噬细胞系统肿瘤、胃癌等。辐射致癌有一定潜伏期，它与组织的放射敏感性有关，如血液和造血系统对射线较敏感，因此诱发白血病的潜伏期较短，一般为 5～25 年，而其它肿瘤，如多发性骨髓瘤、甲状腺癌、乳腺癌、肺癌、胃癌和食管癌潜伏期则较长。

3. 生殖系统的改变

生殖细胞对射线有较高的敏感性，属于第一类敏感性器官。

男性性腺睾丸有两种功能，即由曲细精管产生精子和由间质细胞分泌男性激素。精子的产生经由精原干细胞、精原细胞、初级精母细胞、次级精母细胞、精子细胞到精子的演变过程。射线的影响主要是抑制精原干细胞和精原细胞的分裂，精母细胞及精子细胞则继续分裂，对成熟的精子影响也不大。男性性腺受照射后，可出现精子数减少、活动度减低、畸形精子增加、生殖能力受影响。受照射后精子变化出现较晚，恢复也慢，常需 1～2 年。

女性性腺卵巢也具有两种功能，即产生卵细胞和分泌女性激素。卵细胞的成熟也经历卵原细胞到卵母细胞再生成卵细胞的演变过程，但女性的卵原细胞在胚胎时期就已发育到卵母细胞阶段，故女性性腺的放射敏感性较男性性腺略低。据报道，女性全身受到一次性 1.5 Gy 的照射，可引起短时间的生育能力降低；5.0 Gy 的全身一次性照射可引起 1～2 年或更长的无生育期；8.0 Gy 以上的全身一次性照射可引起生殖能力的难以恢复的损害。

4. 辐射所致的遗传效应

生殖细胞内与遗传有密切关系的重要物质是染色体和基因。染色体是基因的载体，是决定遗传性状的基本单位，基因在染色体上按直线顺序排列。它是 DNA 分子链的一段，含有许多遗传信息，基因通过控制蛋白质的合成，影响新陈代谢，决定性状的发生。精子和卵子结合后，核相互融合形成新的细胞，即受精卵，含 46 个染色体，进行间接分裂增殖。每分裂增殖一次，就把母体和父体的性细胞基因和染色体复制一次，这样使人体的每个细胞都含有从母体和父体性细胞复制来的基因和染色体，人类就是通过这种方式将祖代的特征传给后代。但是，基因和染色体的遗传稳定性是相对的，当受到射线照射时，生殖细胞的基因和染色体可在结构和化学性质上出现一定变化，发生突变，出现新的遗传特征。

辐射对生殖细胞的诱发突变分为染色体畸变和基因突变。基因突变主要有显性可见突变、伴性隐性可见突变及伴性显性致死突变。染色体畸变、显性可见突变和伴性隐性可见突变主要表现为先天性畸形，伴性显性致死突变则表现为流产、死产、不育及性比变化。

5. 辐射对胚胎、胎儿及幼儿的影响

胚胎和胎儿的组织器官处于增殖分裂阶段，器官正在形成，他们对射线的敏感性较成人高。在胚胎发育的不同阶段中辐射效应不同，在受精卵期（受精后 2 周左右），受精卵受照射后不能分化，以至死亡被机体吸收，或在胎儿期死亡；在器官形成期（受精后2～7周左右），胚胎受照，除发生新生儿死亡外，还会出现主要脏器发育异常，易发生畸形。胎儿期（8周后）受照，易出现出生后生长发育不全。

在人胚胎发育过程中，中枢神经系统的分化与发育的时间要比其它器官长，对辐射敏感时间也长，敏感性也高。受0.25 Gy照射就可以发生损伤。据报道，受照射后，胎龄小于17周，畸形发生率较高，10～17周发生智力迟钝的危险性最大，因为这段时间恰好是人的神经原细胞增殖最快的时间。关于幼儿期受照射，据报道，在0.5 Gy以上时，智力减低者显著增加。

6. 辐射所致的白内障

眼的晶体对射线较敏感，射线对晶体的损伤主要表现为晶体混浊，形成白内障。

眼晶体受到照射后，早期主要是晶体后极后囊下皮质的中轴区出现灰白色空泡、点状、线状等混浊的堆集，继之为环状，晚期形成盘状混浊，由于光反射并有彩虹点，如继续发展在前囊下有网状混浊及空泡。当晶体混浊比较明显时，临床称为放射性白内障。

白内障的发生率与射线的性质和剂量有关。X射线和γ射线引起白内障的最低剂量，一次照射需在2 Gy以上，分次照射为4 Gy（3周到3个月）或5.5 Gy（3个月以上）。白内障的潜伏期也与剂量有关，受照射剂量越大，潜伏期越短。据报道，一次照射4.5 Gy时，潜伏期为8年7个月；在8 Gy时，缩短为4年4个月。

7. 成年人中枢神经系统的改变

成年人中枢神经系统对辐射的敏感性不太高，但一旦发生损伤，往往是不可逆的。中枢神经系统的辐射损伤与照射剂量有关。在LD_{50}以下的剂量作用时，主要发生充血、水肿和出血，神经细胞无显著病变；高剂量时可发生神经细胞坏死等形态学改变，出现无力、嗜睡，重症者昏迷等症状；5 000 Gy以上的一次大剂量照射，可引起受照射者全身痉挛，乃至死亡。

8. 消化管粘膜的改变

消化管粘膜，特别是小肠绒毛上皮细胞更新快、增生活跃，辐射敏感性很高。急性放射病时，消化系统的症状出现较早，也较典型。射线照射后，可很快引起上皮细胞分裂抑制，肠淋巴组织破坏。由于食物残渣等的刺激，易于伴发感染。所以，受照射后早期即出现恶心、呕吐、食欲不振，继而出现腹泻、便血等消化系统症状。

9. 皮肤

皮肤也是辐射敏感性较高的组织。皮肤的附属组织有毛发、指（趾）甲、汗腺等，辐射所致的常见症状为毛发脱落、指甲发育不良等。一次全身照射2 Gy以上，约2周后开始出现脱发，数月后逐渐恢复。较大剂量的照射可引起局部红斑、溃疡等。

（三）电离辐射生物效应的影响因素

1. 与辐射有关的因素

辐射的种类和能量：α、β射线电离能力较强，辐射生物效应较γ射线大，故放射性核素治疗一般用α射线或β射线，而γ射线用于放射性核素诊断。射线能量越高，生物学效应越显著。

辐射剂量与剂量率：辐射剂量与生物效应的关系曲线呈S型，在放射生物学研究中，通常以半致死剂量（LD_{50}）作为机体放射敏感性指标。剂量率越大，辐射生物效应越显著。

照射条件：照射方式、范围、部位及照射分次次数和时间间隔等。

2. 与机体有关的因素

个体敏感性：不同个体放射敏感性不同，它与性别、年龄、生理状态、遗传特性等均有关系，同一个体在不同的发育阶段，对辐射敏感性亦不同，一般胚胎期较胎儿期敏感，幼年较成年敏感。

受照射的组织器官和细胞的放射敏感性：人体组织、细胞对辐射的敏感程度可分为高度、中度、低度三大类。高度敏感的组织有淋巴组织、胸腺、骨髓组织，细胞有淋巴细胞、胸腺细胞、原始红细胞、原始粒细胞、幼稚粒细胞、巨核细胞。中度敏感的是性腺、胃肠上皮、皮肤、眼组织、生殖细胞、小肠隐窝上皮细胞、成纤维细胞、皮脂腺、汗腺细胞、角膜晶体细胞。低度敏感的是骨、肌肉、结缔组织，软骨细胞、成骨细胞、结缔组织细胞等。

机体的内环境：组织含氧量增加或温度增高，辐射敏感性增高，即所谓的“氧效应”和“温度效应”。某些激素和化学药物也可改变机体的辐射敏感性。使敏感性增高的药物称为增敏药物，反之称为抗放药物。

2.5 放射防护的基本原则和措施

一、放射防护的目的与基本原则

核能的发现和应用，给人类带来巨大的利益，但是由于射线对人体有损伤作用，给人类带来某些危害。放射防护所关心的是，既要保护放射工作人员个人、他们的后代以及全人类的健康，又要允许进行那些有利于人类的可能产生辐射照射的必要活动。

放射防护（radiological protection）的主要目的在于：① 防止有害的确定性效应，即需要制定足够低的当量剂量限值，以保证所受的照射不会达到阈剂量；② 限制随机性效应的发生率，使一切具有正当理由的照射保持在可以合理达到的最低水平。

放射防护的基本原则是：① 实践的正当化（justification of practice），要求产生电离辐射的实践给个人或社会带来的利益大于代价，抵偿其所造成的危害。② 防护最优化（optimization of protection），指用最小的代价获得最大的净利益，避免一切不必要的照射，使一切必要的照射保持在可以合理达到的最低水平。③ 个人剂量的限制（dose limitation），在实施上述两项原则时，要同时保证个人的当量剂量不超过规定的限值。

二、剂量限值

根据国际放射防护委员会 60 号出版物（ICRP-60），六个国际组织（即：联合国粮农组织、国际原子能机构、国际劳工组织、经济合作与发展组织核能机构、泛美卫生组织和世界卫生组织）批准并联合发布了《国际电离辐射防护与辐射源安全基本标准》（国际原子能机构安全丛书 115 号，1996 年出版）。我国国家标准《电离辐射防护与辐射源安全基本标准》（GB18871-2002）采用了《国际电离辐射防护与辐射源安全基本标准》的基本原则，该标准经国务院国务会议讨论通过、由中华人民共和国国家质量监督检验检疫总局于 2002 年 10 月 8 日发布，2003 年 4 月 1 日实施。

（一）基本限值

基本限值列于表 2-4。

表 2-4 电离辐射防护与辐射源安全基本标准（GB18871-2002）的剂量限值

	应用范围	
	职业工作者	公众
有效剂量	连续 5 年每年平均 20 mSv，任何一年不得大于 50 mSv	每年 1 mSv，在特殊情况下，如果 5 个连续年平均不超过 1 mSv，则某一单一年份可提高到 5 mSv
年当量剂量		
眼晶体	150 mSv	15 mSv
皮肤	500 mSv	50 mSv
手和足	500 mSv	

（二）遵守剂量限值情况的确认

剂量限值适用于在规定期间内外照射引起的剂量和摄入所致内照射的待积剂量之和；计算待积剂量的期限，成年人一般应为 50 年，对儿童则应算至 70 岁。

应用下列方法之一来确定是否符合有效剂量的剂量限值要求。

1. 将总有效剂量与相应的剂量限值进行比较，总有效剂量 E_T 按下式计算：

$$E_T = H_p(d) + \sum_j e(g)_{j,ing} I_{j,ing} + \sum_j e(g)_{j,inh} I_{j,inh}$$

式中，$H_p(d)$：该年内辐射照射所致的个人剂量当量；

$e(g)_{j,ing}$ 和 $e(g)_{j,inh}$：同一期间内 g 年龄组食入和吸入单位摄入量放射性核素 j 后的待积有效剂量；

$I_{j,ing}$ 和 $I_{j,inh}$：同一期间内食入和吸入放射性核素 j 的摄入量。

2. 检验是否满足下列条件

$$\frac{H_p}{DL} + \sum_j \frac{I_{j,ing}}{I_{j,ing,L}} + \sum_j \frac{I_{j,ing}}{I_{j,ing,L}} \leqslant 1$$

式中，DL：相应的有效剂量的年剂量当量；$I_{j,ing,L}$ 和 $I_{j,inh,L}$：食入和吸入放射性核素 j 的摄入量限值（ALI）（即通过有关途径摄入的放射性核素 j 的量所导致的待积有效剂量等于有效剂量的限值)。

《安全基本标准》的附表中分别给出了职业照射和公众照射食入和吸入单位摄入量放射性核素 j 所致的待积有效剂量 $e(g)_{j,ing}$ 和 $e(g)_{j,inh}$。利用下述关系式，可以得到放射性核素 j 的年摄入量限值 $I_{j,L}$：

$$I_{j,L}=\frac{DL}{e_j}$$

式中，e_j：《安全基本标准》附表中给出的放射性核素 j 的单位摄入量所致的待积有效剂量的相应值。

(三) 工作场所的放射性表面污染控制水平（表 2－5）

表 2－5　工作场所的放射性表面污染控制水平
（单位：$Bq\cdot cm^{-2}$）

表面类型		α放射性物质		β放射性物质
		极毒性	其他	
工作台、设备、墙壁、地面	控制区	4	4×10	4×10
	监督区	4×10^{-1}	4	4
工作服、手套、工作鞋	控制区 监督区	4×10^{-1}	4×10^{-1}	4
手、皮肤、内衣、工作袜		4×10^{-2}	4×10^{-2}	4×10^{-1}

* 该区的高污染子区除外

工作场所中的设备与用品，经去污使其污染水平降低到表中所列设备类的控制水平的 1/50 以下时，经审管部门或审管部门授权的部门确认同意后，可作为普通用品使用。

剂量限值只是放射防护体系的一部分，整个防护体系旨在把所有正当理由的照射控制在可以合理达到的最低水平。因此，不能将剂量限值看作区分安全与危险的分界线，在实际工作中，应避免一切不必要的照射与污染。

三、职业照射的防护

(一) 内照射的防护

放射源分为封闭型放射源和开放型放射源，封闭型放射源指放射性核素包在金属或其它物质中，在正常情况下不向环境扩散的电离辐射源；开放型放射源指有可能向周围环境逸散气体、液体或灰尘的放射性物质。内照射指放射性核素通过呼吸、饮食和接触等方式进入人体内，分布在器官或组织中形成的照射。它是由开放型放射源进入人体造成的。其防护措施有：

1. 开放型放射性工作单位、场所，按使用的放射性核素的最大等效日操作量分为甲、乙、丙三级（表 2－6）。

表 2－6　各级放射性工作场所的最大等效日操作量

工作场所级别	最大等效日操作量（Bq）
甲级	$>1.85\times10^{10}$
乙级	$1.85\times10^{7}\sim1.85\times10^{10}$
丙级	$3.7\times10^{4}\sim1.85\times10^{7}$

对开放型工作场所的要求：

(1) 地面　地面应光滑、无缝隙、无破损。地面应覆盖聚氯乙烯板或硬橡胶板，板与板的缝隙应衔接平整。板与墙连接处应上翻到离地面 20 cm 以上。

(2) 墙面　丙级实验室中离地面 1.5～2 m 以下的墙面，应刷上浅色油漆。乙级实验室的地面与墙面或墙面与天花板交界处应做成圆角，以便于去污。甲级和乙级实验室的墙面和天花板应全部刷漆。

(3) 工作台面　应铺上耐酸碱而又光滑的材料，如钢化玻璃台面或上釉陶瓷砖等，瓷砖交接处用环氧树脂、水玻璃等抹缝。

(4) 门窗家具　为便于去污和防止表面聚积放射性物质，实验室门窗和家具都应刷漆。

(5) 供水与排水　甲级和乙级实验室要有冷水、热水供应设备。水龙头最好采用长臂开关或脚踏开关。应采用上釉陶瓷水池。放射性下水池应有明显的标志。甲、乙级实验室放射性下水道和非放射性下水道应分开。丙级实验室的高毒性放射性废水必须经处理后才能直接排放。乙级以上实验室的放射性废水，必须贮存于废水储存池，衰变一定时间后进行处理。

(6) 污物桶　室内应设置放射性污物桶和非放射性污物桶。放射性污物桶应有明显标志。桶内衬塑料膜口袋，当装满废物时，便于取出，集中处理。

(7) 照明　甲、乙级实验室的日光灯和电线最好安装在天花板内，呈封闭式照明，通风橱应从外面提供照明或采用封闭式照明。

(8) 通风与通风橱　放射性实验室要有良好的通

风，气流方向应从清洁区到污染区，从低放射性区到高放射性区。室内换气次数，甲级：每小时 6～10次；乙级：每小时 4～6 次；丙级：每小时 3～4 次。通风橱操作口的截面风速必须保证不小于 1 m/s。

(9) 手套箱　当操作的放射性活度达到乙级实验室水平时，应配备相应的 α、β^- 和 γ 手套箱，手套箱需配备相应的屏蔽。

2. 加强个人防护

(1) 要合理穿戴个人防护用品。进入开放型放射性工作室应穿好工作服、戴口罩、帽子、手套，必要时应戴塑料套袖和围裙。被污染的防护用品，不得带入其它工作场所。

(2) 要制定严格的安全操作规程，放射性工作人员要遵守安全操作规程，既要防止放射性物质通过口、鼻、皮肤进入人体，又要防止对环境和他人的污染。

(3) 操作挥发性的放射性物质时，应在通风橱或手套箱内进行，防止操作者吸入放射性气体。

(4) 操作完毕后，应探测手有无放射性污染，如有污染，及时进行去污染处理。

常用的去污染方法：^{99m}Tc 污染，可用 EDTA-Na_4（乙二胺四乙酸钠）10g 溶于 100 ml 蒸馏水配成的 EDTA 溶液，或 7.5 g DTPA（二乙三胺五乙酸）溶于 100 ml 蒸馏水配成的 DTPA 溶液洗涤；被^{131}I 或^{125}I 污染，可先用 5%的硫代硫酸钠或 5%的亚硫酸钠洗涤，再用 10%的碘化钾或碘化钠洗涤；被^{32}P 污染，可先用 5%～10%的磷酸钠溶液洗涤，再以 5%的柠檬酸洗涤。用软毛刷蘸好所需用的事先配好的溶液轻轻刷洗，然后用清水冲洗。不能用有机溶剂和热水在皮肤上去污。

(5) 防护监测　放射性工作人员应佩带个人剂量计，进行个人剂量监测；必要时用全身计数器进行测定，估算体内放射性积存量。要定期用表面污染探测器对工作场所进行污染监测，发现污染，及时去污。

（二）外照射的防护

外照射指放射源处于体外，其射线作用于人体。若将放射源看作点源，外照射的照射剂量与放射源的放射性活度成正比，与受照时间成正比，与距离的平方成反比。

1. 时间防护

尽量减少接触放射源的时间。放射性操作要技术熟练、动作迅速，必要时先做空白练习。在剂量率较高场所工作时，为避免一人操作时间过长，可由几人轮换操作，保证个人受照射剂量不超过规定限值。

2. 距离防护

尽量增大人体与放射源的距离。操作放射源尽量采用长柄器械（如长柄钳子、镊子等）、机械手或遥控装置。

3. 屏蔽防护

在人体与放射源之间安装屏蔽物，借助于物质对射线的吸收减少人体受照剂量。根据射线种类和能量的不同选用不同的屏蔽材料。α 射线和低能 β^- 射线无需设置屏蔽；高能 β^- 射线由于存在韧致辐射，故用密度较低的材料，如铝、有机玻璃或塑料屏蔽，为了阻挡韧致辐射，外层可加用密度大的材料。γ 射线和 X 射线用密度大的材料，如铅进行屏蔽（表 2-7）。中子的防护是使用含氢较多的物质，如水、石蜡、聚乙烯等材料将中子慢化，然后用对中子有较强吸收能力的材料，如含锂、硼的材料将其吸收。常将硼和石蜡均匀混合作为中子的屏蔽材料。混凝土中含有相当数量的氢，它对中子和 γ 射线都有较好的防护能力。

表 2-7　使不同能量的 γ 射线衰减 K 倍所需的铅的厚度（cm）

减弱倍数	γ 射线的能量（keV）							
K	100	200	300	400	500	600	700	800
2	0.1	0.2	0.3	0.4	0.5	0.7	0.8	1.0
5	0.2	0.4	0.6	0.9	1.1	1.5	1.9	2.2
10	0.3	0.55	0.9	1.3	1.6	2.1	2.6	3.05
20	0.3	0.6	1.1	1.5	2.0	2.6	3.25	3.85
30	0.35	0.7	1.15	1.7	2.3	3.0	3.65	4.3
40	0.4	0.8	1.3	1.8	2.4	3.1	3.8	4.5
50	0.4	0.85	1.4	1.95	2.6	3.25	3.95	4.6
60	0.45	0.9	1.45	2.05	2.7	3.45	4.2	4.95
80	0.45	1.0	1.55	2.15	2.8	3.7	4.5	5.3
100	0.5	1.0	1.6	2.3	3.0	3.85	4.7	5.5
200	0.6	1.25	1.9	2.6	3.4	4.4	5.3	6.3
500	0.65	1.4	2.2	3.1	4.0	5.1	6.1	7.2
1000	0.7	1.5	2.4	3.3	4.4	5.7	6.95	8.1
10000	1.05	2.1	3.3	4.55	5.9	7.5	9.1	10.6

四、医疗照射的防护

（一）医疗照射实践的正当性

利用射线或放射性核素的检查或治疗要严格掌握适应证，权衡预期的需要或治疗后的好处与辐射引起的危害，决定是否进行该项检查或治疗。

对儿童、孕妇、哺乳妇女施行核医学诊断与治疗的正当性更应慎重进行判断。由于儿童对辐射敏感，所以放射检查不作为首选方法，在必需时，儿童所用的放射性活度应低于成年人，一般略高于按体重或体表面积计算的值。胎儿比儿童对辐射更敏感，孕妇应禁用放射性药物。母体内的放射性药物可能进入乳汁，故哺乳妇女应尽量避免使用放射性核素进行诊断或治疗，必要时应在应用放射性药物后的5～10个有效半衰期（即放射性药物由于物理衰变和体内排出两个因素作用减少一半所需要的时间）内停止哺乳。如对于核医学中最常用的锝［^{99m}Tc］的放射性药物，一般用药后需停止哺乳12 h以上。

（二）医疗照射防护的最优化

在核医学诊断中，尽量选择半衰期较短、所致辐射吸收剂量较小的放射性药物；在放射性核素治疗中，选择病灶辐射吸收剂量最大而全身及紧要器官辐射吸收剂量较小者。尽量采用先进的仪器设备，使用较低的放射性活度获得足够的信息。采用必要的保护与促排措施，如使用剂量较大的^{99m}Tc的放射性药物前，用高氯酸钾封闭甲状腺，防止放射性药物中的$^{99m}TcO_4^-$浓聚在甲状腺中造成对甲状腺的照射，减小辐射剂量。

（三）医疗照射的剂量限值

医疗照射给受照个人以直接利益，如果此项实践具有正当性，而且防护是最优化的，病人的剂量将会是符合于医学目的的尽量低的水平，所以建议不对医疗照射施用限值。但六个国际组织批准的《安全基本标准》中给出了医疗照射的指导水平，我国也即将采用。

2.6　正电子放射性药物制备及应用中的防护

在配备有回旋加速器（cyclotron）的PET中心，正电子放射性药物（positron radiopharmaceutical）制备和应用的流程是：由回旋加速器生产的放射性核素经放射化学合成（radiochemical synthesis）为放射性药物，通过质量检验后给受检者注射，然后进行PET显像（图2-3）。回旋加速器室、放射化学合成室、病人准备室、显像室构成了主要的放射性场所，为较高活性的区域；而控制室、质量检验室、血液室不含或使用很少的放射性物质，为低活性区域，从放射防护角度可较少考虑。

由于正电子显像中所使用的放射性核素半衰期短，并且多属于低毒性组，可按照乙级放射性工作场所的要求考虑防护。

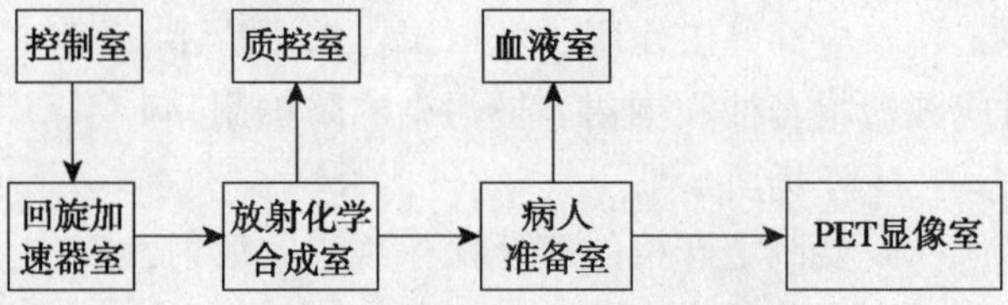

图2-3　PET中心结构示意图

一、回旋加速器的防护

回旋加速器产生的辐射主要来自以下几个方面：①加速器生产的正电子放射性核素，其发生湮灭辐射产生511 keV的γ光子。②生产正电子核素的核反应所产生的中子或其它粒子，如^{15}N（p，n）^{15}O、^{18}O（p，n）^{18}F反应产生的中子，^{16}O（p，α）^{13}N、^{14}N（p，α）^{11}C反应产生的α粒子。③中子活化产物，加速器中的元件，如靶体、靶窗材料被中子活化产生的较长半衰期的放射性核素（表2-8）。④中子在慢化过程中产生的高能γ光子。照射途径主要是中子和高能γ射线穿过加速器室屏蔽墙、门和屋顶对室外人员的照射和对加速器停止运行后进入加速器室人员的照射。

表2-8　回旋加速器中中子活化产生的放射性核素

放射性核素	半衰期	被活化材料
^{27}Si	4.14（s）	真空室（Al）、靶体（Al）
^{48}V	15.9（d）	靶窗（Ti）
^{55}Fe	2.73（y）	不锈钢元件中的锰（Mn）
^{59}Ni	7.6×10^4（y）	不锈钢元件中的钴（Co）
^{58}Cu	3.21（s）	不锈钢元件中的镍（Ni）
^{60}Cu	23.7（min）	不锈钢元件中的镍（Ni）
^{56}Co	77.3（d）	磁铁（Fe）
^{63}Zn	38.5（min）	D电极盒和射频系统的屏蔽材料（Cu）
^{65}Zn	243.8（d）	D电极盒和射频系统的屏蔽材料（Cu）
^{107}Cd	6.52（h）	靶材料（Ag）
^{109}Cd	462（d）	靶材料（Ag）

医用回旋加速器能量通常为 11～30 MeV，束流强度为 30～50μA。主要通过以下两种途径进行屏蔽：

1. 加速器室水泥墙和屋顶的屏蔽

屏蔽材料的厚度可根据下式推算：

$$H_R=(r_0/R)^2\cdot(Hn\cdot 10^{-x/\mathrm{TVL}\gamma}+Hg\cdot 10^{-x/\mathrm{TVLn}})$$

式中，H_R为距靶心 R 处总当量剂量率（μSv/h）；r_0为参考点到靶心的距离（由加速器厂家给出）；Hn和Hg分别为中子和γ射线在参考点的当量剂量率（μSv/h），由加速器厂家给出；TVL_γ 和 TVL_n 分别为γ射线和中子在屏蔽材料中十分之一值减弱层的厚度（cm），见表 2-9。

表 2-9　不同屏蔽材料对 5 MeV 的中子和 8 MeV 的γ射线的 TVL 值（cm）

屏蔽材料	密度（g/cm³）	中子的 TVL 值	γ射线的 TVL 值
水泥	2.35	43	38
钡	3.2	43	24
铅	11.3	47.8	5
聚乙烯	0.97	24	80
铁	7.85	37	10

防护设计举例：能量为 17～30 MeV 的回旋加速器，水泥墙厚 1.5～1.7 m，门采用与水泥墙具有等效衰减的材料制作，或采用加一内墙的结构（图 2-4)。屋顶用 1.2 m 的水泥结构屏蔽。通过这种结构屏蔽，墙外的照射量率可降低到≤1.3×10⁻³ mC·kg⁻¹·h⁻¹。

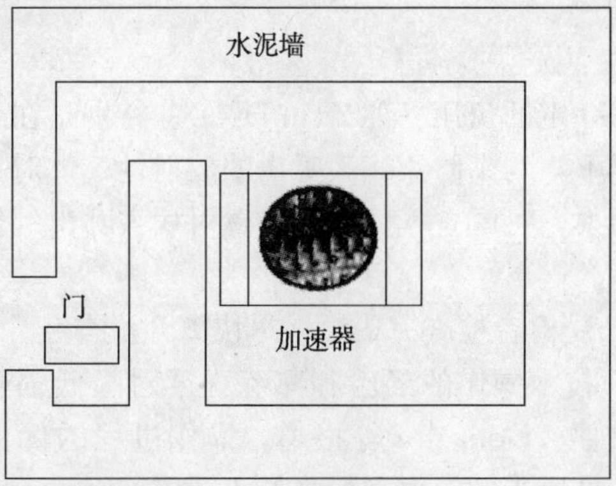

图 2-4　加速器室结构示意图

2. 加速器的自屏蔽系统

目前与 PET 配套的回旋加速器均带有铅、铁、水和硼聚乙烯材料制作的自屏蔽系统，使屏蔽体外的中子和γ辐射水平大大降低。自屏蔽系统可开启和关闭，只有当自屏蔽系统关闭时加速器才能运行。有时，为了进一步降低辐射剂量水平，还可对靶进行屏蔽。

加速器室要有良好的通风（如每小时 20 次通风），排风口要进行剂量监测，室内要有一定的负压（如 2 cm H_2O 的负压），以防发生事故时放射性气体泄漏到环境中。

为减少工作人员的辐射剂量，在一般情况下，在加速器运行时工作人员不应进入加速器室，在加速器停止轰击 24 h 后方可进入加速器室。但在特殊需要时，在自屏蔽系统关闭的情况下，加速器运行时工作人员也可在加速器室工作。

二、放射化学合成与取药过程中的防护

加速器生产的放射性核素通过一特别的通道传送到放射化学合成室，在放射化学合成室合成正电子放射性药物。通常，放射化学合成在全自动合成模块中进行，全自动合成模块放置在铅屏蔽的热室中，合成过程通过计算机和监测系统在控制室进行控制。目前常用的正电子放射性核素是^{18}F、^{11}C、^{13}N和^{15}O，其中用量最大的是^{18}F，约占总用量的 90%以上，因此，可根据^{18}F的用量和性质对热室（或操作箱）和屏蔽墙进行防护设计，^{18}F的有关参数见表 2-10。例如，热室壁厚为 6 cm Pb，相当于 12 个半值厚度，衰减倍数为 4×10^3，对于 3.7×10^{10} Bq 的^{18}F，热室外 1 m 处的剂量率为 1.36 μGy/h；距离^{18}F源 3 m 处、厚度为 20 cm 的水泥墙外的剂量率为 3×10^{-3} μGy/h，远低于天然本底水平；即使有 3.7×10^{10} Bq 的^{18}F在热室外操作，按上述距离和墙厚设计，水泥墙外的剂量率也仅为 0.12 μGy/h，相当于天然本底水平。

放射化学合成室也要有良好的通风（如每小时 30 次通风）和一定的负压（如 2 cm H_2O）。

在一些 PET 中心，放射性药物的抽取和某些放射性药物的质控由药剂师手工操作，导致药剂师接受较大的辐射剂量。通过距离防护、时间防护和使用屏蔽防护用品等措施可在一定程度上减小辐射剂量。可通过佩戴个人剂量计和在局部高照射区——手指上佩带指端热释光剂量计进行剂量监测。使用注射器自动

抽液装置抽取放射性药物，可显著降低放射性药剂师所受的辐射剂量。

表 2－10 放射性核素^{18}F 的有关参数

半衰期（min）	衰变方式（衰变能，MeV）	铅半值层（cm）	水泥（2.35 g/cm^3）半值层（cm）	空气比释动能率常数（μGy・h^{-1}・MBq・m）
109.7	β$^+$（0.635）	0.42	5	15.1

三、药物注射、病人准备与显像过程中的防护

正电子放射性药物在注射室注射于病人体内，经过一定时间的体内分布，进行正电子显像。这一过程中，辐射源主要为正电子放射性核素，照射途径为β$^+$粒子湮灭后产生的511 keV的γ光子穿过注射器或病人躯体对工作人员的照射。注射室（或病人准备室）、显像室的防护设计可按照ICRP－60规定的对工作人员和公众的剂量限值要求、根据511 keV的γ射线在混凝土和铅中的半值厚度，依下式进行计算：

$$I/I_0=e^{-\ln 2/HVL\cdot x}$$

式中，I/I_0为γ射线的衰减分数，x为所需屏蔽材料的厚度，HVL为射线在屏蔽材料中的半值厚度（表2－10）。

放射性药物注射是工作人员受照射的主要途径之一，注射3.7×10^8 Bq的^{18}F-FDG，病人注射处工作人员所受的当量剂量率约为256μSv/h。减少辐射剂量的措施有：工作人员佩带铅围裙、铅眼镜，使用铅注射车，注射器套上铅防护套，尽可能通过预先放置好的静脉导管注射放射性药物。如有可能，应使用自动注射系统，在需要多次血液取样时，要使用自动系统。

显像中工作人员受照射的另一个途径是摆位中受到的照射，常用的正电子放射性核素在距离病人1 m处估测的最大照射量率及对^{18}F、^{13}N和^{82}Rb在距病人不同距离处照射量率的测定值见表2－11和表2－12。

表 2－11 PET 常用放射性核素最大照射量率的估算值

核素	^{18}F	^{11}C	^{13}N	^{15}O	^{82}Rb	^{68}Ga
距病人1m处的最大照射量率（μC・kg^{-1}・MBq^{-1}・h^{-1}）	0.40	0.42	0.42	0.41	0.42	0.38

表 2－12 距病人不同距离时^{18}F、^{13}N和^{82}Rb的照射量率的测定值

核素	测量次数	给药剂量（MBq）	照射量率（μC・kg^{-1}・h^{-1}）				
			病人体表	25cm	50cm	1m	1.5m
^{18}F	2	370	12±2	6.6±0.3	2.9±0.1	0.75±0.2	0.4±0.1
^{13}N	2	700	14±1	8.2±0.3	4.1±0.3	0.64±0.1	0.39±0.03
^{82}Rb	7	1480	35±4	15±2	5.2±0.8	1.0±0.1	0.6±0.3

注：测定值低于估算值是由于射线在病人体内的衰减与散射所致。

为了减少工作人员所受的照射剂量，除合理的屏蔽、尽可能增大操作者与放射源的距离、缩短操作时间等普遍采用的方法外，采取以下措施可进一步降低工作人员的辐射剂量：

1. 房间布局合理化，病人和工作人员通道分开。

2. 需测量血样放射性时，井型γ计数器要远离其它放射源，这一方面降低了工作人员测量过程中所接受的辐射剂量，另一方面也降低了本底计数。

3. 放射性药物的转运过程需很好地屏蔽。

4. 显像室要有良好的通风（如每小时20次通风）和一定的负压（如2 cm H_2O）。特别是在患者多的情况下，为了防止病人呼出的放射性气体对工作人员的照射，可配置气体净化装置对病人呼出的气体进行处理。

5. 受检者检查完毕后，尽快离开检查室。

6. 技术操作的经验和熟练程度对降低辐射剂量非常重要。González等报道，操作过程的优化可使工作人员所受的辐射剂量降低4.3倍。因此，对技术人员进行经常性的全面的技术训练是降低辐射剂量的非常有效的途径。

四、对放射性废物可能导致污染的考虑

在加速器运行和放射化学操作过程中会产生少量的放射性气体、气溶胶及液、固体废物，有可能因吸入、食入和表面污染对工作人员产生内、外照射。放射性废物排放后有可能污染环境和对公众产生照射。由于回旋加速器被封闭于自屏蔽体内，泄漏中子很少，由此产生的放射性气体对场所的影响可以忽略。Paulsen等测定了哥本哈根大学医院PET中心气体中的^{13}N、^{15}O、^{18}F的放射性浓度和表面污染，估算了相应的辐射剂量，结果表明工作场所的放射性气溶胶产生的照射可以忽略，表面污染对工作人员的最大照射部位在手部，年当量剂量在0～8 μSv。由于各PET中心生产和使用放射性药物的方式基本相同，所以Paulsen等的监测结果具有一定的普适性。可见因PET使用产生的放射性废物对环境、公众和工作人员不会造成严重的照射。

（张春丽）

参考文献

1. 卢玉楷等著. 放射性核素概论. 北京：科学出版社，1987
2. 林景辉，王荣福主编. 核医学. 北京：北京大学医学出版社，2004
3. 李少林主编. 核医学与放射防护. 北京：人民卫生出版社，2003
4. Hendee WR，Ritenour ER. Medical imaging physics. 3ed. St. Louis：Mosby Year Book，1992
5. González L，et al. Preliminary safety evaluation of a cyclotron facility for emission tomography imaging. Eur J Nucl Med，1999，26（8）：894-899
6. Paulsen DE. Dose to the staff in the center for positron emission tomograph at the university hospital in Copenhagen. Master Thesis at the Department of Electrophysics at the Technical University of Denmark，1995

3 PET/CT 仪器

近年来由于同时反映功能代谢和解剖形态的新型核医学显像仪器问世，将PET同机配置了CT装置，即PET/CT，改写了传统的核医学影像由于引入放射性活度及仪器分辨率的限制不能提供病变细微结构的历史，这是核医学功能代谢显像发展的一个新里程碑。PET/CT是将高性能的PET和多层螺旋CT通过多种技术在硬件和软件方面结合在一起的高科技产品，这种结合并不是X射线CT功能和正电子符合探测功能的简单相加，除具有螺旋CT功能和正电子符合探测功能之外，还具有螺旋CT和正电子符合成像设备单独不具备的同机图像融合功能，是目前最先进的医学影像检查设备之一。因此，PET/CT在分子影像学占据重要地位，它具有灵敏度高、特异性强、分辨率和安全性好，对病灶提供精细定位和定性诊断，快速获得全身显像、分子功能显像及反映病理生理过程的疾病的早期诊断特点是其它影像技术不可替代的。

3.1 结构及类型

PET/CT成像仪是为了满足临床影像诊断越来越高的需求，在PET和CT基础上发展起来的新设备。它在将PET和CT两者原有优势充分发挥、克服两者原先不足之处的同时，又开发出更多提高临床诊断质量的新功能。由于这些全新的特点，在PET/CT诞生短短的几年中它就在肿瘤、心血管和神经精神系统疾病的临床诊断、治疗方案的制订、疗效观察等方面发挥了重要作用，并成为研究分子影像和基因显像的重要工具。至2007年上半年我国已经有90台PET/CT完成安装并投入临床使用，这些设备正在各自岗位上发挥不可替代的作用。由于需求不同，PET/CT被分为临床应用型和动物基础实验型（微型PET/CT，MicroPET/CT）两种。人体临床应用型PET/CT和动物基础实验型PET/CT无论在结构上还是在整体设计上都有本质区别。本节将分别对他们的结构、功能等方面进行讨论。

一、临床应用型PET/CT的结构

核医学影像是以放射性核素（药物）在体内的分布作为成像依据，反映人体代谢、组织功能和结构形态。不同的放射性核素标记药物针对不同疾病、不同组织器官和不同病变，具有很强的特异性。因此核医学影像对人体疾病的发生和组织功能的改变起到早期诊断的作用。核医学影像是通过探测放射性核素衰变时的射线进行成像。由于放射性药物在体内的放射性分布与机体的功能和代谢相关，故核医学影像表现了很强的功能、代谢特征。但是放射性核素的衰变是随机的，它的发生存在统计涨落。这一特点决定了核医学影像的空间分辨率远不如CT和MRI。随着计算机和网络技术的发展，人们采用图像融合技术把核医学影像与CT或MRI影像对位叠加，取得相互弥补的效果。这种非实时融合技术有其灵活和硬件成本较低的特点，但在临床应用中发现非常不方便，融合的精度也受到采集条件和配准算法等多方面影响。随着PET在临床诊断中的应用增多，它在肿瘤早期诊断、药物治疗效果监测和放射治疗方案制订等方面得到临床医生的一致认可。人们发现PET对功能检测的灵敏和特异等优点与其影像解剖特征的模糊极不相称，如果借助CT、MR高分辨解剖影像对其功能影像进行定位，并克服以前异机融合的种种缺点，必将增加PET的应用范围，从而萌生了同机融合的设计理念。早期简易PET/CT只是把PET和CT排列在一起，使病人在尽量不改变体位的情况下完成PET和CT扫描，提高了配准精度，缩短了融合时间。此时CT仅仅起对病变定位和采用CT的X线对PET图像进行透射衰减校正的作用。随着PET/CT的不断改进和完善，其中CT的功能和作用已起了质的变化。现在临床应用型PET/CT已成为把PET和CT各自原有的优势有机结合起来的全新系统（图3-1为GE，Philips，Siemens三家公司的PET/CT产品）。

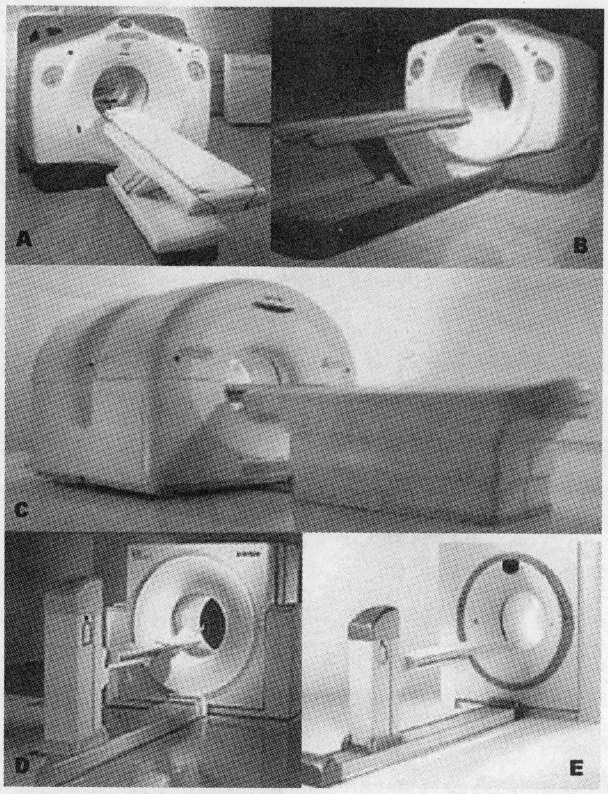

图 3-1 GE、Philips、Siemens 三家公司 PET/CT 产品
A 和 B 为 GE Discovery LS 和 ST；C 为 Philips Gemini；
D 和 E 为 Siemens Biograph 和 Sensation 16

（一）PET/CT 的整体结构

PET/CT 是把 CT 与 PET 排列在同一扫描轴上，两者扫描时共用一张扫描床，两种扫描可以一次完成。系统中 CT 和 PET 使用同一采集工作站和同一图像处理工作站。对 PET/CT 有如下几点基本要求：

1. 采用同一机架、检查床和图像处理工作站，以保证同机图像融合的实现（图 3-2）。

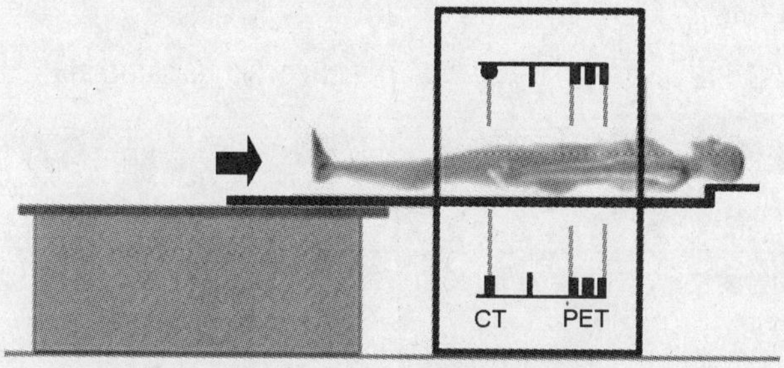

图 3-2 PET/CT 的整体结构

2. 用 X 线进行 PET 图像衰减校正后，PET/CT 临床检查时间和传统 PET 相比能够节省一半以上。这主要得益于采用 X 线进行衰减校正的技术，它远比透射源衰减校正技术的精度高、速度快。

3. 由于 PET/CT 采用同一机架、检查床的整体结构，保证了同机图像融合的精度和速度，为了用功能代谢图像和 CT 解剖结构图像相融合的结果确定放射治疗靶区，还必须保证 PET 和 CT 有足够大的探测环直径，以便稳妥置放放射治疗模拟定位体架。

4. 虽然使用同一机架、检查床和统一图像采集及处理工作站，但 PET/CT 的整体结构设计保证了其中 PET 和 CT 仍能保持各自独立的功能。

5. PET/CT 探头的轴向长度在不影响性能的前提下，总是尽可能设计得短一些，确保被检者不会因为通过过长的探头通道产生压抑感，同时方便一些必要的扫描辅助操作。为此有的 PET/CT 设计成把 PET 和 CT 探头分开一定距离，以减少被检者在探头封闭环内持续的时间。

（二）PET/CT 系统中的 PET 结构

在 PET/CT 中选用性能最高的 PET 构成系统。PET 大框架结构分为：探头、电子电路、数据采集、数据处理和显示记录等五大部分（图 3-3）。

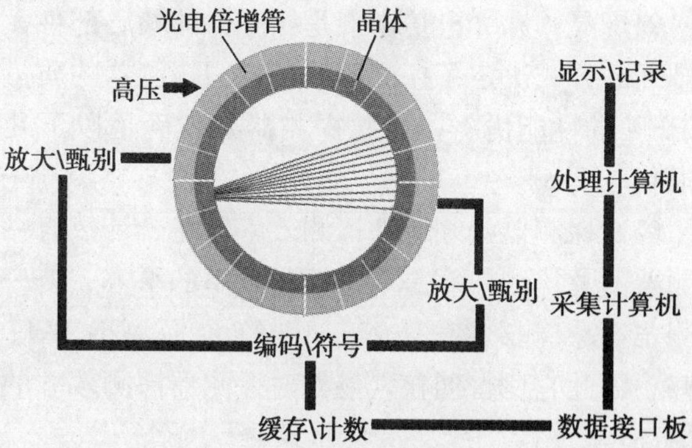

图 3-3 PET 结构示意图

1. 探测器 探测器（detector）是 PET 显像仪的核心部分，它由闪烁晶体（scintillation crystal）、光电倍增管（photomultiplier，PMT）和高压电源组成。探测器的性能优劣直接影响 PET 的整体性能好坏，因此探测器的结构、材料，以及电子学线路的研究和改进是 PET 设计的重要内容。许多探测器紧密排列在探测器环周上，组成探测器环（图 3-4）。PET 的探头是由若干探测器环排列组成，探测器环的多少决定了 PET 轴向视野的大小和断层面的多少。

PET的轴向视野是指在与探测器环平面垂直的PET长轴范围内可探测真符合事件的最大长度。因此探测器环越多的探头，轴向视野越大，一次扫描可获得的断层面也越多。

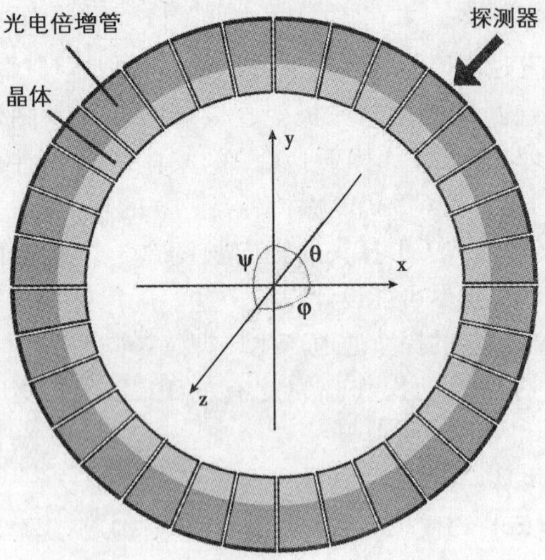

图 3-4　探测器和探测器环示意图
X-Y平面为PET的横断面，与探测环平面平行；
Z轴是PET的长轴，与探测环平面垂直

闪烁晶体和光电倍增管是探测器的核心部件，它们排列的方式决定了探测器的结构。探测器的质量决定PET的性能优劣，为此探测器必须满足以下几点要求：

(1) 探测器必须有高探测效率。符合计数时一对探测器的总探测效率是单边探测效率的平方。若一个探测器的探测效率为0.6，则符合探测效率仅为0.36。因此它比普通核素显像对探测器探测效率的要求更高。

(2) 尽可能缩短探测器的符合分辨时间。PET影像的质量会因为噪声计数的增加而变坏。若把非真符合计数都归于噪声计数的话，随机符合就是噪声源之一。随机噪声计数与符合分辨时间成正比，它们有以下关系：

$$Nr=2tR_1R_2$$

其中 Nr 为随机符合计数；R_1 和 R_2 分别为单探测器的计数率；t 为符合分辨时间。由此可见，符合分辨时间越短，随机符合计数就越少。这就有利于减少噪声，提高图像信噪比，从而提高图像质量，并提高图像定量分析精度。

(3) 探测器应有高空间分辨率。探测器空间分辨率主要取决晶体材料及尺寸大小，光电倍增管的多少。晶体尺寸越小、光电倍增管数越多，探测器的空间分辨率越高。但是符合探测的物理特性决定了它的空间分辨率存在极限。正电子湮灭作用产生的γ光子对实际并非保持180°发射，它们之间存在0.5°左右的随机偏差。发射偏差角的存在决定了PET空间分辨率的极限。对于70 cm孔径的PET探头，其空间分辨率的极限值约为3 mm。空间分辨率接近极限值时，如果继续减小晶体尺寸，或增加光电倍增管数目，将对改善空间分辨率的影响甚微，反而带来探测器灵敏度下降和成本增高。因此在确定晶体尺寸大小和光电倍增管数目时，总是根据系统的整体设计要求综合权衡利弊。

(4) 探测器应有高可靠性和稳定性。探测器的可靠性和稳定性好坏是评定PET系统性能的基本依据，其重要性在所有性能指标之上。光电倍增管的性能会直接影响探测器的可靠性和稳定性，此外闪烁晶体的质量也是关键。早期PET探测器选用碘化钠［NaI (Tl)］晶体较多，它的能量分辨率较高，价格便宜。随后的研究发现，BGO晶体密度大，探测效率高、稳定性好，逐渐得到广泛使用。近几年LSO、GSO等新的晶体材料获得广泛研究，由于它们的某些物理参数优于BGO晶体而被采用。近来由于采用大块切割晶体和整体探测计算定位等新技术，NaI (Tl) 晶体又得以使用。表3-1是几种闪烁晶体物理性能的比较。

表 3-1　PET常用的闪烁晶体物理特性比较

性能指标	NaI(Tl)	CeF1	BaF2	BGO	CsI(Tl)	LSO	YAP	GSO
物理密度 (g/cm^3)	3.67	6.16	4.89	7.13	4.51	7.35	5.55	6.71
辐射长度 (cm)	2.59	1.70	2.10	1.12	1.86	0.88	2.70	
线衰减系数 (1/cm)	0.34	0.64	0.47	0.92	0.60	0.87		0.62
发射波长 (nm)	410	310	220	480	580	420	380	430
衰减常数 (ns)	230	2	1	300	1000	40	30	60
光子产额 (%)	100	3	4	15	45	70	40	41
折射指数	1.85	1.62	1.49	2.15	1.80	1.82	1.90	1.85

2. PET 的结构组态 PET 的结构变化经历了几十年的探索与改进，探头从单环到多环、探测环从六边形到圆形，每一种结构的改进都是为了满足不同要求，提高各项性能指标（如：空间分辨率、灵敏度等）。发展到今天，用于临床的 PET 多采用多晶体组合结构。这种结构的优点是，可以用较少的探测器得到较多的环数、较大的轴向视野和较高的空间分辨率。也就是说，以较低的制造成本获得更好的系统性能。常用的结构组合多为 4×64 组合，即四个光电倍增管与一个大晶体块组合。这个大晶体块以一定深度的窄缝进行 8×8 矩阵切割，切割后的 64 块小晶体便于对闪烁事件精确定位（图 3-5）。多晶体结构 PET 的定位原理类似 γ 相机，通过计算 γ 光子入射晶体后产生的光分布来确定闪烁事件的位置。晶体切割得越小，定位计算越精确。但是切割过小会影响探测灵敏度，必须两者综合考虑。

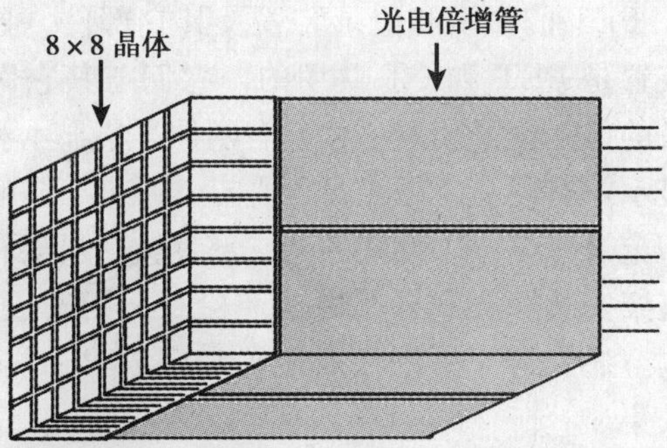

图 3-5 探测器的光电倍增管和晶体 4×64 结构组合

3. PET 的响应线（LOR） 获得符合数据的一对探测器之间的连线称投影线，或称响应线（line of response，LOR）。从响应线可以获得已探测的射线位置信息，根据响应线的信息进行一系列的重组和重建计算，获得 PET 的三维影像。PET 的结构组态确定了 PET 响应线的组合方式。这些连线是按照探测器和探头结构进行组合排列的，它的组合示意如图 3-6。

图 3-6 只显示了响应线的平面组合，PET 响应线的实际排列比图示要复杂得多，它是三维的立体组合。为了把响应线的信息投影到确定的层面，图像重建时要对三维立体组合的响应线进行必要的重组，重组的方式和精度会影响 PET 成像的质量。

4. PET 的 2D 采集和 3D 采集 用块状晶体结构的 PET 可以有两种采集模式，2D 模式和 3D 模式。

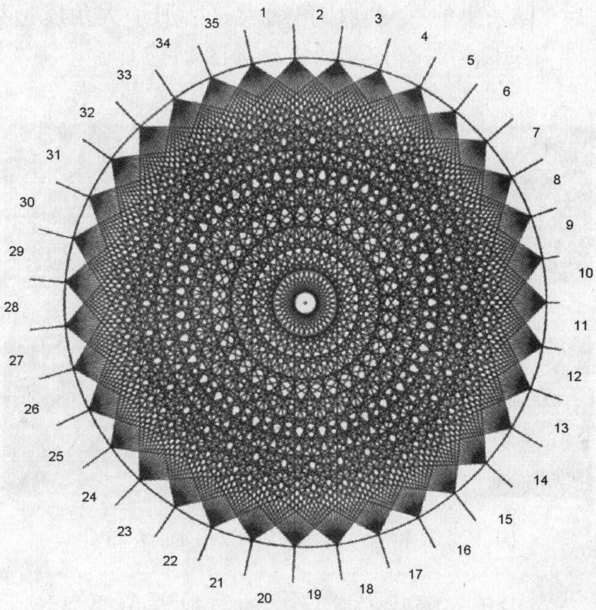

图 3-6 PET 响应线排列方式

2D 采集时探头环与环之间放置了隔离片（septa），这些隔片是由铅或钨等重金属屏蔽材料制成，防止错环符合事件发生。但是为了保证 2D 采集必要的灵敏度，隔片并不阻止相邻环之间的符合发生，这些符合事件被相加和重组后，成为采集数据的一部分。3D 采集模式取消了环间隔片，系统会记录探测器之间任何组合的符合事件。

3D 采集与 2D 采集都采用数据重组技术对响应线进行必要的重组，但 3D 采集的数据计算量比 2D 采集时大得多。探头环数越多，3D 采集的计算量越大。3D 采集的明显优点是大大提高了探测灵敏度，但在提高灵敏度的同时却引进了大量散射计数和随机计数，必须进行数据处理量相当大的校正，以减轻图像在视野边缘产生的畸变，提高定量分析精度。

由于去除了环间隔片，3D 采集时会获得大量非同环符合计数，使真符合探测灵敏度比 2D 采集增加很多。3D 采集灵敏度在轴向视野内沿轴线方向变化，在轴向视野边缘因参与符合的探测器数量和 2D 采集时相近，两者灵敏度接近相同。在轴向视野中心，参与 3D 采集的探测器数量比 2D 采集时要多若干倍（取决于探测器环的多少和取样重组的模式），此位置的 3D 采集灵敏度最高。对 3D 采集的轴向灵敏度变化也须通过校正来消除。

除了真符合探测灵敏度在 3D 采集时得到提高外，散射符合的灵敏度也大大增高。这是因为去除隔片后3D采集的探测立体角增大，增加了大角度散射事件光子参与符合探测的机会（图3-7）。

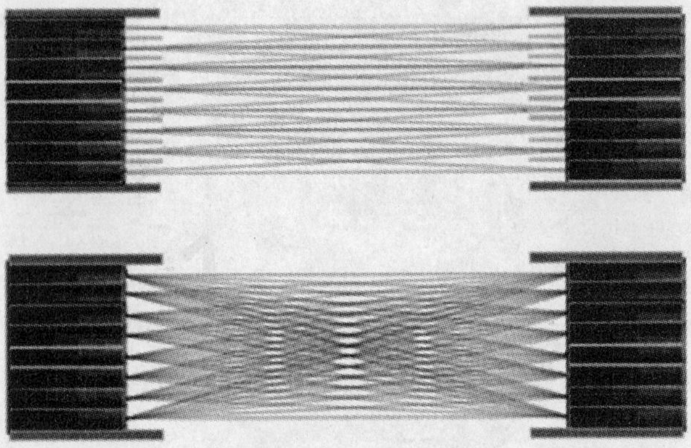

图3-7 符合线在2D和3D采集时的变化

探头环间隔片撤除后，轴向视野角明显增大，使随机符合探测灵敏度增高，并随着示踪剂活性度的增大而迅速增高。这些非真符合计数使符合图像的成像质量变坏，并直接影响PET的定量计算。在3D模式下进行有效的散射和随机符合校正，以及提高3D模式下定量计算精度的研究是目前热门课题。3D采集是PET采集方式的发展方向，随着计算机软硬件技术的迅速发展，3D采集技术必将获得进一步优化。

5. PET显像仪的电子学系统　PET的电子学系统包括，信号放大器、采样保持、模数转换、能量甄别、时间甄别、地址识别、符合逻辑和计数缓存等电子学线路。它们主要功能是把光电倍增管输出的微弱电信号（脉冲）进行必要的放大后，准确识别每对互成符合响应线的探测器的符合地址，并把采集到的信号转换成数字化信息，送往计算机进行一系列数据处理。对电子学线路的要求是，符合时间宽度尽可能小，以利抑制散射和随机噪声；线路响应速度尽可能快，从而减小通道的饱和率和系统的死时间，以利于提高系统的分辨率和计数率。

6. PET的数据采集和处理装置　它们由两台PC机（或工作站）组成，其中一台为前端机，或称采集计算机；另一台为数字图像处理计算机。前端机主要用作采样参数设置、采样控制、采样过程的实时监测、采样数据预处理和采样数据传送。在PET/CT中采集软件还包括了对CT扫描的设置和扫描过程的控制。数字图像处理计算机主要完成对前端计算机传送的数据的接收和存储、数字图像的处理和计算、PET和CT断层图像的重建和融合，并对各种处理结果输出到显示和打印设备。数字采集和处理装置拥有一套完整的软件，它包括校正软件、采集软件、图像处理软件、图像融合软件、临床应用软件和显示、输出软件。校正软件可以在系统进行图像采集时完成必要的校正计算和处理，使系统达到最佳状态。采集软件提供（CT和PET）各种扫描方式和采样方式的设置，根据设置的参数对系统进行有效有序的控制，直到全部采集过程完成。图像处理软件用来完成图像重建、PET和CT图像的融合、数字图像的定量或半定量计算、图像平滑和滤波、感兴趣区（region of interest，ROI）的选取、数字图像和曲线的各种运算等操作。临床应用软件根据不同靶器官的临床动力学模型对图像进行处理，计算出临床需要的定量或半定量诊断指标。这些应用软件还可以根据需要设置图像、曲线分析结果的显示界面，选择不同显示形式，并进行输出记录。

7. PET的显示和记录装置及其它部件　显示和记录装置是PET和CT共用的，它们与其它医学影像设备的显示记录装置一样，有图像采集显示和图像处理显示，有硬盘、磁光盘、光盘、磁带、多帧相机和打印记录等设备。系统的其它部件包括机架和检查床。机架安装探头和探头电源。检查床则安置病人，并可调节病人与探头的相对位置和完成PET多体位扫描采集。

（三）PET/CT系统中的CT结构

CT是计算机体层（computed tomography）的简称，实际上，B型超声，磁共振成像（MRI）都是计算机体层成像的技术，只不过CT是首先出现的计算机体层技术，所以一般称CT是指X线CT。

1. CT的基本结构　CT设备虽然复杂，但可以分为四个主要部分：测量部分，计算机，控制台与工作站以及影像显示存储部分。

测量部分主要由扫描框架与检查床组成。扫描框架内的X线管发出的X线束经过被检人体不同程度的衰减后到达框架内X线管对侧的探测器形成电信号，完成测量。

与X线投照摄片相比，CT的曝光时间长，所用X线管阳极的热容量也要求相当高。现代CT X线管阳极的热容量可达到5～8兆热单位，一次曝光时间长达60～100 s，而散热率也达到了每秒1～3兆。如此大容量的X线管重量相当可观，在扫描框架内以每秒2周以上的速度旋转，产生的重力加速度可达到10 G，是第一宇宙速度的数倍，可想而知，扫描框架要有很高的机械性能。

CT的探测器主要有两种类型：气体探测器与固体探测器。气体探测器多为高压氙气室，受到X线辐射后产生电离电压，传导到气室壁，导出，形成模拟电信号。气体探测器的优点是工作稳定，余辉短，但其最大的缺点是光电转换率低。现代CT已很少采用气体探测器了。目前CT采用的固体探测器的主要材料为矽土陶瓷，加上不同的添加剂。其最大的优点在于光电转换率高，可达98%～99%。同时也易于加工成很薄的形状，满足了薄层CT扫描的要求。目前其余辉过长的问题已经解决，采样率（sampling rate）已达到2500/s～4000/s。在探测器后，是数据采集系统（digit acquisition system，DAS），可将探测器的模拟电信号转换成为数字信号。此外，扫描框架内还有高压发生器、驱动系统、冷却系统、扫描定位系统、紧急制动系统等部件。

检查床是扫描病人时承载病人的平台，床面可自距地面50 cm高升到扫描框架孔的中心，并按扫描检查的要求载着受检患者进入或退出扫描框架孔，其运行的精确度可达0.25 mm。

CT的计算机多采用微机，过去的小型机系统早已淘汰。计算机的中心处理器（CPU）的速度可达到2 G以上，采用并行处理方式，可同时进行控制扫描，数据采集，影像重建，影像传送以及影像的后处理。目前CT计算机的影像重建速度已达到每秒12～20帧（256矩阵）。

CT的控制台多采用众所熟悉的标准计算机键盘＋鼠标的分级菜单模式，加上少量的常用功能键。大量功能键、触摸屏的操作方式已逐渐被淘汰。随着微机技术的不断进展，CT的操作界面也越来越友好，操作方便简单。CT的工作站的计算机性能也有很大进展，采用不同的系统（常为window或lunix系统），多种影像后处理的速度大大提高。现代CT工作站多采用预存处理模式的形式，使许多复杂的影像后处理以一键方式完成，大大减少了操作时间，如冠状动脉成像可实现一条血管一点确认的重建方式，成像时间可短至1～2 min。一些个人计算机的功能也被应用于工作站上，如USB接口，CD、DVD刻录等，输出不同格式及视频影像，使影像在个人计算机上也可浏览。

CT的影像显示多为高分辨率的无闪烁监视器。利用内插法以1024×1024的分辨率显示512×512矩阵的影像，能更好地显示影像的细节。

2. CT的类型　CT的类型是按其不同的扫描方式来划分的（图3-8）。

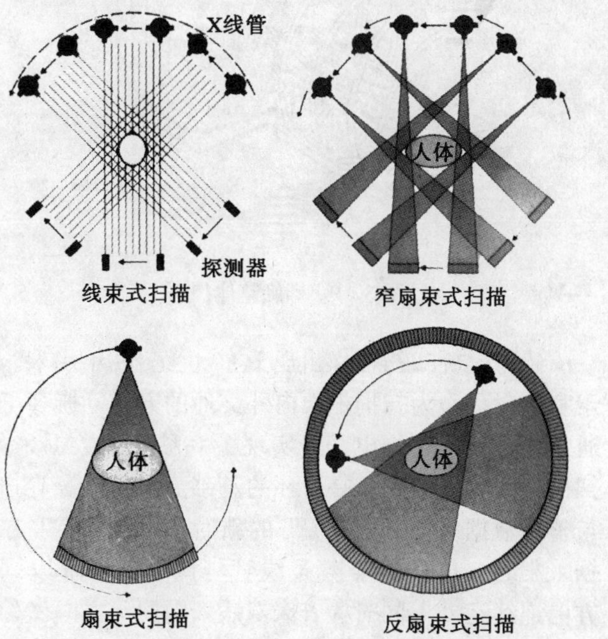

图3-8　早期CT扫描方式

（1）线束式扫描：早期CT的X线束为线状，单个探测器，X线管与探测器以平行移动的方式扫描检测层面后，旋转角度后进行第二次扫描。扫描时间约为5分钟/层，数据采集量少，图像质量差。

（2）窄扇束式扫描：CT探测器增加到5～20个，X线束为窄扇形，扫描仍为平行移动＋旋转的方式，采集的数据量增加，但扫描时间缩短得并不明显。

（3）扇束式扫描：出现于20世纪80年代初。CT的X线束可完全覆盖被检测的层面，扫描框架的运动方式为交替方向的旋转运动，没有了平行移动，扫描时间缩短到每层3～1 s。探测器增加到700个以上，采集数据大大增加，图像质量明显提高。现代CT的扫描方式均由扇束式扫描发展而来。

（4）反扇束式扫描：几乎与扇束式扫描同时出现。探测器列阵环绕扫描框架排列为环形，仅X线管作环绕运动。虽然减少了扫描框架运动时的重量，但由于探测器利用率低，数据密度相对差等缺点，反扇束式扫描已基本被淘汰。

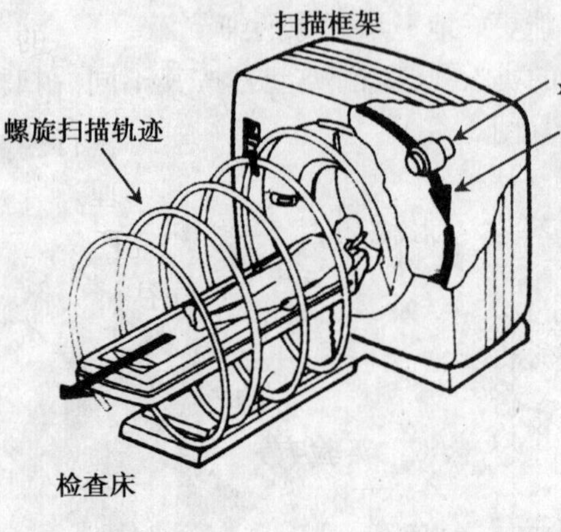

图 3-9 螺旋整体扫描

(5) 螺旋式扫描：出现于 20 世纪 80 年代末。由于利用滑环作为扫描框架内外交通的方式，摒弃了连通扫描框架内外的电缆，实现了 0 秒间隔数据采集，扫描时间大大缩短。在滑环的基础上出现的螺旋扫描与整体数据采集开创了 CT 的新时代。螺旋 CT 在数据采集时，扫描框架携 X 线管与探测器列阵以同一方向连续运动，同时检查床携病人向同一方向做匀速直线运动，扫描获得的数据呈螺旋状，一个 360°扫描采集的数据起始与结束时采集到的数据并不在 Z 轴（检查床方向）的同一位置，而是有一距离，这距离等于在 360°数据采集的时间内检查床向前运动的距离（图 3-9）。这种整体数据不能用于横断平面的影像重建，必须改造成为标准的平面数据。改造的方法多为内插法（图 3-10）：确定改造后平面（内插平面）在相邻两个采集间的位置，将相邻两个采集中相同 XY 坐标的一对数据间的差值变化近似地看作是线性的，按内插平面上相同 XY 坐标点与相应两个采集上点的相对距离推算平面点的值，形成内插值。如两个采集上前后一对相应点的值分别为：前点 100，后点 20，内插点与前点与后点的距离分别为 25%与 75%，则内插点的值应为 100－（100－20）×25%＝60。依此可推算出每一内插点的内插值，形成内插平面的数据，重建出标准的平面横断影像。显然，与常规逐层扫描相比，内插运算得出的横断影像是推算出来的，其基础是相邻两个采集内相应点值的变化是线性的这一推断，而实际上这种变化很可能是非线性的。为减少线性内插带来的误差，也出现了 180°内插与非线性内插等计算方法，使内插数据更接近于实际情况。由于内插平面可选择在 Z 轴上的任何位置，在螺旋扫描的范围内可获得任一位置的横断影像，可较有效地避免部分容积效应。

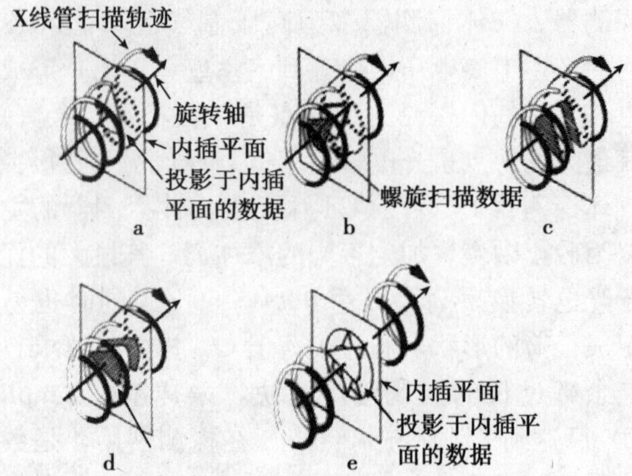

图 3-10 内插运算

多排探测器螺旋扫描（图 3-11）：出现于 20 世纪 90 年代后期。探测器列阵 4 排到 64 排，在 Z 轴方向上平行排列，总宽度为 20～40 mm。每排探测器的宽度可相同，称对称式，也可不同，称为非对称式（图 3-12）。目前探测器列阵可达 64 排，最大覆盖宽达 40 mm，最小采集层厚为 0.5 mm，均为对称式设计。多排探测器 CT 的 X 线束为锥形，故又称锥形束式扫描。由于到达位于多排探测器两外侧探测器列阵的 X 线束要经过相邻的测量层，从而产生伪影，称之为锥形伪影，需要做校正后才能得到标准的断层影像。由于多排探测器螺旋 CT 的覆盖宽度大，扫描

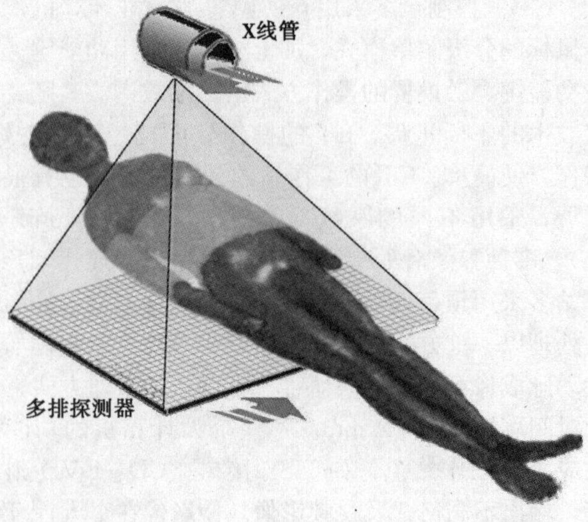

图 3-11 锥形束扫描

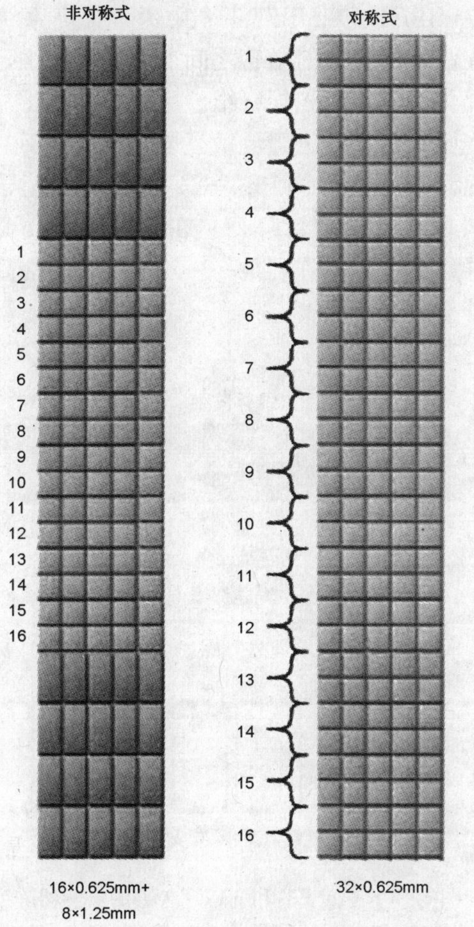

图 3-12　对称式与非对称式多排探测器设计

速度快，可在很短的时间内采集较大范围的数据，对于血管成像十分有利，特别是配合心电门控的冠状动脉成像，已成为冠状动脉粥样硬化的重要检查方法。多排探测器螺旋扫描的另外一个特点是可实现大范围薄层扫描，实现影像层厚与像素边长相等或近似，使不同方向的后处理影像 Z 轴方向的空间分辨率与原始横断影像相同或近似，称之为“各向同性”，对病变的多方位观察十分有利。

二、mPET/CT 的基本结构

mPET 是专门用于小动物成像的正电子发射计算机断层仪（micro positron emission computer tomography，mPET），它与微型 CT 组合成微型功能分子影像系统（micro transmission emission computer tomography，mPET/CT），目前主要用于小鼠、兔、狗以及猴等动物显像。mPET/CT 与用于人体成像的 PET/CT 设备比较，在结构设计上有较明显区别。

（一）mPET/CT 原理

mPET/CT 是在 PET 以及 X 线 CT 成像的基础原理上，将人体发生的生理、病理、分子生化过程、遗传学和微生物学过程在活体小动物上进行模型化研究。这种动物模拟实验是任何疾病病理过程、新药试验、疾病生理过程的临床前期研究所必不可少的。在不具备活体实验的情况下，往往以处死动物摘取新鲜组织处理后获得实验数据。这种生物数据是在损坏动物体的情况下取得的，与活体动物数据存在一定的差异，这种实验方法已经无法满足现代医学研究的需求。mPET/CT 能够在分子水平上观察疾病的病理生理过程和活体组织信息，mCT 能够获得活体动物解剖结构的信息，如果将 mPET 和 mCT 两者有机结合在一起，就能够同时获得研究对象特定病理生理过程的功能、代谢和解剖位置图像。mPET 和 mPET/CT 的应用使现代医学基础研究获得质的飞跃，并成为现代医学分子影像研究的一项重要分支。

由于小动物体积小、组织对比度低，以及脏器间距离紧凑等解剖结构上的特点，因此要求反映解剖结构的 CT 设备必须具备极高的分辨率（一般 22 lP/cm，220 micron；1% contrast/10 cGy/5 mm），特别是轴向分辨率。小鼠腹部的直径一般为 1 cm 左右，而临床 PET/CT 中的 CT 最小设置视野也在 25 cm 左右，所以无法将临床 PET 或 PET/CT 直接用于小动物的研究。

从表 3-2 数据来说明临床 PET 和 PET/CT 与动物 mPET 和 mPET/CT，在系统构成（机架、图像处理工作站等）和设备性能（分辨率、灵敏度等）都有较大的区别。

表 3-2　mPET、mPET/CT 和临床 PET 部分性能参数的区别

	小动物 mPET 和 mPET/CT	临床 PET 和 PET/CT
分辨率（mm）	1.0～3.0	4.0～7.0
灵敏度	900 cps/(μCi·cc)	800～1200 kcps/(μCi·cc)
轴向视野（cm）	8.0	16.0～18.0
机架直径（cm）	13.0～26.0	82.0～93.0
图像处理工作站	要求低	要求高（特别是 PET/CT）

动物实验需要 mPET 和 mPET/CT 具有高分辨率和高系统灵敏度，并具有适合研究对象的探测视野。理想的 mPET 和 mPET/CT 设计方案需要将探测器机架直径、探测器大小（包括晶体厚度）、探测器（晶体）种类、图像采集和图像处理等部分结合在一起综合考虑，以满足精细动物实验对 mPET 和 mPET/CT 系统的超高整体性能的要求。

图 3－13 显示 PET 机架直径对设备系统灵敏度的影响，可以看出机架直径和系统灵敏度成明显的正相关性。探测器机架直径越大，系统的灵敏度越高，在相比之下机架直径超过 5 cm 以上时，灵敏度会随孔径增大发生明显的变化。但是随着机架直径的增加，会使空间分辨率下降，同时伴随设备成本的增加。除了机架直径外，晶体厚度、探测器结构等诸多方面都会影响设备的系统灵敏度。

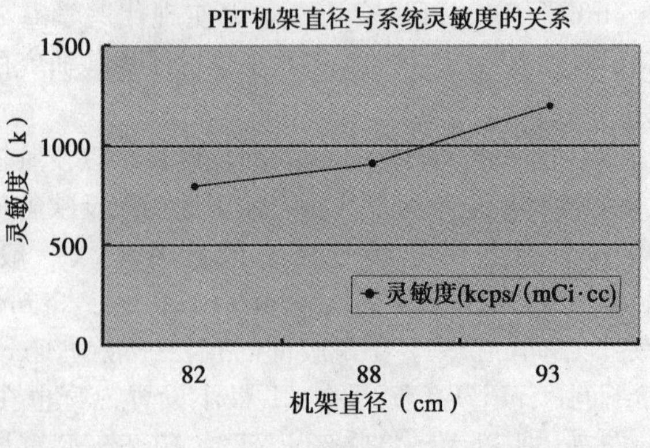

图 3－13 PET 机架直径与系统灵敏度的关系

表 3－3 显示晶体大小和系统分辨率的关系，晶体越小系统的分辨率越高。但是在机架直径不变的情况下晶体越小（数目越多）系统灵敏度会越降低。晶体越厚，系统灵敏度会越增高，但是散射计数率会明显增大。在设计整体系统时设计者都会特别注意平衡晶体大小和厚度之间的关系。

表 3－3 晶体大小和系统分辨率、灵敏度的关系

晶体尺寸（长×宽×厚）	分辨率（mm）	灵敏度相对值（1.5×1.5×10 mm³ 晶体为 100%）
1.5×1.5×10 mm³	1.60	100%
2.0×2.0×20 mm³	1.85	160%
4.0×4.0×10 mm³	4～5	120%
4.0×4.0×20 mm³	4～5	180%

在 mPET 和 mPET/CT 中为了提高系统的分辨率，在晶体和光电倍增管之间加了光导纤维，并且是一块晶体对应一根光导纤维。用光导纤维将晶体发射的荧光收集传递到位置灵敏光电倍增管阵列中。图 3－14 显示 mPET 和 mPET/CT 所使用的光导纤维和位置灵敏光电倍增管阵列。在 mPET 和 mPET/CT 中光导纤维和晶体阵列是一一对应的，以提高系统的空间分辨率。

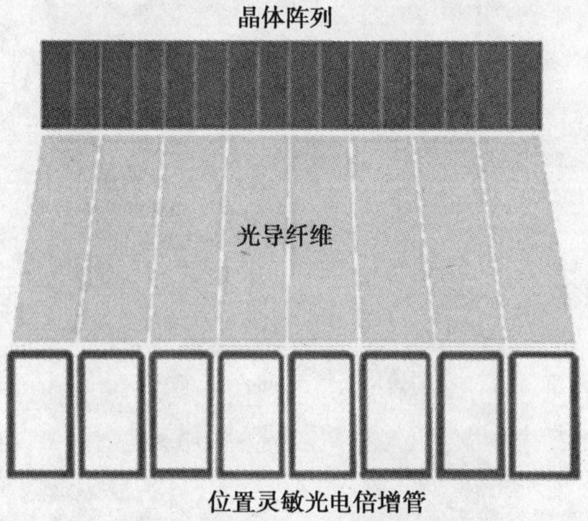

图 3－14 mPET 和 mPET/CT 的探测器阵列

从 mPET 和 mPET/CT 探测器结构看，它和临床 PET 有明显的区别。mPET 和 mPET/CT 系统设计时首先考虑的是系统分辨率，这是由于小动物解剖结构的特点所决定的。为了最大程度提高系统的空间分辨率，mPET 和 mPET/CT 探测器孔径都设计得很小，这种情况下不再提供 2D 采集模式的栅隔，仅采用 3D 采集模式。在探测器孔径较小的情况下，mPET 和 mPET/CT 通常选用物理密度较高的 LSO 晶体，它的好处是可以采用较小晶体厚度达到同样阻断光子的性能指标。和临床 PET/CT 最大的区别是动物 mPET/CT 系统中的 CT 是采用容积 CT（而不是多层螺旋 CT），容积 CT 在动态研究和对心脏功能研究中有其独特的作用。容积 CT 和多排螺旋 CT 相比扫描范围大、图像分辨率高，特别是图像分辨率达到了真正的各向同性（表 3－4）。由于扫描覆盖范围大、层间分辨率非常高，所以容积 CT 能够快速完成脏器动态断层，以达到对脏器血流和功能研究的目的。

表 3-4 多排螺旋 CT 和容积 CT 性能比较表

	多排螺旋 CT	容积 CT
横断分辨率	15 LP/cm	25 LP/cm
轴向分辨率	5 LP/cm	25 LP/cm
扫描范围	20 mm	40 mm
层数/圈	16	400
LCD	0.1%	1%

表 3-5 列出 mPET、mPET/CT 与临床 PET、PET/CT 之间的主要区别。临床 PET/CT 或 PET 一般配置一张扫描床，但是 mPET 和 mPET/CT 随着研究对象不同，需要配备不同的扫描床，例如小鼠和小兔须配备不同的检查床。

表 3-5 mPET/CT 和临床 PET/CT 之间的区别

	小动物 mPET 和 mPET/CT	临床 PET 和 PET/CT
PET	·仅仅采用 3D 采集 ·晶体和光纤一一对应 ·机架直径 13～26 cm ·系统分辨率 1～3 mm	·可以具有 2D/3D 采集 ·晶体模块和 4 个 PMT 连接 ·机架直径>82 cm ·系统分辨率 4～7 mm
CT	容积 CT	多排螺旋 CT

综上所述，mPET、mPET/CT 和临床 PET、PET/CT 因为用途不同，致使它们从外形、结构组态、性能参数到设计思想都有明显的区别。了解这些区别对正确选择和正确使用 mPET 和 mPET/CT 具有重要的意义。

（二）mPET 和 mPET/CT 在科研中的应用

虽然全球已有近 100 台 mPET 投入使用，但目前提供 mPET 和 mPET/CT 产品的生产厂商为数不多。表 3-6 是 Concorde 和 Suinsa 两家公司的 mPET 和 mPET/CT 部分产品技术指标。

表 3-6 部分商品 mPET 和 mPET/CT 技术指标

	Concorde		Suinsa	
	Gen-Ⅰ	Gen-Ⅱ	SrT	DrT
轴向有效视野	18	25	23	46
灵敏度（绝对）	2.25%	3.5%	2.2%	4.2%
分辨率	1.8 mm	1.5 mm	1.6 mm	1.6 mm
孔径	120 mm	120 mm	118 mm	118 mm

由于正电子放射性核素标记基因和单克隆抗体技术的不断改进，mPET 和 mPET/CT 将会对基因疾病以及一些病毒引起的疾病研究起到加速的作用。在可预见的将来，我国医学和药学工作者在 mPET 和 mPET/CT 应用领域必将向国际前沿靠拢，将其用于肿瘤、心脏、神经系统等疾病的临床和基础研究，并用它对新发生疾病的病理、生理研究和新药的研发作出贡献。

3.2 工作原理

一、PET/CT 工作原理

PET/CT 是把 CT 与 PET 排列在同一扫描轴上，两者扫描时共用一张扫描床，两种扫描可以一次完成。之所以组成这样结构，主要目的是进行 PET 和 CT 影像的同机融合，并利用 CT 高精度和高速度成像对 PET 影像作衰减校正。由于 PET/CT 的 PET 和 CT 扫描是在同一扫描轴上同时完成，因此两种模式融合时几乎没有位置配准的问题。但是 PET 和 CT 的成像矩阵、断层厚度和层间距是不相同的，因此图像融合时必须经过矩阵和层位配准。为了用 CT 影像对 PET 进行衰减校正，每次 CT 扫描后要根据所得 CT 值数据保存校正图谱，该图谱是根据 CT 值大小分组归类，这种方式可以使 PET 的衰减校正既能有足够快的运算速度，又能有足够高的校正精度。由于 CT 成像速度比放射性核素穿透源的成像速度快得多，使得 PET/CT 完成一次病例扫描比传统 PET 快得多。成像精度高和采集速度快是 PET/CT 的重要特点。

除此之外，PET 和 CT 都能各自独立工作，下面分别介绍它们的工作原理。

二、PET 的工作原理

（一）符合探测原理

正电子符合探测技术能在符合电路的时间分辨范围内，检测同时发生的放射性事件。利用符合探测技术可以进行正电子放射性核素示踪成像。当标记了能发射正电子的放射性核素的示踪剂注入受检者体内时，放射性核素随示踪剂浓聚于受检靶器官并发射正电子。正电子在很短的射程内就会与体内物质发生湮灭作用，产生一对运动方向互成 180°的 511 keV γ 光子对。这些光子对被

PET探测环上互成180°的探测器对采集，采集到的信息以列表方式（list mode）储存。储存的信息经过符合处理，获得正电子发射点的位置和时间。以这些位置和时间信息为依据，可重建三维的正电子符合图像。使用符合探测技术，可以起到电子准直作用，在大大减少随机符合事件和本底的同时，提高了探测灵敏度。

正电子放射性核素通常为富质子的核素，它们衰变时会发射正电子。原子核中的质子释放正电子和中微子并衰变为中子：

$$P \rightarrow n + \beta^{+} + \upsilon$$

其中P为质子，n为中子，β^{+}为正电子，υ为中微子[3]。

正电子的质量与电子相等，电量与电子的电量相同，只是符号相反。通常正电子（β^{+}）衰变都发生于人工放射性核素。表3-7中列出几种常用的发射正电子放射性核素的物理特性。

注射入人体的正电子示踪剂发射的正电子穿过人体组织时，在很短的距离内与电子发生湮灭作用产生互成180°的γ光子对（图3-15）。

表3-7 常用发射正电子的放射性核素的物理特性

放射性核素	半衰期 (min)	最大正电子能量 (MeV)	最大射程 (mm)	平均射程 (mm)
^{11}C	20.3	0.96	5.0	0.28
^{13}N	10.0	1.19	5.4	0.60
^{15}O	2.0	1.70	8.2	1.10
^{18}F	109.8	0.64	2.4	0.22
^{68}Ga	67.8	1.89	9.1	1.35
^{82}Rb	1.3	3.35	15.6	2.60

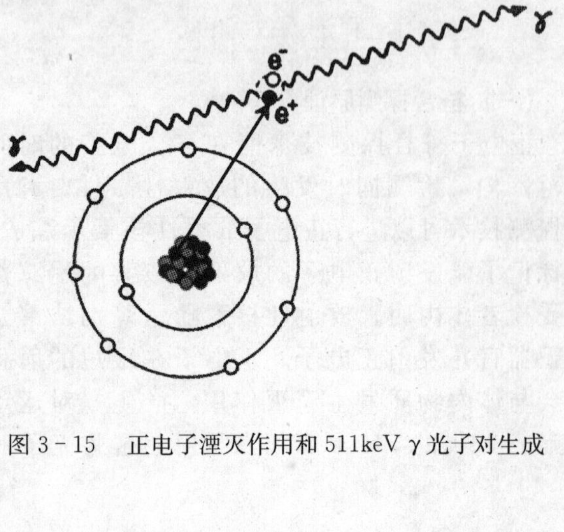

图3-15 正电子湮灭作用和511keV γ光子对生成

（二）符合电子准直

正电子湮灭作用产生的湮灭γ光子对同时击中对称位置上的两个探测器，单侧探测器接收到γ光子后分别产生一个定时脉冲，定时脉冲输入符合线路进行符合甄别，挑选真符合事件。符合线路设置了一个时间常数很小的时间窗（通常≤15 ns），同时落入时间窗的定时脉冲被认为是同一个正电子湮灭事件中产生的γ光子对，从而被符合电路记录。由于设置了时间窗，因而排除了很多随机光子的进入。湮灭γ光子对只有同时在探测器对的视野立体角内才能被探测。2D采集时栅隔会遮挡部分与探测器Z轴成较大夹角的湮灭光子，这样虽然降低了采集灵敏度，但能排除绝大部分散射符合计数。3D采集时没有栅隔限制，因此采集灵敏度得以提高，此时通过对采集立体角的设置，减少部分散射符合计数。这种利用湮灭辐射的特点和两个相对探测器输出脉冲的符合来确定闪烁事件位置的方法称电子准直（图3-16）。

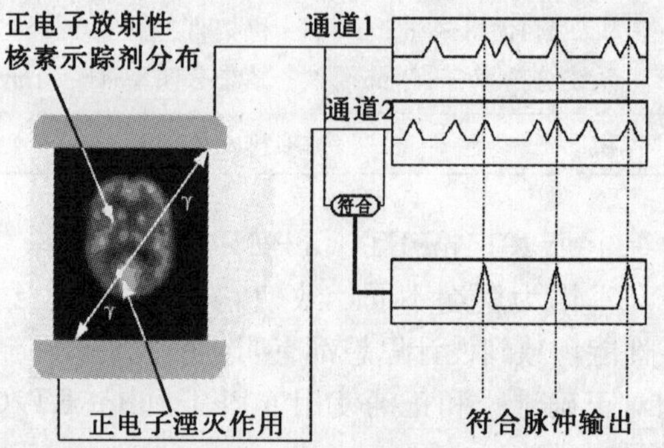

图3-16 符合探测中的电子准直

电子准直是正电子符合成像的一大特点，它省去了沉重的铅制准直器，改进了点响应函数的灵敏度和均匀性，不再因准直器的使用而损失很大部分探测效率，避免了准直器造成的对分辨率和均匀性不利的影响。它利用了一部分被准直器挡住的γ光子，极大地提高了探测灵敏度。就2D采集模式而言，正电子符合采集的灵敏度比SPECT高10倍以上；使用铅准直器的SPECT系统分辨率为10～16 mm，而电子准直的PET系统分辨率为4～7 mm。

（三）正电子探测的极限制约

正电子穿过人体组织时主要是通过与电子产生的库仑作用损耗其动能。由于正电子的静止质量与电子相同，每次库仑作用后正电子都可能产生一个较大的方向变化，因此会在人体组织内沿着曲折的路径消耗动能。在此过程中正电子获得热能，并与电子发生湮灭作用而产生两个运动方向相反的γ光子。湮灭作用过程中粒子动量的变化会导致511 keV光子在探测野中产生约4‰弧度的不确定性偏离。在正电子符合探测时PET探测环半径约为30～40 cm，此时偏离导致的位置不确定性约为2～3 mm。这一微小偏差，以及正电子发射位置与湮灭辐射的发生点之间存在的微小间距（使用^{18}F时此距离约为0.5～1 mm），使正电子符合的分辨率有一极限值制约。由于正电子符合成像的物理极限，小动物PET的最佳分辨约为1 mm，对大视野（FOV）PET而言，最高分辨率约为3～4 mm。

（四）随机符合和散射符合

符合线路从理想状况考虑，是180°相对的探测器同时探测一个闪烁事件。但实际情况是两个探测器分别采集到正电子产生的γ光子对后，它们的输出信号触发符合线路总有一定时间差异，这时间差异称为符合线路的分辨时间。由于符合线路存在分辨时间，在分辨时间内进入两个探测器、发生在不同位置的正电子湮灭事件的γ光子也会被当作符合事件记录下来。这种不是由同一湮灭作用产生的符合称为随机符合。γ光子在飞行过程中还会产生康普顿散射，γ光子与吸收物质的一个电子作用，改变了电子动能的同时还会使γ光子改变飞行方向，这样就有可能与其它飞行的γ光子同时被两个探测器作为一个湮灭事件产生的γ光子对采集，并作为符合计数记录。这种符合称为散射符合（图3-17）。

随机符合和散射符合计数都和噪声一样，会降低图像分辨率和对比度，影响图像质量。符合计数率随放射性剂量增加，当剂量增加到一定程度时，随机符合计数率以平方级数增加（图3-18）。因此PET扫描不能以一味增加示踪剂活性度的方式来提高图像质量。活度增高到一定程度时，图像质量反而严重下降。

三、CT的工作原理

CT成像虽然远较X线照相复杂，但其基本原理却与X线照相相近，只不过接受X线信息的感光胶片换成了探测器。CT的基本工作原理是基于如下设想：将扫描层假设为由n行×n列的小立方体构成的矩阵，这些小立方体底面积相同，高等于层厚，X线密度均

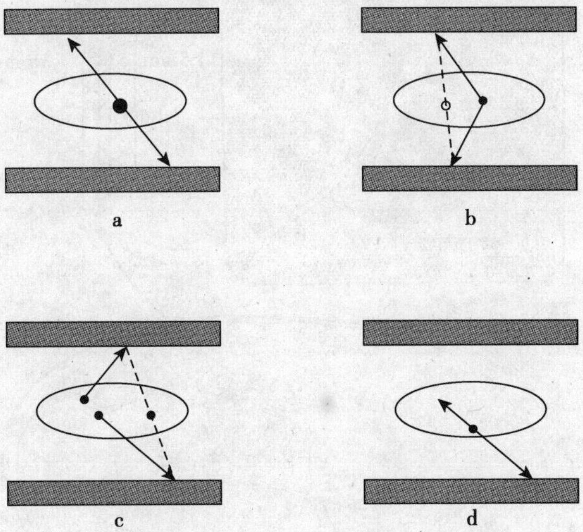

图3-17　发生随机、散射和真符合示意
a. 真符合 b. 散射符合 c. 随机符合 d. 组织衰减

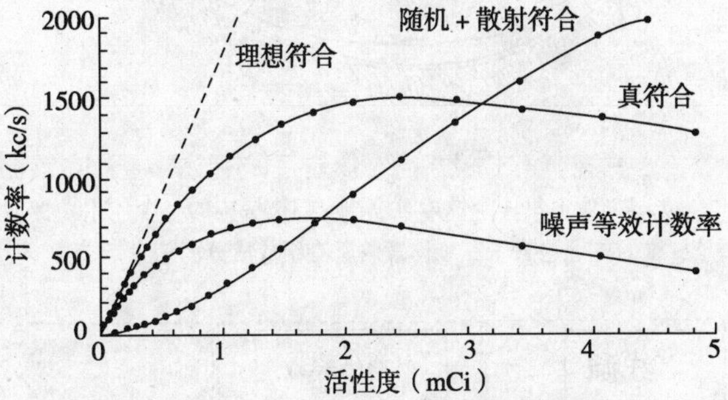

图3-18　散射、随机和真符合计数随放射性活度变化的关系

一，称为“体素（voxel）”，不同像体有着不同的X线密度，从不同方向测量X线通过这些像体后的衰减，即可计算出每一个像体对X线的衰减，即X线密度。将每一像体的X线密度转换为相应灰度，并按其在矩阵中的坐标重新排列，即可得到代表测量层不同部位不同X线密度的二维灰度图像。灰度图像上的每一个点相应于原扫描层上的相应体素，称为“像素（pixel）”（图3-19）。所以CT的成像可简单归结为测量、影像重建与影像显示三个步骤（图3-20）。

1. 测量　是指发自X线球管的X线束通过被检人体衰减后，由位于X线球管对侧的探测器及数据采集系统（DAS）检出并测量出其衰减值的过程。探测器将检测到的X线转换为电压，电压值与X线强度成正比，与X线在径路上的衰减程度成反比，形成模拟信号，再由DAS转换为相应的数字数据。这一过程称之为“模数转换”，所获得的数据称为原

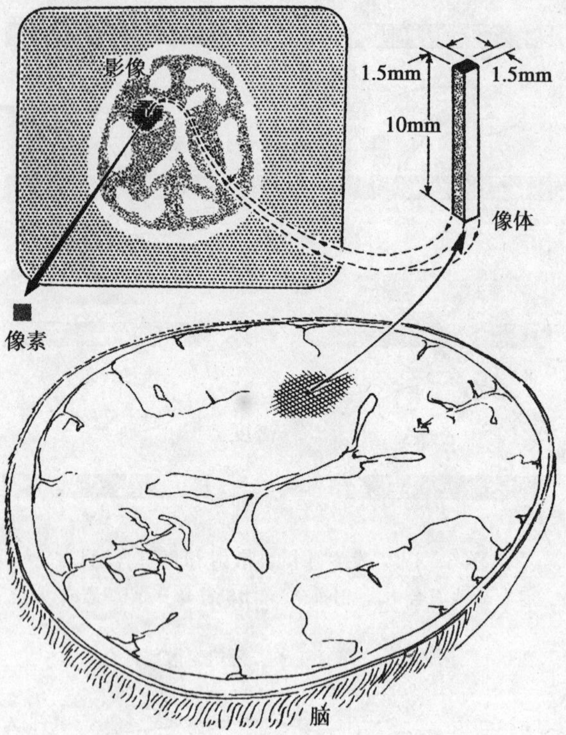

图 3-19 像素与像体

CT 影像上每一个像素对应相应扫描层中的一个体素，像素是二维的，但包含了三维体素内所有组成成分的信息

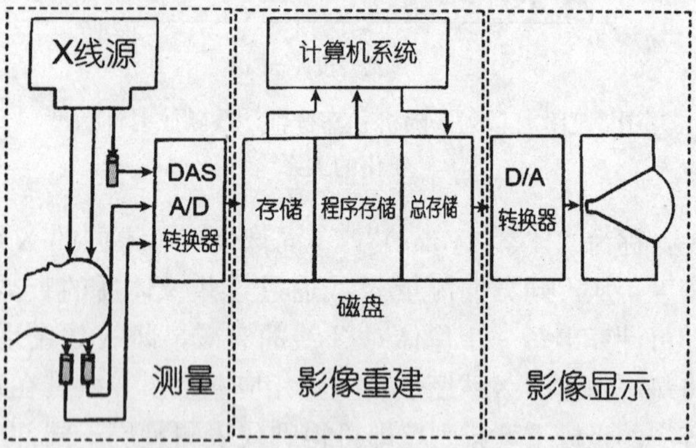

图 3-20 CT 的工作流程

始数据（raw data）或扫描数据（scan data）。在一个 365°的扫描中，一个探测器要采集数千数据，探测器的数据采集频率（sampling rate，采样率）与探测器的性能有关，目前探测器的采样率为 1700～4000/s。每个探测器列阵的探测器为 600～800，所以扫描产生的原始数据的量巨大。

2. 影像重建 是指原始数据经计算机的处理形成影像数据（image data）的过程，计算出与每一个体素 X 线衰减值相应的像素值（CT 值）。计算方法包括反投影法，迭代法，解析法等，目前多数 CT 设备采用的是解析法中的滤波反投影法。在计算过程中引入校正值以抵消在反投影过程中形成的叠加值，使影像边缘清晰，称之为空间滤波。引入不同的滤波函数或“卷曲核（convolution kernel）”，可获得不同的影像效果：低通滤波时，影像边缘较柔和，多用于胸、腹部软组织成像；高通滤波时，影像边缘锐利，常用于高对比结构，如骨，中、内耳或肺实质等检查（图 3-21）。

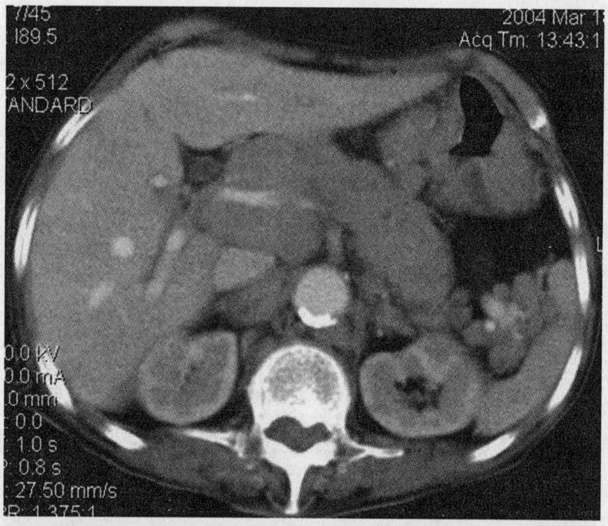

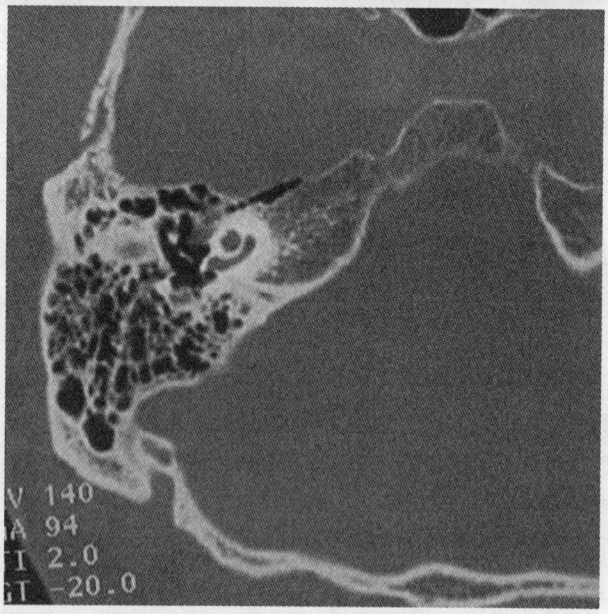

a　　　b

图 3-21 不同滤波对影像重建的影响

a. 上腹部 CT，标准算法重建，影像柔和，结构边缘较为模糊。

b. 颞骨局部 CT，骨算法重建，骨窗显示，骨结核边缘锐利，细微结构清楚

3. 影像显示：计算出每一像素的衰减值后，还必须将其转换为灰度值后投影于监视器屏幕上才能形成可视影像。这一转换是从数字值（像素的 CT 值）转换为相应的灰度值-模拟值，因此又称为数模转换。这一转换是可以根据诊断需要进行调控的，即窗技术。从最亮到最暗，CT 可分辨出 2 000 个灰度变化，而由于人眼对灰度变化的敏感度远远低于计算机，人眼只能分辨出 24～30 个灰度变化（灰阶）。在实际工作中，许多时候并没有必要将所有密度结构均转换为灰度显示，往往只需要显示其中的部分密度即可达到诊断目的。如观察脑时，脑各结构中最低密度的部分为脑脊液，CT 值为 0～10 HU，密度最高的部分为脑灰质（不主要观察脑内钙化时），CT 值为 40 HU。我们将处于 CT 值 0 HU 到 80 HU 范围内的像素按 30 灰阶转换，每一个灰阶代表 2.7 HU。脑白质的 CT 值是 30 HU，与灰质相差 10 HU，在上述转换中，灰质与白质就会相差 3～4 个灰阶，在影像上形成较好的灰度对比。但 CT 值高于 80 的骨、硬脑膜等结构均作为全白处理，不能观察这些结构的变化。而在观察骨时，骨的最高密度部分为骨皮质，CT 值达 1000 以上；骨髓 CT 值为 400 HU～600 HU。将处于 300 HU 到 1200 HU 范围内的像素按 30 灰阶转换，每一个灰阶代表 30 HU，骨髓与骨皮质间相差 15 个灰阶，影像上形成很好的对比，但相差 10 HU 的脑白质与灰质的灰度处于同一灰阶内，没有灰度对比，影像不能分辨。这如同在 CT 的“密度阶”上打开一扇窗，只将窗内的密度变化转换为相应灰度，以获取诊断需要的不同组织间的灰度对比。窗的范围称为“窗宽（window）”，窗的位置以窗的中心 CT 值标记，称“窗中心（window center）”（图 3-22）。

为了描述方便，CT 采用相对值来描述体素的 X 线密度，单位为亨氏单位（Hounsfield Unit，HU），俗称 CT 值。CT 值是相对于水的 X 线密度值，即 CT 值＝［(物质的 X 线衰减值－水的 X 线衰减值）/水的 X 线衰减值］×1000。故水的 CT 值为 0，空气的 CT 值为－1000，骨皮质的 CT 值为＋1000（图3-23）。

部分容积效应：基于 CT 体素与像素的概念，一个体素内物质的 X 线密度的均匀的。当实际上一个像体内包含有 2 种以上 X 线密度的物质时，CT 不能分辨，采集到的数据代表像体内所有物质 X 线密度的平均值，在影像上测量到的 CT 值并不能反映该物质的真正 X 线密度，称为部分容积效应或平均效应（图 3-24）。显然，部分容积效应的程度与扫描层厚是成正比的，即层厚越薄，部分容积效应就越小。

扫描结构完全位于扫描层厚之内，影像密度与实际近似一致；扫描结构部分位于扫描层厚之外，影像

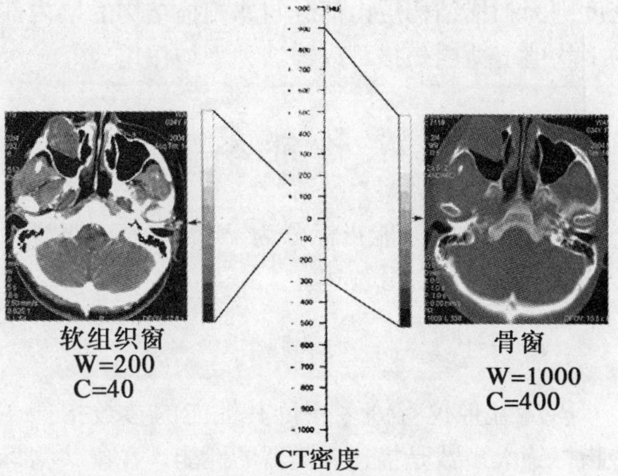

图 3-22　窗技术

同一横断影像软组织窗（左）显示肌肉、血管、脂肪等组织结构清楚，但骨结构不清；骨窗（右）可见骨皮质与骨髓，但软组织结构不清。中间坐标示整个 CT 值范围，不同窗为 CT 值不同区段形成的全灰阶，似在 CT 值范围上打开的窗

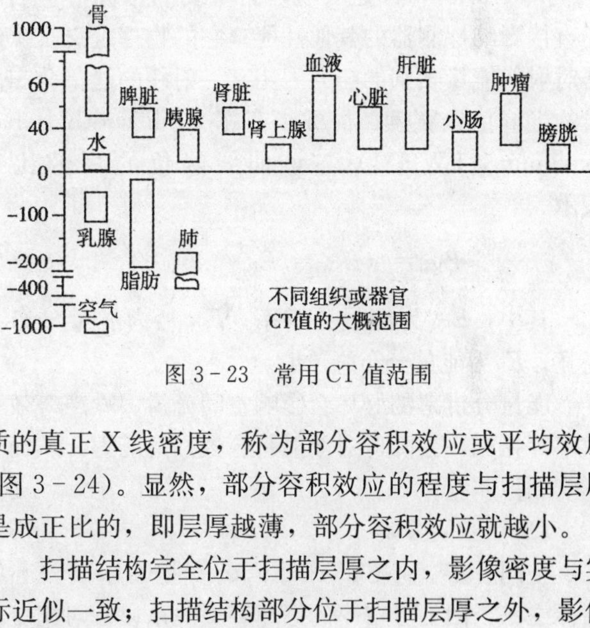

图 3-23　常用 CT 值范围

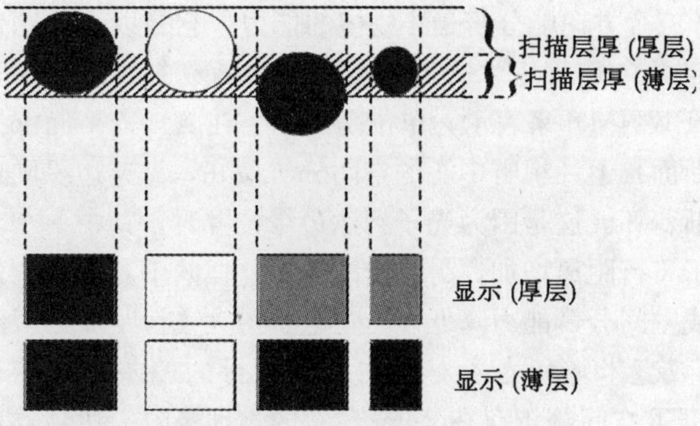

图 3-24　部分容积效应

密度则为扫描结构层内部分与非扫描结构的层内部分的平均值。薄层扫描可改善这种平均作用。

3.3 主要性能参数

PET/CT 的性能指标分为 PET 和 CT 性能两部分，本节也分两部分叙述。

一、PET 的主要性能参数

PET 显像仪有许多评价其性能的参数指标，这些指标绝大多数是描述探测器的性能。在这些指标中比较重要的有 6 项，它们是能量分辨率、空间分辨、时间分辨、噪声等效计数率、灵敏度和最大计数率。

（一）能量分辨率

任何核医学成像设备探测器的能量分辨率（energy resolution）都是一项非常重要的指标，它的好坏直接影响探测器的其他性能。它的物理定义是探测器对射线能量甄别的能力。用某一射线的能量分布曲线的半峰值全宽度，简称半高宽（full width at half maximum，FWHM）与该曲线峰位的百分比来表示。

$$E_{Res}=(E_{FWHM}/E_P)\times 100\%$$

其中：E_{Res}为能量分辨率；E_{FWHM}为能量分布半高宽；E_P为能量分布峰位值。

能量分辨率的好坏会影响空间分辨、噪声等效计数率等指标，会降低对散射符合甄别的能力，从而会影响图像质量。

（二）空间分辨

空间分辨（spatial resolution）是临床最关心的指标之一，因为分辨率的好坏直接关系设备对病变检出的能力。空间分辨的物理定义是探测器在 X、Y、Z 三个方向能分辨最小物体的能力。它是以点源图像在 X、Y、Z 三个方向的空间分布函数曲线的半高宽（FWHM）来表示，单位是毫米。在 X－Y 平面（横断面）上，视野中心的空间分辨最好，靠近边缘则逐渐变坏。这是因为光子到达边缘位置时，其中一个光子飞行距离增加，另一个减少，这样的不对称性会造成空间分辨能力降低。受正电子最大飞行距离的限制（数毫米）和光子对存在反向飞行的偏差角，使得 PET 空间分辨存在 2mm 左右的物理极限。达到物理极限前，探测器的空间分辨率取决于晶体尺寸、晶体把 511 keV 光子转化为荧光的转换效率、探测器的结构组态和光电倍增管与晶体的耦合质量。

（三）时间分辨

PET 的时间分辨（time resolution）好坏取决于探测器对 γ 光子对的响应时间的长短，通常这一时间响应是按高斯分布的，时间响应曲线的半高宽（FWHM）就是时间分辨，单位是纳秒（ns）。它的物理意义是：正电子探测器可计数的两对 γ 光子之间最短时间间隔。PET 根据时间分辨来设定符合窗，符合窗过宽会使系统的随机计数增加；符合窗过窄会使真符合计数漏记。一般符合窗选取为 2 倍时间响应曲线的 FWHM。

（四）噪声等效计数率

PET 的符合计数中总是包含真符合计数、散射计数和随机计数，如果把除了真符合计数之外的计数都归为噪声，就可以把噪声等效计数率（noise equivalent count rate，NECR）作为衡量信噪比的标准。它的物理定义是：对于各次符合采集数据，与无散射和随机符合具有相同信噪比时的真符合计数率。也就是说，NECR 值越高，采集到的数据信噪比越高，图像的对比度越好，符合成像质量就越高。测量表明 NECR 随辐射强度的增强而趋于饱和。辐射强度由小到大逐渐增加，开始时真符合计数率的增加高于散射和随机计数率。由于随机计数率的增加是与总计数率的平方成正比，因此随着辐射强度的进一步增加，散射和随机计数率的增加会高于真符合计数率的增加。此时采集数据的信噪比下降，图像质量变坏（图 3－13）。因此符合采集与 SPECT 采集不同，并非所用放射性活度越高越好，只有在获得最高 NECR 时的活度才是最佳活度。

（五）系统灵敏度

系统灵敏度（system sensitivity）是衡量探测器在相同条件下获得的计数多少的能力。它的物理定义是：单位时间内、单位辐射剂量条件下获得的符合计数。灵敏度高的 PET 探测器获得一帧相同质量的图像所需的时间较短或所需的示踪剂活性度较小。系统灵敏度对 PET 来说是一个非常重要的性能指标。因为 PET 无法像 SPECT 成像那样，通过增加示踪剂放射性活度的办法弥补系统灵敏度的不足，因此一台系统灵敏度较差的 PET 不仅存在采集时间延长或示踪剂活性度增加的问题，它将直接影响该系统的成像质量。

(六) 最大计数率

最大计数率（maximum count rate）物理意义是探测器在单位时间能计量的最大计数值。探测器计量的计数率是随辐射剂量的增加而增大的，由于死时间的影响，到达较高的计数率时，探测器的时间响应限制了计数率的增加，这时就出现漏记现象。随着漏记现象的增加，计数率达到饱和。系统达到饱和后，即使辐射强度继续增加，此时计数率不再增加反而下降。

PET 的性能指标可以根据严格的规定、使用标准的模型进行测试，通过测试可以确切了解设备性能，以及该设备是否处于最佳性能状态，这就是通常所说的设备的质量控制。

二、CT 的主要性能参数

(一) 扫描部分

1. 扫描时间　指扫描框架旋转部分每旋转 360°所需时间。目前的高档 CT 设备大多可达亚秒级，扫描速度在（0.33～0.75）s/360°。

2. 球管热容量　由于 CT 扫描时间长，多采用大热容量阳极的 X 线球管。目前高档设备的 X 线球管阳极热容量为 5 MHU（热容量单位）到 8 MHU。

3. 球管散热率　CT 扫描时间长，产热量大，不及时散热，可影响后续扫描。目前大热容量球管采用了不同的高效散热方式，散热率已达到 1 MHU/min 以上。Siemens 公司的 Straton 球管的金属管套浸在冷却油中，阳极背面直接与冷却油接触，散热率近 3 MHU/min。

4. 高压发生器功率　应大于 50 kW。

5. 扫描框架的最大倾斜角度　一般为±30°。但要注意，只有检查床位于扫描孔中心的位置时才可达到这一角度。倾角精度为 0.5°。

6. 扫描床　无金属部分的最大移动范围应大于 160 cm，移动精度为 0.25 cm。在保证移动精度的条件下，最大载重量应为 200 kg。

7. 扫描框架孔径　应不小于 70 cm。

8. 探测器的采样率应大于 2000/s。

(二) 成像部分

1. 重建时间　不低于 2 帧/s。

2. 影像分辨率-高密度分辨率　即空间分辨率，指密度相差 100 HU 以上时，设备能够分辨的最小孔径或单位长度内黑白相间的线对数，应不小于 15 lp/cm@5%MTF。MTF 为调制传递函数，用于计算线对数。需要注意的是，MTF 取值越低，线对数越高。一些厂家为了显示其分辨率高，往往用 MTF0%的截止频率时的高密度分辨率，是没有实际意义的。

3. 低密度分辨率　也称低对比分辨率，指能够分辨密度相差一定（3～5 HU）两种物质构成最小圆孔的直径。由于与 X 线剂量相关，此值应标明测试时的 X 线剂量。设备的低密度分辨率不小于 4.0 mm@0.3%，27 mGy，即在 27 mGy 的条件下，两物质 X 线密度相差 3 HU，可分辨的最小孔径为 4.0 mm。

4. 影像噪声　是影像质量的重要参数。由于影像噪声与测试的 X 线剂量与测试模型相关，应在参数上标明这些测试条件。设备的影像噪声不应高于 0.3 %@27 mGy，21.6 cm 水模。

5. CT 计算机　CT 计算机的参数随计算机技术的发展在不断更新。目前 CT 计算机的主频大多达到 3 GHz，硬盘容量多在 120 GB 以上，内存达 2 GB。

(三) 显示部分

显示矩阵不小于 1024×1024。

3.4 质量控制

目前关于 PET/CT 的质量控制的文献不少，但是至今尚未出版一套公认权威的 PET/CT 质量控制标准。有兴趣和有需要的读者可以参考相关文献进行测试和研究。本节按照公认的 PET 和 CT 质量控制标准分别进行介绍。

一、PET 的质量控制

核医学成像设备的性能好坏直接关系到核医学影像诊断的质量，因此核医学成像设备的质量控制一贯备受重视。到底什么是质量控制？它对核医学成像设备而言包含哪些内容？实际上质量控制是质量保证的一部分，它不只对核医学设备很重要，它的重要性涵盖了各行各业的各项工作，只不过在各行业中有各自质量控制的内容。国际标准化组织（ISO）对质量保证的定义是：确信计划和系统行为满足产品或服务提出的质量要求。对核医学来说它体现在临床、药物、设备和防护等诸多方面。1982 年世界卫生组织（WHO）对核医学的质量保证规定了三方面内容：改进诊断信息的质量、使用最小放射性核素活度取得预期诊断信息和有效地使用可利用的资源。这三方面内容引申到核医学影像设备，它的内容可理解为：仪器的正确使用、设备的质量控制和设备的性能维护。作为质量保证内容的一部分，质量控制的定义是：通过监控、评价和维护，把全部可定义、可测试和可控制的特性都保持在最佳水平（WHO 1982）。核医学影像学的学科交叉性和边缘性，以及放射性核素射线的随机性，使核医学设备，特别是核医学影像设备的质量控制，成为核医学影像学的一个重要的和必不可少的组成部分。PET 的质量控制分为两部分：系统性能的校正和系统参数的测试。

（一）系统性能的校正

PET 必须通过各种校正，达到提高影像质量和消除图像的伪影的目的。同时，为了提供靶器官摄取示踪剂绝对量的功能，在定量计算之前须严格完成必要的数据校正。这些校正包括探头归一化、衰减校正、散射校正、随机符合校正和死时间校正。

1. 探头归一化　探头归一化也称为探测器灵敏度校正。对 PET 数据进行图像重建时，遵循的基本假设是符合投影线灵敏度一致。但因为探测器参数的差异，探测器的实际灵敏度并不一致。符合投影线与探测器表面夹角不同，也会造成灵敏度的差异。这说明探测器的灵敏度与探头几何尺寸、几何形状有关。对这些造成探测灵敏度差异的因素，进行校正的过程称为探测器归一化。对每一条符合投影线来说，都应有一个归一化因子。获得全部投影线归一化因子的方法，是对一个符合源进行长时间采集，每条存在的投影线的计数值的倒数与归一化因子成正比。该方法采集时间过长，实际应用受很大限制。更主要的是这种方法把真符合灵敏度和散射符合灵敏度使用相同的归一处理，实际上这两种符合存在不同的校正因子。校正因子随时间的变化会有改变，这样就必须定期进行近 10 个小时的校正采集。如果把校正因子分解成两种影响因素的乘积：探测器效率和几何影响因素的乘积。前者会随时间的变化而变化，但它的变化只受探测器的影响，而探测器与投影线相比数量少得多，校正测量和计算工作量也小得多。后者在几何条件和探头结构确定的情况下，不再随时间改变，经过一次校正采集和计算后就可确定。这种校正模式无论对 2D 或 3D 采集都很有效。目前 3D 校正仍在不断研究改进之中。

2. 放射性核素衰变校正　用于正电子采集的放射性核素都是短半衰期药物。随着采集的进行，注入体内的放射性核素会自然衰变。为了使采集开始和结束所得数据不受衰变影响，必须进行衰变校正。这项校正只要根据衰变公式计算就可以了，衰变校正系数为：

$$I=\exp\ (t\times \mathrm{Ln}2/T_{1/2})$$

其中：t 为采集开始后的某一时刻；$T_{1/2}$ 为所用放射性核素的半衰期。

3. 组织衰减校正　γ 光子经过人体组织时会被人体组织吸收，这种吸收称为射线的组织衰减。组织衰减的存在会使采集到的图像失真，为了防止图像的畸变和伪影的发生，需要对衰减进行校正。最简单的衰减校正是假设人体组织密度是均匀的，校正只要通过公式：$I_0/I=\exp\ (\mu,\ x)$ 计算（其中：I_0 为衰减前的放射性活度；I 为衰减后的放射性活度；μ 为组织衰减系数；x 为射线衰减的距离）。但是人体各组织的密度存在较大的差异，以上校正方法与实际情况有很大差距。为了更准确地对衰减进行校正，采用人体组织密度图谱对射线的衰减作精确校正。这种衰减校正方法可以用 PET/CT 的 X 线作为穿透源，也可以用放射性核素作为穿透源。由于 X 线穿透力强，成像精确，而且 PET/CT 本身就具有 CT 成像的优势，因此现在大多数 PET/CT 都采用 X 线作为衰减校正的穿透源。少部分 PET/CT 依然配备放射性核素穿透源。为了用 CT 影像对 PET 进行衰减校正，每次 CT 扫描后要根据所得 CT 值数据计算生成投影线的衰减校正因子集合，校正因子集合根据 CT 值大小分组归类为高密度（骨骼等）、中密度（软组织等）和低密度（肺组织和空腔等）组合，这种数据组合可以使 PET 的衰减校正既能有足够快的运算速度，又能有足够高的校正精度。而放射性核素穿透源有柱状穿透源环或旋转的棒状穿透源等多种样式，用配备的穿透源照射视野内的被测对象，获得各方向的穿透投影线数据，并计算出视野内各位置的组织衰变系数。这两种穿透源各有其优缺点，环状穿透源采集效率较高、节省时间，但是它不能使用高活性度源，因此统计特性较差；棒形穿透源因为必须经过旋转才能完成采集，因此采集时间较长，但是它随机符合和散射符合均较小，并且可以用高活性度源进行穿透采集，既弥补了时间长的缺点又获得较好的统计特性，目前使用棒形穿透源较为普遍。只要穿透源的活性度足够大，穿透采集的时间可适当缩短。散射带来的采集误差，用“穿透源窗”技术使其减至最小。“穿透源窗”确认经过穿透源的符合投影线才有效，这就有效地抑制了大量非真符合事件。对 3D 模式，这种方法不是很有效。接近穿透源的探测器，因死时间带来大量计数丢失。加上散射符合大量发生，都影响衰减系数测量的准确性。PET/CT 采用 X 线扫描进行穿透采集，可以提高 3D 模式下衰减校正的准确性。

4. 随机符合校正　两个不相关的光子在符合时间内被检测，称为随机符合。PET 定量分析时必须把这部分非真符合计数去除。一种去除的方法是，从每条符合投影线的数据中计算出随机符合计数，并把它减去。每条投影线的随机符合率为：

$$R=2\tau R_1R_2$$

其中：τ 为符合分辨时间；R_1 和 R_2 分别为投影线所对应探测器的单个计数率。

由于式中 τ 是已知的，R_1 和 R_2 是可测量的，因此随机符合率可以计算获得。单探测器计数率通常都比符合计数率高很多，所以这种方法测得的随机符合率统计误差较小。

另一种更常用的方法是延迟窗测量法。这种方法的原理很简单，因为真符合事件只在时间窗内完成，而随机符合则随机分布在任何时间段上。只要把单探测器的符合时间延长至符合时间窗之外，在延迟窗内获得的符合计数可认为是随机符合计数。延迟窗与符合时间窗的死时间特性相同，避免了死时间不同带来的测量误差。但是延迟窗内符合计数率较低，存在一定统计误差。

5. 散射校正　2D 模式下因为存在环间隔片，屏蔽了绝大部分散射线，此时散射符合率可忽略不计。但 3D 模式下不存在环间隔片，散射符合灵敏度增高，散射符合计数率变得非常大，必须进行散射校正。

对闪烁探测器而言，γ 光子的探测是通过高能光子在闪烁体中能量转换产生可见光实现的。射入闪烁体中的 γ 光子，通过光电吸收和康普顿散射两种主要方式完成能量转换，产生能量电子。能量电子在闪烁体内行进过程中交出自身能量，对周围电子激发。这些处于激发态的电子回到稳定基态时，释放能量产生可见光。光电吸收和康普顿散射产生不同能量分布的光电子。光电吸收时 γ 光子的能量完全交给电子，因此光电子能量集中在较高、较窄的能谱段上，呈现一个狭窄的能峰。康普顿散射产生的光电子能量，随散射角的变化而在较低能谱段上形成分布。根据这一原理，只要探测器有很好的能量分辨率，就有可能采用双能窗或多能窗的方式，把散射符合于真符合区分开，除去大部分散射符合计数。双能窗校正法分别设置主能窗和康普顿能窗。这种方法简单实用，但无法区分康普顿符合与真符合交叉部分。采用多能窗校正法，可以获得不同能谱段多点康普顿符合和真符合计数率值。通过拟合可以很好区分两种符合计数的分布函数，从而有效地进行对散射符合的校正。还有其他一些有效的散射校正方法，如：蒙特卡罗（monte carlo）校正法、卷积相消校正法、模型计算校正法等。

6. 死时间校正　系统死时间造成了符合计数的丢失，这种丢失随计数率的增高变得非常严重。这些计数的损失显然影响了定量分析的准确性，必须对采集数据进行死时间校正。有效的方法之一是，把不同计数率条件下的死时间计数损失进行模型化测试。通过反复试验测算，获得校正模型的参数。死时间校正不止弥补了死时间造成的计数损失，还能有效地减少因高计数率脉冲堆积带来的定位误差，特别是 3D 模式下的定位误差。

（二）系统参数测试

1. 质量控制测试模型　PET 的质量控制测试需要依靠测试模型和测试源。按照 PET 性能测试 NEMA 标准的规定，测试模型为纯聚甲基丙烯酸甲酯（PMMA）构成的正圆柱体，外部直径为 203 mm，壁厚 3 mm，圆柱长度采用 190 mm。两端盖板用 PMMA 材料，可注入溶液和放置内插件。测试模型柱体插件为三个正圆柱体模型，一个为直径 50 mm 的实心体，由比重在 2.13～2.19 之间的材料（Polytrafluoroethylene）组成，另外两个为外部直径 50 mm 的可灌注的空心体，壁厚 3 mm，它们的长度与圆柱体相同。在测试模型内，这三个直径 50 mm 的插件放置在一起，它们位于距测试模型中心轴 60 mm 的半径处，相互间隔 120°，并与测试模型中心轴平行（图 3-25）。

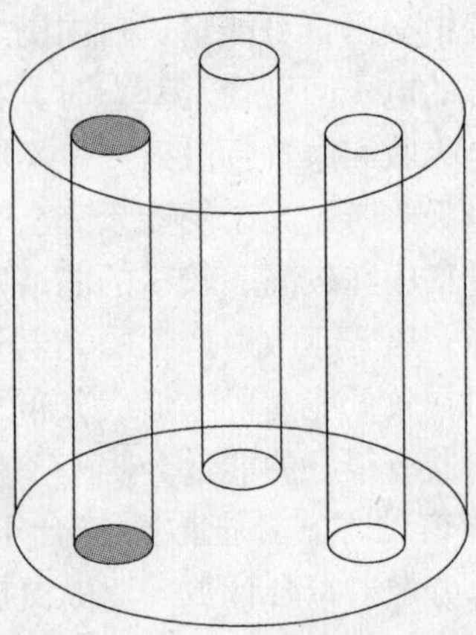

图 3-25 PET 质控测试模型

灌注型测试源有点源和线源两种，点源的内径和高度应小于 2 mm；线源的内径不大于 1 mm，长度为 250 mm。当用比活度为 185 MBq/ml（5 mCi/ml）放射源灌注时，点源的活度约为 925 kBq（25 μCi），线源的活度约为 37 MBq（1 mCi）。

2. 定义

(1) X、Y、Z 坐标的规定：与探测器断层旋转平面平行，并过旋转中心的水平线定为 X 轴；与探测器断层旋转平面平行，并过旋转中心的垂线定为 Y 轴；与探测器断层旋转平面垂直的中心轴定为 Z 轴。

(2) 探测器的视野（FOV）和有效视野（UFOV）：探测器可对闪烁事件进行计数的区域称为探测器的视野。由 FOV 的矩形四边的 95%构成的探测器区域称为有效视野。

(3) 轴向视野（AFOV）：PET 探头与断层床保持相对静止时，平行 Z 轴方向可对闪烁事件进行计数的最大长度，通常与探测环的厚度相等。

(4) 测试的放射源和测试参数：除非特殊需要，所有测试放射源均用 ^{18}F。设备的参数设置（能量窗、符合时间窗、重建滤波函数、像素大小、切面厚度等）应始终保持一致。

3. 空间分辨率 空间分辨率是表示 PET 分辨两个经过正电子符合采集和图像重建的空气中 ^{18}F 点源的能力。重建时的滤波函数规定使用 Ramp 滤波函数。除非系统只能进行一种采集方式，否则应分别测量 2D 和 3D 采集的空间分辨率。

(1) 测试内容：该测试项目是通过测定一个放射源重建图像的点扩展函数（PSF）的半高宽度（FWHM），来确定设备各方向的空间分辨率。通过横断面（垂直于探头轴的断面）可以测量 X 和 Y 方向的空间分辨率，在横断切面的径向和切向（即通常说的 X 和 Y 方向）进行测试。探头视野（FOV）和图像矩阵尺寸决定了像素尺寸，为了精确地测试扩展函数的宽度，它的 FWHM 应该至少跨越 10 个像素。在两个轴向位置测试 PET 的轴向空间分辨率，一个位置是点源置于轴向中心，二是轴向偏离中心 1/4 轴向视野处。对于 3D 成像系统，横断和轴向体积元尺寸应接近 1/10 的 FWHM 的期望值，并作为空间分辨率测试的一个条件。

(2) 测试方法：测试的点源使用的放射性核素为 ^{18}F，核素的活性度控制在所产生的死时间丢失率或随机符合率均不超过总事件率的 5%。用于测试空间分辨率的点源悬在空气中（减少散射），全部测试点源分别置于 6 个位置，对轴向位置而言有轴向中心和距中心 1/4 轴向视野处两个位置；在横断平面内有 $x=0$、$y=1$ cm（0，1），$x=0$、$y=10$ cm（0，10），$x=10$、$y=0$ cm（10，0）（图 3-26）。每个位置得到两个 FWHM，分别为径向和切向。对上述所有源和位置进行采集，每个响应函数至少采集 500 k 计数。

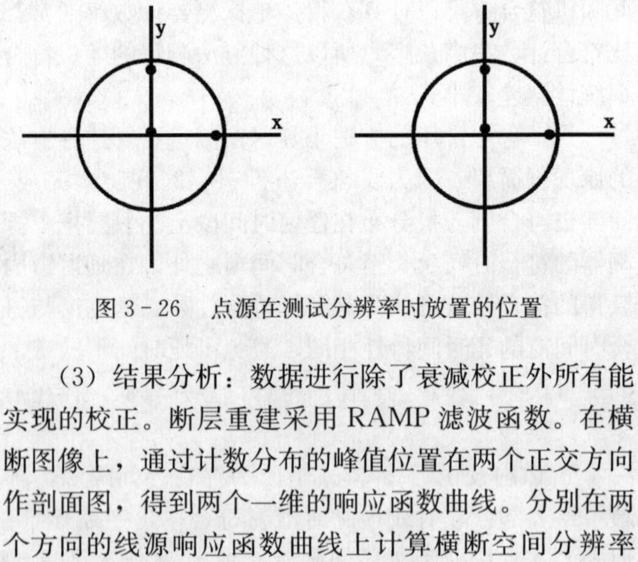

图 3-26 点源在测试分辨率时放置的位置

(3) 结果分析：数据进行除了衰减校正外所有能实现的校正。断层重建采用 RAMP 滤波函数。在横断图像上，通过计数分布的峰值位置在两个正交方向作剖面图，得到两个一维的响应函数曲线。分别在两个方向的线源响应函数曲线上计算横断空间分辨率（FWHM）。在最靠近点源的冠状切面上，通过计数分布的峰值位置沿轴向作剖面图，得到一个一维的轴向响应函数曲线。在这响应函数曲线上计算轴向空间分辨率（FW），其结果用距离（mm）表示，距离可由像素尺寸乘以像素数目得到。还需计算各位置点源的等效宽度 EW（图 3-27）。

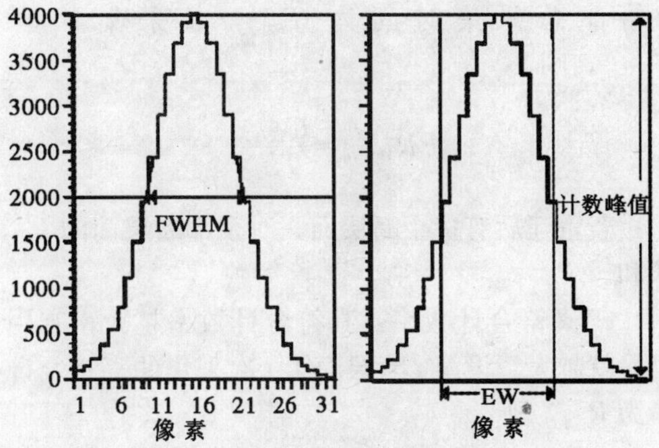

图 3-27 计算 FWHM 和 EW 时的线性插值

等效宽度按下式计算：

$$EW=\frac{\sum_{i} C(i) \times PW}{C_m}$$

此处 $C(i)$ 为点源剖面曲线峰值两侧，高度为 1/20 峰值范围内像素点的计数值；C_m 为剖面曲线的峰值计数；PW 为像素绝对大小。

各项 FWHM 测试值按表 3-8 公式求平均，PET 空间分辨率以各项测试值的均值形式表示。

表 3-8 PET 空间分辨率报告值的计算公式

报告内容		公式
径向 1cm		
横断面	在 z 轴两个位置取 x 和 y 向的平均	RES=（$RESx_{x=0,y=1,z=center}$ + $RESy_{x=0,y=1,z=center}$ + $RESx_{x=0,y=1,z=1/4\ FOV}$ + $RESy_{x=0,y=1,z=1/4\ FOV}$）/4
轴　向	z 轴两个位置 z 向分辨率	RES=（$RESz_{x=0,y=1,z=center}$ + $RESz_{x=0,y=1,z=1/4\ FOV}$）/2
径向 10cm		
横断面径向	在 z 轴两个位置的不同径向点的平均	RES=（$RESx_{x=10,y=0,z=center}$ + $RESy_{x=0,y=10,z=center}$ + $RESx_{x=10,y=0,z=1/4\ FOV}$ + $RESy_{x=0,y=10,z=1/4\ FOV}$）/4
横断面切向	在 z 轴两个位置的不同径向点的平均	RES=（$RESy_{x=10,y=0,z=center}$ + $RESx_{x=0,y=10,z=center}$ + $RESy_{x=10,y=0,z=1/4\ FOV}$ + $RESx_{x=0,y=10,z=1/4\ FOV}$）/4
轴　向	在 z 轴两个位置的不同径向点的平均	RES=（$RESz_{x=10,y=0,z=center}$ + $RESz_{x=0,y=10,z=center}$ + $RESz_{x=10,y=0,z=1/4\ FOV}$ + $RESz_{x=0,y=10,z=1/4\ FOV}$）/4

4. 散射分数、计数丢失和随机计数测试

正电子湮灭发射的 γ 射线与周围物质相互作用时会产生散射线，散射导致错误的符合事件定位。散射符合会使采集的信噪比下降，使图像质量变坏。不同 PET 在设计和结构配置等方面各有特点，它们对散射符合有不同的敏感度。而计数丢失（count losses）和随机符合率则表示 PET 采集高放射性活度的能力和采集符合计数的精度及良好的重复性。

（1）测试内容：由于散射符合会随辐射剂量的增加而增多，因此用设备对于散射符合的相对系统灵敏度来表示，它就是散射分数（scatter fraction，SF）。如果系统有 2D 和 3D 采集方式，应该分别进行测试。此外，还需测量系统受死时间影响的大小和对不同水平的放射源活性进行采集时随机符合发生的多少。

（2）测试方法：测试通过单线源成像进行，线源放置在直径为 203 mm，高度为 700 mm 左右（以能包容线源长度为准）的实心有机玻璃圆柱体模型内（为了携带方便，圆柱体可分成若干段，段与段之间应可紧密衔接），圆柱体模型在距中心 45 mm 处，平行于长轴开有可放进外径为 4.8 mm（内径为 3.2 mm），长度为 800 mm 线源的柱形孔。假设无散射的事件落在线源正弦图图像中心的 40 mm 宽度内（选择这一宽度的理由是在这个确切的区域宽度内散射值是相对不敏感的，以及线源图像中很少非散射事件会落入距中心 20 mm 以外）（见图 3-28）。

从线源散射模型正弦图的投影曲线和以曲线峰值

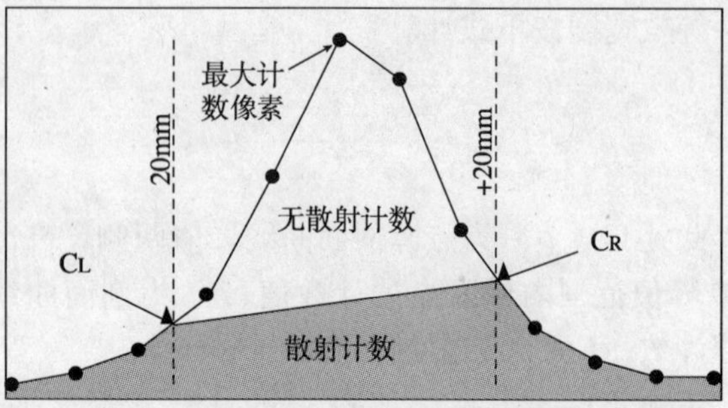

图 3-28 线源散射模型正弦图计数投影示意

为中心的 40 mm 宽带的两交点的连线，用以估计散射符合在该宽带内的计数，该线段下的区域加上宽带两侧曲线下的分布等于散射符合和随机符合的估计计数。

测试使用的放射性核素是 ^{18}F，核素的活度选取应足够大，确保其产生死时间丢失率能达到 50%，并能达到真计数率和噪声等效计数率峰值。初始活性度必须仔细测量，记录测量的准确时间，根据线源的体积算出线源的初始浓度。在模型内插入线源插件，线源平行于柱体模型的轴线。模型置于探头的轴向中心，使线源 Z 轴平行，旋转模型使线源最接近放置模型的床面。反复对模型采集，两次采集间隔不要大于 1/2 半衰时间，每次采集的时间总长不要超过 1/4 半衰时间，直到放射源衰变到计数丢失小于 1% 总计数，同时随机符合小于 1% 真符合计数。不做散射、随机、死时间和衰减校正。

(3) 结果分析

a. 散射分数：当最后采集时要求计数率丢失和随机符合率均小于 1% 真符合计数率，因此可以用来确定散射分数 SF。若最后一次采集是第 J_f 次采集，设采集的散射符合和随机符合计数为 $C_{r+s,Jf}$，则此时随机符合计数可忽略。设 $C_{TOT,Jf}$ 为最后一次采集的总计数，此时同样可忽略随机符合计数，则此时计数只包括真符合和散射符合计数（参照图 3-17）。按下公式计算散射分数 SF：

$$SF=\frac{C_{r+s,Jf}}{C_{TOT,Jf}}$$

若重建后有多个断层面，对全部断层面的 SF 求均值。

b. 各次采集总计数率：为了描记对应不同剂量条件下采集计数率的变化，要测算各次采集的总计数率。对第 i 层面，设第 J 次采集的总计数率为：$R_{TOT,ij}$，总采集时间为 $T_{acq,j}$，总采集计数为 $C_{TOT,ij}$，则：

$$R_{TOT,ij}=\frac{C_{TOT,ij}}{T_{acq,J}}$$

若重建后有多个断层面，对全部断层面的 $R_{TOT,ij}$ 求和。

c. 真符合计数率：真符合计数率越大，有用信息量就越大。设第 i 断层面第 j 次采集的真符合计数率为 $R_{t,ij}$，则：

$$R_{t,ij}=\frac{(C_{TOT,ij}-C_{r+s,ij})}{T_{acq,J}}$$

若重建后有多个断层面，对全部断层面的 $R_{t,J}$ 求和。

d. 随机符合计数率：设第 i 断层面的第 j 次采集的随机符合计数率为 $R_{r,ij}$，则：

$$R_{r,ij}=R_{TOT,ij}-\left[\frac{R_{t,ij}}{1-SF_i}\right]$$

若重建后有多个断层面，选用各断层面的 SF_i 进行计算，对全部断层面的 $R_{r,ij}$ 求和。

e. 散射符合计数率：设第 i 断层面的第 j 次采集的散射符合计数率为 $R_{s,ij}$，则：

$$R_{s,ij}=\left[\frac{SF_i}{1-SF_i}\right]R_{t,ij}$$

若重建后有多个断层面，选用各断层面的 SF_i 进行计算，对全部断层面的 $R_{s,ij}$ 求和。

f. 噪声等效计数率：设第 i 断层面的第 J 次采集的噪声等效计数率为：$R_{NEC,ij}$，则：

$$R_{NEC,ij}=\frac{R_{t,ij}^2}{R_{TOT,ij}}$$

这个计算公式只适用于未经直接将随机符合计数（random measurement）减除的系统，若测试的系统已经将随机符合计数先行减去，可以采用以下公式计算：

$$R_{NEC,ij}=\frac{R_{t,ij}^2}{R_{TOT,ij}+R_{r,ij}}$$

若重建后有多个断层面，对全部断层面的 $R_{NEC,ij}$ 求和。

通过计算可以对以下五个参数作出对应放射性浓度的相关曲线，它们是：系统真符合计数率 $R_{t,J}$，系

统随机符合计数率 $R_{r,J}$，系统散射计数率 $R_{s,J}$，系统等噪声计数率 $R_{NEC,J}$，系统总符合计数率 $R_{TOT,J}$。从上述曲线还可以获得以下参数：真符合计数率峰值 $R_{t,peak}$，等噪声计数率峰值 $R_{NEC,peak}$，达到真符合计数率峰值时的放射性浓度 $a_{t,peak}$，以及达到等噪声计数率峰值时的放射性浓度 $a_{NEC,peak}$。把总符合计数率-放射性浓度曲线在低放射性浓度的线性部分作线性外推，可画出线性的理想响应线。将理想直线与实测曲线比较，可以获得 50%死时间计数丢失所对应的放射性浓度 $a_{50\%dead}$。

5. 灵敏度

PET 的灵敏度（sensitivity）是一项非常重要的性能指标，它是表示设备使用的放射源活性度所产生的计数率丢失处在可以忽略的水平时，设备对符合事件的探测率。2001 版 NEMA 标准与 1994 版 NEMA 标准对灵敏度测试的修改较大，它们在模型、测试方法和单位等方面都不相同。由于两种版本所得的测试结果无法互换，所以在本节中把两个版本的测试方法都列出，读者可根据自己的条件选择，有条件的当然首选新版本的方法。

（1）2001 版 NEMA 标准的灵敏度测试

a. 测试内容：正电子符合探测的灵敏度是以每 MBq 每秒计数（或每微居里每秒计数）表示。正电子发生湮灭作用并产生 γ 光子对，必须在其周围存在足够量的作用物质。这些作用物质的存在必然会造成对射线的衰减，衰减的存在就会带来灵敏度测量误差。为了排除测试源周围物质对射线衰减的影响，2001 版 NEMA 标准采用已知吸收系数的物质包围一均匀测试源的方法，以便对测得的灵敏度进行衰减补偿。

b. 测试方法：测试源为 ^{18}F，以已知活度的均匀 ^{18}F 溶液灌入塑料线源管内。测试源活性度应以产生的死时间计数丢失和随机符合计数均可忽略不计为限。测试源的活性度必须用经过校正的活度计准确测量，记录测试时间 T_{cal}，以备进行衰变校正用。线源顺次套 5 层已知厚度的铝管，分别进行采集（图 3-29）。线源长度为 700 mm。测试源置于断层旋转中心与旋转轴重合，采集总计数大于 500k。认真记录采集开始时间和采集所用的总时间。要求线源的支持部件均在探头有效视野之外。若系统可进行 2D 和 3D 采集，此项测试应分别对这两种采集进行。

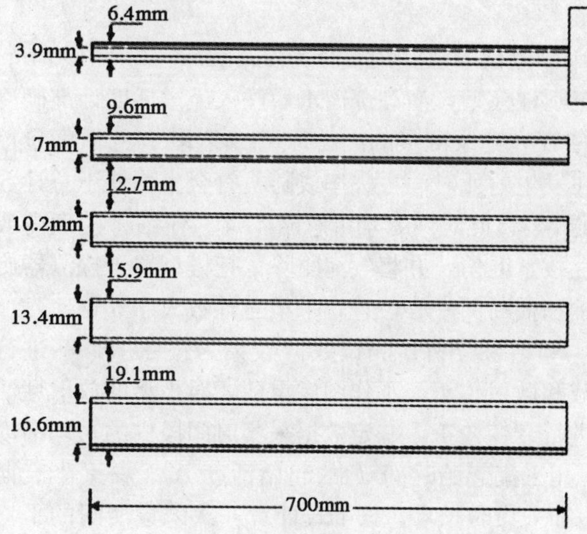

图 3-29 灵敏度测试的线源铝套管示意

c. 结果分析：设线源套上第 J 个铝管进行第 J 次采集，则：

$$R_{CORR,J}=R_J\times 2^{(T_J-T_{cal})/T_{1/2}}$$

公式中 R_J 为第 J 次测试的计数率，T_J 为第 J 次测试中间时刻，T_{cal} 为测试线源活度的时刻，$R_{CORR,J}$ 为进行 ^{18}F 衰变校正后的第 J 次测试计数率。

把 5 次测试的校正结果用下式进行拟合，可获得去除线源外物质衰减的计数率 $R_{CORR,0}$：

$$R_{CORR,J}=R_{CORR,0}\times \exp\ (-\mu_{Al}\cdot 2\cdot X_J)$$

式中 $R_{CORR,0}$ 和 μ_{Al} 为未知参数，X_J 为第 J 次测试时铝套管累计厚度，通过拟合可求得 $R_{CORR,0}$。

系统灵敏度 S_{TOT} 可由下式算出：

$$S_{TOT}=\frac{R_{CORR,0}}{A_{call}}$$

式中 A_{cal} 为活度计测得的线源活度。

对采集数据按 1 cm 厚度重建线源横断面。求出各横断面的灵敏度，以轴向距离为 x 轴，以灵敏度为 y 轴，作轴向灵敏度剖面曲线。轴向灵敏度剖面曲线将显示符合探测灵敏度沿探头长轴的变化，这种变化在 3D 采集中更为明显。

（2）1994 版 NEMA 标准的灵敏度测试

a. 测试内容：灵敏度是测试系统在探头中心位置，对已知放射性浓度的柱体模型采集的真符合计数率大小。测试需作散射分数校正。此项测试依赖活度计的测量精度，测试前应确认活度计已经过精度校正。

b. 测试方法：用直径为 203 mm，高为 190 mm 的正圆柱模型，灌满蒸馏水后注入经过活度计准确测量的^{18}F，记录测量的准确时间。使用^{18}F 的活度量控制在发生的死时间丢失率或随机符合率均低于总计数率的 2%，此时两者均可忽略不计。仔细将模型内放射性核素混匀，并将气泡驱除。把模型置于探测器旋转轴和横断面中心位置，采集总计数大于 3 M。

c. 结果分析：测试数据收集为正弦图，不进行衰减和散射校正，不作图像重建。对模型的放射性活度进行衰变校正，确定数据采集时间段内的平均活度 $\overline{A}$。用采集起始时间 T_0 的起始活度 A_0、核素半衰期 $T_{1/2}$ 和采集时长 T，按下式计算一次采集期间的平均活度：

$$\overline{A}=(A_0/\ln 2)\ (T_{1/2}/T)\ \{1-\exp[(-T/T_{1/2})\ln 2]\}$$

A_0 需由注入模型的准确活性度、注入前测量时间至采集开始时间之间的时间间隔，进行衰减校正获得。在每一切面 120 mm 半径内，通过对正弦图内所有像素值求和，得到切面的总计数 C_i。用下式得到无散射事件的切面灵敏度 S_i：

$$S_i=(C_i/T)[(1-SF_i)/\overline{A}]$$

轴向 FOV 内断层所有切面的 S_i 之总和为总体系统灵敏度 S。灵敏度的单位是：cps/Bq/ml 或按习惯采用 kcps/μCi/ml。

6. 均匀性

在 2001 版 NEMA 标准中删去了均匀性（uniformity）测试项目，把均匀性对系统的影响归到影像质量测试部分。主要是因为影响断层均匀性的因素除了探测器的均匀性响应外，还有其他一些影响因素，致使测试准确性和重复性不够理想。但是就 HPET 而言，大部分设备没有死时间校正，也就谈不上计数率丢失校正精度。其他几项精度测试对 HPET 来说测试也较复杂，本节未把它们列入，有兴趣的读者可参阅 2001 版 NEMA 标准。下面把 1994 版 NEMA 标准中有关均匀性测试的内容列出，供参考。

系统均匀性是描述在 FOV 内，测量不依赖于位置的能力。PET 视野 FOV 内，对均匀分布核素的均匀性响应偏差形成伪影，它限制定量分析放射性物质分布的能力。这些偏差的测试指出非均匀性的程度，测试值越小表示均匀性较好。

（1）测试内容：该项测试内容是对均匀柱体模型源成像后，在一定的成像平面和体积中探测到的像素测量计数的平均偏差，以及最大偏差。

（2）测试方法：均匀性响应的测试采用一个内装有均匀分布核素、伸延在断层轴向视野和限定直径的正圆柱模型。放射性核素使用^{18}F，核素活度大小以采集开始时产生的死时间丢失率或随机符合率不超过总计数率的 20%。在模型内注满水，加入经测定活度的放射性核素，排出空气，尽量摇匀。模型长轴平行断层旋转轴放置，模型长轴尽量与旋转中心轴重合。采集参数的设定应保证总计数大于 60 M。

（3）结果分析：测试分析前必须进行衰减校正。两种衰减校正方法可以采用：一种是通过一个或多个外部源的穿透测量模型的衰减系数，进行穿透衰减校正；另一种通过圆柱体数学描述，由已知介质衰减率导出衰减校正的估计，完成平均值衰减校正。计算的平均值衰减校正法不受外部非均匀性的影响，因此在本项测试中选用此方法以获得更高的固有均匀性测试精度。图像重建采用 RAMP 滤波函数，并使用设备提供的全部校正手段。

在模型切面图像中心做直径为 175 mm 的圆，圆内用正交直线划分为边长大约 10 mm 的方形区域，区域互不覆盖。在每个方形区域中，边长小于或等于 10 mm，区域内的像素数目应为整数。仅测试完整的方形区域，忽略围绕边缘的不完整方形区域。

对每个断层切面，通过 10 mm 见方感兴趣区可以计算切面均匀性。

切面内均匀性计算：

最大和最小百分比非均匀性 NU：

$$+100[(\mathrm{Max}(C_k)-\mathrm{Ave}(C_k)]/\mathrm{Ave}(C_k)\%$$
$$-100[(\mathrm{Ave}(C_k)-\mathrm{Min}(C_k)]/\mathrm{Ave}(C_k)\%$$

对于方形区域 k：

$\mathrm{Max}(C_k)$＝最大计数，$\mathrm{Ave}(C_k)$＝平均计数，$\mathrm{Min}(C_k)$＝最小计数。

在切面上计算标准偏差 SD 和变异系数 CV：

$$SD_{\mathrm{i}}=\{1/(k-1)\sum[C_k-\mathrm{Ave}(C_k)]^2\}^{1/2}$$
$$CV=[100SD/\mathrm{Ave}(C_k)]\%$$

此处 k 是切面中方形区域的排序号。

如果有可能，可以计算体积均匀性和系统均匀性。但是这些参数的测试和计算依赖于设备提供的质控软件，读者可根据具体条件进行测试。

二、CT 的质量控制

CT 的质量控制，包括设备的质量控制与影像的质量控制两个方面。

1. 设备的质量控制　设备安装并验收合格后，在工作中设备的一些性能会发生变化。及时发现这些变化，及时调整维护，使设备始终处于良好的性能状态，是我们获得最佳质量图像与延长设备寿命的重要方面。不同厂家对设备的维护与保养有不同的要求，如在规定的待机时间后，再次扫描前应做 CT 的空气校准等。在保修期间内，保养由厂家完成。由自己实施养护时，应仔细阅读与了解厂家提供的维护保养规定。大部分项目每季应施行一次。在养护检测中，发现数值偏离时，应及时调整，必要时更换相应部件。

表 3-9　1994 年国际电工学会关于 CT 机的检测标准

项　目	允　差	检测频率
噪声	±10%（或 0.2 HU）	每月至少一次
水的 CT 值	±4 HU	每月至少一次
均匀度	≤2 HU	每月至少一次
空间分辨率	±15%	每季至少一次
层厚 2 mm 以上	±1.0 mm	每月至少一次
2 mm 或以下	±50%	每月至少一次
床的移动精度	±2 mm	每月至少一次
CTDI	±20%	每半年一次

2. 图像的质量控制　设备性能状态良好，只是给了我们一个图像质量良好的条件。要获得高质量的影像，还需要做好扫描前病人的准备，摆好体位，制定合理的扫描计划与对比剂注射计划，选择适当的窗宽与窗位观察，以及恰当地调整监视器等。

在病人检查前要认真复习病人的病史与临床资料，以前的影像材料，以帮助我们制定最合理的扫描方案。增强检查病人当日要禁食 6 h 以上，但可多饮水，以保护肾脏，减轻对比剂对肾脏的损害。腹部检查的病人检查前应充盈胃肠道，以易于与血管及肿大淋巴结相鉴别。由于目前多排探测器增强 CT 多要求做血管成像的影像后处理，为避免阳性对比剂的干扰，多选用检查前饮水 1000～2000ml 充盈胃肠道，但小肠的充盈常不满意。为减缓吸收，也有用解释到 6%的甘露醇溶液作为胃肠道对比剂，但严重糖尿病病人应慎用。检查前简单训练病人呼吸配合也十分重要，使病人理解扫描时屏气的目的并熟悉检查人的口令。

为病人摆体位，虽看似简单，不像 X 线投照那样严格，但仍需我们认真对待，才能获得质量良好，定位准确的图像。尤其是头颅，应注意左右对称，给予一定的固定措施；意识不清的病人、婴儿或躁动的病人应采取必要的束缚，或给镇静剂，并使病人体位尽量舒适。

目前的 CT 设备大多预设了不同部位较多的扫描方案，但仍要根据不同病人的具体情况以及我国国情进行调整，包括扫描范围，X 线剂量及数据滤过值等。值得一提的是 X 线剂量。根据我国国人的体形，应适当降低扫描时的 X 线剂量，但剂量过低会使影像的信噪比降低，加大剂量除会增加病人的 X 线辐射外，也会影响 X 线管球的寿命。一些设备采取的自动管电流的技术，选定影像的噪声指数与管电流上限后，在扫描过程中，设备可根据病人不同部位组织的厚度自动调节管电流，可降低 X 线剂量 15%～20%。

影像重建结束后，在调阅影像时，应采用适当的窗宽与窗位才能达到既不漏诊，又能观察细节的目的。不同组织采用不同窗宽与窗位，各教科书已有详细表述，此处不再赘述。一般原则应为观察窗位应与观察靶器官或组织的 CT 值相近，观察范围内不同组织间密度相差较大，窗宽应较大，否则应较窄。

3.5　发展趋势

现今 PET/CT 设备的进展不断地改变着 PET/CT 的临床应用，这样的进展将随着高速电子元器件、日益提高的计算机运算能力、更新更好的闪烁晶体和全新的系统设计而持续下去。

一、PET 探测器的进展

影响 PET 和 PET/CT 性能的最关键的部件是探测器。PET 探测器的结构变化经历了几十年的探索与改进，从单环到多环、从六边形到圆形，每一种结构的改进都是为了满足不同要求，提高各项性能指标（如：空间分辨率、灵敏度等）。发展到今天，用于临床的 PET 多采用多晶体组合结构。这种结构的优点是，可以用较少的探测器得到较多的环数、较大的轴向视野和较高的空间分辨率。除了环结构改进和多元化外，对理想新晶体的探索和开发一直是 PET 研究的热门课题。早期 PET 探测器选用 NaI（Tl）晶体较多，它的能量分辨率较高，价格便宜。随后的研究发现，BGO 晶体密度大，探测效率高、稳定性好，逐渐得到广泛使用。近几年 LSO、GSO 等新的晶体材料获得广泛研究，由于它们的某些物理参数优于 BGO 晶体而被采用，现在已进入商品化应用。近来由于采用大块切割晶体和整体探测计算定位等新技术，NaI（Tl）晶体又得以使用。医学物理学家孜孜不倦地寻找着能显著提高 PET 性能的晶体，可是至今尚未获得一种十全十美的晶体材料，例如：氟化钡（BaF_2）晶体的衰减常数极小（0.8 ns），但是它的发光波长却在紫外光段（200 nm）；氟化铯（CsF）晶体的衰减常数也较理想（4 ns），但是它的发光强度偏弱。其他类似情况还很多，不同的晶体有各自不同的优点和缺点。为此物理学家研制了复合晶体，使单种晶体的各自优点在复合后都能较好地发挥，取得理想的效果。如：LSO 和 NaI（Tl）复合后用于 511keV 正电子符合成像和 140 keV 单光子发射成像；LSO 和 YSO 复合后用于正电子成像。由于复合晶体的成本较高，目前尚在试验应用阶段，尚未商品化。

现阶段物理学家开发很多新型探测器，由于 PET 存在空间分辨率物理极限的问题，因此现行探测器的研究都在致力于如何提高系统探测灵敏度。半导体碲化锌镉（CZT）探测器就是十分有前途的一种。半导体探测器显著提高系统能量分辨率（一般 6%左右），具有光电倍增管探测器无可比拟的高灵敏度，并且保持了高分辨率。它在同样放射性强度的情况下，可获得比一般探测器高数倍的计数率，因此保证了采集图像的质量。尽管半导体探测器的稳定性和价格等问题使它还未能取代现役的传统探测器，但它的出现实实在在地打破了晶体、光电倍增管探测器的垄断。现在处于研究阶段的新型探测器还有：时间投射电离室（time projection chamber，TPC）和液体氙（liquid xenon，LXe）探测器。它们具有很高的空间分辨率和时间分辨率，并且发光效率比 NaI（Tl）晶体高一倍。这类探测器全新的定位模式做到了保持高分辨率的同时仍然具有很高的灵敏度。随着众多科学家不懈的努力，有望在不久的将来高性能的正电子探测器很快能投入临床使用。

二、CT 的发展趋势

在 MRI 取得技术上的突破，应用于临床后，由于其影像良好的软组织对比与无电离辐射的优点，有论点认为 MRI 将会取代 CT 成为主要的断层影像检查方法。但在螺旋扫描成功应用于 CT 后，随着计算机技术的飞快发展，CT 的技术也取得了长足的进步。目前已达到小于 0.5 s 的扫描速度，20 mm 的椎形 X 线束的覆盖宽度，每秒 10 帧以上的影像重建速度，以及各向同性的影像空间分辨率。在软件方面，也实现了预设程序，一键式完成，操作界面更加友好，影像处理更加方便快捷。

未来 CT 在硬件方面的发展，可能包括两个方向：更宽的覆盖范围与更高的影像质量。锥形 X 线束覆盖范围将更宽，达 40 mm，甚至 80 mm，实现一周扫描覆盖一个器官，以满足全器官灌注扫描的需要。也有可能实现平板探测器 CT 扫描，旋转一周采集全部所需数据。在影像的质量上，通过进一步提高探测器的效率，降低设备的噪声产生，提高影像的信噪比，并降低病人检查时接受的 X 线剂量。由于多排螺旋扫描的速度快，检查床的运动速度可达4～6 cm/s，使病人感到不适。已有设计提出固定检查床，移动扫描框架的方案。

软件的发展，更多依赖于计算机的发展。发展方向可能包括更快、更自动化处理海量的原始影像与 CT 功能影像两个方面。未来的 CT 可能实现更薄层厚的全范围扫描，如胸、腹部全 0.5 mm 层厚扫描，原始横断影像的量巨大，更好、更智能化地处理这些影像成为其应用于临床日常工作的关键。在实现了全器官覆盖扫描后，便有条件实现心脏，脑、甚至肺等器官的功能影像研究，由于 CT 的高空间分辨率，其功能影像可与 MRI 功能影像相辅相成，使影像医学为临床解决更多的问题。

三、图像重建

PET 图像重建方法分为通过三维脏器组织投影间接确定放射性核素分布的间接图像重建方法和直接确定放射性核素分布位置的飞行时间图像重建方法 TOF（time of flight，TOF）两种。前者又分成滤波反投影和代数图像重建方法，目前使用的均为代数图像重建方法（迭代法）。

1. 间接图像重建　间接图像重建方法的基础是

脏器或组织的投影。通过脏器或组织结构的投影进行反投影就能够重建原始脏器或组织结构的图像。但是由于反投影技术中存在星状伪影，所以在反投影技术中加入滤波技术，即滤波反投影技术。滤波反投影技术具有重建速度快、重建图像质量基本能够被临床接受。滤波反投影技术适用于以高信噪比信息为基础的图像重建，但是该方法固有的不足是存在星状伪影。目前常规的 SPECT 图像基本采用的是滤波反投影技术。但是对于 PET 图像，一般更多采用迭代图像重建法。迭代图像重建法与滤波反投影法相比，前者消除了星状伪影、提高了图像信噪比，为此迭代图像重建方法成为计数率较低的 PET 及符合线路图像重建的基本方法。迭代图像重建还可以用于低能、高能衰减校正，以消除因组织衰减造成的伪影，提高图像质量。

2. 飞行时间图像重建　飞行时间图像重建方法和间接图像重建方法相比，它能够直接确定放射性核素（示踪剂）在脏器、组织中的分布，所以明显提高采集灵敏度和图像分辨率。PET 的 TOF 技术和 MR 血管成像系统中的 TOF 技术有着根本的不同。在 MR 血管成像系统中的 TOF 技术并不存在符合窗的问题，但是对于以 TOF 技术为基础的 PET 系统，必须在一定的符合时间窗内确定放射性核素分布的位置和强度。而传统的 PET 仅仅是在符合时间窗内确定真符合是否发生以便获得脏器或组织结构的投影，所以 TOF-PET 和传统 PET 也具有本质的区别。由于 TOF 方法是在符合时间窗内直接确定湮灭符合发生的位置，所以 TOF 方法要求特殊的符合探测系统。因为 TOF 符合探测系统的时间分辨率直接影响系统重建图像的分辨率，所以这种重建技术需要全新的软硬件支持。要使 PET 达到通常临床扫描的分辨水平，其时间分辨必须缩短到 100 ps 以内。非常遗憾的是虽然目前的 PET 技术已经在时间分辨上有了明显的改进，但是现阶段临床使用的 PET 系统仍只是 PET 技术发展的一个阶段，即使由晶体和二极管结合的实验型探测器构成的 PET，最小的时间分辨只能接近 500 ps。有理由相信 TOF 图像重建方法是 PET 图像重建技术的发展方向，我们期望 TOF PET 能够尽早投入临床使用，从根本上提高 PET 系统的分辨率和灵敏度，获取高质量 PET 图像。

四、配备容积 CT 的 PET/CT

PET/CT 配置的 CT 是从定位 CT 开始，因为它是为符合线路 SPECT 配置的所以开始时称为复合型 SPECT（hybrid SPECT，hSPECT）。定位 CT 的成像质量一般，扫描速度也很慢，整体性能根本无法和诊断型 CT 相比。但是它是第一台与正电子符合影像设备结合，从而完成正电子影像与 CT 同机融合的设备。尽管定位 CT 的分辨率远不尽如人意，但它比核医学影像还是强很多，通过融合影像给临床诊断带来很大帮助。这一实验性的开创坚定了医学物理学家的信心，开始了真正诊断型 CT 用于 PET/CT 的研发工作。从 2000 年开始，2 排螺旋 CT 用于 PET/CT，从此揭开了核医学分子影响的新序幕。PET/CT 得到临床医生的认可，加快了它更新的步伐。不但 PET 的性能不断提高，CT 的配置也日新月异。从 2 排螺旋 CT 到 4 排、8 排和 16 排，配置在 PET/CT 上的 CT 性能越来越高。高配置带来了更高的融合精度、衰减校正精度和更短的扫描时间。时间分辨率的提高保证了心血管影像和各种高精度动态影像工作的开展。现在有厂商研制了容积 CT 在 PET/CT 上的应用，这无疑把 PET/CT 的性能又大大提高了一步。正如在 mPET/CT 章节中介绍的，容积 CT 和多排螺旋 CT 相比扫描范围大、图像分辨率高，特别是图像分辨率达到了真正的各向等同性（表 3-4）。因此它能够快速完成脏器动态断层，对心脏功能研究有其不可替代的作用。因为它快速扫描和真正 3D 容积采集，进一步缩短了 PET/CT 成像时间。同时因为衰减校正精度的提高，使整体成像精度获得进一步提高。容积型 PET/CT 在美国已正式用于临床，它在中国的临床应用已指日可待。

（吴文凯　唐光健）

参考文献

1. 唐孝威. 脑功能显像. 合肥：中国科学技术大学出版社，1999
2. 田嘉禾. 正电子发射体层显像（PET）图谱. 北京：中国协和医科大学出版社，2002
3. Brooks RA，Sank VJ，Friauf WS，et al. Design considerations for positron emission tomography. IEEE Trans Biomed Eng，1981，28（2）：

158 -177

4. Valk PE, Bailey DL, Townsend DW, et al. Positron emission tomography: basic science and clinical practice. 1st ed. New York: Springer Verlag Inc, 2003
5. Budinger TF, Derenzo SE, Huesman RH. Instrumentation for positron emission tomography. Ann Neurol, 1984, 15 Suppl: 35 - 43
6. Fahey FH. Positron emission tomography instrumentation. Radiol Clin North Am, 2001, 39: 919 - 929
7. Jones T. Positron emission tomography. Clin Phys Physiol Meas, 1990, 11 Suppl: 27 - 36
8. Zaidi H. Comparative evaluation of photon cross section libraries for materials of interest in PET Monte Carlo simulations. IEEE Trans Nucl Sci, 2000, 47: 2722 - 2735
9. Ott RJ, Bateman JE, Batty V, et al. 3D positron emission tomography: preliminary results. Br J Radiol, 1986, 59: 419 - 422
10. Colsher JG. Fully three-dimensional positron emission tomography. Phys Med Biol, 1980, 25: 103 - 115
11. 郁伟中. 正电子物理及其应用. 北京：科学出版社，2003
12. Campagnolo RE. Physical characteristics of a system of positron emission tomography using the time of flight technic. Ann Radiol, 1984, 27: 717 - 719
13. Links JM, Wagner HN. Specification of performance of positron emission tomography scanners. J Nucl Med, 1982, 23: 82
14. Quality assurance in nuclear medicine. Geneva: World Health Organization, 1982
15. Busemann Sokole E. Quality assurance in nuclear medicine imaging hardware and software aspects. Amsterdam: University of Amsterdam, 1992
16. Herscovitch P, Gado M, Mintun MA, et al. The necessity for correcting for cerebral atrophy in global positron emission tomography measurements. Monogr Neural Sci, 1984, 11: 93 - 97
17. Laymon CM, Turkington TG. Calculation of attenuation factors from combined singles and coincidence emission projections. IEEE Trans Med Imaging, 1999, 18: 1194 - 1200
18. Grootoonk S, Spinks TJ, Sashin D, et al. Correction for scatter in 3D brain PET using a dual energy window method. Phys Med Biol, 1996, 41: 2757 - 2774
19. Endo M, Iinuma TA. Software correction of scatter coincidence in positron CT. Eur J Nucl Med, 1984, 9: 391 - 396
20. Yamamoto S, Amano M, Miura S, et al. Deadtime correction method using random coincidence for PET. J Nucl Med, 1986, 27: 1925 - 1928
21. Performance measurements of positron emission tomography. NEMA Standards Publication No. NU 2 - 1994. Washington, DC: Electrical Manufacturers Association, 1994
22. Performance measurements of positron emission tomographs. NEMA Standards Publication No. NU 2 - 2001. Washington, DC: Electrical Manufactures Association, 2001
23. Melcher CL and Schweitzer JS. Cerium-doped lutetium orthosilicate: a fast, efficient new scintillator. IEEE Trans Nucl Sci, 1992, 39: 502 -505
24. Nagayoshi1 T, Tanimori1 T, Kubo1 H, et al. Development of gamma-ray imaging detector based on Micro-TPC. KEK Proceedings, 2001, 22: 100 - 107
25. Orito R, Kubo H, Miuchi K, et al. A novel design of the MeV gamma-ray imaging detector with Micro-TPC. Proceedings of the Ninth EGS4 Users' Meeting in Japan, 2001, 22: 217 - 220
26. Zaidi H, Scheurer AH, Morel C, et al. An object-oriented Monte Carlo simulator for 3D cylindrical positron tomographs. Comput Methods Programs Biomed, 1999, 58: 133 - 145
27. Taiga Y. High-resolution image reconstruction method for time-of-flight positron emission tomography. Phys Med Biol, 2000, 45: 3125 - 3134
28. 田捷，包尚联，周明全. 医学影像处理与分析. 北京：电子工业出版社，2003

4 正电子放射性药物

正电子放射性药物（positron radiopharmaceutical）是指含有正电子放射性核素的放射性药物（radiopharmaceutical）。医用正电子放射性核素包括回旋加速器生产的放射性核素（如：碳 [^{11}C]、氮 [^{13}N]、氧 [^{15}O]、氟 [^{18}F] 等）和发生器获得的放射性核素（如：铷 [^{82}Rb]、镓 [^{68}Ga]、铜 [^{62}Cu] 等）。与单光子显像所用的放射性核素（如：锝 [^{99m}Tc]、铟 [^{111}In] 等）相比较，加速器生产的正电子放射性核素具有以下特点：① ^{11}C、^{13}N、^{15}O 为组成生命的最基本元素的放射性核素，^{18}F 引入化合物（氟取代羟基或氢原子）后基本不改变化合物的生物学性能，用这些核素标记化合物，基本不会改变标记底物的生物学性质。因此，正电子显像不仅应用于疾病诊断，而且在人体生化、生理和病理研究中也具有重要作用；② 半衰期短，患者所受的辐射剂量小，使用安全；可使用较高的放射性活度，提高影像质量和测量结果的准确性；可在较短时间内重复给药，以研究不同生理、病理状态下示踪剂的分布；放射性污物处理简单。但是，半衰期短也存在不足之处，如正电子放射性核素 ^{11}C、^{13}N、^{15}O 只能在生产现场就地使用；要求正电子放射性药物快速的标记与分离技术，实现自动化生产。

目前，许多回旋加速器生产的正电子放射性药物都有了自动化合成模块，通过自动化合成模块，可以得到供临床应用的正电子放射性药物。

4.1 医用回旋加速器

1929 年 Lawrence 提出回旋加速器的理论，并于 1930 年建成了世界上第一台回旋加速器（图 4 - 1）。其基本原理是：由离子源产生的质子、氘离子或负离子，在磁场作用下，在称为 Dee 的金属半圆形电极盒（简称 D 型盒，通常为两个或四个）中沿近似于螺旋的轨道运动（图 4 - 2），在高频振荡的交变电场的作用下离子被加速而获得很高动能，被加速后的具有高动能的正离子或负离子剥去电子后形成的正离子轰击靶材料，发生核反应，生成所需的正电子核素。

回旋加速器有两种主要类型：加速正离子的回旋加速器与加速负离子的回旋加速器，加速负离子的回旋加速器具有束流提取系统结构简单、可同时轰击多个靶，同时生产多种放射性核素等优点，因此，目前医用回旋加速器主要为加速负离子的回旋加速器（如 CTI、GE 公司配备的加速器）。本节主要介绍加速负离子的回旋加速器。

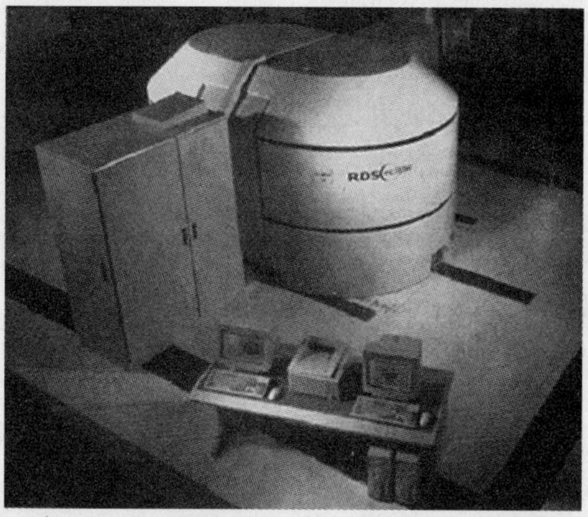

图 4 - 1　RDS Eclipse 回旋加速器

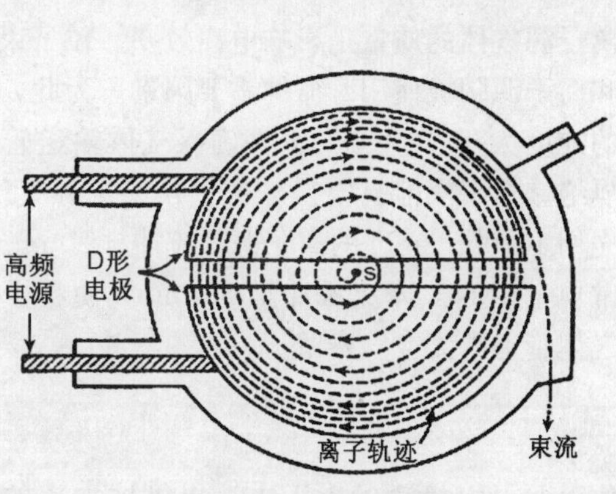

图 4 - 2　回旋加速器的工作原理
S 为离子源

回旋加速器主要由四大部分组成（图 4-3）：离子源、磁场系统、射频系统和束流提取系统。此外，还包括诊断系统、真空系统、冷却系统等辅助部分和靶系统、传输系统等。

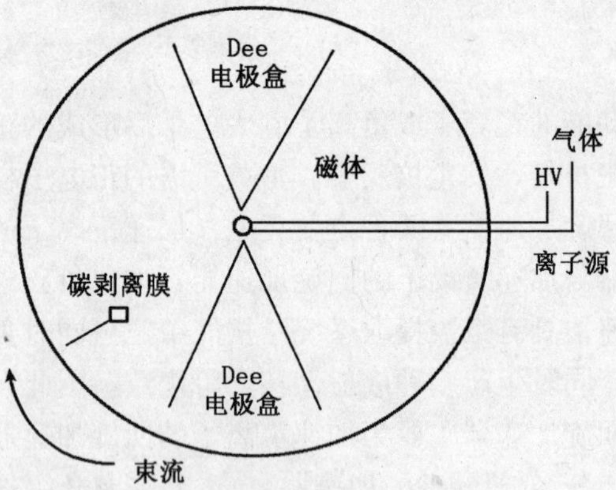

图 4-3　回旋加速器的主要组成部分

一、离子源

位于加速器的中心部位，用于产生待加速的离子。氢气或氘气流进入配备有两个高压钽阴极的离子室，经钽电极高压电弧放电而使气体电离，形成由正离子、负离子和未电离的中性原子组成的等离子体，负离子射频系统的在静电力作用下进入 D 型盒。对于加速双粒子束流的回旋加速器，配备有两个离子源，一个产生 H^-，而另一个产生 D^-。

对离子源的基本要求是：① 有足够大的粒子束流；② 粒子束的发散度小，亮度高；③ 粒子束的能量分散小；④ 电离效率高，即产生的有效离子含量高。

离子源气体的质量是影响电离效率、粒子束的发散度和离子源阴极使用寿命的重要因素。为此，要求气体的纯度大于 99.995%，并确保气体输送管道与空气隔绝。在每次泄真空操作或更换离子源气体后，必须先用 10.0 ml/min 的离子源气流冲排 20 min，然后用常规生产的气体流量冲排 30 min，使粒子加速室和气体管道内无空气残留。

二、磁场系统

位于 Dee 电极盒的上下方，提供被加速的粒子做圆周运动所需的磁场强度。现代医用回旋加速器的磁场结构设计是根据粒子动力学和 LH Thomas 的轴向聚焦理论，采用与传统回旋加速器的平面磁极不同的扇形磁极，其形成的深谷磁场代替了传统的匀强磁场。磁场由两个空心铜导体制成的线圈激励，用去离子水冷却。磁场电流通过控制系统预先设置，并自动调整以校正在运行过程中发生的慢漂移。

磁场系统在回旋加速器中是比较稳定的系统。要求每天在启动前检查线圈和磁场电源系统有无冷却水外漏，每周检查磁场电流的漂移情况，即分别在工作电流的 10%、50%和 100%的条件下，观察电压和电流的变化。要求在最大电流时运行 30 min 和 8 h，其电压漂移值分别应为±3 ppm 和±5 ppm。

三、射频系统

射频系统高频变换两个 Dee 电极盒的极性，产生回旋加速器的高频振荡加速高电压，使被加速的粒子获得动能。在 Dee 电极盒内，粒子在磁场的作用下作圆周飞行，当粒子飞行半圈到达 Dee 盒间隙（Gap）时，在射频系统的作用下，Dee 电极盒的极性改变，粒子在静电力作用下经间隙进入另一个 Dee 盒，同时粒子被加速，每越过一个 Dee 盒间隙，粒子能量就有所增大。由于速度增大，受到磁场的洛仑兹力就增加，其轨道半径增大。粒子靠近 Dee 盒边缘时，轨道半径达到最大并具有最大的能量，此时粒子被束流提取装置提取。

如果离子的质量为 m，所带电荷为 q，以速度 v 在 Dee 盒内在场强为 B 的磁场中做圆周运动，那么，洛仑兹力（qvB）与离子的离心力（mv^2/r，r 为离子圆周运动轨道半径）相等：

$$qvB=mv^2/r$$

若离子的圆周运动速度以角速度 ω 表示（$\omega=v/r$），上式可表示为：

$$\omega=qB/m$$

这就是回旋加速器的基本共振方程。从上述方程可以导出，离子获得的最大能量：

$$E=1/2\cdot mv^2=(Bqr)^2/2m$$

达到此能量所需的频率：

$$f=\omega/2\pi=Bq/2\pi m$$

射频系统的另一个作用是从离子源中通过静电引力作用拉出离子。

射频系统是回旋加速器中关键而复杂的系统，不同类型的回旋加速器对该系统有关参数的设置和要求不同，但对该系统的维护保养基本相同。维护中应检查 Dee 盒的厚度、调谐电容板的位置和驱动马达的功能，生产中应注意观察其正向和反向功率的变化，当其变化太大时，则加在 Dee 电极上的电压不稳而发生漂移，离子的加速轨道分散，共振加速时捕获的离子束减少，表现为准直器电流过高，靶电流下降而达不到设定值，此时应调整管路放大器和驱动功率放大系统间的输入和输出以达到匹配。

四、束流提取系统

束流提取系统最主要的部分是碳剥离膜（carbon foil)，其作用是剥去被加速的负离子的两个电子使之转变为阳离子，继而轰击靶核得到正电子核素。由引出束流的位置决定碳剥离膜的位置，通过调整碳剥离膜的位置可控制引出的束流进入任意的同位素生产靶。单束流提取引出一束离子流进入一个靶窗口，双束流提取是在前面位置放置一个碳剥离膜拦截部分束流，在后面位置放置另一个碳剥离膜，同时引出两束离子流分别进入两个靶窗口。因此，双束流提取模式能够同时生产两种不同的正电子核素或在两个相同的靶上加倍生产同种正电子核素。

五、诊断系统、真空系统、冷却系统

诊断系统用于监测回旋加速器中不同位置的束流以及分配在靶系统的束流。该系统主要包括触发式嵌入探针、上下成对的准直器和束流分析器。准直器用于使束流集中和刮掉束流的散射脱尾。一般要求加在准直器上的电流小于靶电流的 20%，如果高于 20%，应小心调整磁场电流或碳剥离膜的位置。

真空系统的作用是建立离子加速所需的真空度，以降低束流的损失，并对高电压的射频场提供绝缘。当结束回旋加速器或真空系统的维修保养工作后，应尽快关闭真空箱。为了能够快速地进行真空抽吸，应注意：① 缩短真空箱的操作时间；② 尽可能使用干燥空气或氮气代替周围的空气对真空箱进行泄气；③ 在每次真空箱泄气后，对加速器进行一次短时间的试运行，因为有时恢复真空后，在加速器中束流的丢失可能较高。

冷却系统包括水冷却系统和氦［He］冷却系统。水冷却系统主要用于从不同的系统中将热量带出，带出的热量在二级水冷却系统中进行热交换，并将热量传送到初级冷却系统。进入热交换器的水温不能高于 15℃。二级水冷却系统要求水温相对恒定，电导率＜5μS，回旋加速器轰击生产时，其输出端的温度不能超过 20℃。He 冷却系统主要用于在轰击期间对靶室和靶窗的 Havar 箔膜和钛箔膜之间进行冷却。

六、靶系统和传输系统

靶系统是完成特定核反应而产生正电子核素的装置，传输系统包括靶前装载和靶后将正电子核素从靶内传送到化学合成装置的管道及初级处理系统。

根据靶物质是气体还是液体，将靶分为气体靶和液体靶。液体靶又根据靶内压力的高低分为高压操作靶（简称高压靶）和低压操作靶（简称低压靶）。靶系统的日常维护主要是进行充靶、传输测试，以检查充靶和传输的时间长短、压力变化、传输体积的损耗量等，充靶后的压力变化应在设定值的 2%～5%。靶物质传输到热元件的时间不能过长，应控制在30～50 s，靶物质的传输体积损失应低于 10%（通常为 5%～10%）。应注意以下几方面：① He 冷却循环中不能含空气，若含部分空气，则有可能生成放射性臭氧，损害 O-环和隔膜。② 充填靶物质前，对气体靶，应预先用靶气体充排一次，水靶应预先用高纯度的$^{16}O\text{-}H_2O$ 冲洗。③ 轰击过程中应随时监测靶电流和准直器电流，为了提高轰击效率，靶电流最好控制在总提取电流的 80%～90%，而准直器电流应低于总提取电流的 20%。④ 应随时监测轰击过程中靶压力的变化，靶压力升高不能超过 20%。⑤ 每次生产完成后，对液体靶应进行干燥，以免残留的放射性液体损伤靶室。⑥ 清洁靶室时，不要接触靶室内壁的表面和其它部件的封闭表面。

传输系统的维护包括用于液体靶靶前装载的加液泵准确性校验、传输管道的清洗等。

表 4－1 给出了目前常用的商品化的回旋加速器的重要参数。

表 4-1 常用的商品化的回旋加速器的特性

公司	加速器名称	粒子与能量	最大束流	双束流	靶数	自屏蔽
CTI	RDS111	11MeV（H^-）	50μA	是	8	有
IBA	Cyclotron10/5	10MeV（H^-）、5MeV（d^-）	60μA	是	8	无
	Cyclotron18/9	18MeV（H^-）、9MeV（d^-）	80μA			
GE	PET Trace	16.5MeV（H^-）、8.4MeV（d^-）	75μA	可选	3～6	有
EBCO	TR19	13～19MeV（H^-）、9MeV（d^-）	>150μA	是	2～8	可选
JSW	BC2010N	20MeV（H^-）、10MeV（d^-）	70μA	是		无
NKK-Oxford	NKK-Oxford	12MeV（H^-）	50～100μA	否		无
Japan Steel	Baby Cyclotron	12MeV（p）	60μA	否	6	
Woks Ltd		6MeV（d）				
Scanditronix	MC17F	17.2MeV（p）、8.6MeV（d^+）、16.5MeV（He^{+2}）	65μA	否	1	
	MC32	16～32MeV（H^-）	120μA	是		无
		8～16MeV（d^-）、16～32MeV（He^{+2}）	80μA			

4.2 正电子放射性核素的生产

一、核反应

入射粒子与靶核相互作用产生新的原子核的变化过程称为核反应。描述核反应的经典模型是 1936 年 Bohr 提出的复合核模型，这个模型认为：核反应过程可分为两个互相独立的阶段，第一阶段是入射粒子被靶核吸收形成激发态的复合核，第二阶段是复合核分解为不同的核反应产物。

核反应可表示为：A+a → B+b

简写为：A（a，b）B

A 为靶核，a 为入射粒子，B 为生成核，b 为出射粒子。

（一）核反应的能量

核反应中吸收或放出的能量称为反应能（Q），它等于反应前后体系的动能之差。$Q>0$ 的反应称为放能反应；$Q<0$ 的反应称为吸能反应。要使核反应发生，入射粒子必须有足够的能量以克服入射粒子与靶核之间的库仑位垒和吸能反应的反应能，能够引起核反应的入射粒子所必需的最低能量称为该反应的阈能。阈能随靶核的质子数增加而增加，对于质子数小的靶核，用低能加速器即可实现核反应。

（二）核反应截面

核反应截面（σ）是反映某一核反应发生几率大小的物理量。它由复合核形成的几率和复合核分解为特定产物的几率两者决定。定义为一个入射粒子打在单位面积内只有一个靶核的靶体上发生某一核反应的几率，即：

$$\sigma=\frac{\text{单位时间发生的核反应数}}{\text{单位时间内的入射粒子数}\times\text{单位面积内的靶核数}}$$

从上式可以看出，反应截面具有面积的量纲。从几何意义上讲，反应截面相当于在单位面积内只有一个靶核的靶体上，存在着一个有效面积 σ，入射粒子只要与它相碰，就会发生核反应。

（三）激发函数

反应截面与入射粒子能量之间的关系称为激发函数。

（四）核反应产额

入射粒子在靶核上引起的核反应数与入射粒子数之比，称为核反应产额。它与反应截面和靶核原子数成正比。

二、^{18}F 的生产

^{18}F 的半衰期为 109.6 min，β^+ 粒子的能量为 635 keV。

生产^{18}F最常用的路线是^{18}O（p，n）^{18}F。靶为富氧水$H_2^{18}O$，靶体由钛、钛与不锈钢的合金或银制备，靶窗用铝或钛膜制备。所用质子能量为17→11 MeV，束流10～20μA，产额为296～2590 MBq/μA·h，轰击时间一般在60～80 min。靶的结构见图4-4。为提高反应截面和有效散热，靶中$H_2^{18}O$应尽量少。为了防止在照射过程中水的沸腾，可在靶中充入氦、氮等惰性气体增大压力，或关闭阀门使靶中压力自行增大。在照射中应随时监测靶压力的变化，使靶压力在所控制的范围内。前面靶窗用氦冷却，靶后面用水冷却。

上述核反应得到的是不加载体的具有亲核性质的$^{18}F^-$。可直接将轰击后的含$^{18}F^-$的富氧水溶液用于合成，但需考虑丢失$H_2^{18}O$的价格损失。另一种方法是通过离子交换树脂（如AG1X8）进行分离，这种方法可回收价格昂贵的H_2O。当$^{18}F^-$用于亲核取代反应时，需去除水，可将$^{18}F^-$溶解于含正离子，如K^+、Cs^+、Rb^+、Bu_4N^+或K^+-Kryptofix™的溶液中，再加入碱，如KOH、K_2CO_3、Rb_2CO_3、Et_4NOH、Bu_4NOH或K_2CO_3-Kryptofix™形成盐，蒸馏、干燥去除水。

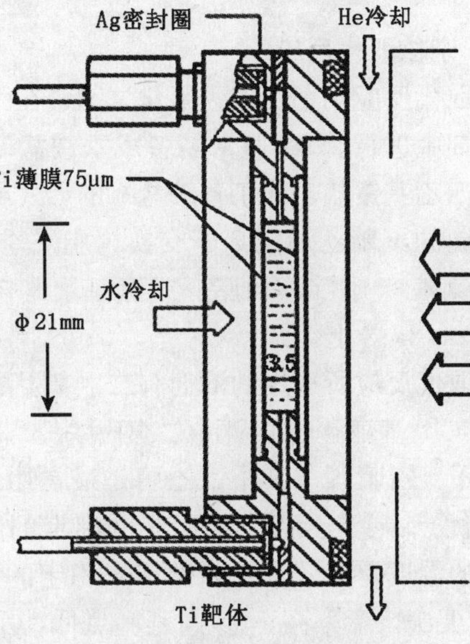

图4-4 ^{18}O（p，n）^{18}F反应生产^{18}F的靶结构图

生产^{18}F的另一常用的路线是^{20}Ne（d，α）^{18}F。靶为加入少量氟气（0.1%～0.2%，其作用是减少^{18}F在金属靶壁上的吸附）的高纯度（纯度>99.998%）的氖，靶体由镍、镍合金或铝制备，靶窗用铝或Havar™膜制备。所用氖的能量为14→9 MeV，束流10～40 μA，产额为333～555 MBq/μAh，轰击时间一般在1～2 h，获得的$^{18}F_2$的比活度为2.96～370 MBq/μmol。此反应得到的是有载体的具有亲电性质的$^{18}F_2$，这种在氖气中的$^{18}F_2$可以直接用于合成。

三、^{11}C的生产

^{11}C的半衰期为20.4 min，$β^+$粒子的能量为960 keV。

生产^{11}C的最常用的路线是^{14}N（p，α）^{11}C。靶为含有微量氧气的高纯度的氮气（如Nitrogen N60，纯度为99.9999%；“white spot” nitrogen，纯度为99%），靶体由铝或铝合金制备，靶窗用钛或不锈钢膜制备。^{14}N（p，α）^{11}C反应同时有^{14}N（p，pn）^{13}N反应相竞争，根据二者的激发函数，所用质子的能量为13→3MeV时，^{13}N杂质含量很少。束流通常为45μA，轰击时间0.7 h，可获得>74 GBq、比活度约为1.11GBq/μmol的^{11}C。得到的^{11}C的化学形态是$^{11}CO_2$，它可以直接用于化学合成，也可通过液氮冷凝收集，或者通过分子筛吸附收集，以制备^{11}C的标记试剂。如果用含5 %的氢气的高纯度的氮气作靶，可得到$^{11}CH_4$。

四、^{13}N的生产

^{13}N的半衰期为10.0 min，$β^+$粒子的能量为1.19 MeV。

生产^{13}N的最常用的路线是^{16}O（p，α）^{13}N。靶为高纯度的水（纯度为99.99%），靶体由镍或钛制备，靶窗用钛膜制备。所用质子的能量为17→7 MeV。束流通常为30μA，用17 MeV的质子轰击10 min，可获得约20.35 GBq的^{13}N。得到的^{13}N的化学形态是$^{13}NO_3^-$和$^{13}NO_2^-$，可通过还原转化为$^{13}NH_3$。

此外，^{13}C（p，n）^{13}N和^{12}C（d，n）^{13}N也是生产^{13}N的常用的路线。

五、^{15}O的生产

^{15}O的半衰期为2.05 min，$β^+$粒子的能量为1.72 MeV。

生产^{15}O的最常用的路线是^{14}N（d，n）^{15}O。靶为高纯度的氮气，靶体由铝合金制备，靶窗用钛膜制备。此反应同时有^{14}N（d，t）^{13}N和^{14}N（d，αn）^{11}C

反应相竞争，根据三者的激发函数，所用氘的能量为10→8 MeV时，^{13}N和^{11}C杂质含量很少。束流通常为20～50μA，产额为185～296 MBq/μA min。^{15}N（p，n）^{15}O反应和^{16}O（p，pn）^{15}O反应也是生产^{15}O的常用的路线。

^{15}O常用的化学形态有$^{15}O_2$、$C^{15}O_2$、$C^{15}O$与$H_2^{15}O$。$^{15}O_2$用含0.2 %～0.5 %的氧气的氮气靶生产；$H_2^{15}O$可用含5 %的氢气的氮气靶生产，或用水作靶通过^{16}O（p，pn）^{15}O反应生产，也可用$^{15}O_2$在钯催化下与H_2反应制备；$C^{15}O_2$用含2%～2.5%的二氧化碳的氮气作靶，产生的$^{15}O_2$与热的活性碳反应制备；$C^{15}O$可用$^{15}O_2$经过1000℃的干燥的活性碳柱制备。

六、发生器获得的正电子核素

(一)^{82}Rb

^{82}Rb的半衰期为75s，β^+粒子的能量为3.35 MeV。

^{82}Rb是第一个获FDA批准的正电子放射性药物。它通过锶［^{82}Sr］-^{82}Rb发生器获得。^{82}Sr（$T_{1/2}$为25 d）可通过高能加速器用高能质子引发钼裂变，经提取得到或通过^{85}Rb（p，4n）^{82}Rb反应得到。纯化的^{82}Sr吸附于二氧化锡柱上，用生理盐水洗脱。^{82}Sr-^{82}Rb发生器的有效期一般为3～4个月，可通过更换柱芯更新。由于^{82}Rb的半衰期很短（75 s），^{82}Sr-^{82}Rb发生器一般置于PET机旁，自动淋洗、自动注射。

(二)^{68}Ga

^{68}Ga的半衰期为68.3 min，β^+粒子的能量为1.90 MeV。

^{68}Ga通过锗［^{68}Ge］-^{68}Ga发生器获得。^{68}Ge（$T_{1/2}$为271 d）可通过高能加速器用高能质子引发铷裂变，经提取得到。^{68}Ge-^{68}Ga发生器有几种不同的吸附材料和淋洗液，最早用三氧化二铝作吸附材料，淋洗液为EDTA，得到^{68}Ga-EDTA溶液。该方法的不足在于^{68}Ga-EDTA不易对其它化合物进行标记。1984年，Mcelvany KD等用二氧化锡柱作吸附材料，用1 mol/L的HCl洗脱，得到$^{68}Ga^{3+}$溶液，此洗脱液可方便地进行^{68}Ga标记。

(三)^{62}Cu

铜［^{62}Cu］的半衰期为9.7 min，β^+粒子的能量为2.93 MeV。

^{62}Cu通过锌［^{62}Zn］-^{62}Cu发生器获得。^{62}Zn（$T_{1/2}$为9.2 h）在加速器中通过^{63}Cu（p，2 n）^{62}Zn反应得到。^{62}Zn-^{62}Cu发生器的吸附材料为Dowex1-X10，淋洗液为含100 mg/ml NaCl和1μg/ml $CuCl_2$的0.1 mol/L HCl溶液。近年来，将^{62}Zn-^{62}Cu发生器自动化，吸附材料改为AG1X8，淋洗液为含1.8 mol/L NaCl的0.2 mol/L HCl溶液，能在40 s内自动完成淋洗。

4.3 正电子放射性药物的标记

正电子放射性核素短的半衰期是正电子放射性药物标记中所面临的一个很大的挑战，由于^{13}N和^{15}O的半衰期非常短，因此，目前应用的^{13}N和^{15}O标记的药物较少，而且主要是从加速器直接得到的或通过简单的反应制备的化合物，如$^{13}NH_3$、$^{15}O_2$、$C^{15}O_2$、$C^{15}O$、$H_2^{15}O$、$Bu^{15}OH$等。^{68}Ga和^{62}Cu通过与配体螯合标记。本节主要介绍^{18}F和^{11}C的标记。

一、^{18}F的标记

^{18}F的标记可分为亲核取代反应和亲电氟化反应两种途径。

(一) 亲核取代反应

亲核取代反应用$^{18}F^-$作为氟化试剂，在无水、非氢键的溶剂中进行。$^{18}F^-$通常制备成季铵盐（如四甲基铵盐、四乙基铵盐、四丁基铵盐）的形式或被捕获在一种特制的聚苯乙烯阴离子交换树脂〔季-4-（N，N-二烃基氨基）-吡啶鎓树脂〕或氨基聚醚穴状配体Kryptofix2，2，2上。

亲核取代反应所选用的溶剂有二甲基甲酰胺、四氢呋喃、二甲基亚砜、丙酮、二氯甲烷、氯仿、1，4-二氧六环、乙腈等。其中，乙腈是最常用的溶剂，它有以下优点：① 乙腈与水形成低沸点的共沸物，可在较低的温度下有效地干燥对热不稳定的氟化物；② 反应速度快，产率高；③ 因其沸点低，反应结束后乙腈容易被蒸除。

亲核氟代反应可分为以下三类方法。

1. $^{18}F^-$取代芳环上的硝基或季胺基

这是最常用的在芳环上标记^{18}F的方法。芳环上含吸电子取代基，如硝基、腈基、醛基，则可活化反应。常用的季胺基有：$(CH_3)_3N^+I^-$、$(CH_3)_3N^+$

Tf^-（Tf 为三氟甲基磺酸）等。例如，去氯-2-[^{18}F]-地棘蛙素的标记。

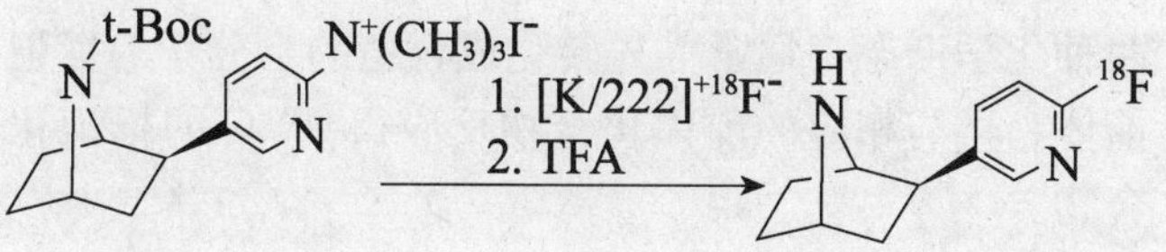

2. 在 N、O、S 上的间接氟代反应

先用^{18}F 标记一个含 N、O、S 的二取代烷烃，然后与药物分子反应，或者先用一个含 N、O、S 的二取代烷烃与药物分子反应，然后进行^{18}F 标记：

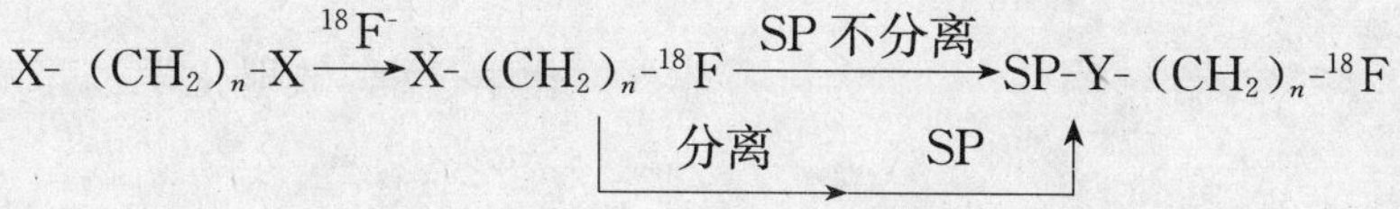

或

$$SP \xrightarrow{X\text{-}(CH_2)_n\text{-}X} SP\text{-}Y\text{-}(CH_2)_n\text{-}X \xrightarrow{^{18}F^-} SP\text{-}Y\text{-}(CH_2)_n\text{-}^{18}F$$

SP 为待标记化合物，X＝-I、-Br、MeSO-、TsO-、F_3CCOO-；Y=N、O、S

标记率与二取代烷烃碳链的长度和取代基种类有关。当 n=1，2，3 时，n 越大标记率越高；当 n=1 时，标记率 MeSO->TsO->-Br；当 n=2，3 时，标记率 TsO->MeSO->-Br。

例如，5-HT_1受体配体 McN5652 的^{18}F 标记：

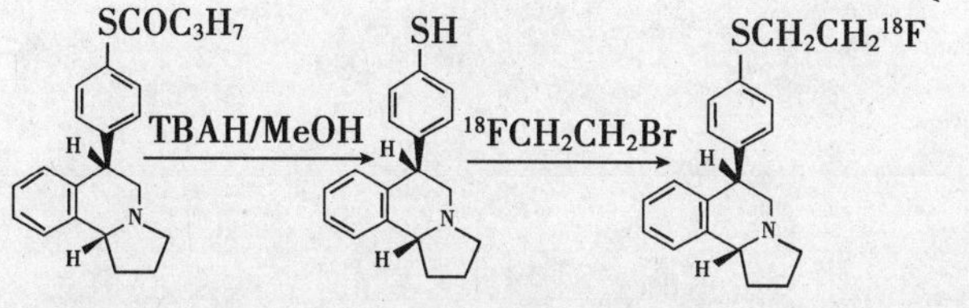

3. 通过活泼的标记前体进行氟化

首先在待标记化合物中引入含卤素、磺酸酯基或重氮盐等的活泼基团，用^{18}F 取代活泼基团进行标记。例如，通过 Balz-Schiemann 反应进行标记：

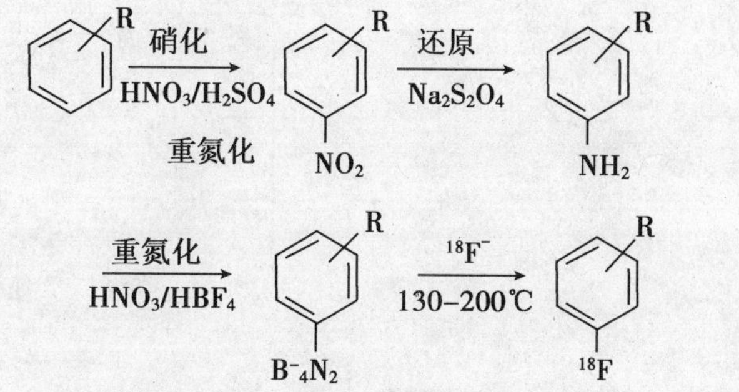

（二）亲电氟化反应

用于亲电氟化反应的亲电试剂有：$^{18}F_2$、［^{18}F］-乙酰次氟化物、^{18}F-CF_3OF、^{18}F-ClO_3F、^{18}F-XeF_2等。在亲电氟化反应中，^{18}F 通过亲电加成机制标记到含双键或叁键的化合物上，或通过亲电取代机制标记到富电子的芳环上。与亲核取代反应相反，芳环上含斥电子取代基，如羟基、烷基、胺基，则可活化反应。

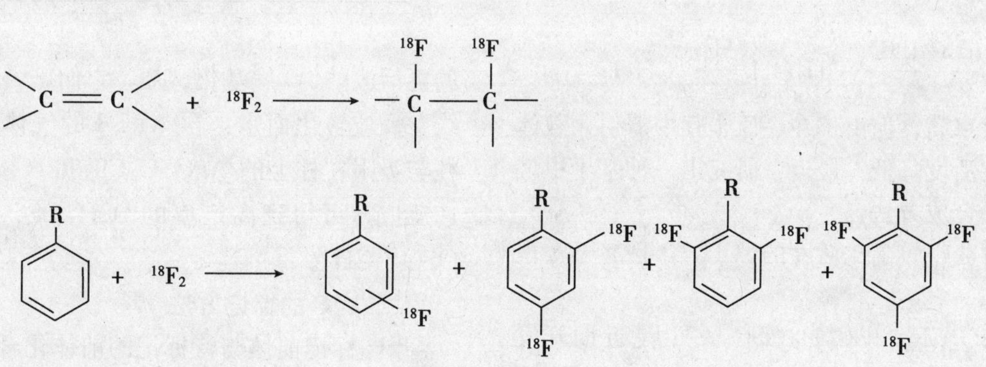

亲电氟化反应由于使用含载体的气体氟作为氟化试剂，因此，存在反应难以控制且大多数反应标记率低等缺点，尤其芳环上的反应选择性差，产生异构体。与亲电氟化反应相比，亲核氟化反应可避免用气体氟作为氟化试剂，而用不加载体的$^{18}F^-$作为氟化试剂，标记更为简单、标记率也较高（理论上可达100%），是更常用的^{18}F标记方法。

二、^{11}C的标记

如前所述，从加速器得到的^{11}C有$^{11}CO_2$和$^{11}CH_4$两种化学形态，通常需先转化成合适的小分子的标记前体，再与相应的前体化合物反应得到^{11}C的标记化合物。

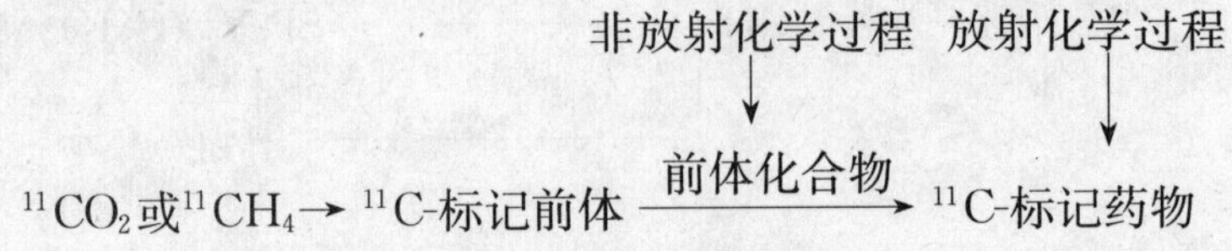

(一)^{11}C-标记前体

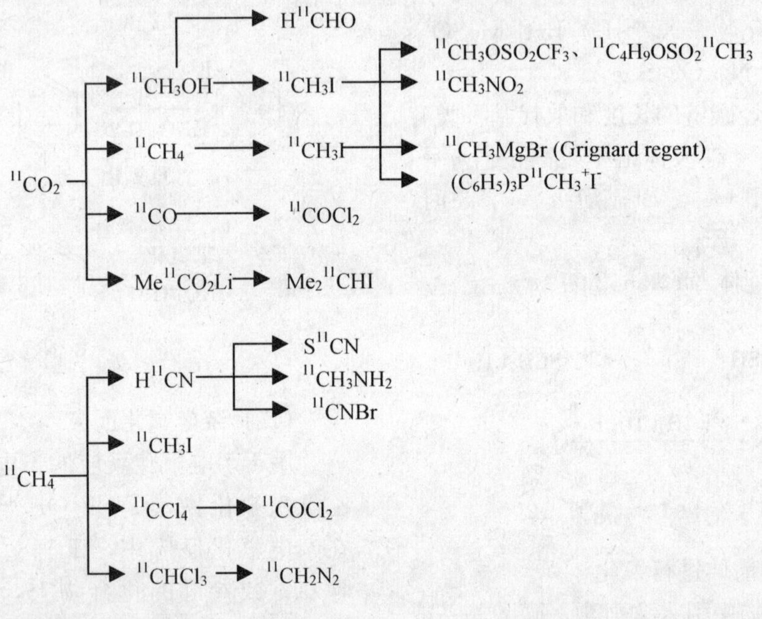

其中，最重要的标记前体是$^{11}CH_3I$，它主要用于在有机分子的N、O、S等位置上进行烷基化反应。将$^{11}CO_2$经$LiAlH_4$还原，并用HI进行碘化反应可得到$^{11}CH_3I$：

$$^{11}CO_2 \xrightarrow{LiAlH_4} {}^{11}CH_3OH \xrightarrow{HI} {}^{11}CH_3I$$

该方法效率高，但由于在还原步骤中需引入载体而难免导致比活度降低。最近，研究出一种基于甲烷循环碘化的新合成方法：

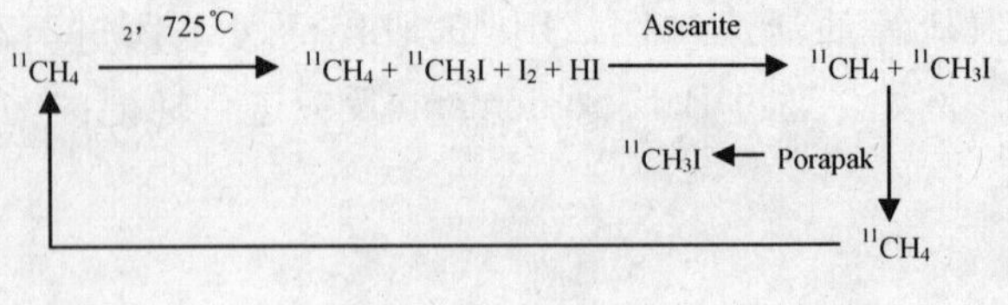

该方法可获得较高比活度的$^{11}CH_3I$，且易于实现常规操作。

$^{11}CH_3OSO_2CF_3$和$^{11}C_4H_9OSO_2{}^{11}CH_3$是近期开发的更活泼的$^{11}C$-甲基化试剂，它们可由$^{11}CH_3I$经“在线”反应转化而来：含$^{11}CH_3I$的气体通过热氧化铝柱与吸附在柱上的$AgOSO_2CF_3$和$^{11}C_4H_9OSO_2Ag$迅速反应，可得到高产率的$^{11}CH_3OSO_2CF_3$和$^{11}C_4H_9OSO_2{}^{11}CH_3$。

(二)^{11}C的标记方法

^{11}C-标记前体与待标记的前体化合物经简单步骤

的放射化学合成得到^{11}C-标记药物。有时，前体化合物的活性中心需用保护基团进行保护，反应完成后需快速脱掉保护基团。当需得到手性标记产物时，合成反应通常较复杂，可通过不对称合成或用高效液相色谱仪（high performance liquid chromatography, HPLC）分离光学异构体实现。因为环境中存在二氧化碳和其它碳的化合物，因此，如何排除稳定碳的掺入，提高标记产物的比活度是^{11}C标记中一个值得注意的问题。

不同官能团的^{11}C标记方法列入表4－2。

表4－2 不同官能团的^{11}C标记方法

化合物类型	局部结构	标记前体
胺类	$>N^{11}CH_3$	$^{11}CH_3I$、$H^{11}CHO$、$^{11}CO_2$、$^{11}CH_3OSO_2CF_3$
	$>N^{11}CH_2R$	$R^{11}CH_2I$、$H^{11}CN$
	$>N^{11}CH_2R$ $>N^{11}CH_2Ar$	$Ar^{11}CH_2I$
	$>N^{11}CH(Me)_2$	$Me_2{}^{11}CO$、$Me_2{}^{11}CHI$
醚类	$—O^{11}CH_3$	$^{11}CH_3I$、$^{11}CH_2N_2$、$^{11}CH_3OH$、$^{11}CH_3OSO_2CF_3$
	$—O^{11}CH_2R$	$R^{11}CH_2I$
硫醚类	$—S^{11}CH_3$	$^{11}CH_3I$、$^{11}CH_3OSO_2CF_3$
羧酸类	$R^{11}COOH$、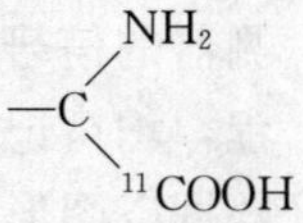	$^{11}CO_2$、$H^{11}CN$
酰胺类	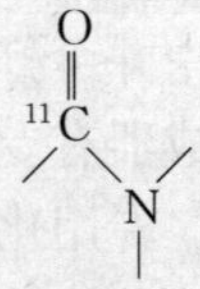 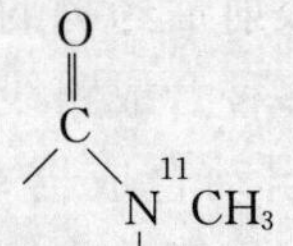	$R^{11}COCl$、^{11}CO $^{11}CH_3I$
腈类	$R^{11}CNH$	^{11}CN
酯类	$RCOO^{11}CH_3$	$^{11}CH_3I$
异氰酸酯类	$RN^{11}CO$	$^{11}COCl_2$
脲类	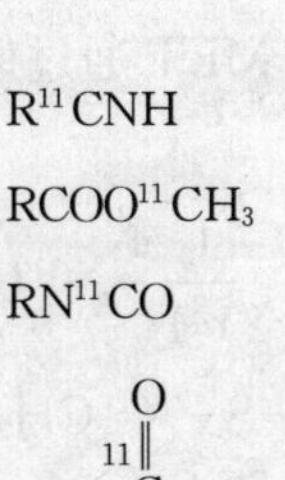	$^{11}COCl_2$

4.4 正电子放射性药物的全自动合成器

正电子放射性核素^{18}F、^{11}C、^{13}N、^{15}O由于半衰期短，需要快速标记；而且，无法对药物完成全面的质量控制后再进行临床应用，因此对正电子放射性药物的合成过程及设备就提出了更高的要求。自动合成是保证制备过程快捷方便、重复性与可靠性好、合成效率稳定的重要手段，同时，正电子放射性药物的自动合成也是减少工作人员所受的辐射剂量的重要途径。因此，^{18}F、^{11}C、^{13}N、^{15}O标记的正电子放射性药物只有通过全自动化合成才真正具有临床价值。正电子放射性药物的自动合成系统包括遥控合成系统（remotely controlled synthesis system）、程序逻辑控制（programmable logic control，PLC）的合成系统、机器人（robot system）和计算机控制的全自动合成器（automatic synthesizer）。目前，全自动合成器广泛应用于临床正电子放射性药物的制备。

1. 全自动合成器的原理与构成

全自动合成器的原理是基于实验室单元操作的模块设计概念，将一个多步的化学合成过程分解为单元操作（unit operation）（如加入试剂、去除溶剂、溶剂萃取、固相提取、层析、除菌等），设定参数（试剂、温度、反馈参数、体积、浓度等）后通过计算机程序化控制和负反馈调节控制各单元操作过程。在全自动合成器中，加入试剂、移液、溶剂混合等操作通过真空或加压装置自动完成，每一操作的开始由“on/off”指令控制由电子开关支配的阀门确定；各步化学反应的结束及加热、冷却等过程由计算机程序控制，并以监测器测定的温度、蒸汽压力、液面高度、放射性等作为反馈信号通过负反馈调节对单元操作实时控制。全自动化合成器中可装配专用的制备HPLC对标记产物进行纯化，通过HPLC和UV（紫外检测器）系统进行纯度检测，最后，经无菌过滤器除菌得到可供临床应用的产品。

全自动合成器由加样瓶、反应瓶、阀、加热器、真空泵、监测器（包括温度监测器、压力监测器、液面高度监测器、放射性监测器等）、温度控制器、流量控制器、纯化装置（如制备用HPLC）、纯度检测系统（如HPLC、UV）及无菌过滤器等部件组成。可分为三大部分：

（1）控制系统

控制系统主要由控制单元（control unit）和计算机组成。控制单元用于控制正电子放射性药物的合成流程，保存于应用程序中的预定义参数，控制合成模块中的处理组件。药物合成需要的 Time List 和 Method List 都存储在计算机系统，通过接口和控制单元通信。

（2）合成系统

合成系统是药物合成最终的执行系统。由试剂瓶、反应瓶、管路传输系统、真空系统、γ探头组成。

（3）质控系统

包括 HPLC 和 UV。对产品进行纯化与纯度检测。

全自动合成系统还可进行自动清洗和干燥。系统便于维护与短时间内可重复使用对于全自动合成系统是非常重要的。

在目前商品化的供临床应用的全自动合成器中，每个合成过程都根据GMP条例进行记录。所使用的原料的相关数据如批号，可以输入控制系统；重要的时间依赖性的信号，如来自温度、压力及放射活性监测器的信号、合成器中放射性物质的转运及反应过程，均被记录并保存。许多全自动合成器还可对一些数据以图形化形式实时显示。这样，合成过程资料将保存在计算机中并可打印在产物报告中。

全自动合成器有专用化学合成系统和多功能化学合成系统两种。专用化学合成系统仅能用于一种特定的正电子放射性药物的合成；多功能化学合成系统可用于合成多种合成路线相近的正电子放射性药物。

2. 全自动合成器举例- TRACER lab FXc 合成^{11}C-MET（蛋氨酸）

^{11}C - MET 通过以下化学反应合成：

$$^{11}CO_2 \xrightarrow[2)\ I_2]{1)\ H_2/Ni} {}^{11}CH_3I \xrightarrow{\text{L-同型半胱氨酸巯基内酯·HCl}}$$

$$^{11}CH_3\text{-}S\text{-}(^{11}CH_3)_2\text{-}CH\ (NH_2)\ \text{-}COOH$$

TRACE lab FXc（图 4－5）合成^{11}C - MET 的过程（图 4－6）可分解为以下六步单元操作：①从加速器释放并捕获$^{11}CO_2$；②$^{11}CO_2$与H_2反应生成中间产物$^{11}CH_4$；③$^{11}CH_4$与I_2反应转化为中间产物^{11}

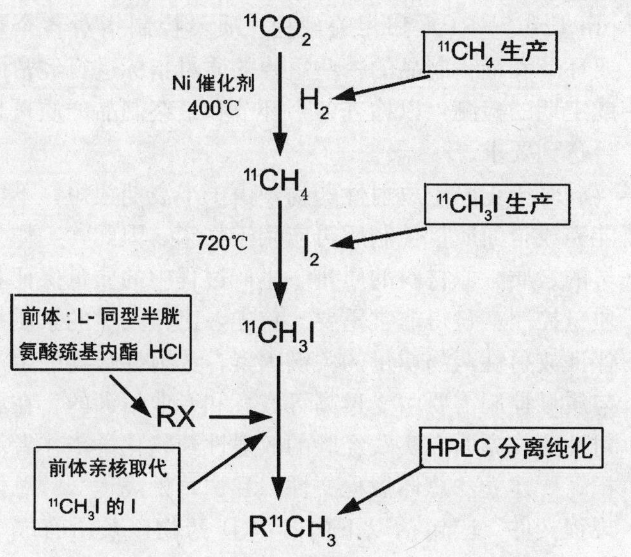

图 4－6 TRACER lab FXc 化学合成过程示意图

CH_3I；④ $^{11}CH_3I$ 与前体反应生成 ^{11}C－MET；⑤ HPLC 分离纯化；⑥ 无菌过滤后得到可供临床应用的产品。

合成步骤为：

（1）从加速器释放并捕获 $^{11}CO_2$。

（2）将 $^{11}CO_2$ 传输进入反应器与氢气混合，在 Ni 催化剂的作用下，于 400°C 高温反应，生成 $^{11}CH_4$。

（3）$^{11}CH_4$ 与升华的碘在 720°C 高温下反应生成碘甲烷（$^{11}CH_3I$）。

（3）$^{11}CH_3I$ 在氦气流（20 ml/min）的作用下进入反应池（－20℃收集于 0.2 ml 丙酮中）。

（4）$^{11}CH_3I$ 与反应池的 L－同型半胱氨酸巯基内酯·HCl（2 mg L－同型半胱氨酸巯基内酯·HCl 溶于 0.3 ml 的 0.3 M NaOH 溶液）混合，混合液 70°C 反应 5 min。然后冷却至室温。

（5）加入 0.6 ml 20 mmol NaH_2PO_4/5%EtOH，混合。

（6）混合物进入 HPLC 进行分离纯化，C18 柱，淋洗液为 0.6 ml 20 mmol NaH_2PO_4/5%EtOH，λ＝224 nm，流速 5 ml/min。收集放射性峰组分（保留时间约为 3.5 min）。然后经 0.2 mm 的无菌滤膜过滤，得到产物 ^{11}C － MET。

TRACE lab FXc 化学合成器的内部结构图（图 4－7）。TRACE lab FXc 化学合成器合成 ^{11}C － MET 的操作界面（图 4－8）。整个合成过程少于 30 min，合成过程可自动完成，一般不需人工干预。

3. 全自动合成器的使用

由于全自动合成器中化学合成是全自动进行的，操作者所要作的主要是合成前的准备。

（1）合成器的清洗和干燥。可通过全自动合成器的清洗程序完成。

（2）打开真空泵、压缩空气和惰性气体开关，检查压力是否在规定范围内。

（3）配制试剂、加入试剂瓶。

为了保证试剂质量，许多试剂需合成前新鲜配制。

（4）连接管路，安装分离柱、无菌过滤器、接收瓶等。

合成过程中实时观察合成过程，必要时可以干预合成过程。合成完成后，必须按照正电子放射性药物的相关规定进行质量检验。

4. 全自动合成器合成正电子放射性药物的主要影响因素

（1）机械和物理相关的因素

机械和物理相关的因素主要影响设备的工作状态和动作的准确性。主要有温度、真空度、压力和机械动作等。温度是反应的关键条件，必须严格控制；真空度由真空泵和液氮冷阱提供，是气体和液体传送的关键因素，也是许多反应的重要反应条件。压力对液体传送和冷却的效率都会有影响，应调节到指定的范围内；传递压力的气体（通常为氦气和氮气）的纯度尤其是含水量将直接影响合成效率。机械动作主要是内部阀门的切换，该因素一般比较稳定，不会对药物合成产生很大的影响。机械和物理相关的问题一般可以明确检测并快速解决。

（2）试剂

试剂的质量（纯度）是影响放射性药物质量的关键因素。应选用能够保证质量的原材料并对合成所用的原材料进行详细记录，以保证最终放射性药物的质量。建议选择专业化学试剂或药品公司生产的试剂，如德国 ABX 公司生产的配套药盒是经过严格的药品生产质量管理规范（good radiopharmacy practice，GRP）生产的，可以很好地保证试剂的质量。试剂的运输和保存对药物的合成也有很大的影响，在运送和试剂（特别是前体）保存的过程中对温度有很苛刻的要求，如果储存不当将导致试剂变质。有些试剂需要在合成前新鲜配制。在 ^{18}F 亲核取代反应中，水分是影响合成效率的一个关键因素，可导致产率大大下降，甚至得不到产物。因此，前题要确保无水分。

反应溶剂的选择与溶剂的质量对合成效率影响很大。如在^{18}F亲核取代反应中，可选用的溶剂有乙腈、四氢呋喃、二甲亚砜、二氯甲烷、氯仿等。但实验证明，乙腈比其它溶剂有明显的优点：乙腈与水形成低沸点的共沸物，可有效地干燥热不稳定的氟化物，并能有效地蒸出乙腈分子；共沸后能彻底地去除水分子；反应速度快，产率高；在回流状态下底物不分解。溶剂的质量明显影响合成效率，在^{18}F亲核取代反应中，溶剂必须保证无水，否则合成可能失败。

(3) 操作相关的因素

药物合成需要有相关专业背景并有丰富工作经验的人员担任，必须严格遵循SOP操作规程，符合GMP和cGMP操作流程。

① 原料添加的时序

例如用TRACElab FX-FDG合成^{18}F-FDG，可于合成前日清洁程序完成后加入K_2CO_3、NaOH、注射用水和10%NaCl，当日合成前加入Kry 2.2.2。三氟甘露糖于-20 ± 5℃保存，使用前应先取出置于冷藏层放置20～30 min。自配原料应当天新鲜配制。

② 合成起始时间控制

回旋加速器生产的核素通过氦气加压传送至化学合成器，需要一定的时间，此等待时间根据场地而定，可事先用水进行试验，得到其准确的传送时间，随着合成次数的增加该时间将稍延长。合成时必须等待加速器传送完放射性核素再开始合成，否则将影响产率，并导致管路的放射性残留。

(4) 反应环境条件

室内温度直接影响压缩空气温度，压缩空气温度对合成中的升温过程影响较小，但对降温过程影响较大。温度过高将导致压缩空气降温效果差，降温时间延长，影响产率。应控制在20℃～24℃，湿度控制在较低的水平有利于管路保持干燥，一般在30%～50%为宜。

4.5 正电子放射性药物的质量保证与质量控制

放射性药物的质量管理包括质量保证（quality assurance，QA）和质量控制（quality control，QC）两部分。质量保证指为达到质量要求而采取的一系列标准化措施，放射性药物的生产必须遵循GMP、放射性药品生产和管理规范（good radiopharmacy practice，GRP）和相关规程。质量控制指对各个重要环节和最终制品的一些重要的质量指标进行经常的或定期的检测，以检查各个环节和最终制品的质量是否达到要求。

对于正电子放射性药物，由于半衰期很短，不可能完成全面质量控制后再应用于临床，因此，工作人员的素质、原材料的质量、生产过程中的质量保证和质量控制就显得非常重要。首先，工作人员的素质是保证放射性药物质量的关键因素，放射性药物的生产与质量控制需要由受过高等教育和专业培训的、在放射性药物方面有实践经验的放射性药物化学工作者承担；要建立“总体规程文件”和“每批规程”，“总体规程文件”应包括以下内容：① 药物以及所有成分的定性与定量的质量指标；② 制备方法；③ 起始原料的质控；④ 最终产品的质控；⑤ 稳定性试验。“总体规程文件”还必须包括标准化操作规程（SOP），在SOP中详细规定有包括准备、生产、配方、分析、储存的所有操作步骤和文件，文件中包括“每批规程”，即每次生产的记录，包括对上述每一步骤的核对，“每批规程”是质量保证的一个关键性的环节。生产过程中的质量控制可通过将HPLC或气相色谱仪（gas chromatography，GC）整合到生产线中实现，一个有效的方法是对合成的每一步骤的放射性活度进行连续监控，可早期发现生产中的问题。

原材料的质量控制是GMP的一部分，其对于正电子放射性药物的质量管理尤其重要。原材料包括药物生产中的所使用的每一试剂及容器等。原材料的质量控制包括原材料的批号、说明书、质量指标、分析方法等。对于药典收载的原材料，需列出详细的参考标准；对于未被药典收载的原材料，要有包括原材料名称、鉴定方法、纯度实验方法、稳定性（储存期限）及理化性质等的手册。

产品的质量控制主要包括对放射性药物的物理性质检测、化学性质检测和生物学性质检测三个方面。对于正电子放射性药物，由于半衰期很短，使用前不需要完成全面的质量控制，有些质控项目是定期进行的。

一、物理性质检测

物理性质检测包括性状（澄明度、颜色、颗粒度）、放射性核纯度、放射性活度及比活度检定等。澄明度及颜色通过肉眼观察；放射性活度可通过活度计测定；比活度指单位质量的放射性药物的活度，比活度分为三级：① 无载体的，指不含放射性核素的稳定同位素标记的药物；② 不加载体的，指在放射性核素和放射性药物生产中没有加入稳定同位素，但在生产过程中稳定同位素有可能无法避免地掺入放射性药物中，如^{11}C标记化合物，空气中或容器中的稳定碳有可能掺入放射性药物中；③ 加载体的，在放射性核素和放射性药物生产中加入了稳定同位素。放射性核纯度指特定放射性核素的放射性活度占总放射性活度的百分数，采用能谱法（用能谱仪测定）和半衰期法测定。正电子核素的γ能谱上表现出 511 keV 的光子峰和 1022 keV 的总峰，可与发射γ射线的核素相鉴别；不同的正电子核素需通过测定半衰期鉴别。

二、化学性质检测

化学性质检测包括 pH 值、化学纯度及放射化学纯度检定等。

1. pH 值　采用 pH 试纸或酸度计检测。

2. 化学纯度（chemical purity）　指以某一形式存在的物质的质量占该样品总质量的百分数。化学杂质可引起不良反应，还可产生不希望的药理和毒性效应。因此，要求放射性药物有高的化学纯度。化学纯度可采用色谱法（如 HPLC、GC）测定。

3. 放射化学纯度（radiochemical purity，RCP 或 Rp）　是指以特定化学形态存在的放射性活度占总放射性活度的百分比。由于 PET 常用于定量测定，因此放射化学纯度对于正电子放射性药物非常重要。放射化学纯度测定方法有 HPLC、GC、纸色谱法（paper chromatography，PC）和薄层色谱法（thin layer chromatography，TLC）。由于 HPLC 是集高速度、高分辨率和高灵敏度于一体的技术，而且便于自动化，可整合到生产线中，因此，是正电子放射性药物质控的最常用的方法。下面主要介绍 HPLC 法、PC 法与 TLC 法。

PC 和 TLC 是以色谱纸或色谱用硅胶、聚丙烯酰胺等材料均匀涂布于薄片（大多数为塑料片）或薄板（大多数为玻璃板）为支持体（固定相），以适当的展开剂（即层析所用的溶剂）展开，将不同组分分离后测定放射性分布的方法。HPLC 是以色谱柱为固定相，以适当的流动相进行洗脱。其原理是由于样品中的各组分在固定相和流动相间分配系数不同，从而在固定相中移动的速率不同，称为差速移行。因此，各组分在固定相中的位置不同或被洗脱出来的时间不同，达到分离的目的。柱色谱的分离效率随流动相流速的增大而增高，HPLC 采用高压技术，增大流速，从而大大提高了分离效率。

PC 和 TLC 中用 Rf（比移值），即某组分在色谱纸上的位置来区分各组分：

Rf ＝溶质移动的距离/溶剂移动的距离
＝原点至样品中某组分的距离/原点至溶剂前沿的距离

HPLC 中用保留时间，即从开始洗脱至某一组分被洗脱出来的时间来区分各组分。

三、生物学检测

生物学检测主要包括无菌、无热原、毒性检定和生物分布试验，由于生物学检测需要的时间较长，因此，不需每次生产均进行生物学检测，仅在开始生产时和定期进行检测。

1. 无菌　放射性药物的灭菌方法有高压灭菌法和微孔滤膜过滤法，正电子放射性药物采用 0.22μm 的微孔滤膜过滤法除菌。无菌检验包括需氧菌、厌氧菌和霉菌检验，按《中华人民共和国药典》规定，采用细菌培养法检验。

2. 无热原　热原主要是细菌内毒素（多糖类物质）或微生物代谢产生的蛋白，可引起体温升高、寒战甚至休克。热原一般采用干热 250℃ 0.5 h 或 180℃ 2 h 去除。为保证放射性药物中不含热原，一般采用防止制备过程中沾污热原的措施。热原用家兔法和鲎试验法检验，详见《中华人民共和国药典》。

3. 毒性检定　放射性药物由于化学量极少，且一般是一次性用药，化学毒性通常是很小的，所以通常先按《中华人民共和国药典》规定的方法进行异常毒性试验，不合格时再进行常规的急慢性毒性检定。放射性药物存在由射线引起的辐射安全性问题，用医用内照射剂量（medical internal radiation dose，MIRD）评价。MIRD 可通过动物试验估算，也可经特别批准后，在人体直接计算。

4. 生物分布　用以评价放射性药物的有效性。一般选用小鼠或大鼠进行，注入放射性药物一定时间后，处死并解剖动物，测定体内放射性药物分布，计算摄取百分率（ID%或 ID%/g），即全脏器或每克组织摄取的放射性占注入该动物的总放射性的百分比；靶本比（T/NT），即每克靶组织的放射性与每克非靶组织本底放射性的比值。

4.6 临床应用的正电子放射性药物

目前，常用的正电子放射性药物有^{18}F-FDG、^{18}F-氟化钠（^{18}F-NaF）、6-^{18}F-氟-L-多巴（6-^{18}F-FDOPA）、^{11}C-乙酸盐（^{11}C-acetate，^{11}C-AC）和^{13}N-氨（$^{13}NH_3$）、^{15}O-氧气（$^{15}O_2$）、^{15}O-水（$H_2{}^{15}O$）、^{15}O-一氧化碳（$C^{15}O$）、^{15}O-丁醇（^{15}O-BuOH）和^{82}Rb-氯化铷（^{82}RbCl）。

一、^{18}F-FDG

^{18}F-FDG是应用最广泛的葡萄糖代谢显像剂。FDG是葡萄糖的类似物，在血液及组织中转运过程与葡萄糖相同，依靠细胞膜上的GLUT-1～GLUT-5转运蛋白摄取，进入细胞后，在己糖激酶催化下生成6-磷酸-2-^{18}F-FDG，它的结构与6-磷酸葡萄糖有差异，因此不能继续向下代谢，即不能进入三羧酸循环转变为CO_2与H_2O以及无氧氧化变成乳酸。同时由于6-磷酸-2-^{18}F-FDG带负电荷，不能自由通过细胞膜，因此滞留在细胞内。^{18}F-FDG可反映组织的葡萄糖代谢情况。临床主要应用于脑部疾病（如癫痫灶的定位、痴呆和帕金森病的诊断和疗效观察等）、心脏疾病（如冠心病的诊断、存活心肌的判断等）以及肿瘤（如良恶性诊断、分期、疗效评价、诊断复发）等方面。

^{18}F-FDG最常用的合成路线是用1，3，4，6-四-O-乙酰基-2-三氟甲基磺酰-β-D-吡喃甘露糖（简称三氟甘露糖）为起始原料通过亲核取代反应合成。加速器生产的F^-经管道传输到合成装置中，经阴离子捕获柱捕获，同时将^{18}O-H_2O分离出来，用碳酸钾溶液将F^-从捕获柱上淋洗下来，与相转移催化剂（常用的是Kryptofix 2.2.2，即K222）混合以增强F^-的亲核活性，通过与乙腈共沸的方法除去体系中的水后，在乙腈中与三氟甘露糖发生亲核取代反应，反应在87℃左右进行，反应完成后，通过极性柱〔常用的有Silica（Waters)〕或非极性柱去除未反应的F^-和有毒的K222，纯化的四乙酰基-2-氟-葡萄糖经酸性或碱性水解脱去乙酰保护基得到^{18}F-FDG，水解时间视温度而定，酸性水解一般在100℃～135℃下水解5～15 min，能保证98%以上的半成品水解；碱性水解在常温下1 min就可以完成，合成路线如下。

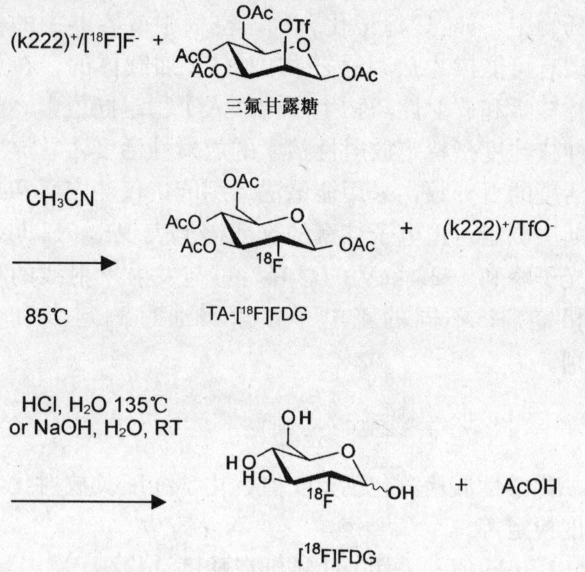

水解得到的^{18}F-FDG需经离子保留树脂转化成中性溶液，再经Alumina N柱除去少量未水解的半成品，C-18柱除去少量的F^-，最后经0.22μm的微孔膜无菌过滤得到可供注射的^{18}F-FDG。合成效率在47%～76%。

目前，^{18}F-FDG通过自动化化学合成模块（chemistry process control unit，CPCU)、采用软件控制自动合成，操作时根据提示对CPCU进行初始化、系统设置，计算机屏实时显示合成情况。常用的有GE、IBA和CTI公司的^{18}F-FDG模块。下面以CTI公司的CPCU模块为例介绍双管法^{18}F-FDG模块。

双管法CPCU上有6个加液瓶，两个反应管（图4-9)。1号瓶：1 ml乙腈溶解的10 mg K222和3 mg的碳酸钾；2号瓶：2 ml无水乙腈；3号瓶：1 ml无水乙腈溶解的15 mg三氟甘露糖；4号瓶：8 ml乙醚；5号瓶：2 ml 1 mol/L HCl；6号瓶：10 ml水。

CPCU的系统设置约需15 min，它将检查油浴的左右传动、油浴温度、反应管的上下移动等情况。准备好后只需双击Target的图标，CPCU开始运行。打开气阀将1号瓶内液体压出流经QMA，$^{18}F^-$淋洗

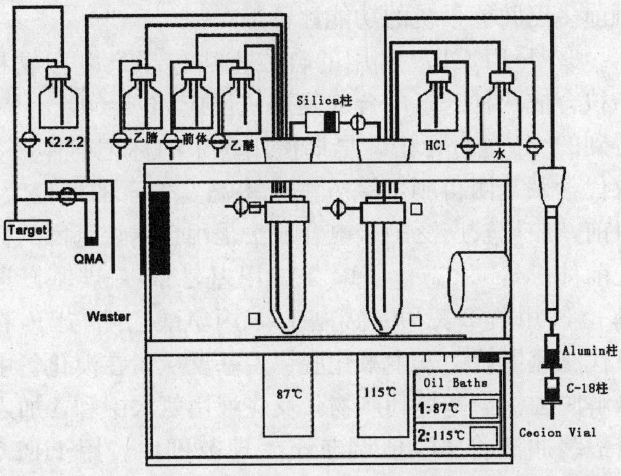

图 4-9 双管法^{18}F-FDG合成示意图

下来加到第一反应管，在115℃共沸除水。依次加入2号瓶溶液，共沸除水；加入3号瓶溶液，在87℃下反应5 min；分两步加入4号瓶溶液，将放射性溶液从第一反应管转移到第二反应管，同时用Silica柱去除K222和未反应的$^{18}F^-$，蒸发掉第二管内的乙醚，加入5号瓶溶液，115℃水解15 min。将^{18}F-FDG从第二反应管传到收集瓶，用6号瓶的水冲洗，得到^{18}F-FDG。整个自动化合成过程需55 min。双管法合成效率为55%。CTI单管法合成效率能达到70%，后者与前者的区别在于将两个反应管简化成一个，从而减少了转移过程中的损失。

CPCU的日常维护：每次合成后需对反应管和传输管道清洗，更换溶液瓶。定时测定油浴温度、传输气体流速，更换密封O圈。

^{18}F-FDG的质量控制：

（1）性状：无色澄明、无菌、无热原的等渗溶液。

（2）pH：4.5～8.5。

（3）比活度：不小于37×10^3 MBq/mol。

（4）放射性核纯度：γ能谱除0.511 MeV和1.022 MeV外无其它能峰出现，为与其它正电子核素区别，需进行半衰期测定。可能的放射性杂质是^{13}N，它由$^{18}O-H_2O$中的^{16}O杂质经过$^{16}O(p, \alpha)^{13}N$生成。

（5）化学纯度：主要的化学杂质是乙腈和Kryptofix2.2.2，两者都是毒性很大的物质。乙腈可用气相色谱法测定；Kryptofix2.2.2常用TLC法测定，支持体为硅胶，展开剂为甲醇：氨（9∶1），Kryptofix2.2.2的含量不能高于0.22 mg/ml。

（6）放射化学纯度：放射化学杂质主要有：未反应的$^{18}F^-$、未水解或未水解完全的中间产品和^{18}F代脱氧甘露糖，以$^{18}F^-$为主。常用的测定放射化学纯度的方法是HPLC法和TLC法，HPLC法采用乙腈作流动相，碳水化合物分离柱分析，用示差检测器检测糖浓度。TLC法采用硅胶作支持体，展开剂为95%的乙腈。Rf值：$^{18}F^-$为0，^{18}F-FDG为0.45，中间体为0.7。

二、^{18}F-NaF

^{18}F-NaF为骨显像剂。其骨摄取机制是$^{18}F^-$与骨骼的羟基磷灰石晶体中的羟基发生交换反应，生成氟代磷灰石，从而化学吸附于骨骼中。$^{18}F^-$在骨骼中的摄取率反映了成骨活性与骨血流量，在更新快的骨骼组织中具有高的摄取与浓聚，因此，$^{18}F^-$临床应用于骨肿瘤与骨转移灶的诊断以及骨外伤、骨代谢性疾病、骨关节疾病等的诊断。

^{18}F-NaF的制备方法是将从加速器得到的$^{18}F^-$吸附于碳酸盐形式的阴离子交换树脂AG1-X9上，用0.02 M的碳酸钾溶液将$^{18}F^-$洗脱下来，将$^{18}F^-$洗脱液加入0.9% NaCl溶液中并经0.22μm的微孔膜无菌过滤，即得到可供临床应用的^{18}F-NaF溶液。

^{18}F-NaF注射液的质量控制：

（1）性状：无色澄明、无菌、无热原的等渗溶液。

（2）pH：4.5～8.0。

（3）比活度：不加载体的情况下，比活度可达37×27000 MBq/μmol。

（4）放射性核纯度：γ能谱除0.511 MeV和1.022 MeV外无其它能峰出现，为与其它正电子核素区别，需进行半衰期测定。可能的放射性杂质是^{13}N，它由$^{18}O-H_2O$中的^{16}O杂质经过$^{16}O(p, \alpha)^{13}N$生成。

（5）化学纯度：^{18}F-NaF的制备中一般不会引入显著水平的化学杂质，少量的阳离子杂质在制备过程中经过阴离子交换树脂去除，产品中仅含少量的阴离子杂质，一般不影响使用。

（6）放射化学纯度：可能的放射化学杂质主要有$^{18}F^-$形成的复合物和$^{18}F^-$与杂质的反应产物。常用测定放射化学纯度的方法是离子色谱法（IC），采用2 mM Na_2CO_3/1 mM $NaHCO_3$溶液作流动相，Dionex阴离子柱（250×4 mm）分析。流速1.2 ml/

min，$^{18}F^-$的保留时间约为 3.5 min。

三、6-^{18}F-FDOPA

6-^{18}F-FDOPA 是 L-多巴（L-DOPA）的类似物，其与 L-DOPA 的差别是 L-DOPA 儿茶酚基团的 6 位氢原子被氟原子取代。与多巴在体内经芳基氨基酸酶催化脱羧生成多巴胺相似，6-^{18}F-FDOPA 脱羧生成 6-^{18}F-氟-多巴胺。因此，6-^{18}F-FDOPA 可反映体内多巴胺的合成。多巴胺是一内源性神经递质，通过多巴胺受体调节运动功能、神经活动、激素分泌等生理过程，体内多巴胺浓度的变化与帕金森病、遗传性舞蹈病等疾病有关，因此，6-^{18}F-FDOPA 临床应用于帕金森病、遗传性舞蹈病等神经运动疾病的诊断以及突触前多巴胺能系统的功能评价。

6-^{18}F-FDOPA 常用的合成方法包括亲电合成和亲核合成两种。亲电合成是用核反应^{20}Ne（d，α）^{18}F 得到的$^{18}F_2$进行标记，早期使用含汞的标记前体，^{18}F 取代含汞基团得到，该方法产率高，但汞的毒性大。目前，应用较广泛的亲电合成法是用含锡烷基团的标记前体—4，5-二-［（1，1-二甲基乙氧基-羰基）羟基］-N-甲酰-2-三甲基锡基-L-苯丙氨酸乙酯与$^{18}F_2$在氟代三氯甲烷中发生氟化脱锡烷基反应，在溴化氢中水解脱去保护基得到产物，反应液用氨水中和，加入磷酸缓冲液将 pH 值调节至生理范围内。用 HPLC 纯化标记产物，以磷酸盐缓冲液（加入 2%的乙醇）作为流动相洗脱。合成路线如下。

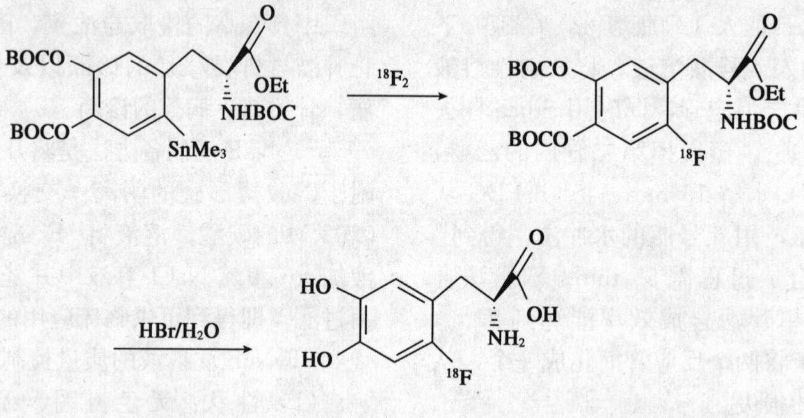

该方法的放射化学产率为 20%～30%，合成时间 40～50 min。其优点是合成步骤少，合成时间短，不需要进行手性分离。缺点是产品是有载体的。

6-^{18}F-FDOPA 的亲电合成自动合成模块见图 4-10。

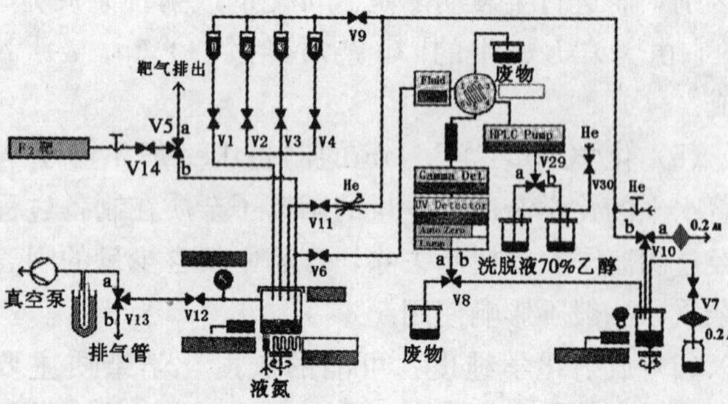

图 4-10　6-^{18}F-FDOPA 的亲电合成自动合成模块

合成模块为一密闭系统，合成反应在−20℃的反应室内进行，产物及挥发性放射性物质用液氮冷凝器收集。放射性废气分开收集并压缩后进行衰变。合成完毕后，启动自动清洁程序，将反应瓶进行高压灭菌。

亲核合成是用通过核反应^{18}O（p，n）^{18}F 得到的$^{18}F^-$取代标记前体中的$-NMe_3SO_3CF$ 基团，再经脱保护基等步骤得到。合成路线如下：

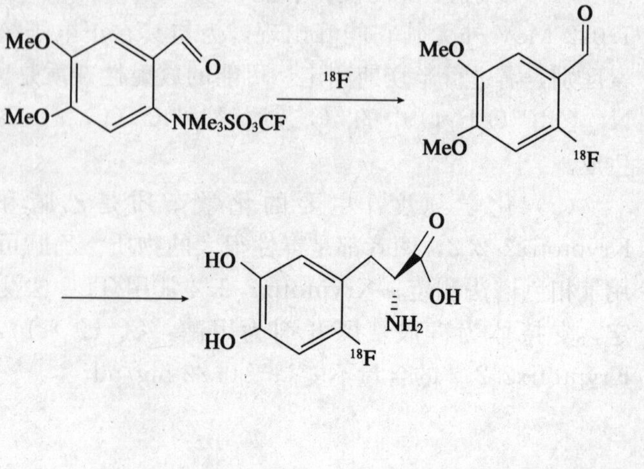

该方法可获得无载体的标记产品，但其缺点是合成时间长，合成难度较大。

6-^{18}F-FDOPA 注射液的质量控制：

(1) 性状：无色澄明、无菌、无热原的等渗溶液。

(2) 标记产物的 pH 值为 4.0～5.0，使用前用缓冲液调至 6.0～8.0。

(3) 比活度：不低于 3.7 GBq/mmol。

(4) 放射性核纯度：通过^{20}Ne (d，α)^{18}F 反应得到的^{18}F 核纯度高，可不考虑放射性核纯度。通过^{18}O (p，n)^{18}F 反应得到的^{18}F，可能的放射性杂质是^{13}N，其核纯度可采用半衰期法测定。

(5) 化学纯度：合成方法不同，化学杂质不同。最主要的化学杂质是 L-多巴和 L-羟基多巴，其中 L-羟基多巴会转化成有毒的 L-6-羟基多巴胺，L-6-羟基多巴的含量不能超过 50μg。其次，D-多巴也是可能的化学杂质。采用亲电反应制备的 6-^{18}F-FDOPA 中，锡的含量需要检测，不能超过药典规定的重金属离子含量的标准。6-^{18}F-FDOPA 化学量可用配备有质量检测器（吸收波长为 220 nm 或 280 nm）或电化学检测器的 HPLC 测定。

(6) 放射化学纯度：放射化学纯度要求大于 95%。合成方法不同，放射化学杂质不同。主要的放射化学杂质是^{18}F-D-FDOPA、未反应的^{18}F 和脱保护基过程中部分水解的产物。放射化学纯度通常用配备有放射性检测器和 UV（紫外可见光）检测器（吸收波长为 280 nm）的 HPLC 测定，流动相为 1M KH_2PO_4，采用 Nucleosil 柱（18C，5μ，100Å 分离），^{18}F-FDOPA的保留时间约为 8 min。光学异构体纯度可用配备手性配体交换柱的 HPLC 测定。

四、^{11}C-乙酸钠

^{11}C-乙酸钠为心肌氧化代谢显像剂。^{11}C-乙酸钠注入体内被心肌吸收后，在乙酰辅酶 A 合成酶的作用下转化为乙酰辅酶 A，进入三羧酸循环，经代谢生成^{11}C-CO_2而从心肌细胞中清除。由于三羧酸循环与氧化磷酸化密切相关，因此，^{11}C-乙酸钠的代谢率可作为心肌氧化代谢的指标。^{11}C-乙酸钠临床上主要应用于评价各种心脏疾病患者如冠心病、心肌病、瓣膜心脏病等的心肌组织活性和心脏代谢储备功能，以研究疾病进程、决定治疗方案及评价疗效。

^{11}C-乙酸钠通过加速器生产的^{11}C-二氧化碳与格氏试剂甲基溴化镁进行羧基化反应制备。^{11}C-二氧化碳采用^{14}N (p，α)^{11}C 反应制备，靶材料是含 1%氧气的氮气，在靶内生产的^{11}C-二氧化碳用冷肼捕获，这不但可将靶体积缩小，而且可除去少量氮氧化合物。经氩气载带、五氧化二磷干燥后，进入甲基溴化镁的乙醚溶液中，在与格氏试剂反应并水解后，通过氧化银柱和阳离子交换树脂去除溴离子和镁离子，经氢氧化钠中和，无菌过滤后，得到可供注射用的^{11}C-乙酸钠。合成路线为：

$$CH_3MgBr + {}^{11}CO_2 \longrightarrow$$
$$CH_3{}^{11}CO_2MgBr \longrightarrow CH_3{}^{11}COONa$$

合成时间约 20 min，放射化学产率为60%～65%。合成模块见图 4-11。

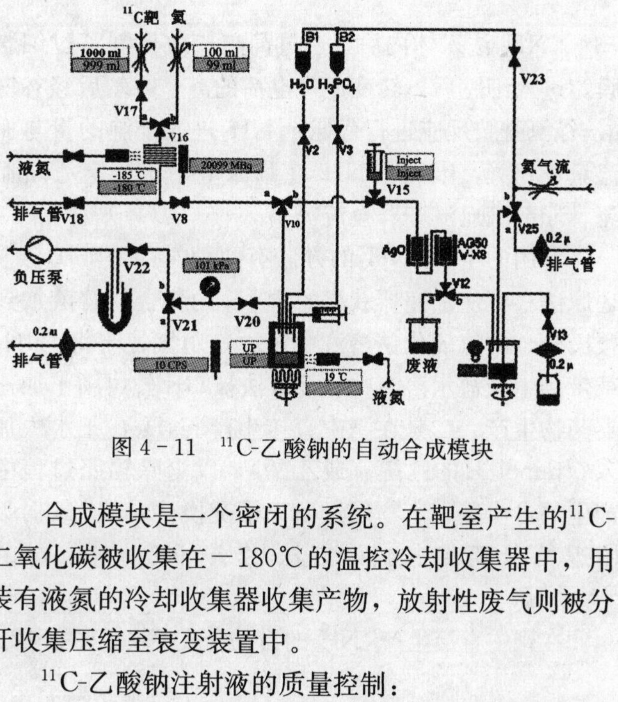

图 4-11 ^{11}C-乙酸钠的自动合成模块

合成模块是一个密闭的系统。在靶室产生的^{11}C-二氧化碳被收集在－180℃的温控冷却收集器中，用装有液氮的冷却收集器收集产物，放射性废气则被分开收集压缩至衰变装置中。

^{11}C-乙酸钠注射液的质量控制：

(1) 性状：无色澄明、无菌、无热原的等渗溶液。

(2) pH：5.0～7.5。

(3) 比活度：大于 3.7 GBq/μmol。。

(4) 放射性核纯度：由于采用捕获方式生产^{11}C-乙酸钠，加之有合成后的分离，可以将绝大多数放射性核素杂质去除，故可不考虑放射性核纯度。

(5) 化学纯度：^{11}C-乙酸钠中的化学杂质来源于格氏试剂，且以有机杂质为主。采用溶剂蒸发法和控制反应体系中格氏试剂用量（小于 0.1 mmol）控制化学杂质，无需进一步纯化。

(6) 放射化学纯度：放射化学纯度要求大于95%。主要的放射化学杂质是未水解的中间产物—放射性的碳酸盐杂质，以及^{11}C标记的丙酮和丁醇等。可以通过通入空气的方法去除^{11}C标记的丙酮和丁醇等挥发性的有机杂质。放射化学纯度通常用TLC或配备有UV检测器（吸收波长为229 nm）的HPLC测定，流动相为0.001 mol/L的硫酸溶液，采用Aminex ion exclusion HPX-87H柱（300×7.8 Bio-Rad)，流速为0.6 ml/min。^{11}C-乙酸钠的保留时间约为15.5 min，^{11}C-碳酸盐为18.2 min，^{11}C-丙酮为21.4 min，^{11}C-正丁醇为22.6 min。TLC方法：展开剂为甲醇，产品的Rf=0.8，^{11}C-碳酸盐Rf=0。

五、$^{13}NH_3$

$^{13}NH_3$注入体内后，通过简单扩散机制穿过细胞膜，进入细胞后，转变成带电荷的离子，然后经谷氨酸-谷氨酰胺反应进行代谢。$^{13}NH_3$进入细胞的量与血流量正相关，因此，$^{13}NH_3$在临床上用于测定心肌血流、局部脑血流和肝血流等。

常用的生产$^{13}NH_3$的方法有两种：一是戴氏合金还原法，将从加速器获得的含^{13}N的化合物溶液加到戴氏合金的氢氧化钠溶液中还原，用氦气流将$^{13}NH_3$载带到生理盐水溶液中，该方法被GE公司用于加速器药物生产。二是在靶中直接生产$^{13}NH_3$，靶水中加入5 mmol/L的乙醇（或乙酸），以消除辐照过程中产生的自由基，产物通过阳离子交换柱，将$^{13}NH_3$吸附进行分离纯化。该方法用于Siemens公司的$^{13}NH_3$靶。

在靶中直接生产$^{13}NH_3$的自动合成模块见图4-12。

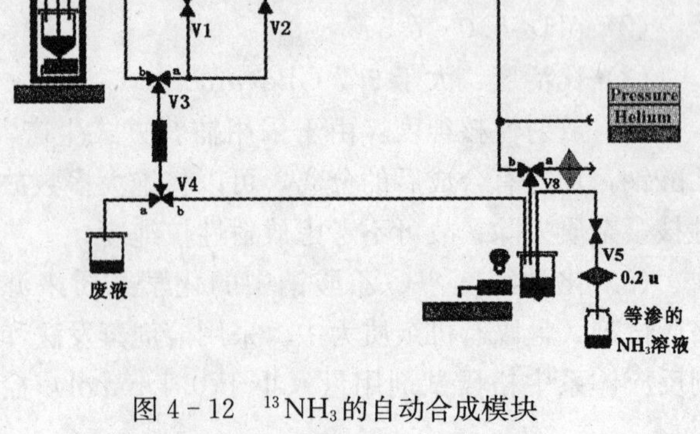

图4-12 $^{13}NH_3$的自动合成模块

在靶室内产生的$^{13}NH_3$被运送到合成单元，自动化过程即开始。产物被吸附在阳离子交换柱上，经清洗后，系统自动将产物洗脱下来。在合成过程中，通过两个装在系统内部的放射性探测器记录下相关数据，自动计算放化产率。放射性废气分开收集并压缩至衰变装置。

$^{13}NH_3$注射液的质量控制：

(1) 性状：无色澄明、无菌、无热原的等渗溶液。

(2) pH：4.5～7.5。

(3) 比活度：无特殊要求。

(4) 放射性核纯度：通过$^{16}O(p, \alpha)^{13}N$生产^{13}N时，由于水靶中存在少量的^{18}O，发生$^{18}O(p, n)^{18}F$反应生成^{18}F，因此，^{18}F是主要的放射性杂质。其含量与生产的参数有关，溶液中的^{18}F离子可在收集瓶前加一Plus QMA（Waters）除去。另外，通过$^{16}O(p, n)^{15}O$生成的^{15}O也是可能的放射性核素杂质。放射性核纯度可用测定半衰期的方法鉴定。

(5) 化学纯度：由于制备方法不同，产品中化学杂质也不同。戴氏合金还原法需测定还原剂所含的金属离子的含量，如：铝等，要求铝离子浓度小于10μg/ml。化学纯度可用配置阳离子交换柱的HPLC分析。

(6) 放射化学纯度：放射化学纯度要求大于95%。主要的放射化学杂质是^{13}N-硝基化合物。放射化学纯度通常用TLC或HPLC测定，HPLC采用C-18分离柱，流动相为10 mmol/l的正辛基磺酸钠(pH 7.0) /乙腈（2∶1 v/v)，$^{13}NH_3$的保留时间为3.5min。TLC方法：展开剂为水/丙酮/丙酸（4∶6∶2 v/v)，加入NaCl至饱和，^{18}F的Rf=0，$^{13}NH_3$ Rf=0.6，^{13}N-硝基化合物Rf=0.9。

六、$^{15}O-H_2O$

$^{15}O-H_2O$是接近理想的PET血流示踪剂，能自由地扩散通过细胞膜，且代谢上惰性。它被组织的摄取和保留基本上与代谢变化无关，而线性地与血流变化成正比。因此，$^{15}O-H_2O$在临床上应用于研究组织内的血流，主要是脑、心脏和肿瘤等的血流和肺血管外水量。

由于^{15}O的半衰期很短，必须满足合成时间短、在线注射等要求。$^{15}O-H_2O$最常用的制备方法是在钯催化下与氢反应，常用0.2%～4.0%范围的载体氧气加到靶气体中，在线生产^{15}O-H_2O。一般采用商用^{15}O-H_2O模块（图4-13）。

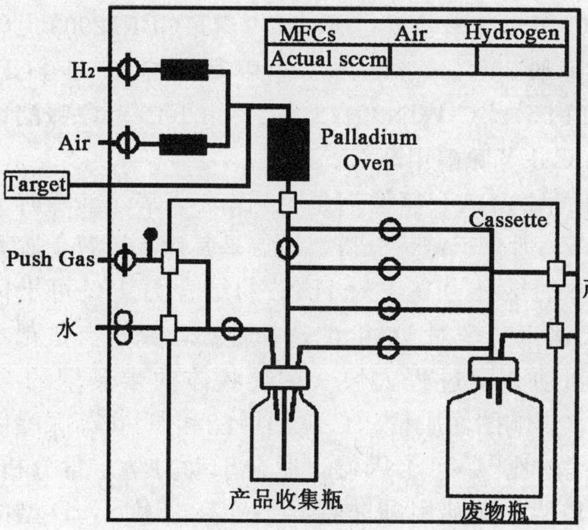

图4-13 ^{15}O-H_2O的自动合成模块

上图是CTI公司的^{15}O-H_2O模块。有一个催化反应炉，两个收集瓶，第一个是产品收集瓶，第二个是废物瓶。首先是模块初始化，打开氢气和空气阀门，检查各气阀压力，将钯炉内温度设置于400℃。当设置完成时，^{15}O-H_2O模块开始非放射性合成，用氢与空气合成普通水，进入废物瓶。一旦加速器完成生产，$^{15}O_2$进入模块与空气相混合后与氢反应生成^{15}O-H_2O，然后由生理盐水将之送到模块外的产品瓶中。

^{15}O-H_2O模块日常维护：更换收集瓶和生理盐水，检查气阀压力。

^{15}O-H_2O注射液的质量控制：

（1）性状：无色澄明、无菌、无热原的等渗溶液。

（2）pH值：pH值在7.0左右。

（3）比活度：无特殊要求。

（4）放射性核纯度：通过^{15}N（p，n）^{15}O核反应生产^{15}O时，由于靶材料中存在少量的^{14}N和^{16}O杂质，可发生^{14}N（p，α）^{11}C核反应和^{16}O（p，α）^{13}N核反应，因此，^{11}C和^{13}N是主要的放射性杂质。它们的半衰期相对较长，也不便于分离。降低杂质的方法是采用高纯度的靶材料。放射性核纯度采用能谱法和半衰期法测定。

（5）化学纯度：最常见的化学杂质是氨，是由氮气与氢气在钯催化下或标记产品辐射分解作用下反应生成。可采用分光光度法测定氨含量。

（6）放射化学纯度：采用气相色谱法检测。

七、$^{82}RbCl$

$^{82}Rb^{+1}$是K^{+1}的类似物，其离子半径大于K^{+1}，生物学性质与K^{+1}相近。可通过心肌细胞膜上的Na^+—K^+ ATP酶泵主动转运进入心肌细胞。$^{82}Rb^+$在心肌中的分布与心肌血流量正相关，因此可反映心肌局部血流灌注情况。$^{82}RbCl$在临床上应用于心肌灌注显像。

$^{82}RbCl$通过^{82}Sr-^{82}Rb发生器获得。^{82}Sr的半衰期为25 d，^{82}Rb的半衰期为75 s，^{82}Sr-^{82}Rb发生器每经12.5 min可重复淋洗，其有效期一般为3～4个月。洗脱液中的主要杂质是^{82}Sr和^{85}Sr，^{82}Sr含量不能超过0.02 kBq/MBq ^{82}Rb，^{85}Sr含量不能超过0.2 kBq/MBq ^{82}Rb。发生器每天的首次洗脱液用于^{82}Sr和^{85}Sr分析，洗脱液放置使^{82}Rb衰变，测定锶的总放射性，根据厂家提供的^{82}Sr和^{85}Sr的比例计算^{82}Sr和^{85}Sr的放射性。

4.7 正电子放射性药物的研究进展

尽管目前比较成熟的应用于临床的正电子放射性药物仅十余种，但近年来，正电子放射性药物的研究进展迅速。尤其是^{18}F和^{11}C标记的放射性药物，目前已报道了上百种^{18}F和^{11}C的标记化合物。对正电子放射性药物的研究包括新型的、性能更为优良的血流、代谢、乏氧及功能显像剂的研制与性能研究，但更多的研究集中在对特异性靶向药物的研究，包括受体与递质显像剂、基因显像剂等分子显像剂的研究。

一、受体与递质显像剂

（一）神经受体与递质显像剂

神经递质的前体进入神经元，转化成生物活性形式贮存于神经元的囊泡中。当信号经过突触间隙时，神经递质被释放出来，与神经元的突触后受体结合。受体结合引发离子转运等一系列事件发生，使信号传递到下一个神经元。释放入突触中的神经递质分子被酶降解或再吸收进入神经元突触前的囊泡里贮存起来（图4-14）。神经传导系统的显像剂包括针对上述每个过程的显像剂，如反映神经递质合成的显像剂、囊泡转运体显像剂、突触后受体显像剂和酶降解显像剂等。

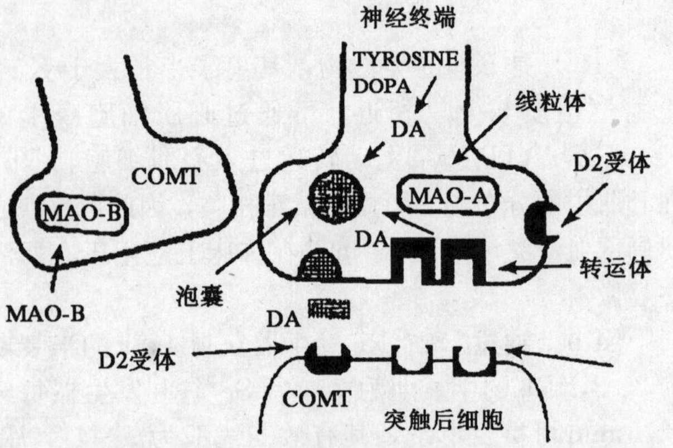

图 4-14 多巴胺突触示意图

神经传导系统包括多巴胺系统、胆碱能系统、5-羟色胺系统、苯二氮䓬系统和阿片系统等，各系统具有不同的生理功能。其中，研究最广泛的是多巴胺系统的显像剂。

1. 多巴胺系统的显像剂

多巴胺系统在运动、认知和动机调控中起着关键性的作用，多巴胺递质与受体显像有助于运动失调性疾病，包括帕金森病、亨廷顿病、Tourette 综合征和张力障碍等疾病的早期诊断和疗效评价，还可用于垂体腺瘤的病理类型的鉴别和可卡因成瘾研究。

(1) 多巴胺合成的显像剂

β-^{11}C-L-DOPA、6-^{18}F-L-FDOPA 及其代谢物 3-O-甲基-6-^{18}F-FDOPA（简称 3OMFD）已应用于多巴胺合成的显像，反映大脑多巴胺合成能力。6-^{18}F-L-FDOPA 的性质与 L-DOPA 基本相同，但其摄取率和被儿茶酚-O-甲基转移酶（COMT）的代谢速率高于 L-DOPA。上述显像剂可被单胺氧化酶（MAO）、COMT 和芳香族左旋氨基酸脱羧酶（AADC）代谢，但由于同时被外周 AADC 代谢，从而降低了靶本比，应用外周 AADC 抑制剂可增加外周 COMT 代谢物的形成，难以降低本底。改善显像剂的定量性能和减少代谢物是研发新型多巴胺合成的显像剂的方向，已研制出^{18}F-氟-m-酪氨酸和^{18}F-氟-β-亚甲基-m-酪氨酸，它们可被 AADC 代谢，但不被 COMT 代谢，对猴的研究表明其具有低的外周代谢。

(2) 多巴胺转运体的显像剂

多巴胺转运体（DAT）位于突触前末端，可作为多巴胺神经元的标识物。它含有可卡因类配体的靶向结合位点，因此，可以通过放射性核素标记的可卡因及其类似物进行 DAT 显像。显像剂有：^{11}C-可卡因、^{11}C-诺米芬辛、^{18}F-GBR13119、^{18}F-GBR12909、^{11}C-2β-甲酯基-3β-（4'-碘苯基）去甲基托烷（^{11}C-β-CIT 或 RTI-55)、^{11}C-WIN35428（或^{11}C-CFT)、^{11}C-哌醋甲酯和^{11}C-d-苏哌醋甲酯等。

最早的 DAT 显像剂是^{11}C-诺米芬辛，其峰时为 20 min，适合于定量分析，缺点是其对去甲肾上腺素转运体的结合力高于对 DAT 的结合力。^{11}C-可卡因较^{11}C-诺米芬辛对 DAT 的选择性高，其缺点是靶本比低和动力学过程太快（在纹状体的半衰期约 20 min)，影响图像质量。^{11}C-哌醋甲酯和^{11}C-d-苏哌醋甲酯的代谢比^{11}C-可卡因慢，适合于动力学定量分析，由于 L 型的哌醋甲酯非特异结合高，因此，D 型的^{11}C-d-苏哌醋甲酯的靶本比高于外消旋体^{11}C-哌醋甲酯，这两种显像剂的优点是其药理学研究比较成熟，可通过非标记的哌醋甲酯估测非特异结合。^{11}C-β-CIT 和^{11}C-WIN35428 对 DAT 具有很高的亲和力（分别是可卡因的 100 倍与 10 倍)，峰时很长（两者分别为 $>$1200 min 和 $>$120 min)，过高的亲和力使其对结合位点浓度的轻微变化不敏感，并且，其结合量易受血流灌注量的影响，过长的峰时使其在显像时不能达到吸收高峰，但在 DAT 密度很低的情况下，适合于用高亲和力的^{11}C-β-CIT 和^{11}C-WIN35428 进行显像。

除 DAT 外，其它囊泡单胺转运体也可作为靶向结合部位进行 PET 显像，^{11}C-丁苯那嗪是一种单胺转运体显像剂，其优点是与单胺转运体的结合基本不受药物治疗作用的影响，缺点是对不同的单胺转运体无特异性。

(3) 多巴胺受体显像剂

多巴胺受体存在于突触前和突触后，突触前的受体调控多巴胺的合成和释放，突触后的受体在细胞间的信息传递中发挥作用。多巴胺受体有五种亚型（D_1～D_5)，其中 D_1 和 D_5 刺激腺嘌呤环化酶，而 D_2、D_3、D_4 抑制腺嘌呤环化酶。D_1 和 D_2 两种亚型在大脑中浓度最高，分布最广，其在纹状体中浓度最高；D_3、D_4、D_5 受体浓度很低。目前已研制出 D_1 和 D_2 受体的 PET 显像剂，并用于临床；D_3 受体的 PET 显像剂（^{18}F-7-OH-AFPAT,）还处于实验室研究阶段；目前尚未研制出 D_4、D_5 受体的 PET 显像剂。

目前研制的 D_2 受体配体大多数为多巴胺受体拮

抗剂，主要有：^{11}C-雷氯比利（^{11}C-raclopride）和^{11}C或^{18}F标记的甲基螺环哌啶酮（^{11}C-N-methyl-spiperone，NMS）。^{11}C-raclopride具有中度的亲和力（Kd为1000～2000 pM），对受体选择性强，但仍可与D_3受体结合，其结合量显著低于D_2受体。^{11}C-NMS对D_2受体的亲和力（Kd为50～300 pM）高于^{11}C-raclopride，但同时可与$5HT_2$受体和D_4受体结合，其与D_4受体结合量显著低于D_2受体，与$5HT_2$受体结合的配体则很快解离。上述显像剂仅适合于显示纹状体中的D_2受体，当需显示纹状体外的浓度较低的D_2受体时，应用更高亲和力的配体。目前，已研制出对D_2受体具有高亲和力的显像剂^{11}C-FLB457（Kd为20 pM）、^{18}F-fallypride和^{18}F-（N-甲基）苯哌利多，其中，^{11}C-FLB457已用于丘脑、黑质、小丘和颞叶皮质的D_2受体显像研究。2000年，Hwang等研制出D_2受体激动剂（－）-N-^{11}C-丙基-去甲阿扑吗啡，在灵长类动物中纹状体与小脑的浓度比达2.8。

D_1受体显像剂包括放射性核素标记的D_1受体拮抗剂：^{11}C-SCH23390、^{11}C-SCH39166、^{11}C-NNC687、NNC756、NNC112和D_1受体激动剂：^{11}C-SKF75670、^{11}C-SKF82957。目前所用的D_1受体拮抗剂的一个问题是多数配体对$5HT_2$受体也具有一定的亲和力。应用最广泛的D_1受体显像剂是^{11}C-SCH23390，^{11}C-NNC112具有较高的皮质与小脑浓度比，可用于纹状体外的D_1受体显像。

（4）多巴胺代谢显像剂

目前多巴胺代谢显像剂主要是放射性核素标记的MAO的抑制剂。MAO有MAO A和MAO B两种亚型，两者在人脑中的比例是1∶4，多巴胺对两种亚型具有相同的亲和力。MAO的PET显像剂包括：^{11}C标记的二甲胺；放射性核素标记的MAO自杀灭活剂（与MAO不可逆地共价结合而使MAO灭活）—^{11}C-L-丙炔苯丙胺、^{11}C-L-丙炔苯丙胺-D2（^{11}C-L-丙炔苯丙胺的氘取代的类似物）和^{11}C-氯吉兰；放射性核素标记的MAO A的选择性的可逆抑制剂—^{11}C-骆驼蓬碱、^{11}C-甲基骆驼蓬碱、^{11}C-MD230254和^{11}C-blefoxatone。^{11}C-L-丙炔苯丙胺与^{11}C-L-丙炔苯丙胺-D2可抑制两种亚型的MAO，而^{11}C标记的二甲胺只抑制MAO B。MAO显像可用于测定治疗药物L-丙炔苯丙胺对MAO的抑制作用时间和停药后MAO的恢复时间。放射性核素标记的COMT抑制剂的研究尚未成功，曾研制出^{18}F-3，4-二羟基-5-硝基-2'-氟二苯酮（^{18}F-Ro41-0960），但对狒狒的研究结果显示脑摄取很低，其原因是血浆蛋白结合率很高（大于99%）。

2. 5-羟色胺系统的显像剂

5-羟色胺（5-HT）由背部缝核细胞分泌。许多神经精神疾病，如焦虑、抑郁、睡眠障碍等与大脑5-羟色胺系统异常有关，5-羟色胺系统显像有助于对上述疾病的机制研究、诊断与药物疗效评价。5-HT受体有7类（$5\text{-}HT_{1\sim7}$）14种亚型，目前PET显像剂主要是针对$5\text{-}HT_{2A}$、$5\text{-}HT_{1A}$受体和5-HT转运体的显像剂。

$5\text{-}HT_{2A}$受体的显像剂主要有：^{11}C和^{18}F标记的N-甲基螺哌隆、^{18}F-阿坦色林、^{18}F-司托哌隆和^{11}C-MDL-100907。N-甲基螺哌隆结合于额叶皮质的$5\text{-}HT_{2A}$受体，但同时可结合于纹状体的多巴胺D2受体。^{18}F-阿坦色林、^{18}F-司托哌隆和^{11}C-MDL-100907的选择性较N-甲基螺哌隆高，但存在可生成亲脂性代谢产物或与其它神经递质结合、非特异结合较高、动力过程太慢等缺点。目前尚无理想的$5\text{-}HT_{2A}$受体的显像剂。

$5\text{-}HT_{1A}$受体位于缝核细胞体上，调节5-HT释放，突触前和突触后均存在$5\text{-}HT_{1A}$受体，其在新皮质区突触后密度较高。$5\text{-}HT_{1A}$受体在精神分裂症病人中密度增加，是抗焦虑和抗抑郁药物的作用靶点。对$5\text{-}HT_{1A}$受体的PET显像剂的研究比较成功。其显像剂有：^{11}C-WAY-100635、^{11}C-CPC-222、^{11}C-NAD-299和p-^{18}F-MPPF等。

5-HT转运体显像剂是与5-HT转运体特异结合的放射性核素标记化合物，可用于评价选择性的5-HT再吸收抑制剂类抗抑郁药物对5-羟色胺能神经的毒性。这些显像剂包括：（＋）-^{11}C-MCN-5652、^{11}C-N，N-二甲基-2-（2-氨基-4-氰基苯基硫代苄胺）（^{11}C-DSAB）、^{11}C-西酞普兰、N-^{11}C-甲基帕罗西汀和^{11}C-氟西汀。（＋）-^{11}C-MCN-5652、^{11}C-西酞普兰、N-^{11}C-甲基帕罗西汀和^{11}C-氟西汀存在一定的非特异结合，靶本比较低。^{11}C-DSAB经初步临床研究显示其性能优良。

3. 阿片系统的显像剂

阿片受体介导内源性与外源性阿片的生理效应，包括呼吸抑制、镇痛和镇静作用。阿片受体有μ、δ、κ三种亚型。PET显像剂有：^{11}C-卡芬太尼、^{11}C-特培洛菲（DPN）、^{11}C-丁丙诺啡、^{18}F-cyclofoxy、^{11}C-

GR89696 和^{11}C-naltrindol 等。^{11}C-卡芬太尼是μ受体的激动剂，浓聚于富含阿片受体的基底神经节、海马等部位。^{11}C-DPN 和^{11}C-丁丙诺啡无亚型选择性，^{11}C-DPN 是阿片受体的激动剂，而^{11}C-丁丙诺啡既可作为激动剂，又可作为拮抗剂。^{11}C-DPN 在小脑中的清除较^{11}C-丁丙诺啡快，其 PET 影像质量优于^{11}C-丁丙诺啡，但^{11}C-丁丙诺啡毒性小，且丁丙诺啡是临床应用的镇痛药物，因此，可能更容易应用于临床。^{18}F-cyclofoxy 是阿片受体拮抗剂，结合于μ受体和κ受体；^{11}C-GR89696 结合于κ受体，是一种高亲和力、高选择性的显像剂；^{11}C-naltrindol 则是δ受体显像剂。

4. 苯二氮䓬系统的显像剂

苯二氮䓬受体分为中枢型和外周型两种。中枢型苯二氮䓬受体是γ-氨基丁酸 A（$GABA_A$）的一个亚单位，其密度的变化与焦虑、失眠、癫痫及舞蹈病等有关，可用于癫痫病灶及遗传性舞蹈病的诊断。外周型苯二氮䓬受体与 GABA 无关，分布于肾脏、肝脏、肺、肥大细胞、巨噬细胞以及中枢神经的非神经元，如神经胶质细胞、室管膜细胞中。

中枢型苯二氮䓬受体的 PET 显像剂有^{11}C-安定、^{11}C-氟安定、^{11}C-舒立克隆、^{11}C-氟硝基安定、^{11}C-氟马西尼（^{11}C-Ro-15-1788）和^{11}C-IMZ（iomazenil）等。这些显像剂均为苯二氮䓬受体的拮抗剂，其药物动力学性质优良，可用于定量分析。^{11}C-Ro-15-1788 已被应用于癫痫研究，研究结果显示，癫痫灶中^{11}C-Ro-15-1788 与苯二氮䓬受体的结合量显著降低。目前研制的外周型苯二氮䓬受体显像剂有异喹啉类^{11}C-PK-11195 和^{11}C-Ro-5-4864。在对脑瘤的研究中发现，^{11}C-Ro-5-4864 在肿瘤中的摄取率低于正常脑组织，而^{11}C-PK-11195 在胶质瘤中具有高摄取，靶本比较高。

5. 胆碱能系统的显像剂

胆碱能系统包括两大类—毒蕈碱胆碱能受体（mAChRs）和烟碱乙酰胆碱能受体（nAChRs）。胆碱能系统在大脑的认知和记忆功能中具有重要作用。Alzheimer 病与胆碱能系统缺陷有关。内源性神经递质-乙酰胆碱（ACh）的合成由胆碱乙酰转移酶（ChAT）介导，由乙酰胆碱酯酶（AChE）灭活。胆碱能受体、ChAT 和 AChE 均可作为放射性药物的靶点。

（1）碱胆碱能受体显像剂

mAChRs 在药理学上分为四个亚型（M_1至M_4），而在基因学上分为五个亚型（m1 至 m5）。由于M_2亚型与 Alzheimer 病相关，因此 PET 显像剂主要是针对M_2亚型的。这些显像剂包括：^{11}C-东莨菪碱、^{11}C-莨菪烷基苯偶酰盐、^{11}C-N-甲基-4-哌啶基-苯偶酰盐、^{11}C-N-甲基-3-哌啶基-苯偶酰盐、^{11}C-苯扎托品甲磺酸（Cogentin）、^{11}C-苯扎托品、^{11}C-右苄替米特和^{18}F-3-［3-（3-^{18}F-氟丙基）硫代-1，2，5-噻二嗪基-4］-1，2，5，6-四氢-1-甲基-吡啶（^{18}F-FP-TZTP）等。毒蕈碱胆碱能受体显像剂目前存在的问题是亚型选择性低，从定量分析考虑，其结合太快而解离太慢，导致难以消除血流效应的影响。

（2）胆碱酯酶的显像剂

乙酰胆碱酯酶水解 ACh 而使其灭活，其在 ACh 的调控中起着关键性的作用。乙酰胆碱酯酶抑制剂是治疗 Alzheimer 病的药物，AChE 显像与定量分析为 Alzheimer 病的病理研究、药物研究与疗效评价提供了重要手段。

AChE 的显像剂包括放射性核素标记的 AChE 的抑制剂——^{11}C-毒扁豆碱（^{11}C-PHY）和 AChE 的底物——［N-^{11}C-甲基］-4-哌啶基乙酸盐（^{11}C-AMP）和［N-^{11}C-甲基］-4-哌啶基丙酸盐（^{11}C-PMP）。这些显像剂可用于测定 AChE 的结合位点数和 AChE 的活性。^{11}C-PHY 与 AChE 共价结合，其在结合部位的滞留率反映了 AChE 的活性。^{11}C-AMP 和^{11}C-PMP 被 AChE 水解形成放射性核素标记的水溶性产物，这些产物不能从大脑中扩散出去而滞留于水解部位，其滞留量与 AChE 的活性和脑血流相关。^{11}C-PMP 的水解速度比^{11}C-AMP 慢，更有利于定量分析。

（3）烟碱乙酰胆碱受体显像剂

烟碱乙酰胆碱受体是兴奋性配体介导的门控阳离子通道，分布于中枢神经和外周神经系统，是烟碱和许多神经变性疾病治疗药物、疼痛治疗药物的靶点，介导烟碱在运动、警觉、情绪、神经内分泌方面的生理效应。nAChRs 由α和β两个亚单位构成，大脑中含量最丰富的是$\alpha_4\beta_2$亚型。

nAChRs 显像剂分三大类：烟碱及其衍生物、地棘蛙素的衍生物及 3-吡啶基乙醚的衍生物。烟碱及其衍生物包括：^{11}C-烟碱、^{11}C-甲基-2（3-吡啶基）氮杂环丁烷（^{11}C-MPA）和^{11}C-ABT-418。^{11}C-烟碱已用于人体研究，但其非特异结合高，显像性能差。^{11}C-MPA 和^{11}C-ABT-418 与^{11}C-烟碱性能相近，仅^{11}C-MPA 的特异结合率略高于^{11}C-烟碱和^{11}C-ABT-418。

地棘蛙素的衍生物主要有^{18}F-去氯氟代地棘蛙素（^{18}F-NFEP），^{18}F-NFEP对nAChRs具有很高的特异性，已成功地应用于对nAChRs的实验研究，但由于其毒性高，限制了其在人体中的应用。3-吡啶基乙醚的衍生物包括2-^{18}F-氟-A-85380和6-^{18}F-氟-A-85380。这两种显像剂是nAChRs的激动剂，对$\alpha_4\beta_2$亚型具有较高的选择性，且毒性低，是有发展前景的PET nAChRs显像剂。

（二）心肌受体与递质显像剂

心脏受交感神经和副交感神经支配，交感神经和副交感神经具有相反的、互补的作用。心脏神经系统在心血管功能，包括舒张、收缩、信号传导功能等的调节中起着重要的作用，许多心脏疾病，如心力衰竭、心肌梗死、猝死等都与心脏神经系统功能缺陷有关。交感神经的内源性递质是去甲肾上腺素（NE），副交感神经的内源性递质是乙酰胆碱。

1. 交感神经系统的显像剂

交感神经系统的显像剂包括：突触前膜和突触间隙的显像剂与突触后膜受体显像剂。

突触前膜和突触间隙的显像剂主要为放射性核素标记的儿茶酚胺—^{18}F-FDOPA、（一）-6-^{18}F-氟去甲肾上腺素［（一）-6-^{18}F-FNE］、^{11}C-肾上腺素（^{11}C-EPI）及儿茶酚胺类似物——^{11}C-羟基麻黄碱（^{11}C-HED）、^{11}C-苯福林（^{11}C-PHEN）、^{18}F-氟-阿拉明（^{18}F-FMR）、^{18}F或^{76}Br标记的胍乙啶类似物包括^{18}F-氟苄胍（^{18}F-PFBG）、4-^{18}F-氟-3-碘苄胍（^{18}F-FIBG）和m-^{76}Br-溴苄胍（^{76}Br-MBBG）。其中，^{18}F-FDOPA、^{11}C-EPI和^{11}C-HED应用较为广泛。多巴胺是合成去甲肾上腺素的前体，它可进入贮存泡囊，并在β-羟基酶的作用下转化为去甲肾上腺素。因此，^{18}F-FDOPA可反映去甲肾上腺素的合成。^{11}C-HED是假神经递质，其在神经元中的摄取、贮存和释放机理与去甲肾上腺素相近，但不被MAO和COMA所破坏，可用于评价突触前去甲肾上腺素的重吸收和贮存情况。缺点是动力学过程较为复杂，难以用于定量分析，一般仅用于半定量分析。^{18}F或^{76}Br标记的胍乙啶类似物的缺点是非特异摄取较高。

交感神经突触后膜受体包括心脏肾上腺素能α和β受体。研究应用较多的是β-肾上腺素能受体和毒蕈碱胆碱能受体显像剂。β-肾上腺素能受体分为β_1和β_2两种亚型，两者在心肌细胞内质膜中的比例是80∶20，在疾病状态两者的比例有所改变。β-肾上腺素能受体显像剂主要有：^{11}C-CGP-12177、^{11}C-卡拉洛尔和^{18}F-氟卡拉洛尔。这些显像剂均为β-肾上腺素能受体的拮抗剂，可用于显示β-肾上腺素能受体的表达和密度，通过建立适当的动力学模型，可获得β-肾上腺素能受体的浓度、B_{max}等参数。但这三种显像剂对β_1和β_2两种亚型均无选择性，研制具有亚型特异性的显像剂仍是有待解决的问题。^{11}C-GB67是α-肾上腺素能受体显像剂。

2. 副交感神经系统的显像剂和胆碱能受体

副交感神经系统显像面临着很多困难，首先，心脏中乙酰胆碱能神经元密度较低，其分布限制在几个分散的部位（如房室结），受PET分辨率的限制，很难得到清晰的图像；其次，由于心脏中的乙酰胆碱受体和乙酰胆碱转运体对其底物具有高度特异性，因此，其PET显像剂的设计非常困难；再者，乙酰胆碱及其类似物体内稳定性差，可被血液或组织中的胆碱酯酶迅速水解。Parson等证实含乙酰胆碱的泡囊膜上存在乙酰胆碱转运体的结合部位，称之为vesamicol受体，它可作为乙酰胆碱能神经元的标识蛋白。据此设计出^{18}F标记的vesamicol的类似物——^{18}F-FEOBV作为乙酰胆碱能神经元的显像剂，但对大鼠的研究结果显示：心肌特异性摄取率低，这与心脏中乙酰胆碱能神经元密度低相符合，其非特异结合高，靶本比低，从而限制了其在心肌神经系统PET显像中的应用。

毒蕈碱胆碱能受体显像剂主要有^{11}C-甲基-二苯乙醇酸奎宁环酯（^{11}C-MQNB），它是蕈毒碱胆碱能受体的高特异性的亲水性的拮抗剂。

（三）肿瘤受体显像剂

许多恶性肿瘤有高密度的某种受体表达，肿瘤受体显像可用于相关肿瘤的诊断、疗效评价与预后。

1. 生长激素释放抑制素（SMS）受体显像

SMS受体共分5型，SSTR1到5。SMS受体显像剂可应用于具有内分泌性质的肿瘤显像，如神经内分泌肿瘤、小细胞肺癌、部分乳腺癌、前列腺癌、恶性淋巴瘤等。目前研制的显像剂大多为单光子显像剂，在正电子放射性药物中，对^{18}F标记的SMS类似物——2-^{18}F-氟丙酰基-（D）-苯丙氨酰-奥曲肽进行了实验研究，表明其有可能应用于SMS的PET定量显像。

2. 类固醇受体显像

（1）雌激素与孕激素受体显像：^{18}F-氟-17β-雌二

醇（^{18}F-FES）雌激素受体显像可用于乳腺癌诊断、预测乳腺癌（特别是转移癌）的激素治疗效果、监测激素治疗响应；并可对雌激素受体水平进行定量分析。^{18}F-氟-乙基-去甲孕酮（^{18}F-FENP）对孕激素受体具有高亲和力，但存在一定的非特异结合，其代谢和清除特性亦不适于人体显像。目前尚无理想的孕激素受体显像的正电子放射性药物。

（2）雄激素受体显像：^{18}F标记的16β-氟-马勃诺龙、16α-氟-马勃诺龙、16β-氟-7α-甲基-19-去甲睾酮、16α-氟-7α-甲基-19-去甲睾酮、20-氟-马勃诺龙、17β-氟-雄烷-3-酮、3，3-二氟-雄烷-17β-醇和^{11}C-17α-甲基睾酮等，可用于前列腺癌诊断、预测激素治疗效果、监测激素治疗响应。近年来，又研制出两种高亲和力的雄激素受体显像剂——^{18}F-11β-氟-5α-双氢睾酮（^{18}F-DHT）和^{18}F-11β-氟-19-去甲-5α-双氢睾酮，其体外结合性能与体内分布性能良好。

3. 其它

结肠癌、肺癌、脑瘤、乳腺癌、肾癌和黑色素瘤有高密度的σ受体表达，σ受体显像可用于上述肿瘤的诊断与疗效评价。^{18}F-α-（4-氟苯基）-4-（5-氟-2-嘧啶基）-1-哌嗪基-丁醇和^{18}F-1-（3-氟丙基）-4-（4-氰基苯氧基甲基）哌啶是两种性能良好的σ受体正电子显像剂，后者是σ1受体的选择性配体。^{18}F标记的α-黑色细胞兴奋激素（^{18}F-α-MSH）已应用于对黑色素瘤的研究。交感神经系统显像剂^{11}C-HED可应用于嗜铬细胞瘤和神经母细胞瘤显像。

二、基因显像的放射性药物

（一）基因诱导受体显像

用基因工程人工诱导而产生新的细胞膜受体后进行受体显像。如D_{54}MG人胶质瘤细胞经重组腺病毒载体感染可诱导表达人癌胚抗原，可被放射性核素标记的抗癌胚抗原抗体识别；胃泌素释放素受体的DNA与腺病毒载体结合，形成重组腺病毒载体后感染癌细胞，可用放射性标记的mIP-蜗皮素识别。

（二）反义显像

设计与目标DNA或mRNA的一段单链互补配对的反义寡核苷酸（antisense oligonucleotides，ASONs），用放射性核素标记ASONs，注入体内后与目标DNA或mRNA进行核酸杂交，通过PET显示目标DNA或mRNA的位置和密度，称为反义显像。由于许多肿瘤具有特异的DNA或mRNA，因此，反义显像有可能应用于肿瘤的早期诊断。

反义显像的放射性药物设计与制备需考虑以下基本问题：

1. ASONs的长度

通过数学推测，ASONs在11～15个碱基的长度为宜。

2. 比活度

正常mRNA的浓度通常在1～1000 pmol/L的范围，在疾病状态下可升高100～1000倍。1 pmol/L的mRNA所需放射性核素标记的ASONs的比活度应达3.7×10^4～3.7×10^5 MBq/μmol。

3. ASONs的体内稳定性

核苷酸可被水解酶降解，内切酶攻击核苷酸链的内部，外切酶从3'或5'端降解核苷酸链。ASONs中的磷酸二酯键易被核酸酶降解。为提高ASONs的体内稳定性，需对ASONs进行化学修饰。常用的化学修饰方法有：硫代化修饰—用硫原子取代磷酸二酯键中未结合的氧原子，提高对核酸酶的抗性；混合骨架修饰—在寡核苷酸的不同部位包含不同的修饰，混合骨架寡核苷酸（MBO）通常由天然DNA、含硫代磷酸酯的DNA，2'-O-甲基RNA和2'-O-烯丙基RNA中的两种或两种以上组合而成；肽核酸（PNA）修饰—用N-（2-氨基乙基）甘氨酸骨架代替ASONs的整个糖-磷酸骨架；吗啉结构修饰—吗啉结构替代ASONs的戊糖骨架。

4. ASONs的特异性与清除速率

这是设计ASONs时需考虑的一个关键性问题。

（三）基因表达显像

基因表达显像（gene expression imaging）既可对内源性的基因显像又可对外源性的转入组织细胞的基因（转基因）显像。内源性的基因表达显像可用于测定生长、衰老、环境刺激时的基因表达的变化，以及从正常状态到疾病状态基因表型的变化与治疗响应；转基因表达显像可用于监测转入细胞的基因表达，从而研究基因表达的调控以及基因治疗情况。由于内源性的基因表达显像直接针对正常基因表型的细胞功能和疾病初期基因表达的变化，因而研究更为广泛。

1. 内源性的基因表达显像

内源性的基因表达显像可在DNA转录为mRNA和mRNA翻译成蛋白质两个水平上进行显像，但更多的研究集中在转录水平上的显像。可通过放射性核素标记的 ASONs 对 mRNA 进行显像。对 mRNA 翻译成的蛋白质进行显像的优点是具有放大作用，因为靶蛋白浓度高于 mRNA 的浓度。若蛋白产物是受体，则用放射性核素标记的配体进行显像；若蛋白产物是酶，则用放射性核素标记的底物或抑制剂进行显像。

2. 转基因表达显像

转基因表达显像常用于基因治疗中转入的治疗基因的监测。采用报告基因（PRG）显像技术进行转基因表达显像。其原理是：PRG 与待转入的目标基因连接一共同的启动子，如巨细胞病毒启动子，同时转入细胞中，当启动子启动目标基因转录时，也同时启动 PRG 转录成 mRNA，而后，mRNA 翻译成蛋白质（PRP），通过对此蛋白质显像显示目标基因的表达（图 4－15）。

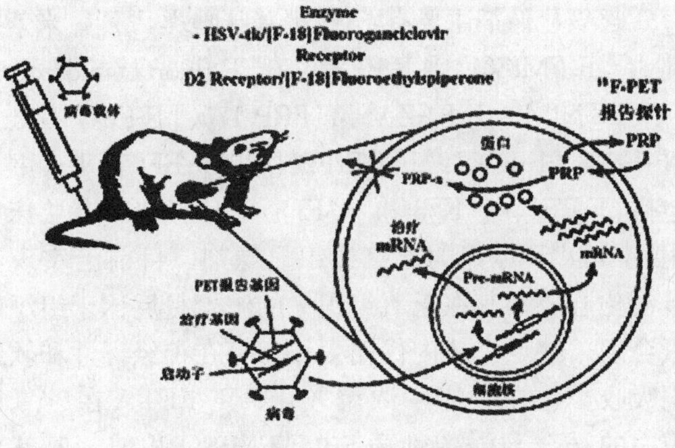

图 4－15　转基因表达显像原理图

目前主要有以下标志基因-标志基质体系：

（1）HSV-1-tk-FGCV 体系

用Ⅰ型单纯疱疹病毒胸苷激酶基因（HSV-1-tk）作为报告基因，基因表达产物是Ⅰ型单纯疱疹病毒胸苷激酶，^{18}F 标记的无环鸟苷衍生物 ^{18}F-FHBG｛^{18}F-9-［4-氟-3-（羟基甲基）］丁基鸟嘌呤｝、9-［（3-^{18}F-氟-1-羟基-2-丙氧基）甲基］鸟嘌呤（^{18}F-FHPG）、氟更昔洛韦（^{18}F-FGCV）、氟阿昔洛韦（^{18}F-FACV）、^{18}F-喷昔洛韦（^{18}F-FPCV），以及 ^{11}C 或 ^{124}I 标记的尿嘧啶核苷衍生物 5-碘-2'-氟-2'-脱氧-1-β-D-阿糖呋喃碘尿嘧啶（^{124}I-FIAU）、^{11}C 或 ^{124}I-阿糖呋喃尿嘧啶可作为酶的底物被代谢后滞留于细胞中，从而对目标基因显像。

（2）胞嘧啶脱氨酶基因-胞嘧啶体系

用胞嘧啶脱氨酶基因作为报告基因，基因表达产物是胞嘧啶脱氨酶，^{18}F-5-FU 可作为酶的底物进行显像。

（3）D_2-FESP 体系

用多巴胺 D_2 受体基因作为报告基因，基因表达产物是多巴胺 D_2 受体，用 ^{18}F 标记的 D_2 受体拮抗剂 ^{18}F-氟乙基螺环哌啶酮（^{18}F-FESP）进行显像。

三、代谢显像剂

代谢显像剂包括糖代谢显像剂、氨基酸代谢显像剂、脂肪酸代谢显像剂、核酸代谢显像剂等。糖代谢显像剂 ^{18}F-FDG 上节已介绍，本节主要介绍脂肪酸代谢显像剂、氨基酸代谢显像剂和核酸代谢显像剂。

（一）脂肪酸代谢显像剂

脂肪酸氧化是正常心肌组织的主要能量来源之一，直链脂肪酸和支链脂肪酸在心肌内的代谢途径不同，直链脂肪酸在线粒体中发生 β 氧化，氧化产物迅速排出细胞，支链脂肪酸则转变为甘油储存在细胞内。目前用于脂肪酸显像的直链脂肪酸主要有 ^{11}C-乙酸，在体内参与三羧酸循环，与辅酶 A 结合参与氧化过程，用于测定心肌耗氧量。^{11}C-棕榈酸（^{11}C-PA）最接近体内天然代谢底物脂肪酸的化学结构，被认为是脂肪酸代谢的标准品。近年来报道，^{11}C-辛酸盐、^{11}C-C12C3 和 ^{18}F-氟代-6-硫代十七烷酸（^{18}F-FTHA）是较有前景的脂肪酸代谢显像剂。

（二）氨基酸代谢显像剂

合成蛋白质是氨基酸被生物利用的主要途径，而体内蛋白质合成的异常与各种生理、生化反应异常（如肿瘤、神经病、精神病等）有关，氨基酸代谢显像可用于评估与大脑发育、修复、学习和记忆、神经变性疾病、肿瘤以及治疗响应相关的蛋白质合成速率变化，有助于相关疾病的诊断与治疗。已用于人体 PET 显像的氨基酸代谢显像剂有：^{11}C 标记的 L-甲基蛋氨酸（^{11}C-MET，包括 ^{11}C 标记在甲基上的 ^{11}C-S-甲基-L-蛋氨酸和 ^{11}C 标记在羧基上的 1-^{11}C-L-甲基蛋氨酸）、L-亮氨酸、L-酪氨酸（^{11}C-TYR）、L-苯丙氨酸、L-蛋氨酸、氨基异丙氨酸；^{18}F 标记的 L-酪氨酸、L-苯丙氨酸、1-氨基-3 氟-环丁基-1-羧酸以及 ^{13}N-谷氨酸等。^{11}C-MET 是临床上应用最广泛的氨基酸代谢显像剂。但 ^{11}C-S-甲基-L-蛋氨酸除参与蛋白质的合成外还发生 ^{11}C-甲基的转移、5-腺苷蛋氨酸的生成等其它代谢过程，不能够被用来精确地描述蛋白质的合成速率。而 ^{11}C 标记在羧基上 L-蛋氨酸、L-酪氨酸、L-亮氨酸等由于代谢产物二氧化碳能很快被排出体外，其代谢产物对观察蛋白质合成影响较少，可用于测定蛋白质合成速率。由于蛋白质的合成需要较长时间，因此，半衰期较长的^{18}F标记的氨基酸更有利于反映蛋白质的合成，L-2-^{18}F-氟酪氨酸和^{18}F-L-苯丙氨酸可参与蛋白质的合成而不发生明显的代谢，其PET显像可反应蛋白质的合成，但在脑瘤显像中，肿瘤中摄取主要反映氨基酸的转运速率而不是蛋白质的合成速率，因此，其主要用于脑瘤的检出而不是对其恶性程度的评价。O-2-^{18}F-氟乙基-L-酪氨酸（^{18}F-FET）、L-3-^{8}F-氟-α-甲基酪氨酸（^{18}F-FMT）和1-氨基-3-^{8}F-氟环丁基-1-羧酸（^{18}F-FACBC）应用于脑瘤显像时具有高的靶本比。

（三）磷脂代谢显像剂

反映细胞磷脂代谢的显像剂主要是正电子放射性核素标记的胆碱类似物，它可用于恶性肿瘤显像。胆碱是构成磷脂酰胆碱的成分之一，而磷脂酰胆碱是细胞膜的重要组成成分。恶性肿瘤表现为细胞膜成分的高代谢，因此表现为摄取胆碱增加。同时，胆碱本身也参与调节细胞的增殖与分化。

磷脂代谢显像剂主要有：^{11}C-胆碱、^{18}F-氟胆碱（^{18}F-FCH）、^{18}F-氟乙基胆碱（^{18}F-FEC）、^{18}F-氟丙基胆碱（^{18}F-FPC）等。^{11}C-胆碱是早期研究的磷脂代谢显像剂，其血液清除快，可在短时间内得到清晰的肿瘤影像；它主要经肝胆系统排泄，几乎不经泌尿系排泄，因此，是较好的泌尿系肿瘤的PET显像剂。^{18}F的核性质优于^{11}C，因此，用^{18}F标记胆碱成为一新的研究课题。^{18}F-FEC和^{18}F-FPC磷酸化速率较低，而^{18}F-FCH的磷酸化速率与^{11}C-胆碱相近，具有与^{11}C-胆碱相似的体内特性，其标准摄取值也与^{11}C-胆碱相近，是一种性能优良的磷脂代谢显像剂。

（四）核酸代谢显像剂

核酸代谢显像用于反映核酸合成的速率，显像剂有：^{18}F-氟尿苷、^{11}C-胸苷（^{11}C-TdR）、^{11}C与^{18}F标记的2'-氟-5-^{11}C-甲基-1-^{11}C-甲基-1-β-D-阿糖呋喃尿嘧啶（FMAU）和3'-脱氧-3'-^{18}F-氟胸苷（^{18}F-FLT）。^{18}F-氟尿苷是早期应用的核酸代谢显像剂，它可被增殖细胞摄取，但它既可掺入DNA中，又可掺入RNA中。^{11}C-胸苷用于测定核酸合成速率的一个主要的问题是^{11}C-胸苷的代谢，^{11}C标记于甲基时的主要放射性代谢产物是^{11}C标记的胸腺嘧啶、二氢胸腺嘧啶、β-脲基异丁酸和β-氨基异丁酸；^{11}C标记于环上C_2位置时的主要放射性代谢产物是^{11}C标记的CO_2。^{18}F-FMAU也可被代谢为放射性的代谢产物。理想的显像剂应与胸苷具有相近的细胞转运、被胸苷激酶的磷酸化和掺入DNA的过程，且不被代谢为放射性的代谢产物。^{11}C-FMAU具有较为理想的性质，可通过较简单的动力学模型估算细胞增殖速率。^{18}F-FLT也是一种性质较为理想的核酸代谢显像剂，但肝摄取很高，从而限制了其在肝脏肿瘤中的应用。

四、乏氧显像剂

组织乏氧状态是介于组织缺氧和氧利用正常的一种状态。乏氧显像剂（hypoxia imaging tracer）能选择性地滞留在乏氧组织或细胞中，直接提供组织存活但有功能障碍的信息，可用于心脑血管疾病诊断，也可通过显示肿瘤组织的乏氧状态而用于肿瘤诊断、预测疗效和评价预后。

乏氧显像剂主要有：① 硝基咪唑类：^{18}F-氟米索硝唑（^{18}F-FMISO）、^{18}F-FETA（^{18}F-fluoroetanidazole）、^{18}F-FETNIM、^{18}F-FAZA、^{18}F-FRP-170、^{18}F-FDG-2-Nlm、^{18}F-FPN、^{18}F-FON、^{18}F-4-BrFPN和^{18}F-EF系列（主要包括^{18}F-EF1、^{18}F-EF3和^{18}F-EF5）。^{18}F-FMISO是临床应用最早的^{18}F标记的乏氧组织显像剂，目前已实现了自动化合成。其在乏氧组织中的浓聚量反比于组织的氧合度，缺点是体内代谢太快，存在神经毒性和软组织吸收，且在肿瘤中浓聚较慢；^{18}F-FETA在乏氧组织中的结合与滞留性质与^{18}F-FMISO相似，但其代谢较^{18}F-FMISO慢，更适用于乏氧显像；^{18}F-FETNIM、^{18}FAZA肿瘤与血液和肌肉的比值高于^{18}F-FMISO；^{18}F-FRP-170具有较低的亲脂性，可浓聚于存活但缺血的细胞层，适用于缺血但存活的心肌的定量估测或急性心肌损害的准确诊断；^{18}FDG-2-Nlm亲脂性低，药代动力学性质优于^{18}F-FMISO，在分子中引入脱氧葡萄糖有利于细胞的摄取；^{18}F-FPN、^{18}F-FON和^{18}F-4-BrFPN是亲脂性的化合物，可通过血脑屏障用于脑显像；在^{18}F-EF系列中，与^{18}F-FMISO比较，^{18}F-EF3和^{18}F-EF5与乏氧细胞的结合更具有特异性，其摄取不取决于还原酶的水平，而是取决于氧水平，而且，它们的毒性更小，其中，E^{18}F5已进入临床研究。② 非硝基咪唑类：^{62}Cu和^{64}Cu标记的BTS（bisthosemicarbazone）衍生物-ATSM可选择性地进入肿瘤乏氧区，对肿瘤进行乏氧显像。

综上所述，正电子放射性药物是当前放射性药物的一个研究热点，其主要研究方向是：① 高选择性的靶向放射性药物的研制；② 适用于PET定量分析的正电子放射性药物的研制；③ 快速高效的放射化学合成方法；④ 除^{18}F、^{11}C、^{13}N、^{15}O等常用的正电子放射性核素外，其它性质优良的正电子放射性核素的制备与应用；⑤ 从基础研究进入临床应用。正电子放射性药物是一个有着广阔前景的、有待于进一步开发的领域，需要药学工作者与医学工作者共同努力，使正电子放射性药物在生化、生理、病理、药学研究与疾病诊治中发挥更大的作用。

（张春丽）

参考文献

1. 王明芳. PET显像剂生产与制备系统的维护. 中国青年核医学论坛，2001，1（2）：78－81
2. Stöcklin G，Pike VW. Radiopharmaceuticals for positron emission tomography. Netherlands：Kluwer Academic Publishers，1993
3. Richard LW. Principles and Practice of Positron Emission Tomography. USA：Lippincott Williams & Wilkins，A Wolters Kluwer Company，2002
4. Sandler MP，Coleman RE，Patton JA，et al. Diagnostic Nuclear Medicine. 4th ed. USA：Lippincott Williams & Wilkins，A Wolters Kluwer Company，2003
5. 田嘉禾. 正电子发射体层显像（PET）图谱. 北京：中国协和医科大学出版社、科文（香港）出版有限公司，2002
6. 王荣福. 核医学. 北京：北京大学医学出版社，2003
7. 林景辉，王荣福. 核医学. 北京：北京大学医学出版社，2004
8. 王荣福. 核医学神经受体显像. 国外医学·放射医学核医学分册，1998，22：52－55
9. 王荣福. 中枢神经递质和受体显像的研究现状. 同位素，2000，13（4）：227－234
10. 王荣福. 多巴胺能神经递质及受体显像的临床研究和应用进展. 国外医学·放射医学核医学分册，2000，24（2）：59－61
11. 张春丽，王荣福. 肿瘤受体显像. 国外医学·放射医学核医学分册，2000，24（3）：124－127
12. Tewson TJ，Krohn KA. PET Radiopharmaceuticals：State-of-the -art and future prospects. Seminars in Nuclear Medicine，1998，28（3）：221－234
13. Helps ME. PET：the merging of biology and imaging into molecular imaging. J Nucl Med，2000，41（4）：661－681

5 PET/CT的临床质量控制

PET/CT是目前分子影像技术应用最广泛和技术较成熟的设备之一，其检查所获得结果的客观性和科学性至关重要。在日常的临床实践中，由于诊断失误而延误了治疗时机、影响了治疗效果并增加医疗费用开支的事例并不少见。因此，诊断结果正确与否直接影响临床治疗决策，PET/CT的临床质量控制（clinical quality control，CQC）应加以高度重视。PET/CT的结果分析正确与否对科学研究和临床实践同样甚为重要。我们应该适应目前新的医学模式转变，即运用循证医学的方式来判断结果。根据不同的研究应用和临床检查目的，制定一整套切实可行且行之有效的标准化显像方法是非常必要的。本章主要对PET/CT显像中能量底物环境、受检者准备、图像采集、处理、衰减校正以及图像融合等影响因素进行论述。

5.1 底物环境对PET/CT显像的影响

目前广泛应用于临床的最为成熟的PET/CT显像剂是^{18}F-FDG，主要反映了细胞组织摄取和利用葡萄糖的功能状况，同时也反映组织、器官的形态解剖学结构。组织摄取^{18}F-FDG主要取决于正常及病变部位的组织细胞学特性，还可能受到显像时体内血糖、游离脂肪酸等能量底物环境，以及体内某些激素水平的影响。因此，研究这些影响因素，并根据不同显像目的，对其进行合理控制，是提高^{18}F-FDG PET/CT显像的图像质量、实现更为准确的半定量分析，并做出正确诊断的重要基础。

^{18}F-FDG是葡萄糖的类似物，与葡萄糖的差别仅在于第二位碳原子上的羟基被^{18}F取代。^{18}F-FDG在血液及组织中的转运与葡萄糖相似，二者都通过相同的转运载体进入细胞，进入细胞内后^{18}F-FDG被已糖激酶催化变成6P-^{18}F-FDG，但由于结构上的差异，6P-^{18}F-FDG不能继续沿葡萄糖途径向下代谢；且由于6P-^{18}F-FDG带负电荷，因而不能自由通过细胞膜而滞留于细胞内。肿瘤、心肌组织内的葡萄糖-6-磷酸酶活性很低，对6P-^{18}F-FDG的脱磷酸作用明显减弱，静脉注射的^{18}F-FDG，一旦进入到这些组织的细胞内即以6P-^{18}F-FDG的形式滞留，通过体外探测^{18}F甄灭辐射产生的γ光子对，经计算机处理后，获得局部组织的葡萄糖代谢图像。主要采用以下两种方来分析^{18}F-FDG PET/CT图像：

（1）定性分析：在组织^{18}F-FDG达到最大摄取时，静态采集成像，目测分析^{18}F-FDG的分布，以了解体内组织葡萄糖代谢情况。

（2）半定量分析：在静态断层图像上利用感兴趣区（ROI）技术计算单位组织重量中^{18}F-FDG的摄取量（MBq/g），与单位体重^{18}F-FDG的注射量（MBq/g）之比得到组织^{18}F-FDG的标准摄取值（standard uptake value，SUV）。

肿瘤细胞增强的葡萄糖酵解活动是^{18}F-FDG应用于肿瘤学研究及监测的基础。该现象可能与某些癌基因或抑癌基因的突变使葡萄糖转运载体过度表达，以及肿瘤细胞内已糖激酶、磷酸果糖激酶及丙酮酸脱氢酶活性增强有关。由于^{18}F-FDG在肿瘤显像中的应用都是依据组织对^{18}F-FDG的摄取程度来作出判断。因此，除肿瘤组织的自身因素外，底物环境也将影响肿瘤组织对^{18}F-FDG的摄取，最终必然影响医生根据^{18}F-FDG PET/CT图像作出的各种分析和判断。

底物环境因素中，影响肿瘤^{18}F-FDG摄取的最直接而又最经常的因素是显像时受检者的血糖水平。研究表明，糖负荷后，血糖及血浆胰岛素水平较禁食状态显著升高，肿瘤组织对^{18}F-FDG的摄取明显下降，表现为SUV降低。一方面是由于血糖增高后，体内葡萄糖与^{18}F-FDG竞争转运载体和已糖激酶，使^{18}F-FDG进入肿瘤细胞及磷酸化减少；另一方面，糖负荷后的高胰岛素造成体内葡萄糖代谢加快，血浆^{18}F-FDG消除加速，使血浆中可供肿瘤摄取的^{18}F-FDG

减少。而肌肉组织^{18}F-FDG摄取增加，造成肿瘤和（或）转移灶与肌肉的对比度降低，图像质量下降，从而影响显像效果。血糖水平对肿瘤^{18}F-FDG摄取的类似影响，以后又为许多临床研究、动物以及体外实验所证实。

但血糖水平对颅内肿瘤^{18}F-FDG显像的影响可能与其它部位的肿瘤有所不同。糖负荷后的高血糖在使肿瘤^{18}F-FDG摄取下降的同时，正常脑组织^{18}F-FDG摄取下降更显著，使肿瘤与脑皮质的^{18}F-FDG摄取比值增高，从而有利于颅内复发及残余病灶的检出。但由于肿瘤及正常脑组织的^{18}F-FDG摄取均下降，这时要得到高质量图像需增加采集时间或增加^{18}F-FDG注射剂量。

心肌组织代谢活动的存在是心肌组织存活的重要标志之一。^{18}F-FDG心肌代谢显像对心肌活力的估测有很高的灵敏度和特异性，对指导冠心病的临床治疗，预测冠脉再通术后的效果有很高的价值。正常心肌代谢的能量底物来源广泛，游离脂肪酸（FFA）、葡萄糖、乳酸、酮体都可作为心肌代谢的能量底物。但心肌最终的能量底物选择则有赖于它们各自在血中的浓度以及当时的生理状态。这使得PET/CT心肌显像^{18}F-FDG摄取的影响因素则更为复杂。

一般情况下，酮体作为心肌能量代谢底物之一，在血液中的浓度很低，可以忽略不计。在静息和禁食状态下，乳酸只占心肌氧化供能的10%，而在运动时则高达60%，成为心肌能量代谢的重要底物。FFA是正常心肌在禁食状态下的主要能量底物，为心肌提供能量。进餐后，由于血糖增高刺激胰岛素分泌，促进了心肌细胞对葡萄糖的摄取、利用；同时胰岛素还能抑制心肌对FFA的代谢，抑制体内脂肪的分解，并促进血中FFA以甘油三酯的形式沉积于脂肪细胞内，从而降低了血中FFA的浓度。以上几个方面综合作用的结果，使葡萄糖成为进餐后心肌组织代谢的主要能量底物。对于缺血心肌而言，禁食状态下FFA的代谢受抑制，ATP水平下降，AMP水平增高，以及肌酐水解释放出的无机磷酸增加，增强了磷酸果糖激酶的活性，因此使这部分心肌的葡萄糖代谢活动增强，与禁食状态下正常心肌以FFA为主要能量底物形成了反差。

由上述正常及缺血心肌的代谢特点可以发现禁食状态下^{18}F-FDG心肌显像有利于识别缺血心肌。但是，由于禁食状态下，FFA是正常心肌的主要能量底物，正常心肌^{18}F-FDG的摄取率低，且血浆^{18}F-FDG清除缓慢，因此使心肌^{18}F-FDG的图像质量差且不稳定，从而影响缺血心肌的识别和定位。

目前，^{18}F-FDG心肌显像研究心肌活力，多采用改变心肌细胞代谢能量底物环境的手段来提高心肌细胞对^{18}F-FDG的摄取，然后，根据相应节段心肌的灌注显像与代谢显像的不匹配现象来判断心肌是否存活，即在心肌灌注显像上表现为灌注下降的心肌节段，在代谢显像上表现^{18}F-FDG摄取正常或增高，说明该节段心肌仍有活性。目前最常使用的就是采用葡萄糖负荷法来提高心肌细胞摄取^{18}F-FDG的方法。目的是使心肌细胞代谢在禁食状态的主要能量底物由FFA转为葡萄糖。具体步骤是：

（1）注射^{18}F-FDG前检测受检者的空腹血糖。

（2）当空腹血糖<6.1 mmol/L时，让受检者口服葡萄糖50 g，1 h后静脉注射^{18}F-FDG；

（3）当空腹血糖在6.1～7 mmol/L之间时，让受检者口服葡萄糖25 g，1 h后静脉注射^{18}F-FDG；

（4）当空腹血糖在7～11 mmol/L之间时，皮下注射5 IU胰岛素，1 h后静脉注射^{18}F-FDG；

（5）当空腹血糖在>11 mmol/L之间时，皮下注射10 IU胰岛素，15 min后测量血糖。若血糖<8 mmol/L时，静脉注射^{18}F-FDG；若血糖在8～11 mmol/L之间，再皮下注射5IU胰岛素，1 h后静脉注射^{18}F-FDG；若血糖仍然>11 mmol/L，再皮下注射10 IU胰岛素，15 min后测量血糖。重复此法，直到血糖<8 mmol/L时，静脉注射^{18}F-FDG。

葡萄糖负荷法亦有其不足之处，主要表现为糖负荷后的血糖波动较大，同时许多在临床不表现为糖尿病但糖耐量明显异常的病人，在糖负荷后血糖过度升高过度，在通过胰岛素刺激心肌对^{18}F-FDG摄取的同时，也会与^{18}F-FDG发生竞争，从而减少心肌^{18}F-FDG的摄取，使这部分病人的图像质量下降。

正常血糖-高胰岛素钳技术是目前提高心肌^{18}F-FDG摄取、改善图像质量最有效的方法。该方法通过调整胰岛素与葡萄糖静脉输入速度，从而将血糖控制在一个稳定的水平。研究表明，该方法可较糖负荷法进一步提高心肌细胞摄取^{18}F-FDG的比率，图像质量可得到明显改善。正常血糖-高胰岛素钳技术在实施过程个病人血糖稳定，同时可显著缩小正常心肌个体间的差异，使心肌存活的定量研究成为可能；还可使糖耐量异常甚至糖尿病病人也得到高质量的图像，并降低了^{18}F- FDG的注射剂量或减少数据采集时间。此法的惟一缺点就是操作复杂，难以用于常规临床检查。

生理状态下，血浆FFA浓度总是跟血糖和胰岛素水平呈负相关，是影响心肌葡萄糖代谢的一个独立因素。因此很难显示其对心肌细胞^{18}F-FDG摄取的直接影响。烟酸衍生物类药物（乐脂平）在体内具有很强抑制脂解、降低血浆FFA浓度的功能。禁食状态下口服乐脂平，在血糖无明显变化的情况下血浆FFA浓度显著降低，此时^{18}F-FDG心肌显像的图像质量与使用高胰岛素钳基本相同。绝大多数Ⅱ型糖尿病患者应用乐脂平后进行^{18}F-FDG心肌显像也能获得与使用高胰岛素钳相当的图像质量。可见，通过烟酸衍生物类药物降低血浆FFA来增加心肌细胞摄取^{18}F-FDG的方法，也可以获得较好的显像效果。

综上所述，能量底物环境因素明显影响了肿瘤、心肌等组织对^{18}F-FDG的摄取，从而影响了图像质量和结果分析，值得进一步深入研究并寻找出行之有效的控制方法，以提高^{18}F-FDG PET/CT显像的图像质量。

其他PET/CT显像剂是否会受到底物环境的影响，目前研究很少。这里只是简单介绍及分析可能的影响因素。

肿瘤细胞增殖的基础是氨基酸代谢。氨基酸代谢反映的是蛋白质合成的过程。肿瘤细胞氨基酸需求量的增加，促使氨基酸转运加快，^{11}C-MET进入体内后，可能参与体内蛋白质的合成过程，或转化为S-腺苷蛋氨酸作为甲基的供体。研究表明，肿瘤组织摄取^{11}C-MET的量与其恶性程度相关并明显高于正常组织。由于外源性氨基酸可明显影响体内氨基酸转运，因此受检者在^{11}C-MET PET/CT检查前同样需要禁食。由于脑肿瘤组织能很快摄取MET并能保持较高的浓度水平，目前^{11}C-MET主要用于脑肿瘤PET/CT显像。静脉注射^{11}C-MET后45min可以达到稳定性分布，临床应用中一般在给药后1h采集数据。

3'脱氧-3'-^{18}F-氟代胸苷（3'-deoxy-3'-^{18}F-fluorothymidine，^{18}F-FLT）是一种胸腺嘧啶类似物，能够和胸腺嘧啶一样进入细胞内，并能被细胞质内的人胸苷激酶-1（TK-1）磷酸化。但由于3'端氟原子的置换，其磷酸化后的代谢产物不能进一步参与DNA的合成，也不能通过细胞膜返回到组织间隙而滞留在细胞内。肿瘤细胞在增殖的过程中，DNA的合成需要TK-1上调，加快核苷类底物的合成利用，因而处于S期的细胞TK-1的活性增强。^{18}F-FLT通过反映TK-1的活性而间接反映肿瘤细胞的增殖状况，有助于对肿瘤进行良、恶性鉴别、疗效评估和预后判断，是具有应用前景的显像剂。但是^{18}F-FLT仅有2%可以整合到DNA内，主要反映的是细胞内TK-1的活性情况，并非真正直接反映细胞的增殖状况，而体内尚存在一些调控TK-1活性的因素，所以应用^{18}F-FLT作为肿瘤细胞增殖状况的评判指标尚存在一定的不确定性，有待于对多种肿瘤进行更为深入的基础和临床研究来证实。目前，^{18}F-FLT的合成效率也普遍较低（常为7%左右，最高仅达37%），重复性差，广泛的临床应用受到了限制。

胆碱作为生物合成磷脂的前体被转运入细胞内，而磷脂是细胞膜的主要成分。胆碱进入细胞代谢后的产物磷脂酰胆碱参与细胞膜的合成。肿瘤细胞的重要特征之一就是增殖速度加快，可以推断，^{11}C胆碱的浓聚程度是细胞膜的合成速度的标志，也是细胞增殖快慢的反映。主要用于脑肿瘤、肺癌。NH3主要用于心肌显像。

5.2 受检者准备

目前，PET/CT检查应用最广泛的显像剂为^{18}F标记的脱氧葡萄糖（^{18}F-FDG）。这是一种非特异性显像剂，许多因素可以影响^{18}F-FDG在人体内的分布。除底物环境影响^{18}F-FDG PET/CT的显像结果以外，还包括受检者近期的创伤性检查、手术、放化治疗、其它药物治疗，甚至检查前剧烈运动、咳嗽等因素。因此，接诊医生在收到受检者的检查申请单后，应对受检者进行评估，既为合理安排检查做好准备，又可以在一定程度上避免检查结果的错误解释。本节以^{18}F-FDG为例，介绍受检者在PET/CT检查过程中的准备工作。

接诊医生时应仔细阅读申请单，详细了解受检者的病情，主要包括上述影响检查结果的因素，以及体内是否有金属等高密度人工植入体，或最近是否用泛影葡胺等高密度增强剂口服或灌肠检查等。对于育龄期女性，要了解清楚其怀孕和哺乳情况，以确定检查的可行性。对于不明确的，应及时与临床申请医生沟通。

通过以上信息的分析，接诊医生应明确判断该受检者是否适合立即安排检查，并在申请单上做好病史补充和医嘱。对于不适合立即安排检查的受检者，应向申请医生或受检者说明可能的检查时间，以及在此期间的注意事项。

PET/CT检查的准备工作具体来说包括：给药前、给药和给药后三个阶段。

一、给药前的准备

1. 由负责预约登记的人员做好受检者信息的电脑录入工作，并及时向受检者发出预约检查通知单。

（1）受检者的信息包括：姓名；性别；年龄；体重；糖尿病史；是否怀孕或哺乳；形态学检查的项目、日期、结果；病理检查的取材时间、部位、结果；外科治疗和放疗的时间和部位；化疗和其他药物治疗的剂量和时间；对检查过程的承受程度；是否要用肌肉松弛药物，是否需要镇静，是否要麻醉等。

（2）一份精心设计的预约检查通知单，既可以让受检者了解检查的大致过程，在心理上有所准备，又可以在一定程度上避免医患沟通缺失，从而减少矛盾和纠纷的发生。

2. 接诊医生应根据申请单的要求和受检者的病情，确定PET/CT检查的项目和所使用的显像剂。

3. 对儿童进行PET/CT检查时，最好与家长签订知情同意书。内容主要包括因患儿不能合作时，为保证检查顺利进行而需要采用镇静、局部麻醉或全麻等措施，以及可能由此导致的意外事件等，还应严格按照儿童的给药剂量计算方法来计算给药量。

4. 接诊医生应根据受检者的体重和单位体重应注射的显像剂活度，计算、记录显像剂的注射剂量，以便计划生产显像剂。

5. 受检者按预约时间到达PET/CT候诊区后，接诊医生应首先确认其已按要求禁食（一般要求禁食6 h～12 h），然后为其检测血糖。根据不同的检查目的，大致可分三种类型来判断血糖水平是否符合要求：

（1）中枢神经系统检查一般没有特别要求。

（2）心肌细胞存活判定一般要求血糖保持在8 mmol/L左右。

（3）肿瘤显像一般要求血糖水平在7.2 mmol/L以下，并要求受检者检查前6 h禁用咖啡和尼古丁（烟碱）类药物或食品，以避免刺激心肌细胞，导致过多的葡萄糖摄取。

6. 如果受检者的血糖水平达不到要求，接诊医生应根据受检者的具体病情，安排接诊护士进行血糖调节。过高者，可静脉或肌肉注射胰岛素；过低者，可给予甜牛奶或葡萄糖溶液口服等。但有研究显示，^{18}F-FDG注射前2 h内注射胰岛素者，可能增加肌肉组织摄取^{18}F-FDG。

7. 糖尿病或葡萄糖耐受患者，应至少在检查前2天检测血糖水平，并用口服药物，或注射胰岛素进行血糖水平调节。

8. 使用^{18}F-FDG以外的显像剂，应按相应的要求进行准备。

9. 中枢神经系统的受检者，除保持候诊环境安静、灯光黯淡外，还要进行视、听封闭以减少外界刺激，影响检查效果。

10. 精神病、易激动和儿童患者，疼痛或其他病情严重，难以坚持或不易合作的受检者，可以考虑适当使用镇静剂进行控制，以保证完成检查。

（1）需要使用镇静、局部麻醉或全麻的受检者，最好在给药之前注射显像剂，以避免这些药物造成的血流和代谢改变而影响显像结果。但镇静对中枢神经系统的受检者是否适合，有待进一步的研究。

（2）记录用药的剂量和时间等信息，供医生分析显像结果时参考。

（3）可以用安定来缓解受检者紧张情绪，但需要医护人员监护。

（4）受检者因持续咳嗽、吞咽等动作，引起骨骼肌运动的，可以在注射显像剂前适当使用肌肉松弛剂进行缓解。

11. 要求受检者在检查当天避免剧烈运动，以减少骨骼肌过度摄取^{18}F-FDG，影响图像质量。

12. 因下消化道疾病的受检者，应首先了解其碘过敏史，然后决定是否向其提供口服造影剂。对于需要口服造影剂的，应告诉其使用方法和注意事项。

13. 进行盆腔检查的女性，除提供口服造影剂以外，还应了解月经情况。必要时，留置导尿管。此外，对于已婚女性，做内生殖器疾病检查时，一般要求检查前放置阴道塞。

14. 因膀胱或/和前列腺疾病显像者，应常规留置导尿管，并在显像前冲洗膀胱。

15. 受检者不能停止输液的，应在注射^{18}F-FDG前6h左右改用非葡萄糖注射液。

二、给药准备与给药

1. 给药护士应首先与受检者沟通，解释药物注射的过程和注射后注意事项。

2. 安静的环境和舒适的体位，有利于受检者放松全身骨骼肌，减少^{18}F-FDG注射后骨骼肌的生理性摄取。一般要求受检者平卧或坐位注射。

3. 要求^{18}F-FDG的放化纯度＞95%，并且有明确的生产日期、标定时间、体积和比活度等药物的生产和使用说明书。

4. 根据受检者的病情，合理选择注射部位。

(1) 一般应避免通过患侧肢体注射显像剂，以免药物渗漏导致同侧淋巴结生理性摄取而误诊。

(2) 建立静脉通道。

(3) 认真记录显像剂首次测量的剂量和时间。

三、给药后注意事项

1. ^{18}F-FDG一般应在30 s内注射完。注射后，用20～30 ml盐水冲洗可以减少^{18}F-FDG在静脉内的保持时间。

2. 药物注射后，给药护士应要求受检者保持药物注射时的体位至少30 min。

3. 要求受检者尽可能避免肢体移位、说话和吞咽等动作，以避免的骨骼肌过多摄取。

4. 注射显像剂后，给药护士应立即测量注射后的空注射器。记录测量空注射器的时间和剂量、注射部位、有无渗漏等信息。

5. 对于哺乳期的女性受检者，要告诉其给药24 h后才能继续哺乳，且在此期间最好与婴儿隔离。

6. 测量室（活性室）、注射室、检查室的时钟，应与PET/CT仪器内置时钟的时间一致，否则可能导致定量或半定量分析结果偏差。

5.3 数据采集

PET显像的最大优势在于它是在分子水平上反映人体生理、生化状况的显像，有利于疾病的早期诊断，但其组织形态、结构的再现清晰度远不如CT好；而CT则能清晰显示组织、器官的解剖细节，有利于组织形态、结构改变的准确定位。但CT检查不能在组织形态发生明显改变前早期诊断疾病。为达到对疾病早期诊断，又能准确定位的目的，将PET与CT安装在同一机架上，通过硬件和软件将二者联系在一起，一次检查可获得PET、CT和PET/CT融合图像三方面的信息，使PET和CT各自的优势得到了充分结合。但PET/CT显像的数据采集（data acquisition），本质上仍然分为PET和CT两个系统独立进行。

一、PET/CT系统中CT的作用，主要有以下几个方面：

1. 确定数据采集的起始位置和范围；

2. 用CT数据用作PET数据的衰减校正；

3. 重建、转换后的CT图像与重建及校正后的PET图像进行融合；

4. 提供诊断质量的CT图像。

二、CT数据采集

（一）CT数据采集之前，应常规进行PET/CT系统的日常质量控制。

只有整个系统运作正常的情况下，才能开展受检者的检查工作。

（二）CT数据采集步骤如下

1. 摆位。将患者按照检查要求进行体位摆放，并加以适当的固定。

(1) 脑显像时，一般将受检者的上肢下垂置于身体两侧，平卧于检查床上，要求听眦线与检查床平面垂直，并将受检者的头部适当固定，避免长时间的强迫体位造成移动伪影。

(2) 其他局部和全身显像时，一般要求受检者的上肢上举抱头，平卧于检查床上，尽可能平静呼吸。将受检者适当固定，以避免移动伪影。

2. 采集定位片。摆位后，利用系统的定位激光确定开始扫描的位置和大概的扫描范围。定位片的曝光条件，不同机型有不同的要求。一般为90 kV、30 mAs。头颈部显像一般采集侧位片，全身显像为前后位片。

3. 确定扫描范围。在定位片的基础上，根据医生的要求设置扫描范围，原则是必须包括靶器官或医生希望了解的区域。同时确定PET数据采集的床位数。

4. 设置CT扫描条件。由于PET/CT显像时，CT扫描的范围往往要比常规CT扫描者大得多，因此很难按照后者的条件来设置扫描条件；同时，尽管有研究认为在正常呼气后憋气采集的CT图像最适合于PET/CT图像融合，但实际工作中，许多受检者难以忍受30 s左右的憋气，使得这种情况下CT扫描难以达到常规条件下CT扫描的图像质量。因此，PET/CT显像的CT扫描时，通常要求受检者平静呼吸，以120 kV，150 mAs，0.5s/r，层厚10 mm，pitch 1.0，进床速度5 mm的条件进行扫描。这样每一次CT扫描大约需要30～40 s即可完成。如果有必要，可以对局部进行常规CT扫描，从而获取更丰富的解剖学信息，甚至通过薄层扫描，经重建后，获得仿真内窥镜、多平面重构等CT扫描的辅助诊断信息。但当选择常规CT扫描条件，以追求“诊断质量”的CT图像时，要考虑长时间连续曝光对CT球管使用寿命的影响，以及受检者所接受的辐射剂量。

不同PET/CT用户所选配的CT档次可能不同，所用的扫描条件也存在差别。就目前的PET/CT系统配置而言，CT配置的最低档次为2排螺旋，最高者达64排螺旋。64排螺旋CT的图像后处理功能非常强大，可以提供许多2排螺旋CT所不能提供的信息，对疾病的诊断有较大帮助。但价格相对要昂贵。CT扫描结束后，系统通常会自动切入PET数据采集状态。

三、PET数据采集

PET显像数据采集实际上是用共线对置的探测器，采用电子准直技术，从体外探测因正电子湮灭辐射产生的一对能量相等（511 keV）、方向相反（互成180°±0.25°）的γ光子。由计算机将收集到的所有数据进行处理，将那些在规定时间窗内被探测到的两个光子定为一个符合事件，应用合适的数据校正技术，对这些数据进行处理后，再现受检者体内的示踪剂（或放射性活度）分布图。

由于仪器设计的结构差异，PET数据采集有二维和三维之分。二维数据采集方式是指相邻的探测器环之间增加了可以自动伸缩的高密度金属隔板，只允许接受同一环内的符合事件，防止相邻环之间的光子干扰。这种方式在很大程度上减少了散射符合，提高了图像质量，但同时也损失了大量的有效信息，降低了单位时间内采集的数据量（计数率）。在获得优良图像质量的前提下，二维数据采集方式需要增加示踪剂的注射剂量，和/或延长数据采集时间，从而降低了工作效率。随着高性能晶体的出现，以及新的晶体切割技术的应用和晶体的大面积模块化设计，提高了PET探测器的整体探测性能。目前，PET/CT系统由于计算机性能的提升和校正算法的改进，除个别机型保留二维数据采集方式外，临床应用中几乎都用三维数据采集方式。所谓三维数据采集方式，指的是对去掉高密度金属隔板后在整个探测器有效视野内，所探测到的γ光子进行符合处理。相对于二维数据采集方式而言，三维数据采集在很大程度上提高了探测器的灵敏度，计数率可提高5～8倍。不但有助于减少用药量和受检者所接受的辐射剂量，并且消除了环间隔板带来的伪影，缩短了数据采集时间，提高了单位时间内受检者的检查人次。但三维数据采集包含了更多的交叉投影信息，导致了散射和随机符合的大量增加，这在一定程度上增加了数据处理时间，降低了图像清晰度。在保证足够计数的前提下，与三维采集相比，二维模式下采集的数据，经处理、重建后，图像的空间分辨能力和清晰度要优于前者。

日常工作中，PET/CT显像主要是以全身静态采集方式来完成受检者检查的。心脏门控，呼吸门控等数据采集方式，受影响的因素较多，且花费的检查时间太长，在PET/CT系统显像中的应用尚不成熟。PET/CT系统显像中，PET数据采集一般建议在注射示踪剂40～60 min后进行。但研究显示，由于病变类型、病程发展和治疗进度等，都可能影响^{18}F-FDG的摄取，应根据不同检查目的和受检者的身体状况来合理安排显像时间，才能对病变进展和治疗效果情况做出正确的评价。

1. 应用^{18}F-FDG做脑葡萄糖代谢显像时，由于其代谢速度快，对示踪剂的摄取可以在30 min内达到高峰，因此，可以在注射示踪剂20～30 min后进行数据采集。目前的PET轴向视野一般在15 cm以上，一个床位足以包括整个大脑组织，数据采集时间为5～20 min。由PET的灵敏度曲线可知，灵敏度由视野中心向两边呈逐渐递减。因此，要保证采集到足够的计数，否则颅顶和颅底小脑部分的显像效果较差，可能造成漏诊。此外，检查前24 h内受检者应禁用咖啡、香烟、酒或药物（包括抗组胺药物、阿司匹林、安定等），12 h内禁食，并尽量保证检查前夜充足睡眠。

2. 心肌显像时，由于^{18}F-FDG的摄取与心肌细胞的耗氧量成反比，因此通常将数据采集时间推迟到注射示踪剂2～3 h以后进行。一般每床位采集10～

20 min。

3. 肿瘤显像时，研究表明大多数恶性肿瘤对^{18}F-FDG的摄取高峰时间在注射示踪剂后1 h之后，而良性者大多在30 min左右达到高峰，此后呈稳定或下降趋势。因此，最好将显像时间推迟到注射示踪剂90 min后进行，这样不但可以提高信噪比，还在一定程度上有助于病变良、恶性的鉴别，从而提高一次显像时病变的诊断准确性。一般每床位采集1.5～3 min。

4. 延迟显像的实用价值已为大量研究所证明。一般在第一次显像2～3h后进行。通过对可疑异常浓聚灶的局部延迟显像，对比前后两次显像的标准摄取值（SUV）、浓聚灶的位置和形态等信息，从而提高诊断的准确性。但需要注意的是，两次采集的信息量应当保持基本一致，否则可能影响SUV等半定量指标的可比性。

5. 目前，临床应用中极少使用动态采集方式进行PET/CT显像。动态采集方式是指“弹丸”注射示踪剂的同时开始启动数据采集程序，以观察示踪剂在体内分布的动态过程，经重建处理后可以得到靶器官的图像和时间—放射性活度曲线。但目前投入临床使用的PET/CT系统难以在数秒或数十秒内获得足够的数据量。因此，一般来说，动态采集方式仅适合于光输出量高、符合时间窗窄、能量分辨率非常高的仪器在局部单床位检查时进行，不适用于大范围的数据采集。另外，由于高活度状态下随机符合计数的比率远比真符合计数的比率高，因此，多床位动态显像的临床实用价值还需要大量研究来进一步验证。

四、PET/CT数据采集注意事项

1. 摆位前要求或协助受检者完成以下步骤

（1）排空尿液，或倒空尿袋或其他引流袋；

（2）更换尿布或尿垫；

（3）掏空口袋的所有物品；

（4）取出注射部位的纱布或绷带。

2. 进行颈部和食管检查时，应要求受检者饮水或漱口。

3. 尽可能要求受检者平躺，使身体左右对称。

4. 作乳腺显像时，最好让受检者取俯卧位，使乳腺下垂，有利于改善图像质量并提高病变定位的准确性。

5. 给受检者摆位时，要特别注意输液管、导尿管、氧气管以及与之相连的袋子等，以及安全带、被子等受检者体外设施，能在整个检查过程中畅通无阻。

6. 可以用枕头、棉垫等，帮助有需要的受检者增加舒适度，减少头颈、肢体移动而导致的伪影。

7. 扫描开始的方向主要根据检查申请单关注的重点来确定。全身显像时，一般从腹股沟开始向上采集数据，可以避免膀胱内尿液的过分积聚，给盆腔疾病的诊断带来困难。

8. 黑色素瘤可以原发或转移到人体的任何组织、器官。因而，此类受检者的数据采集范围应覆盖全身从头顶至足底，即以免漏诊。

9. 全身或上腹部检查时，可要求受检者在CT扫描之前，饮水500～800 ml；而盆腔检查的受检者，应在摆位前常规进行膀胱冲洗。

10. 可根据受检者的需要，在检查过程中播放轻音乐（除脑显像以外），以缓解受检者的心理压力。

11. PET/CT系统一般具有在线数据处理和图像重建功能。数据采集结束后，要求受检者在候诊室等待，直到当班医生认为图像质量达到诊断要求才能离开。否则要按当班医生的要求通知受检者准备延迟显像，以帮助鉴别可疑^{18}F-FDG浓聚灶的性质。

12. 选择恰当的药物干预，并结合其他非药物方法进行延迟显像，是保证^{18}F-FDG PET/CT显像取得成功的重要措施。

（1）适当地给予速尿、嘱患者多饮水、排尿或导尿后延迟显像，有利于提高泌尿系统及其周围组织、器官检查结果的准确性；

（2）进食或肠道清洁后延迟显像，有利于腹部和盆腔^{18}F-FDG浓聚灶的性质鉴别。

然而，对于给药后应否常规给予速尿等药物，以及哪些疾病应常规进行延迟显像，需进一步的观察研究。

13. 检查结束后，应告知受检者继续饮水以加速体内放射性药物的排泄，并告知受检者检查结果的领取方式、时间和地点。

5.4 PET/CT数据处理

PET/CT显像可以同时在分子水平上提供有关脏器及其病变的代谢、功能和细微解剖学信息，已逐渐成为肿瘤、心脏、神经系统等疾病诊断与治疗中不

可缺少的信息来源。目前投入临床应用的 PET/CT 系统的物理结构决定了 PET 和 CT 数据必须分别进行采集和处理。因此，PET/CT 系统的数据处理一般包括：独立的 CT 数据处理和图像重建、CT 图像后处理、CT 数据转换成 PET 数据格式、用转换后的 CT 数据为 PET 数据作衰减校正、PET 数据的非均匀性、死时间、散射符合、随机符合、核素衰变等校正，以及 PET 图像重建和数据的定量分析等。图 5-1 中实线部分是为获得 PET/CT 图像而进行数据处理和图像重建的基本过程。

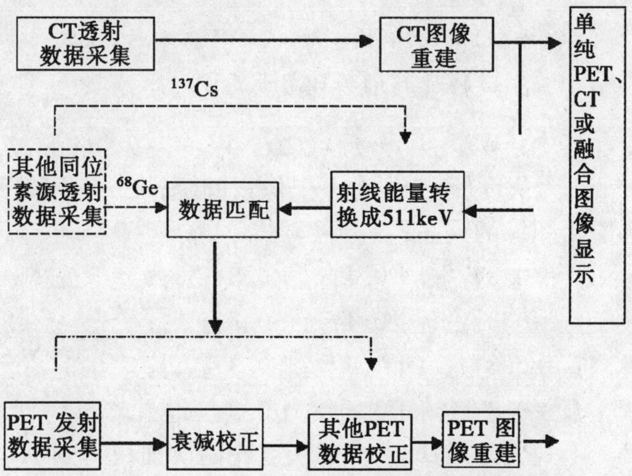

图 5-1 PET、PET/CT 图像重建基本流程

一、CT 数据处理

（一）CT 成像的原理

利用准直后的 X 射线对人体的某一横断层面进行 360°投照，由探测器接收来自不同投照角度的原始数据，通过计算机进行数据重组和校正等，重建出该横断面的图像并给出相应的 CT 值等参数。图像重建是为了产生一幅 X 线衰减值的二维分布图像所必须进行的数学处理过程。衰减值是从有限方向上对各个剖面进行衰减测量得到的。人体某断面总的线性衰减系数，可看成 X 线通过此路径上不同密度值体积元连续依次吸收透过后的总衰减系数。若按一定方向、使 X 线球管和探测器一起对某断面所有组织进行平移扫描和探测，那么该层组织在这一方向上的总衰减系数曲线即可测得。这是 CT 成像的物理原理。但 X 线穿过人体各单元体的密度各不相等。因此，必须通过数学方法求解各单元体的衰减系数（密度值），才能得到各单元具体的衰减系数。

（二）CT 图像重建算法

穿透人体各部位的 X 射线，在 CT 探测器中被转换成电信号以后送到计算机。计算机对数据进行一系列处理后，重建成图像，并将其显示在监视器上。图像重建的速度与计算机的功能有关。图像重建算法，即解一个数学问题的程序，有很多种。但基本原理是相同的，主要有迭代法、反投影法和解析法三种。

迭代重建算法又有三种方法：联立迭代重建法、代数重建法和迭代最小二乘法。迭代算法耗时长，但精确度较高。由于这种方法必须等到全部测量数据出来之后才能开始运算，因此重建一幅 CT 图像要在扫描结束之后才能进行，而且运算繁琐，现在已很少采用。

反投影法是一种应用投影几何原理进行图像重建的方法。它是利用所有射线的投影累加值计算各像素的吸收值，经去除最大公约数后形成 CT 图像。反投影法的最主要缺点是重建时间长，星形伪像严重，空间分辨率不够。

解析法是目前 CT 图像重建技术中应用最多的一种方法，它是基于傅里叶变换投影定理，主要应用的是傅里叶变换和傅里叶反变换。傅里叶变换实现的是空间-时间域的变换，傅里叶反变换则是实现时间-空间域的变换。其主要方法有：二维傅里叶变换重建法和褶积-反投影算法等。

数学上的二维快速傅里叶变换（FFT）是 CT 图像重建的主要算法。其理论基础是：两个时间函数的褶积，其频谱函数就是相应的两个频谱函数相乘。反之，两个频谱函数就是对相应的两个时间函数进行褶积。该过程可以通过两种方法来实现：一是在频域实现，将频谱 X（t）与 H（f）相乘得 Y（f），再由 Y（f）做傅里叶反变换得到 y（t）；二是在时域内实现，将时间函数 x（t）与 h（t）褶积得到 y（t）。

褶积-反投影法是利用褶积的方法，先将采样数据在反投影前用正函数进行滤波以修正偏差，然后利用反投影法重建图像。此法也称为滤波修正反投影法。这种算法的特点是：变换简单、速度快；在扫描系统作机械运动时，计算机可进行傅里叶变换，扫描后只需再作短暂的处理就可以建立影像；图像还原质量好。

二、PET 数据处理

PET 部分数据处理的基本过程是：γ 光子与探

测器闪烁晶体相互作用产生可见光，通过光电倍增管（PMT）把这些携带位置信号的可见光信号转换成电信号，连带光子的能量信号和到达探头的时间等信息，输出到探头的前置放大器和符合处理器。经符合处理器筛选出的符合事件，输出到PET/CT系统工作站。至此前置数据处理结束。计算机对筛选出来的符合事件进行重组，形成投影线，并以正弦图形式存放于计算机硬盘中。选择适当的校正方法对正弦图投影线进行重组，再通过适当的重建算法重建图像，从而再现示踪剂在体内的分布图，并计算出相应的定量指标，为疾病的诊断提供形态学、代谢和功能学图像，及其相关的定量数据等。此过程一般包括以下几个方面：

（一）数据插值处理

插值是医学图像处理中常用的一种方法。一般情况下，数据采集所用的分辨率和图像重建所需要的分辨率不同。对图像进行插值处理就是从离散的数据中重构出连续的图像数据。此过程可以表示为邻近的离散数据与某一个连续的重建滤波器的冲击响应的卷积。常用的插值方法有：最邻近点插值、线性插值、Sinc插值和多项式插值等。各种插值方法之所以不同，主要是由于所选用的滤波函数不同。

图像插值一般可分为基于平行扫描图像序列的插值和基于旋转扫描图像序列的插值。基于平行扫描图像序列的插值技术属于传统的插值方法，广泛应用于医学图像处理。基于平行扫描图像序列的插值法的方法包括：线性插值、B样条插值、Lagrange插值、Gaussian插值等。其基本步骤是：

1. 通过在某方向的平行间隔扫描得到组织或器官的二维断层图像序列；

2. 对二维图像序列在第三维作插值，以补充缺少的层间像素；

3. 对插值后的体数据通过体绘制方法显示。

旋转扫描插值算法主要有三维直接匹配插值和线性插值法。

三维直接匹配插值的主要步骤是：

1. 基于原始图像在轴向获取各平行断层图像；

2. 对于第 k 层图像中的未知像素点A，为确定其空间位置，假设其位于第 i 到 $i+1$ 帧图像间；

3. 构造六面体。在三维空间中，构造包含A点的四棱柱体，与图像 i 和 $i+1$ 分别交于两个矩形窗口。在这两个窗口内寻找轨迹通过A点的匹配块对。匹配的判定规则是根据两个待匹配块内像素点的灰度、灰度梯度以及梯度方向组成的误差函数 E 来确定。在两个窗口内寻找使误差函数 E 最小值的匹配块对；

4. 根据轨迹通过A点的匹配块对，插值生成A点的灰度。而利用三层图像作线性插值的基本方法是：考虑A点所在的图像层面，以及与之相邻两层图像的像素对A点像素的影响，即A点的灰度由轴向三层图像中的12个点（每层取4个点）来确定。假设这三层图像分别为第 $k-1$、k 和 $k+1$ 层，则点A灰度可由以下公式计算：

$$f(\theta,r,k)=(1-Wr)[f_1(1-W_\theta)+f_4W_\theta]+Wr[f_2(1-W_\theta)+f_3W_\theta];$$

其中：$Wr=(r-r_1)/\Delta r$；$W_\theta=(\theta-\theta_1)/\Delta\theta$；

f 为灰度值；Δr 为一个像素间隔；$\Delta\theta$ 为相邻两幅原始图像的夹角；

$f_1=0.3f_{1,k-1}+0.4f_{1,k}+0.3f_{1,k+1}$；

$f_2=0.3f_{2,k-1}+0.4f_{2,k}+0.3f_{2,k+1}$；

$f_3=0.3f_{3,k-1}+0.4f_{3,k}+0.3f_{3,k+1}$；

$f_4=0.3f_{4,k-1}+0.4f_{4,k}+0.3f_{4,k+1}$。

上式表示对这12点的灰度作两次加权得到A点的灰度。因为任意图像内像素的灰度不是孤立的，必然受相邻层像素点的干扰。因此，利用三层图像作线性插值更符合实际。

PET和CT通常是以3D方式进行扫描，与一般2D图像的分辨率和层间距是不同的，层间距本身也不是恒定的，同时数据具有不完整性。因此，在图像处理和分析中，需要使用插值来获得所需分辨率。而要获得运动图像，插值计算中还需要加入时间序列维度。

（二）数据重组

对采集到的三维数据，可以直接采用三维重建方法。但为了避免数据缺失造成图像的截断效应，并提高运算速度，通常采用数据重组的方法，将三维数据重组成二维数据，再用二维重建方法得到需要的断层图像，数据重组的基本过程见图5-2。

数据重组的目的是将三维容积图像重建简化为二维逐层重建。常用的重组方法有：单层重组（single slice rebinning，SSRB），多层重组（multislice rebinning，MSRB）和傅立叶重组（Fourier rebinning，FORE）。图5-3为三种不同的PET数据重组方法示意图。

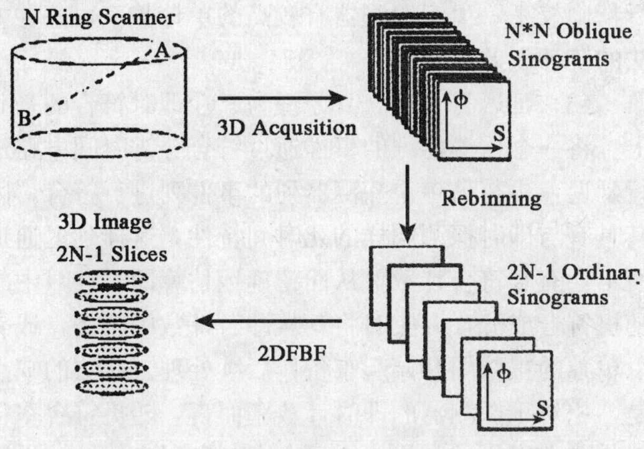

图 5-2 PET 数据重组基本过程示意图

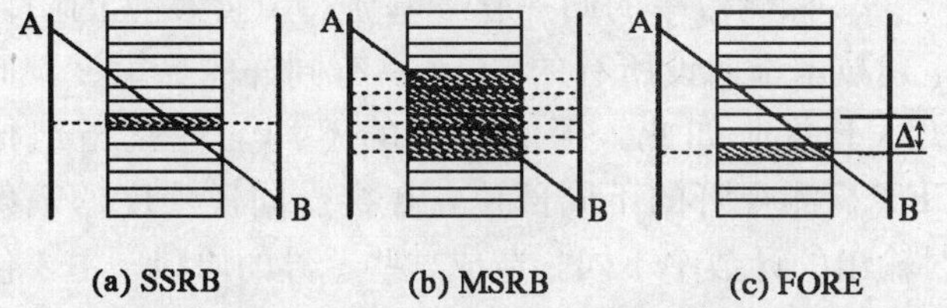

图 5-3 三种不同的 PET 数据重组方法示意图

(a) SSRB 将倾斜的响应线重组到两个探测器环的中间平面上；

(b) MSRB 将倾斜的响应线均匀地重组到两个探测器环之间的各个平面上；

(c) FORE 在二维频率空间将倾斜角为 θ 的响应线（w，k）重组到距两探测器环中间平面轴向位移为 $\Delta=-k\delta/w$ 的平面上。

SSRB 算法忽略了 LOR 与断层平面间的夹角，将其等同于位于两个探测器环中间平面上的响应线 $z=(zA+z)/2$，如果将所有的 LOR 都作此处理，就将一个三维数据组（N×N 个正弦直方图）转化为一组二维直方图（$2N-1$ 个）。这种算法实际上就是用二维算法解决三维问题，速度很快，而且可实现在线重建。但是降低了偏离视野中心区域的空间分辨率。因为对于每一条 LOR 而言，甄灭辐射产生的位置是未知的，如果硬性假定它位于中间平面上势必引入误差，经过同一个点源的两条 LOR 可能会被重组到两个不同的平面，所以单层重组后的数据是不一致的。因此，SSRB 要进行轴向滤波来去除这种因数据不一致而引起的图像畸变。另外，由于 SSRB 引入的误差和投影线与断层面间的夹角成正比。因此，这种重组方法只适用于小视野的探测器系统。

MSRB 算法不是将每一条倾斜的 LOR 重组到中间平面上，而是均匀地重组到所有与该线相交的二维正弦图平面上，可改善 SSRB 算法的几何精确度。但 MSRB 重组也是建立在假定的基础上，故依然存在图像畸变的问题。重组时，轴向各点的点扩展函数是不同的。通常在数据重组后进行一维的反卷积以消除点扩展函数的差异所造成的轴向模糊。MSRB 重组方法可用于视野稍大一些的探测器，但稳定性较差。

FORE 算法是在频率空间依据频率-距离关系，假设三维投影数据 $p(s, \varphi, z, \delta)$，对 $p(s, \varphi, z, \delta)$ 沿 s 和 φ 方向做二维傅立叶变换，得到 $p(w, k, z, \delta)$，根据公式：

$$P(w, k, z, \delta) \approx P\left(w, k, z-\frac{k\delta}{w}, 0\right)$$

TG 把频域内的三维投影数据插值变换成一组平行的二维投影数据，然后将其做二维反傅立叶变换得到 $p_{2D}(s, \varphi, z)$。s、Φ 分别为二维正弦图中探测器到有效视野的中心距离和采样角度，z 为断层轴向坐标，δ 为投影线与断层平面的夹角。虽然 FORE 仍然是一种近似方法，但它可以较大程度地提高重建图像的质量，是目前 PET 图像重建中使用最广泛的一种数据重组算法。

随着 PET 轴向孔径增大，三维采集数据存在严重的截断问题。研究表明，当探测器的轴向孔径中心角大于 25°时，傅立叶重组算法的精确度已经难以满足实际应用的要求。有学者提出了考虑三维数据截断问题的精确傅立叶重组方法（exact fourier rebinning，FOREX），即首先采用快速前向投影技术对不完整的三维投影数据重新投影，得到完整的三维采集数据，然后采用精确傅里叶重组方法进行重组。实验表明，采用该法和标准三维反投影算法重建后的图像具有相近的精确度，但是 FOREX 运算速度比标准三维反投影算法提高了近六倍。

（三）数据校正

由于正电子核素湮灭辐射的物理特性、PET 和 CT 显像原理差异、探测器设计的几何形状等，从正电子湮灭产生 γ 射线到真实再现体内示踪剂分布图这一复杂的过程中，会受到许多因素的影响，主要包括 PET 数据采集过程中的随机符合、散射符合、γ 光子在组织中的衰减、核素衰变、探测器探测效率的非均一性、空间位置的几何扭曲、组成探测器各模块之间的差异等。因此，在图像重建前，需要采用合适的物理和数学方法，对这些引起偏差的因素进行适当的校正，最大限度确保重建图像的精确性和定量结果的可信度。

1. 随机符合校正 在PET系统所记录的符合事件中，有3种符合情况难以区分：

（1）真符合事件，探测到的2个γ光子来源于同一湮灭事件，并且在到达探测器前2个γ光子都没有偏离原来的飞行方向，因此含有精确的定位信息。这是真正需要的原始数据。

（2）散射符合事件，同一湮灭事件产生的2个γ光子在到达探测器前，至少有1个γ光子被散射而偏离了原来的飞行方向，与另一个同时到达探测器的非同源光子形成一个符合事件。但因此符合事件含有错误的位置信息，需要剔除。

（3）随机符合事件，被探测到的2个γ光子不是来自同一湮灭事件，而是来自2个几乎同时发生的湮灭辐射事件。当这2个湮灭辐射事件中的另外2个光子被介质吸收或者没有被探测到，而另外2个光子几乎同时被相对的探测器所记录时，便发生了随机符合。

实验表明，探测器的计数率与组织中的放射性活度成正比。一般在临床显像的条件下，PET探测器的随机符合计数率正比于活度的平方，而真符合计数率只与活度一次方成正比。因此，活度越高，随机符合对PET显像结果的影响越严重。尤其在使用短半衰期核素作动态显像时，数据先后采集的计数率显著不同，随机符合所占的比例差异很大，致使定量分析失去意义。此外，因随机符合所携带的错误位置信息，增加了图像的背景噪声，降低了图像的对比度。因此，PET数据处理过程中必须进行随机符合校正。目前，随机符合校正方法有3种类型：

（1）背景减除法。理论依据是：随机符合因来源于不相关的2个湮灭辐射事件，其空间分布可能是均匀的，故可以从总符合计数中直接减去随机符合计数。此法误差最大。

（2）单计数率法。此法以两个探测器的单计数率与随机符合计数率的关系为基础。如果在硬件设计时允许测定每一个探测器的单计数率，则可计算出每一对探测器的随机符合计数率。理论上，特定LOR上的随机符合率可通过公式 $R_{ij}=2\tau r_i r_j$ 来精确计算。其中，R_{ij} 是由探测器 i 和 j 定义的LOR的随机符合率，r_i 和 r_j 分别为通道 i 和 j 的单计数率，τ 是符合分辨时间，是已知的。因此，如果能计算出 r_i 和 r_j，就可以计算出每一条LOR的 R_{ij}，从而对散射符合进行精确校正。由于探测器有较高的单计数率，这种方法的统计误差较小。

（3）延迟符合法。其原理为，在即时符合的基础上，将一个探测器列的事件通过符合分辨时间电路进行延迟，再与另一个探测器列的事件列进行符合，因其具有与即时探测同样的死时间特性，这样延迟通道便不会有真符合计数，从而精确地估算即时计数中的随机符合成分，并实时将其从即时计数中减去，或者以单独的正弦图存储起来备作后续处理。此法的缺点是，相对于探测器的即时计数率而言，随机符合率仍然是一个很小的数量，因而存在一定程度的统计学误差。目前PET显像基本使用此法校正随机符合计数。

2. 探测效率的归一化 基于傅立叶变换的图像重建技术都假设所有的LOR具有同样的灵敏度，而实际上并非如此。探测效率的不均匀性是指组成PET探测视野的不同部位，在接受同样强度的辐射时输出的计数率不同。造成这些差异的原因，主要包括构成PET探测系统的晶体和光电倍增管的材料特性和制造工艺的差异，及其使用过程中性能变化的非同步性。此外，环形结构设计的探测视野中，各探测单元与对侧相应的多个探测单元组成扇形排列的符合线，由于立体张角的差异，导致相同辐射源在不同符合线上记录的符合事件数不同。目前，一般用所有LOR的平均计数与单条LOR的计数之比，作为各对探测单元探测效率的归一化因子。

3. 死时间校正 死时间是指探测器能分辨出两个γ光子的最短时间。并非所有入射到PET视野的γ光子都能被记录下来。至少有两种情况会导致入射γ光子的丢失：

（1）2个γ光子几乎同时到达同一块晶体，产生的闪烁光重叠在一起，产生1个宽而高的脉冲，由此计算出的γ光子能量因超出能窗上限而不予记录，致使2个光子都丢失。

（2）2个入射γ光子到达晶体的时间有一定间隔，即在第1个γ光子被接收并被系统处理过程中，第2个γ光子到达，但系统处于不应期而造成光子丢失。

上述两种情况构成γ光子的总丢失，尤其在使用短半衰期核素时（如^{15}O），很短的扫描时间要求注射较高的剂量，必须作死时间校正。通过连续变化活度梯度的动态采集，测量计数丢失曲线可以估算死时间及其校正系数，从而进行死时间校正。

4. γ光子衰减校正 源于体内的湮灭辐射，使γ光子只有少部分能沿着初始的发射方向到达探测器。因此，PET探测视野记录到的真符合计数只占很小比例，大部分γ光子对在体内穿行过程中（其中的1个或2个）被吸收，或形成康普顿散射，这种现象称为γ光子衰减。康普顿散射是511 keV光子的主要衰减方式。同一个湮灭辐射源在不同空间角度真符合计数的差异，表征了在沿各自路径上光子对在通过人体时的不同衰减程度。而在同一条LOR上，体内任意位点的湮灭辐射光子被衰减的概率是相同的，即对于特定的人体组织，同一方向LOR的衰减系数（μ）是一个常数，且与湮灭辐射在LOR的位置无关。理论上，只要测量出湮灭辐射γ光子的衰减比例，或估算出每一条LOR的μ值，就能精确补偿因γ光子衰减造成的计数损失。

实际上，γ光子衰减是由2个γ光子在介质中的穿行路径之和决定的。γ光子衰减导致不同深度组织在PET数据分布上形成反向的梯度差异，对图像质量有明显影响。虽然无衰减校正可以省略透射扫描，节约时间和成本，甚至有人认为有无衰减校正对病灶的检出无明显差异。但未经衰减校正的PET图像至少存在以下不足：

（1）体内深部组织结构显示不清，图像质量差，病灶变形，定位困难；

（2）高浓聚区周围易出现条状或纺锤状伪影；

（3）不能测量标准摄取值（SUV）等，削弱了PET显像通过定量分析鉴别肿瘤良、恶性的优势。因此，临床实际工作中需要对PET数据进行衰减校正。

PET/CT衰减校正的基本原理是：先确定组织的μ值和分布，然后对各位点上的PET计数进行补偿，使得各位点的符合计数测量值接近示踪剂的真实分布情况。在人体组织中，湮灭辐射γ光子的μ值大小取决于组织的密度和厚度。由于各向LOR的组织密度不同，要精确测量μ值比较困难。目前可供临床应用的PET数据衰减校正方法有3种：数学模拟、轮廓模拟和透射源校正。其中以透射源校正方法最常用。PET/CT系统采用X线CT透射数据作PET数据衰减校正。利用X线穿透人体时所产生不同程度的组织衰减图，反映体内组织密度的变化情况，用CT值（H_μ）表示像素中的标准化X线量与被组织衰减吸收量之间的比值。但由于X射线能量（典型值为70 keV）与511 keV γ光子能量有明显差异，湮灭辐射γ光子与连续能谱X射线的组织衰减分布也不同。因此，用X线进行511 keV γ光子衰减校正的关键，在于如何将低能级X射线的衰减系数准确地转换成511 keV γ光子的衰减系数。但目前还缺乏准确的理论基础和转换关系。一般是根据X射线能量与人体组织质量之间的衰减关系，求出衰减系数的刻度因子，然后根据不同的光子能量求出刻度因子转换的比例关系。

目前，PET/CT显像实现这一转换的方式有3种：

（1）比例缩放法，即计算511 keV射线与典型能谱X线（一般为70 keV）在水中的衰减系数比值，再以该比值逐点乘以CT像素值，然后对发射图进行衰减校正。该方法使用方便，能较好地校正软组织结构的衰减，但对骨组织以及其他高原子序数成分校正的效果不理想。

（2）分割计算法，将人体各种组织按对γ光子的衰减特性分为肺、软组织和骨3种类型。事先通过实验精确测定511 keV γ光子对这3类组织的衰减系数。CT扫描后，将重组后的CT数据按不同的CT值进行类似的组织类型划分，然后将每种类型组织的CT值用相应的刻度因子转换成511 keV射线能量的衰减系数。此法的主要局限性在于计算过程复杂，且在同类组织中存在较大的组织密度梯度时（主要是肺），校正的误差较大。

（3）组合法，先将CT数据简单分割为骨组织和非骨组织2个区段，分别将这2个区段的CT值按刻度因子转换成511 keV射线能量的衰减系数，然后将此衰减系数按照PET数据采集的几何模式正向投射，计算幂式线积分值，获得衰减校正因子和正弦图，再将二者整合到PET数据中实现衰减校正。临床研究显示此法能较好地满足PET数据的衰减校正，经CT数据衰减校正的PET定量分析结果与经^{68}Ge线源衰减校正后的结果具有较好的一致性。因此，目前PET/CT显像基本采用组合法衰减校正。

用CT数据作PET数据衰减校正明显缩短了检查时间，改善了深部组织结构的分辨能力，提高了图像质量。需注意的是：受检者体内的金属植入体、胃肠道高密度造影剂、血管造影剂、组织填充物等，也会导致CT值增大或失真，导致校正过度；而对肥胖部位则可能存在校正不足；受检者因肢体位移、内脏蠕动和呼吸运动等，导致CT数据与PET数据的空间位置不能准确匹配时，会增加校正误差和图像伪影。

有研究表明，用重建法估算PET散射事件的技术改善了对比度，提高了图像质量。但严格意义上的散射校正需要建立精确的散射补偿模型。实践证明，每一台仪器都应结合标准模型和具体的病例研究，对某些采集、重建参数进行修改，才能取得较客观的结果。因为制造商对任何数据采集条件的设置和图像重建算法的设计，都要受到所用实验仪器、模型、实验人群和特定的测试条件等因素的影响。如果全部照搬，很可能导致假阴性或假阳性结果。

还有人提出不用外源而直接用发射数据来重建衰减校正图谱的设想，这就可以解决图像匹配困难和系统之间图像空间分辨率差异等分次数据采集法作衰减校正所不能解决的问题。但其物理学基础、数学模型和方法学的设计、实际应用的可靠性等，还有待进一步探讨。

5. 散射校正　散射符合是指一次湮灭辐射产生的一对γ光子在其穿行的路径中，经过一次或多次散射后改变了初始的运动方向，分别投射到另一组相对应的探测单元，并在同一符合时间窗内被记录，形成了一次错误的符合计数。γ光子在穿过介质时可发生康普顿效应而产生散射光子。散射的γ光子去向大致有4种情况：① 被进一步散射或（和）组织吸收；② 逸出探测视野；③ 被探测单元记录为单个γ光子入射事件；④ 被探测单元记录为符合计数。

入射γ光子经康普顿散射后偏离了原来的运动方向，丧失了原湮灭辐射产生的位置信息，也损失了部分能量。散射后的射线能量E'_γ可以通过公式$E'_\gamma = E_\gamma \cdot (1+\alpha-\alpha\cos\theta)^{-1}$计算。式中$E_\gamma$为入射γ光子的初始能量（511 keV），$\theta$为散射后的光子运动方向与初始光子运动方向的夹角，$\alpha$表示具有511 keV质能电子的净重。散射光子的角分布依赖于与光子相互作用物质的电子半径大小（与该物质的原子序数有关）及入射光子的初始能量。就511 keV光子而言，小偏角前向散射的概率要大于大偏角侧向和后向散射，而且散射的角度越小，光子的能量损失也越小。模拟研究数据显示：511 keV光子经散射后，70%以上的光子能量仍超过400 keV，70°侧向散射的光子仍有300keV的能量。

目前，PET的空间结构和数据采集模式尚无法从根本上避免散射计数的干扰，只能在晶体材料选择、硬件技术设计和计算机软件算法上尽可能减少散射的比例。PET采集计数中，散射计数所占的比例（即散射分数，SF）和分布，及其对PET图像质量和定量分析的影响程度取决于多种因素，包括受检者体内放射性分布、组织器官形状、大小和密度、靶器官与探测器的相对位置、PET的晶体种类和结构，以及数据采集和处理模式等。因此，SF往往难以精确测量和估算。一般来说，能被探测器探测到的散射成分大致有3种：① FOV内小角度散射计数；② FOV内大角度散射计数；③ FOV外大角度散射计数。研究显示，散射符合在空间分布上比较均匀，表现为叠加在真符合图像上的缓慢变化本底，降低了图像的对比度和分辨率，给定量计算带来了一定误差。如果不使用屏蔽和校正技术，PET脑显像中散射分数可达10%～30%，而全身显像的散射分数可达30%～60%，甚至更高。由于散射光子的能量较低，所以理论上缩窄能窗范围可部分剔除散射计数（如将能窗阈值下限从100 keV提高到350 keV，散射计数可下降20%～45%）。但小角度散射的γ光子能量高于350 keV时，仍然可以被记录形成符合计数。就探测器晶体材料而言，BGO晶体的能量分辨率较低，为保证计数率通常将能峰阈值设置在350～400 keV，甚至更低。因此，很难甄别小角度高能量的散射光子。NaI、GSO和LSO等晶体的能量分辨率较高，可以通过提高能窗阈值来减少散射计数，但同时降低了探测灵敏度。双或多能窗技术、物理屏蔽的二维数据采集模式也可以有效地减少散射计数，但数据的采集和处理过程较为复杂，耗时较多，同时也引入了较大的统计误差。目前，PET/CT显像一般采用三维数据采集模式，与二维数据采集模式比较，其SF可高达50%甚至更多。为保证PET显像的图像质量，提高定量分析的准确性，必须进行散射校正。

SF可通过模型实验进行估算，并运用数学方法予以减除或补偿，这些方法包括Metz、Weizer过滤、反卷积、卷积/减除、解析运算、SRBSC法，以及蒙特卡罗模拟法等。其中，蒙特卡罗模拟法不仅可准确分离各种成分的SF，且可实现对散射估计值与未散射组分之间的比较和分析，但该方法实验要求高，计算系统较为复杂，目前尚不能常规使用，只能作为一个标准化的校正程序用于鉴定其他校正方法的可靠性。

符合临床实际应用的散射校正方法大多采用简化的实验参数和数学运算模式，既能有效校正散射又能实现快速运算。理论上，在一种特定的介质里，SF近乎一个常量。在理想的采集模式下，即位于均匀体模内的线源与PET轴向中心重合，其正弦图中心区域内任何位置上的散射计数都高于被测物以外的区域，且“热区”频率范围的中心区和尾端的散射呈对称分布（高斯分布）。那么，最简单的校正方法是在散射区尾部作插值计算，然后从正弦图中减去插值。实验表明，这样可剔除80%～90%的散射计数，且对真符合计数影响较小。反卷积数据处理模式采用空间不变的散射核从正弦图上推算任一投射角的散射分布，散射核因子从中心线源求取，在真符合计数里切入高斯函数值，而在散射核尾部切入幂函数值以估算散射分布值，然后（剔除了随机计数后）再进行反转换计算，提取频率范围内的真符合计数。反卷积模式运算方便，可较准确地校正相对恒定的散射计数，适用于脑等形式简单的PET显像。但多数情况下散射核是一个多变的参数：一方面由于环形探测器的边缘入射角的几何影响，偏离中心区频率范围的中央散射呈对称分布，而尾区呈非对称性分布；另一方面，由于受检者的体形并非线源和点源，使得散射的空间分布呈多元形或不规则形。对此，可采用积分变换从符合计数中（含散射符合）估算出可变的散射分布，然后再从总计数中将散射部分剔除，即卷积/减法运算模式。但卷积/减法运算法可能高估散射分数，导致校正过度。因此，需要对散射函数加以权重或进行减数补偿。权重因子可从衰减分布图中求取。在三维采集模式中，散射的变化不仅包括散射分数增大、尾端的不对称性加重，还包括视野外散射及FOV两端灵敏度下降等因素的影响，这使得散射校正更为复杂化。经改良后的积分转换法及函数切入法，可部分用于三维采集模式的散射校正，但计算误差较大。新的研究方法多趋向于采用基于模型的校正方法，结合发射和透射数据用于估计散射分布，其中单次散射模拟解析法已进入应用阶段，该运算模式采用康普顿散射的Klein-Nishina公式，套用衰减数据，并应用发射图中的重建初始数据推算单个散射事件。至于视野外散射的校正则可通过下调散射梯度使之归零，或将扫描范围延伸到相邻部分进行短暂的附加扫描来估算视野外散射分布。有研究表明，根据投影图像的分布特征，基于泊松数据模型，利用最大似然期望值法（MLEM）对正弦图进行散射校正，在进行散射补偿的同时，增加了图像的对比度，效果优于传统的校正方法。此外，对三维数据采集进行散射校正的另一发展趋向是将简化的蒙特卡罗法融入到临床常用软件中。

6. 核素衰变校正　核素的连续衰变使数据采集过程中计数率不断下降，尤其是应用短半衰期核素作动态扫描时，核素的快速衰变与示踪剂的动态分布变化混杂在一起，给显像结果的解释带来困难；全身静态显像中，核素衰变导致的计数率不断下降，会使不同时段的图像灰度呈梯级变化。因此，PET/CT显像必须进行核素衰变校正。以计算标准摄取值（SUV）为例，核素衰变校正的方法是：以注射示踪剂时测量的比活度为基础，根据所用核素衰变的指数规律，将各数据采集时段的实际比活度向前推算到注射踪剂时测量的时刻。

7. 弓形几何校正　PET探测视野由晶体呈环形排列构成。这样，沿某一视角平行排列的符合线间距并不完全相等。从中心到边沿，相邻符合线间的距离（空间取样间隔）逐渐减小。弓形几何校正就是为了纠正这种由环形几何结构所造成的空间取样间隔的失真。校正方法是：首先依据具体的PET探测视野半径和晶体尺寸，计算出各条符合线的实际坐标位置，以及空间取样间隔等分时各条符合线的等分坐标位置，然后依据实际坐标位置上的符合线计数值，通过线性插值计算等分坐标位置上的符合线计数值。这一过程实际是在保持总计数不变的条件下，对各符合线的计数值进行再分配，最后由等分坐标位置上的符合线计数值组成新的正弦图。

8. 灵敏度非均匀性校正　重建图像反映的是空间各点的计数而不是比活度。系统的灵敏度对视野空间的各点并不均一，由此造成相同的源活度在不同的位置时，系统的计数率不同。灵敏度的这种空间非均匀性与PET探测器的构造及数据采集方式有关。例如：在三维数据采集时，轴向中间切面上所通过的符合线最多，因此灵敏度最高。灵敏度的非均匀性会导致图像失真，并带来定量计算误差。可通过定标扫描来校正：即对1个比活度已知且均匀分布的模型显像，得到空间各点比活度与计数的关系，建立比活度与计数转换（定标）系数的空间分布表，从而对灵敏度的空间非均匀性进行定标校正。

（四）PET图像重建

传统的二维PET图像重建的基本原理是：PET探测器阵列在规定时间内进行符合探测，采集沿 θ 方向的所有LOR，得到该二维物体对应于 θ 方向的一个一维投影分布图，测量值 $P(y_r, \theta)$ 代表该投影线上的被测放射性分布 $f(x, y)$ 之和（线积分），y_r 反映入射光子在 y_r 轴上的横向位置。显然，某一个测量值并不能给出该投影线上各物体点的前后位置关系，为此需要围绕该二维物体的不同角度的投影分布来获取测量值，即进行0到180度的旋转采样。取 (y_r, θ) 为坐标，则由此表达的PET测量计数形式即为正弦图。利用这些投影数据可求解出该二维切面的待测放射性分布，这一求解过程就是图像重建。将重建出的所有层面顺次堆积在一起就得到了三维图像。但这是从二维数据推算而来的，因此不是真正的三维图像。只有从三维数据采集实现的三维图像重建，才是真正的三维图像重建。

PET图像重建算法主要有以下几种：

1. 滤波反投影法

滤波反投影法（filtered back-projection，FBP）基本过程是：以中心切片定理为基础，将某一角度下通过Ramp和低通窗函数滤波后得到修正的投影数据，按其投影方向的反向，向回涂抹于整个空间，从而得到一个二维空间分布，再通过傅里叶变换等，重建出图像。所用公式表示如下：

$$Q_\theta(t) = \int_\pi S_\theta(w)\ |w|\, e^{j2\pi wt} \mathrm{d}w \tag{1}$$

$$f(x, y) = \int_0 Q_\theta(x\cos\theta + y\sin\theta)\ \mathrm{d}\theta \tag{2}$$

(1) 式表示滤波过程；(2) 式为反投影计算。其中：$|w|$ 为滤波器；$S_\theta(w)$ 为 θ 角时投影数据的一维傅立叶变换；$Q_\theta(t)$ 为滤波后的投影数据；$f(x, y)$ 为重建后的图像。

2. 迭代重建算法

相对滤波反投影重建算法而言，迭代法（iterative）是从一幅假设的初始图像出发，采用逐步逼近的求解方法，将理论投影值与实际测量投影值进行比较，在某种最优化准则指导下寻找最优解。代数重建技术的基本原理是：在一次迭代过程中，图像中的每一个投影都被访问一次，每次访问，可得到相关像素的一次校正。全部投影访问之后，迭代序号就增加1。目前在PET数据处理中，常用的迭代重建算法包括：最大似然期望值法（maximum-likelihood expectation maximization，MLEM）、有序子集最大期望值法（ordered subsets expectation maximization，OSEM）和行处理最大似然算法（row action maximum likelihood algorithm，RAMLA）等。迭代算法求解的基本过程是：① 假定一初始图像；② 把图像离散化；③ 计算该图像投影；④ 与测量投影值对比；⑤ 对系统建立数学方程；⑥ 计算校正系数并更新初始图像值；⑦ 用迭代算法求解方程；⑧ 满足停步规则时，迭代中止；⑨ 未满足停步规则时，以新的重建图像作为初始图像从②步开始。

(1) MLEM算法：MLEM法是一种经典的迭代算法，此法旨在寻找与测量的投影数据具有最大似然性（maximum-likelihood，ML）的估计解，其迭代过程是由最大期望值算法（EM）来实现的。由于是以统计规律为基础，MLEM重建法具有很好的抗噪声能力，尤其是在处理统计性差的数据时，更能显示出其相对于解析法的优越性。

正负电子湮灭时，产生一对向相反方向飞出的 γ 光子。根据PET基本原理和产生投影数据的物理过程可知，在被检测区域 M 内，点 x 发出的 γ 光子数 $\lambda(x)$，服从参数为 $\lambda^*(t)$ 的泊松分布，即：

$$\lambda^*(t) = \int_{x\in M} \lambda(x)\ p(x, t)$$

其中：$p(x, t)$ 为从点 x 发出的 γ 光子对被探测器对 t 探测到的概率。

对于探测器对 t 检测到的光子数，即测量所得到的投影数据 $n(t)$。在理想情况下，可以证明是以均值为 $\lambda^*(t)$ 的独立的泊松分布，其分布函数为：

$$L(\lambda) = \prod_{t=1}^{T} e^{-\lambda^*(t)} \frac{\lambda^*(t)^{n(t)}}{n(t)!}$$

由于 $\lambda(x)$ 是连续函数，所以需要将重建区域离散成一个个的小区域集合B，用 $\lambda(b)$ 表示区域 b $(b\in B)$ 所发出的 γ 光子的数目，估算 $\lambda(b)$，使似然函数 $L(\lambda)$ 最大。式中，T表示探测对的总数，令：$l(\lambda) = \lg[L(\lambda)]$，

$$\frac{\partial l(\lambda)}{\partial \lambda(b)} = -1 + \sum_{t=1}^{T} \frac{n(t)\ p(b, t)}{\sum_{b=1}^{B} \lambda(b')\ p(b', t)}$$

上式两边同乘 $\lambda(b)$，且当

$$\frac{\partial l(\lambda)}{\partial \lambda(b)} \leqslant 0 \quad \frac{\partial l(\lambda)}{\partial \lambda(b)} = 0$$

时，这时，(λ) 最大。那么，

$$\lambda(b)\times\frac{\partial l(\lambda)}{\partial\lambda(b)}=-\lambda(b)+\lambda(b)\times\sum_{t=1}^{T}\frac{n(t)\,p(b,t)}{\sum_{b=1}^{B}\lambda(b')\,p(b',t)}=0$$

进而得到 EM 的迭代方程：

$$\lambda^{\text{new}}(b)=\lambda^{\text{old}}(b)\sum_{t=1}^{T}\frac{n(t)\,p(b,t)}{\sum_{b=1}^{B}\lambda^{\text{old}}(b')\,p(b',t)}=0$$

$\lambda(b)$ 迭代前为 $\lambda^{\text{old}}(b)$，迭代后用 $\lambda^{\text{new}}(b)$ 表示。

可见 EM 由两步组成：E 步和 M 步。E 步是写出似然函数，M 步是通过迭代运算，找出 $\lambda(b)$，使似然函数最大化。EM 算法的具体实现如下：

估计 λ 的值，计算出 n 的估计值：$n=\lambda^{old}P$；P 是 $p(b,t)$ 的矩阵；产生校正因子：$\in(t)=n(t)/n$；$t\in[1,T]$；将校正因子投影到图像空间：$\delta=P\in T$；更新图像：$\lambda^{new}(b)=\delta(b)\lambda^{old}(b)$。

(2) OSEM 算法：OSEM 是从 MLEM 的基础上发展而来的，对不完全数据的适应性好，能够得到更精确的结果，因此被越来越广泛地应用于 PET 图像重建中。OSEM 具有 MLEM 的优点，能够描述核素衰变及投影数据的泊松分布，通过自然客观的似然函数检验图像重建的质量，可描述射线从发射点到探测器的整个过程中的各种情况。同时又克服了 MLEM 收敛速度慢，计算量大，运算时间长的缺点。它是先将采集的原始数据经过符合运算，按照预先设计的次序分成 n 个子集，每次重建时只利用其中一个子集对所有投影数据进行一次校正，图像更新一次，完成一次迭代。在此基础上，用其它子集依次对投影数据进行校正，将迭代重建的图像进行再投影后与原始图像的投影进行比较，并记录二者之间的误差，重复上述迭代过程。每次迭代的初始值都利用上一次的修正结果，找出最小误差值后终止迭代。

随着 OSEM 子集划分个数增加，收敛速度增加，但并不是子集越多越好。因 OSEM 的收敛需要子集平衡，数目越多，每个子集中的信息量就越少，不仅使子集平衡更难达到，而且为每次子迭代提供的新信息也更少，影响了图像质量。实验结果显示，子集数与迭代次数及病灶大小相互影响。在迭代次数相同的条件下，32 子集的活度测量值大于 16 子集，说明相同条件下 32 子集重建图像的活度比 16 子集更接近真实值；对于较小的病灶和迭代次数较少时（小于 4 次），32 子集比 16 子集重建图像的优势更为突出。随着病灶尺寸和迭代次数的增加，32 子集的优势减弱。在理论上，迭代次数的增加，可以改善图像重建质量，但实际中由于噪声随着迭代次数的增加逐步放大，当迭代到某一次数后，因噪声的影响使图像质量由好趋坏。2～3 次迭代后再增加迭代次数并不能明显提高小病灶的检测能力。重建图像的时间等于迭代次数与每次迭代时间的乘积。每次迭代所用时间取决于所用物理模型的复杂程度，模型所包含的因素越多（如衰减、散射、随机符合、空间分辨力不均等），时间越长。一般情况下，用 OSEM 重建图像时，以选择 32 子集 2～3 次迭代，或 16 子集 3～4 次迭代的图像质量较好。

(3) 快速迭代算法：FORE＋OSEM。这种算法有 5 个主要步骤：① 取得 PET 三维数据集合；② 对随机、散射符合和 γ 光子衰减等进行校正；③ 使用 Fourier 重组方法（FORE），将三维数据集合重合为二维数据集合；④ 在横向、轴向对二维正弦图进行平滑；⑤ 用 OSEM 对每幅正弦图进行重建。

(4) RAMLA 算法：RAMLA 的思想主要来自于 Herman 的代数重建算法和 Hudson 等人的 OSEM 算法，以及 Twomey 解决离散 Fredholm 积分方程时使用的迭代算法。其基本方法与 OSEM 相同，只是在迭代过程中引入一个松弛因子，使之收敛于 MLEM 算法的收敛点，但其收敛速度比 OSEM 算法稍慢。

3. 图像重建算法比较

(1) 滤波反投影法属于解析方法，其基础是 Fourier 变换与事先假设的线性模型。这种方法的运算量和数据存储空间都小，重建速度快。但由于三维 PET 采集的数据量大，容易造成投影数据在理论均值附近较大波动，又难以在重建中引入各种校正和约束条件，且低通滤波器截止频率重建图像不完全，高通截止频率又带来很多额外的噪声，定量精度较差，还存在高分辨和低噪声的矛盾，尤其在示踪剂分布陡变的区域会形成伪影。因此，这类算法不适合于三维 PET 数据的图像重建。

(2) 迭代算法最大优点是可以根据具体显像条件，引入与空间几何有关或与测量值大小有关的约束和条件因子，从而提高图像重建的精确度。例如，可对空间非均匀性、散射、衰减等进行校正，也可以对物体几何形状、平滑性约束等进行控制。而影响迭代算法精度的主要因素是迭代次数的选择。低的迭代次数，方差小，但偏差大；迭代次数增大后，偏差得到改善，但图像的噪声、方差也随之增加，降低了图像的信噪比，甚至出现图像“硬边”和高频伪影。因此实际应用中，用户应通过实验来选择合适的迭代次数。当认为图像质量最好时停止迭代运算。运算时间长、重建速度较慢也是迭代法的主要缺点。为进一步提高了运算速度，有人提出了一种逐次优化的超松弛因子重建法。该方法在每次迭代中采用不同的最佳超松弛因子。为消除重建图像中的高频伪影，引入停步规则、加入平滑约束条件和引入多目标优化等。此外，对迭代过程中图像值范围施加简单约束，也可明显改进重建图像质量。

(3) 与传统的 MLEM 迭代算法相比，OSEM 算法在相同的计算时间和计算量的情况下，大大提高了图像重建速度，缩短了重建时间，减少了假阳性，提高图像对比度。但它不能收敛到 MLEM 算法的收敛点，也不能明显提高图像的空间分辨能力。

(五) PET 显像定量分析

能定量分析示踪剂在体内的代谢过程和分布，是 PET 显像的重要优势。SUV 作为一种半定量指标，是临床 PET 显像鉴别肿瘤良、恶性常用的参考指标。一般定义为：

$$\text{SUV}=\frac{\text{每克组织的平均放射性活度（Bq/g）}}{\text{注射的放射性活度（Bq）/体质量（g）}}$$

PET 显像鉴别良、恶性占位病变的生物学基础是绝大多数恶性肿瘤组织高度摄取 FDG，且保留时间长，解剖位置固定。临床研究表明，SUV 可因显像条件和数据处理方式不同而存在差异。根据 SUV 计算公式和有关理论，当^{18}F-FDG 注射剂量按每千克体重给药时，SUV 的主要影响因素为 ROI 内的放射性计数。可见，病灶的放射性浓度是 SUV 的计算基础。目前常用方法一般是在病灶的横断面上划取一定大小的 ROI，用 ROI 内的像素平均值来计算 SUV。但 ROI 的大小将影响 SUV 结果。ROI 勾画越大，平均值与真实值之间的偏差越大。考虑到 PET 显像部分容积效应的影响，一般认为，对于大的病灶，选择与系统分辨率相当的 ROI 比较合适。对于较小的病灶（小于 2 倍分辨率），部分容积效应造成的偏差远大于噪声的影响。因此，在没有进行部分容积校正的情况下，应使用病灶的最大计数像素来计算小病灶的 SUV。受部分容积效应的影响，SUV 一般要低于真实值，且病灶越小获得的 SUV 较真实值越低。因此，应用 SUV 鉴别肿瘤良、恶性时，应考虑病灶大小的因素。理论上，通过模型研究可以获得各种显像条件下的空间分辨恢复系数，进而可以对 SUV 进行部分容积效应校正。但因空间分辨恢复系数与病灶真实大小和形状关系密切，而仅凭图像又难以获得病灶的真实情况。因此，要在临床 PET 显像中用空间分辨恢复系数来校正 SUV 的部分容积效应，还有较大困难。也有人针对口服造影剂在 PET/CT 显像中引入的伪影问题，开发了专用于将存在造影剂区域的 CT 数据的 CT 能量（40～140 keV）转换成 511 keV 的衰减校正算法，即分割对比校正（segmented contrast correction），大大改善了传统算法 SUV 的偏差。

因 SUV 的影响因素较多，在比较不同时间、不同地点所做 PET 显像的 SUV 时，应保持显像时的数据采集、处理方式和和图像重建参数的一致性，从而提高 SUV 的可比性，使这一指标能够比较客观地反映组织细胞的代谢水平，充分发挥 PET 显像在肿瘤学临床应用中的优势。有研究表明，PET/CT 衰减校正图像出现了 2%的严重定位错误，而其他方法没有。因此，以 SUV 作为肿瘤诊断的参考指标时，要慎重对待衰减校正，因为衰减校正可能引入误差。同时，由于仪器性能和使用条件等多方面的差异，不同单位应通过大量实验来保证 SUV 这一指标的客观性。

除 SUV 外，借助局部房室模型分析方法，还可以得到一些非常有意义的定量指标，如：葡萄糖代谢率、DNA 合成速率、蛋白质合成速率、氧代谢率等。但这些指标大多需要反复抽取受检者的血液进行测量，其临床实用性受到很大限制。

5.5 PET/CT 图像融合

现代医学影像技术为临床疾病的诊断和治疗提供了解剖和代谢、功能等多种模态图像信息。解剖图像主要描述人体组织器官形态学信息，空间分辨率高，可对病灶进行精确定位，例如：CT 图像；而代谢、功能图像主要从细胞分子水平反映活体人体组织器官的代谢、功能变化等信息，能得到人体任意角度断层面放射性示踪剂的浓度分布，但空间分辨率相对较低，其深部组织器官的解剖结构定位困难，例如：PET 图像。既然任何一种影像学方法都存在缺陷或不足，那么就需要其他的方法来进行补充和佐证。信息论认为：不同模态信息融合后，将比组成它的分系统具有更优越的性能，综合整体信息大于各部分信息之和，即信息融合的结果应该比任何一个输入信息源包含更多的有用信息。临床实践中，患者常需要进行多种模态或同一模态多次显像，以获得较全面的图像信息。由于单一模态图像信息的局限性，往往不能满足医生对疾病做出诊断所需要的足够信息，通常需要综合不同模态的图像信息，以便了解受检者病变组织、器官乃至全身的整体情况，帮助临床医生对疾病做出准确的诊断或制定出合适的治疗方案。于是，作为信息融合技术的一个重要领域，医学图像融合技术应运而生，并在 20 世纪 90 年代中、后期受到学术界的广泛重视。医学图像融合是基于深层次综合利用解剖和代谢、功能图像信息资源的理念，通过一定的数学方法，将分别获得的不同模态或相同模态但显像参数不同的两个或多个医学图像数据集进行格式转换和/或空间位置配准后组合到一个图像数据集中，并将其同时显示在一幅图像上，达到图像信息优势互补的目的，尽可能避免组织器官相互之间的覆盖、遮挡、重叠或伪影干扰，从而为临床疾病的诊断和治疗提供更加准确、全面的决策依据。实施 PET 和 CT 图像融合，一般包括确定 PET 和 CT 图像物理空间的对应点坐标，以及利用这些对应点确定图像格式转换等过程。因此，要实现有价值的 PET/CT 图像融合必须具备以下基本条件：PET 与 CT 的视野中心位于同一水平轴上；PET 与 CT 数据采集过程中，扫描床保持水平，受检者保持相同的体位；PET 与 CT 具有相同的数据采集视野；PET 与 CT 均采用 DICOM3.0 标准传输图像；工作站具有不同格式图像转换功能；工作站具有自动识别图像坐标和图形特征的软件；工作站具有重建融合图像、显示和分析软件。

医学图像融合作为信息融合的一个极具特色的应用领域，不但将各种医学图像信息有机地结合起来，同时给现代医学临床诊断、治疗和科学研究开拓了新思路，是当代医学图像处理领域的前沿课题，对未来医学影像技术的进步影响深远。

一、图像融合分类

目前，对于图像融合还没有统一的分类方法和标准。通常情况下，根据被融合图像的显像方式，图像融合分为不同模态图像融合和同一模态图像融合两个大类。

不同模态图像融合是指来源于不同显像设备的待融合图像，通过空间归一化处理，获得图像中像素-体素表达区域大小一致性描述后，组合成一幅新的图像，体现不同模态图像信息的优势互补，它又被称为交互式图像融合，或多模态图像融合。根据待融合图像获得的时间和地点不同或数据是联机采集还是异机采集，交互式图像融合又分为异机图像融合和同机图像融合。异机图像融合是指将患者在一台机器获得的图像信息通过 PACS、光盘、胶片扫描或其他媒体，传输到另一台机器上进行图像融合。由于患者不是在同一检查平台上显像，甚至两次显像之间间隔的时间较长，患者体内的生理、生化过程变化较大，有时甚至源图像为非 DICOM3.0 标准格式图像，使得融合运算过程复杂，误差较大，难以对融合结果做出正确判断。而同机图像融合是指将患者在同一个检查平台上保持相同体位的条件下获得的不同类型的图像信息进行融合，基本实现了实时在线图像融合，例如目前广泛应用的 PET/CT 图像融合等。由于患者在同一个检查平台上、短时间内进行不同模式成像，患者体内的生理、生化过程变化相对较小，且利于防止因体位变动而导致不同模态显像之间的图像错位，也可以避免因检查时间间隔太长造成的误差。这样既解决了单一影像模态显像时一些不确定的问题，又解决了不同影像模态间图像融合的时间和空间差异的问题。因此，同机图像融合结果准确度要高一些。

同一模态图像融合是指待融合图像由同一类成像设备获得，从不同的时间序列图像中提取图像信息进行融合，以矫正由于受检者移动等原因产生的图像偏移，或通过参数选择改善图像质量等。例如，同一患者治疗前、后的 PET 图像融合可以评价疗效等。

此外，根据受检者和显像模态的异同，还可以分为同一受检者、相同影像模态图像融合；不同受检者、相同影像模态图像融合；同一受检者、不同影像模态图像融合和不同受检者、不同影像模态之间的图像融合。一般认为，PET/CT 系统的图像融合属于同一受检者、不同影像模态的同机图像融合。根据融合处理的方法分类，可以分为数值融合法和智能融合法。前者是将来源于不同显像设备的图像做空间归一化处理，确保不同图像中的像素/体素表达同样大小的区域，在获得一致性描述后直接用于图像融合。后者则根据融合的目的，任意提取图像中的信息进行融合。

二、图像融合步骤

由于不同模态显像系统的原理差异，或同一模态显像时图像信息采集过程中所使用的参数不同，导致了图像格式及其所承载信息的差异。因此，图像融合过程一般要经过图像预处理、图像配准、重建融合图像和融合图像显示等主要步骤。

（一）图像预处理

为达到使所有待融合图像的像素表达的实际空间区域相同或相似的目的，必须对所有待融合图像的数据进行必要的标准化处理。就目前核医学领域广泛应用的图像融合软件而言，通常首先对核医学图像数据去除噪声、增强对比度等处理后作为参照图像，然后对其它待融合图像的数据格式、像素矩阵、图像大小和空间分辨率等进行转换，并在此基础上建立相应的图像配准和融合的数学模型。对于 PET/CT 系统，进行图像融合前，主要是对 CT 数据进行层厚分解、图像大小转换和冠状面及矢状面图像重建，以适应 PET 图像固定层厚和立体显示的需要。

图像预处理主要是将一幅图像中的坐标点变换到另一幅图像的坐标系中，经过图像分割后，把图像配准问题转换为求解两幅图像中对应点的变换问题。待融合图像的主要转换方法为映射变换。根据图像中目标的变换形式不同，映射变换又分为线性变换和非线性变换两种形式。其中，线性变换包括刚体变换、仿射变换、投影变换。

刚体是指尽管显像模态或时间不同，组织器官的形态不会随人体的生理活动而变化，例如人脑。刚体变换是指只需要对待融合图像进行大小变化和适当的旋转、平移，使一幅图像中任意两点间的距离变换到另一幅图像中后仍保持不变。这是一种最简单的图像预处理。仿射变换是指将直线映射为直线，并使二者保持平行关系的变换。它可以是各向同性的均匀尺度变换，也可以是各向异性的非均匀尺度变换或剪切变换等，常用于非对称信息或图像尺度信息的校正。一般刚性和仿射变换多用于全局变换。投影变换是将直线映射为直线，但直线间不再保持平行关系，主要用于二维投影图像和三维容积图像融合前的格式或矩阵变换。非线性变换是指把直线变换为曲线，大多使用多项式函数将按一定规律变化的图像数据进行转换，多用于局部胸、腹部脏器的图像融合。

非线性变换是把一条直线变换为一条曲线，这种变换所反映的是图像中组织或器官的严重变形或位移，一般用代数多项式来表达，多用于局部变换。

（二）图像配准

图像配准是图像融合的基础工作之一，即在已进行预处理的待融合图像的基础上，主要通过确定待融合图像之间的几何位置关系的过程，达到建立统一的空间表达方式的目的。图像配准的原理是：对在不同时间或其它不同条件下获取的图像定义一个相关比相似性测度，并确定一个空间变换关系，在一定的几何变换空间内寻求最佳变换，使两幅图像间的相似性测度达到最大，即一幅图像上的每一个点在另一幅图像上都有唯一的点与之相对应，使不同模式的图像信息在空间位置上达到优势互补，并通过一种新的图像模式表达出来，方便临床医生对图像信息进行综合分析判断。具体来说是建立待融合图像之间的映射关系，用一组参数来描述图像的空间变换，其实质是研究待融合医学图像之间的相似性。因此，在多模态图像融合前，必须使两幅图像在空间位置上严格对准。待融合图像的空间分辨率越高，图像配准的难度越大。而图像配准的精度将直接决定融合图像的质量。

1. 图像配准方法

目前使用的图像配准方法较多，且无统一的标准。根据不同的评价标准，总体来说，主要分为外部标识配准法和内部特征配准法两大类。

（1）外部标识配准法。一般来说，这种方法是相对于异机图像融合而言。外部标识法是加在受检者皮肤上的标识点、立体定位装置中的标识点或其它在不同显像图像中都可以检测到的附加标记物。这些标记必须在各种显像模式中都清晰可见且可准确检测。外部基准点法又分为侵入性和非侵入性两种方式。侵入性方式是指固定到受检者体内，对受检者有一定损伤的基准标志，如立体定位参考框架和螺钉标记基准；非侵入性的标记是指固定在皮肤表面对受检者没有损伤的基准标志。由于侵入性标记的固定性要比非侵入性好，故图像配准的准确性要比非侵入性程度高，可以达到像素级的精度。该方法定位简单，对位标志容易确定，不需要过多的参数校正，对于刚性图像容易实现。但侵入性方式对于受检者有一定痛苦，且外部基准点法难以适用于非刚性图像的配准，目前PET/CT临床显像中基本不再使用此法。

（2）内部特征配准法。即标志点位于待融合图像内部，又分为解剖标识点和几何标识点。解剖标识点是指受检者体内位置相对固定、活动度小的某些图像特征，如血管的分叉点或相交点或其他明显的细微解剖学标志等。内部基准点是从受检者图像的属性提取的特征点。但由于受主观因素的影响，其配准精度很难达到外部基准点的水平。内部基准点法又包括：图像分割配准、最大互信息法、非线性法和图谱法等。

图像分割就是把图像分成具有各自特性的区域并提取感兴趣目标的技术和过程。医学图像分割技术在医学图像处理领域已得到广泛应用，如三维可视化、不同模式医学图像的配准和融合、放疗计划制定、外科手术计划制定和仿真大脑功能研究等。图像分割技术一般来说包括曲线法和表面法两种不同的方法。曲线法是依据图像感兴趣区中的生理特征，通过连续的样条近似离散曲线，根据先验知识选择一定的分割阈值对图像进行自动、半自动或手动分割，并计算曲率和扭矩，从而得出图像的几何特征，达到图像配准的目的。用规定阈值进行分割是最常用的图像分割方法，即把图像灰度分成不同的等级，然后通过设置灰度阈值的方法来确定有意义的区域或待分割图像的边界。因为由人体相同组织所得到的CT和PET图像，其像素灰度大小在各自的图像中大致是相同的。这样，一幅CT或PET图像中某一区域灰度值的像素集合就代表了人体中的相同组织。对于同一切面上的CT及PET图像，其组织分布也应该是大致相同的。这样就可以直接对像素灰度值进行多阈值分割。实验表明，把CT及PET图像按8个阈值段进行分割，然后使用Powell方向集算法（即对应点间的距离平均平方之和最小）进行寻优，从而得到计算速度和精度的最佳折中。但所设置阈值区间（即阈值段的数量）太大或太小，都将使寻优曲线的局部最小值增多，影响寻优速度和配准精度。表面法的基本原理是，在分割后的图像基础上，从一组待融合图像中提取一组信息作为轮廓，从另一组待融合图像中的对应点提取相应的信息以建立表面模型，然后使用Powell方向集算法确定这两组信息的变换关系。随着图像分割技术的不断进步，表面法在非刚体图像配准上的优势日渐显现。

最大互信息图像配准法，基于体素配准方法的优越性在于它直接对灰度值进行操作，不需要在显像前、后都对人体或图像进行特殊预处理，是一种完全自动化的配准方法。基于体素相似性的测度函数有很多，按时间发展顺序可分为互相关法、灰度空间熵法、相对熵法、互信息法等。应用最为广泛和成功的相似性测度是互信息法。互信息是信息理论中的一个基本概念，用于描述两个随机事件之间的统计相关性，或一个系统中所包含的另一个系统中信息的量。当两种模态图像的空间位置完全一致时，两幅图像对应像素灰度的互信息应为最大。互信息被广泛应用于医学图像配准，是因为它具有坚实可信的信息论理论基础，同时它对待融合图像灰度之间所作的关系假设较少。基于互信息的配准方法有如下优点：① 人工干预少，只依赖于图像本身的信息，不需要任何假设或先验医学知识，也不需要对图像进行特征提取、组织分类等预处理，是一种全自动的配准算法；② 配准的精度高，可以达到亚像素级；③ 可靠性高，对图像中的几何失真不敏感；④ 适用性广，可应用于多模态医学图像配准。但这种方法需要大量复杂的计算，对计算机的性能要求较高。而且在处理体素灰度值时，忽略了由体素灰度值传递的空间位置信息，在几何变换的优化过程中容易陷入局部最优。

基于有限元分析的非线性配准法，是基于一定的数学物理模型，对图像进行非线性变换，以达到局部非刚性图像的精细配准。这种方法可进一步提高胸、腹部图像配准的精度，是近年研究的热点。

图谱法又称模板法，通常用于不同人之间的图像配准。一般事先规定一系列标准化图谱，然后将经过标准化处理的待融合图像映射到相应的标准化图谱空间进行比较；另一种方法是以标准化图谱为参照，将待融合图像在标准化空间进行非线性变换，达到图像配准的目的。但因为个体之间的生理变异和病理改变差异较大，对图像配准结果的分析和判断带来了很大困难，临床实用性不强。

2. 配准精度寻优。即在定义了一种相似性测度后，用优化算法使该测度达到最优值。经过坐标变换后，待融合图像中相关点的几何关系已经一一对应，进一步的工作需要给定一种相似性测度来衡量两幅图像的相似程度，并且通过不断变换参数，使得相似性测度达到最优。目前经常采用的相似性测度有均方根距离、相关性、归一化互相关等。常用的优化算法有穷尽搜索法、共轭梯度法和小波变换分析法等。

由于医学图像的复杂性和图像分割理论的不完善，还没有一种对所有医学图像都能产生满意的分割效果的图像分割方法。现有的各种分割算法都是为解决一些特定的显像物理模型中的分割问题而产生的。要完全用客观的方法对医学图像分割算法及其精度进行评价，还存在较大困难。目前对医学图像分割精度的评价主要以主观评价为主，即把 PET、CT 和融合图像一同交由核医学医生目测评价。虽然目测评价难以发现图像融合后空间位置存在的细微差异，但对疾病的诊断、治疗方案的制订和疗效监测等，具有良好的导向和临床实用价值。此外，用数学方法自动提取融合后图像的边缘特征，利用基于区域相似性测量的方法比较两者之间的误差，可以在亚像素水平精确测量图像配准结果的精度。例如，近年来发展的模糊分割技术、基于知识的分割技术，以及基于人工神经网络的分割技术等。尽管医学图像分割方法和精度评价问题还没有很好地解决，经典分割技术与现代分割技术的综合应用将是医学图像分割技术今后的发展方向。

（三）重建融合图像

不同显像模式对同一受检者所得到的形态和代谢、功能信息是互为差异、互为补充的。目前，PET/CT 系统中，PET 与 CT 都是采用容积扫描方式。因此，CT 的解剖图像与 PET 的代谢、功能图像都是以三维数据为基础重建得到的。二者是不同模态的交互式图像融合。重建图像融合的基本原理是：将经过预处理和空间配准后的不同模态图像信息采用数学、几何学方法进行修正后，使不同模态图像中的相关点达到空间上完全对准。然后根据对应点在变换域上创建一种新的图像，将原来不同模态的图像信息在同一种图像格式中表达出来，提供同时包含解剖和代谢、功能信息的图像。

目前常用的图像融合技术分为像素级和特征级图像融合两大类。像素级的融合比较简单，即以像素为基础的点对点的方法，如经典的 Mallat 正交变换算法。像素之间灰度值的差异突显出图像中所包含的解剖结构信息差异，通过求取待融合图像对应像素灰度间的加权和就可以实现像素级图像融合。但融合后的灰度值不再具有原来的意义，其困难在于如何确定权重系数。且这种算法没有考虑各像素间的相关性和特征性，不能够突出图像中的重要信息，融合效果较差。目前应用的特征级融合法几乎都是从变换域上的图像编码和压缩技术发展而来，如各种金字塔法和多分辨率形态学滤波法等，是针对图像中变化的较大部分，首先进行特征提取和边缘检测，然后实现图像融合。近年来，基于相关方法发展起来的算法比较多，如：灰度变化最小化法、灰度空间分布矩法、灰度空间熵法及互信息法等。

PET/CT 属于不同模态图像融合。由于 PET 和 CT 图像特征是包含在不同尺度上的，因此不同分辨率的图像所突出表现的特征不一样，而小波分解恰恰能够将图像特征反映在不同的分辨率水平方向上，并且各水平方向上的能量和噪声互不干扰，具有非常适合于人类视觉的金字塔式的数据结构。待融合图像的边缘和轮廓是图像的重要特征，不同的边缘代表不同组织或器官的界限。基于离散二进小波变换的极大模值能够非常精确地反映图像中目标的边缘信息。但是根据极大模值直接重建融合图像的凸集交替投影算法十分复杂，而利用离散二进小波变换及其极大模值的求取算法，避开了由极大模值直接重建融合图像的复杂算法，通过提取边缘特征，并对不同的特征点选择不同的融合法则，再进行小波逆变换实现融合图像重建。既有效保留原始图像的边缘和轮廓特征，又避免了融合图像的平均化，这种侧重图像纹理信息表达的融合方式跟临床诊断主要关注病变位置特征相一致，有较好的实用性。与简单的像素级图像融合相比效果更好，而且不同于从极大模值点重构信号的传统算法，因而具有更高的处理速度和更好的自适应能力。

小波变换法近年来已被广泛应用于医学图像处理中。作为时域和频域信号分析工具，小波变换除了具有传统傅立叶变换的优点外，还能更加有效地描述图像在时域和频域上的局部特征，并通过伸缩、平移等运算功能对信息进行多尺度细分，被认为是傅立叶分析方法的突破性进展。小波变换可以将原始图像分解成一系列具有不同空间分辨率和频率特性的子图像，这些子图像充分反映了原始图像的局部变化特征，为图像融合提供了有利条件。小波变换的一般算法分三步：小波分解、融合及小波重构。与一般的金字塔法图像多分辨率策略相同，小波变换的第一步也是先建立图像分解金字塔，然后采用多分辨率小波分解后得到原始图像的低频子图像，以及水平、垂直和对角方向上的高频子图像。各种子图像所代表的意义不同。低频子图像代表原始图像的近似特性，根据融合图像的视觉效果和其他具体要求，通常取二者的平均值或取其中之一作为融合后的图像值。高频区域中亮度较大的值代表该点为原始图像上变化较剧烈的点，因此，通常取最大值法或一致/差异性检测法的特征选择方法进行图像融合。最大值法简单易行，只要逐点选取即可。但考虑到图像特征通常由一个范围来确定，一般采用较为复杂的一致/差异性检测法在变换域上进行特征选择，并创建融合图像，然后通过小波逆变换来重构融合图像。实验结果表明，基于小波变换的医学图像融合方法最大程度地保留了原始图像的不同信息，强化了边缘和纹理特征，与其他多分辨率金字塔融合方法相比，有效地避免了融合图像的平均化，且有效地抑制 PET 图像中背景伪影的干扰，较好地实现了 PET 和 CT 图像的信息融合，为临床诊断提供了更加有效的信息，具有广阔的应用前景。

随着三维重建显示技术的发展，三维图像融合技术的研究也越来越受到重视，三维图像的融合和信息表达，也将是图像融合的一个研究重点。

（四）融合图像显示

待融合图像经过预处理后以规定的格式分别储存于计算机内。通过调用图像融合程序，启动图像配准和融合过程，最终以仪器规定的方式将源图像和融合图像显示出来。目前的 PET/CT 系统一般采用三维立体切面显示法来显示融合图像，即在同一个窗口中显示图像的横断面、冠状面和矢状面，且可以同时对图像的不同层面进行同步调节，甚至通过融合后的容积图像来动态旋转观察。实现融合图像显示的方法包括：① 叠加法。即把一种模态的待融合图像作为框架，将另一种模态图像的对应层面叠加于前者；② 遮盖法。即用特定颜色覆盖一种模态图像中的解剖结构来表达另一种模态图像中的相对应部分；③ 透视法。把不同模态待融合图像的容积结构综合到一个数据集中，再用标准的透视成像技术显示出来；④ 映射法。使用正交图像处理技术，将一种模态的图像特征映射到另一种模态图像的对应区域进行综合显示。

三、图像融合的临床应用

医学图像融合是一个 20 世纪 90 年代兴起并快速发展的新技术，它综合了多种现代科学技术，并将随着各学科的飞速发展而不断发展。但很多方法还处于实验室研究阶段。由于受检者单模态单次显像的局限性等原因，临床上通常需要对同一受检者进行多种模式或同一模式的多次显像。通过多模态医学图像融合，把有价值的代谢、功能信息与精确的解剖结构结合在一起，可以为临床提供更加全面和准确的资料。快速、准确的医学图像融合技术将会在临床诊断和治疗、精细放疗定位和治疗计划设计、计算机辅助诊断、手术导航、病灶空间定位、介入治疗、疗效评估及远程医疗等方面有着广阔的应用前景。

图像融合技术在脑显像临床诊断和功能研究中的应用最为广泛和成熟。这主要是由于脑组织较为固定，容易进行准确的图像匹配。主要涉及脑血流、代谢、受体分布，原发或复发肿瘤的探查、诊断以及脑梗死的诊断与评价，并对脑外伤、脑中毒、脑缺氧后遗症的诊断和疗效观察，并在早老性痴呆或老年性痴呆的早期诊断具有重要意义。

由于多数体部脏器的形状不规则，又易受呼吸运动或脏器自身蠕动的影响。要做到不同模态图像准确配准比较困难。但实践也已证明，PET/CT 融合图像比单纯应用 PET 或 CT 图像对胸、腹和盆腔病变进行评价更为准确。尽管一般认为腹部器官的蠕动性大，再加上呼吸运动的影响，PET 图像难以对病灶进行准确定位。但通过 PET 图像导向，结合 CT 图像的高分辨能力，可以在很大程度上提高异常代谢灶空间位置判断的准确性。研究表明，通过与病理结果对照，PET、CT、PET/CT 对转移性纵隔淋巴结病变的诊断正确率分别为 79%、75%和 89%。可见，PET/CT 融合图像比单纯应用 CT 或 PET 对病变的诊断更为准确，可能主要是因为 PET 发现了 CT 没有发现或 CT 不能确定的淋巴结。

适形调强放疗中，肿瘤体积的勾画和生物靶区的确定，是制定精确放疗计划的前提。通过 PET/CT 融合图像，有利于把病灶与周围正常组织尽可能地区分开，并进行定量和定性分析，准确计算和优化靶区照射剂量及其分布，从而达到靶区剂量最大化，同时又可以减少周围正常组织的放射性损伤。

此外，在肿瘤诊治中，通过分析不同时间的融合图像，可以明确判断肿瘤对放、化疗的敏感程度和疗效，以及手术治疗后纤维化、瘢痕与残留和复发的鉴别诊断等。

四、图像融合技术难点与存在的问题

将不同影像模态的图像进行融合，必然涉及数据传送和图像格式转换的问题。医学数字化成像和传输

（digital imaging and communication in medicine，DICOM），如 DICOM 3.0 和图像存储与传输系统（picture archiving and communication system，PACS）的应用，为多种影像学技术的综合应用提供了广阔空间，加速了图像融合的发展。目前，集代谢、功能与形态学显像于一体的 PET/CT 系统可同步完成图像融合，形成清晰、准确的融合图像，降低了单独应用 PET 或 CT 导致的诊断误差率。不过，图像融合至今尚无公认的标准方法和评价体系，融合技术还需要进一步完善。

无论应用何种方法，图像融合的原则是，待融合图像上对应的每一点必须在空间上准确对位。但由于各种成像系统的显像原理不同，其数据采集方式，所形成图像的大小、层面厚度及空间与时间特性等都有较大差别。因此，提高图像格式转换和图像配准精度是图像融合技术面临的主要技术难点。目前，在多种多样的图像格式转换和图像配准方法中，一般只是针对小范围的具体问题发挥作用，通用性相对较差，所以要客观比较和评价不同算法的性能，还比较困难。而且目前 PET/CT 系统中的 PET 和 CT 显像并非同步进行。由于呼吸运动和体内器官蠕动等，造成源图像的空间畸变，影响了 PET/CT 融合图像的精度。虽然图像融合技术在脑部图像处理方面得到了较好的应用，但由于现有图像融合方法的局限性难以克服组织器官的生理性运动带来的影响。

要实现不同模态三维图像的精确融合，在技术方面还存在问题。严格来说，目前的医学图像融合还只是将不同模态图像经过一系列转换后进行空间位置的寻优配准，融合后的图像仍然是相对独立的个体，可以随意进行拆分。因此，将这一技术称之为“图像匹配”（image match）似乎更加切合实际。只有两种或两种以上的成像技术完全实现信息的同步采集和处理以后，才有可能实现“互通有无”的真正的图像融合。当然，这是一个系统工程，有赖于物理学、数学、几何学、机械学、材料科学、电子技术和计算机技术等多学科的进一步探索和研究。

（贺小红）

参考文献

1. 付占立，王荣福. 能量底物环境对^{18}F-FDG 显像的影响. 国外医学·放射医学核医学分册，2000，24（2）：55-58
2. 付占立，林景辉，王荣福，等. 血糖浓度对荷瘤小鼠^{18}F-FDG 体内分布的影响. 同位素，2003，16（2）：88-90
3. Weber WA，Wester HJ，Grosu AL，et al. O-(2-［^{18}F］Flourothyl)-L-tyrosine and L-［methyl^{11}C］methionine uptake in brain tumours：initial results of a comparative study. Eur J Nucl Med，2000，27（5）：542-549
4. Jager PL，Vaalburg W，Pruim J，et al. Radiolabeled amino acids：basic aspects and clinical application in oncology. J Nucl Med，2001，42（3）：432-445
5. DeWitte O，Goldberg I，Wikler D，et al. Positron emission tomography with injection of methionine as a prognostic factor in glioma. J Neurosurg，2001，95（5）：746-750
6. Rasey JS，Grierson JR，Wiens LW，et al. Validation of FLT uptake as a measure of thymidine kinase-1 activity in A549 carcinoma cells. J Nucl Med，2002，43（9）：1210-1217
7. Lu L，Samuelsson L，Bergstrom M，et al. Rat studies comparing ^{11}C-FMAU，^{18}F-FLT，and ^{76}Br-BrFU as proliferation markers. J Nucl Med，2002，43（12）：1688-1698
8. 张川. 氨基酸载体系统与脑肿瘤 PET 显像. 国外医学·神经病学神经外科学分册，2005，32（3）：214-217
9. 王明芳，罗志福. 肿瘤增殖显像剂 3′-脱氧-3′-^{18}F-氟代胸苷. 国外医学·放射医学核医学分册，2005，29（5）：227-232
10. 郭喆，张锦明，田嘉禾，等. ^{11}C-胆碱 PET 显像的临床初步应用. 中国医学影像学杂志，2005，13（3）：198-200
11. Zhang H，Tian M，Oriuchi N，et al. ^{11}C-choline PET for the detection of bone and soft tissue tumor in comparison with FDG PET. Nucl Med Commun，2003，24（3）：273
12. 唐刚华，王明芳，唐小兰，等.（N-［^{11}C］甲基）胆碱和（S-［^{11}C］甲基）-L-半胱氨酸的半自动合成. 核技术，2005，28（6）：454-457
13. 华逢春. ^{11}C-MET PET 在脑肿瘤中的应用. 国外

医学·放射医学核医学分册，2002，26（1）：1-4

14. 贺小红. ^{18}F-FDG正电子显像质量保证. 国外医学·放射医学核医学分册，2004，28（5）：193-196
15. 宋建钢，曹云飞，俞卫锋. PET在全麻机制研究中的应用. 国外医学·麻醉学与复苏学分册，2004，25（2）：108-111
16. 尹大一，姚树林，陈英茂，等. ^{18}F-FDG剂量对PET模型图像质量的影响. 中华核医学杂志，2002，22：233-234
17. 冯彦林，贺小红，黄克敏，等. 显像时间与活性对PET/CT图像质量的影响. 中国医学影像技术，2005，21（1）：127-130
18. 左传涛，刘永昌，管一晖，等. 数据采集方式对脑PET图像的影响. 中华核医学杂志，2001，21（6）：366-367
19. Schwitter J，Nanz D，Kneifel S，et al. Assessment of myocardial perfusion in coronary artery disease by magnetic resonance：a comparison with positron emission tomography and coronary angiography. Circulation，2001，103（18）：2230-2235
20. Goerres GW，Kamel E，Heidelberg TN，et al. PET-CT image coregistration in the thorax：influence of respiration. Eur J Nucl Med Mol Imaging，2002，29（3）：351-360
21. 尹立杰. 双时相^{18}F-FDG PET在肿瘤良恶性鉴别诊断中的应用. 国外医学·放射医学核医学分册，2004，28（2）：53-56
22. Kubota K，Itoh M，Ozaki K，et al. Advantage of delayed whole-body FDG-PET imaging for tumor detection. Eur J Nucl Med，2001，28：696-703
23. Matthies A，Hickeson M，Cuchiara A，et al. Dual time point ^{18}F-FDG PET for the evaluation of pulmonary nodules. J Nucl Med，2002，43：871-875
24. 梁颖慈，唐安戊，徐浩. ^{18}F-FDG PET延迟显像鉴别诊断原发性肺癌. 中华核医学杂志，2004，24（1）：27-29
25. 杨柳，李德玉，何爱军，等. 医学图像多维重建中的插值问题研究进展. 生物医学工程学杂志，2003，20（4）：728-732
26. 吴朝霞，程敬之. PET三维数据采集与重组技术研究进展. 北京生物医学工程，2003，22（4）：312-313
27. 陈英茂，田嘉禾. PET显像中的校正技术. 中华核医学杂志，2002，22（6）：382-384
28. Burger C，Goerres G，Schoenes S，et al. PET attenuation coefficients from CT images：experimental evaluation of the transformation of CT into PET 511-keV attenuation coefficients. Eur J Nucl Med Mol Imaging，2002，29（7）：922-927
29. 吴朝霞，陈少卿，程敬之. 基于非线性统计估计技术的PET散射校正. 生物医学工程学杂志，2005，22（1）：74-77
30. Zaidi H. Reconstruction-based estimation of the scatter component in positron emission tomography. Ann Nucl Med Sci，2001，14（3）：161-172.
31. 刘力，赵书俊. 正电子断层扫描——PET的图像重建. 中国医学物理学杂志，2000，17（4）：97-200
32. Chen CM. An efficient four-connected parallel system for PET image reconstruction. Parallel Computing，1998，24：1499
33. 叶华俊，刘华锋. 正电子发射断层成像重建算法评述. 生物医学工程学杂志，2002，19（3）：496-499
34. Liu X，Comtat C，Michel C，et al. Comparison of 3D reconstruction with 3D-OSEM and with FORE＋OSEM for PET. ITTT Trans on Med Imag，2001，20（8）：804-814
35. Browne J，de Pierro AR. A row-action alternative to the EM algorithm for maximizing likelihood in emission tomography. IEEE Trans Med Imag，1996，15（5）：687-699
36. Nehmeh SA，Erdi YE，Kalaigian H，et al. Correction for oral contrast artifacts in CT attenuation-corrected PET images obtained by combined PET/CT. J Nucl Med，2003，44（12）：1940-1944
37. Kinahan PE，Hasegawa BH，Beyer T. X-ray-based attenuation correction for positron emission tomography/computed tomography scan-

ners. Seminars in Nuclear Medicine，2003，33（3）：166－179

38. Beaulieu S，Kinahan P，Tseng J，et al. SUV varies with time after injection in ^{18}F-FDG PET of breast cancer：characterization and method to adjust for time difference. J Nucl Med，2003，44：1044－1050
39. Osman MM，Cohade C，Nakamoto Y，et al. Clinically significant inaccurate localization of lesions with PET/CT：frequency in 300 patients. J Nucl Med，2003，44（2）：240－243
40. Zaidi H. Reconstruction-based estimation of the scatter component in positron emission tomography. Ann Nucl Med Sci，2001，14：161－172
41. Zaidi H，Hasegawa B. Determination of the attenuation map in emission tomography. J Nucl Med，2003，44（2）：291－315
42. 黄建敏，付占立，潘莉萍. ^{18}F-FDG代谢显像标准摄取值的影响因素. 国外医学·放射医学核医学分册，2004，28（1）：3－5
43. 付占立，王荣福. FDG PET显像的定量及半定量分析. 中华核医学杂志，2004，24（5）：313－317
44. 冯彦林，贺小红，刘树生，等. Gemini PET－CT ^{137}Cs及CT衰减校正对标准摄取值的影响. 中华核医学杂志，2005，25（3）：145
45. Townsend DW，Cherry SR. Combining anatomy and function：the path to true image fusion. Eur Radiol，2001，11：1968
46. Hill DL. Medical image registration. Phys Med Biol，2001，46（4）：447－453
47. Giraud P，Grahek D，Montravers F，et al. CT and（18）F-deoxyglucose（FDG）image fusion for optimization of conformal radiotherapy of lung cancers. Int J Radiat Oncol Biol Phys，2001，49：1249
48. 张煜，刘哲星，李树祥，等. 医学图像信息融合技术的发展. 国外医学·生物医学工程分册，2000，23（4）：202－205
49. 高智勇，李义兵，钱勇先，等. 多模态医学图像配准技术的分类与研究进展. 国外医学·生物医学工程分册，2000，23（4）：206－211
50. 任海萍. 医学图像融合. 国外医学·放射医学核医学分册，2001，25（3）：107－110
51. 钱宗才，吴锋，石明国，等. 医学图像配准方法分类. 医学信息，2000，13（11）：598－599
52. 秦斌杰，庄天戈. 三维多模医学图像配准系统的设计. 上海交通大学学报，2003，37（2）：228－231
53. 陈明，陈武凡，冯前进，等. 基于互信息量和模糊梯度相似性的医学图像配准. 电子学报，2003，31（12）：1835－1838
54. 刘均，漆家学，张静. 图像融合技术在适形放射治疗中的研究现状. 医疗卫生装备，2003，10：129－130
55. 阮春，李月卿，王昌元，等. 基于外部标记点的图像自动配准方法探讨. 泰山医学院学报，2002，23（4）：349－351
56. 朱家瑞，王新强，王伟. 同机图像融合位置配准的质量控制. 中华核医学杂志，2004，24（1）：53－54
57. 周兰花，周付根. 基于小波变换极大模的多模医学图像融合. 中国体视学与图像分析，2003，8（4）：225－229
58. 李海云，于红玉. 基于小波多尺度分辨的多模医学图像融合算法研究. 中国医疗器械杂志，2004，28（2）：116－117
59. 李海云，王筝. 基于小波变换模极大值特征的多模医学图像融合算法研究. 计算机工程与应用，2004，16：221－222
60. Townsend DW，Beyer T，Blodgett TM. PET/CT scanners：a hardware approach to image fusion. Semin Nucl Med，2003，33（3）：193－204
61. 阮春. 医学图像融合技术及其应用研究概况. 医学影像学杂志，2001，11（6）：408－410
62. Ioannidis JP，Lau J. ^{18}F-FDG for the diagnosis and grading of soft-tissue sarcoma：a meta-analysis. J Nucl Med，2003，44：717－724
63. 刘素文，于金明，邢力刚. CT-PET图像融合在非小细胞肺癌精确放射治疗中的作用. 中华放射肿瘤学杂志，2003，12（3）：175－177

6 PET 示踪动力学

采用合适的影像重建和各种物理校正技术，PET可以获得示踪剂在体内分布的影像，用来回答临床诊治和基础医学科学研究问题。由于PET显像可以得到示踪剂在局部的准确活度，因此应用恰当的示踪动力学模型，可以获得各种反映局部组织或器官功能的生物学参数，如葡萄糖代谢率、氧代谢率、血流量、受体的密度与亲和力等，使进一步深入、细致的研究人体正常及病变组织的功能与代谢成为可能。

6.1 示踪动力学概述

当示踪剂被引入体内后，其在特定时间、特定组织内的活度或浓度取决于以下两个因素：①局部组织的生理特征，如血流、代谢、受体密度和亲和力等；②局部组织的输入函数，如动脉血或血浆中示踪剂浓度随时间的变化情况，其决定着能够到达靶组织的示踪剂活度。示踪动力学模型（tracer kinetic model）就是对组织内示踪剂浓度变化与上述各种影响因素之间关系的定量数学描述，其目的就是通过数学运算获得反映局部组织或器官生物学特征的动力学参数。

PET显像最常用的示踪动力学模型为房室模型（compartmental model），它将生物系统看成是由有限的房室（或称区、库）组成的，房室间的示踪剂交换取决于一系列动力学参数。每一个房室可以是一个明确的物理区域（如血液与脑组织），也可以是相同物理区域内示踪剂存在的不同化学形式（如FDG与FDG-6-P）或药理学状态（游离与结合）；单一房室内的示踪剂被认为是充分混匀的，不存在浓度梯度，因而其浓度均一。描述相邻房室间的示踪剂转运速率的动力学参数称为速率常数（min^{-1}），其大小取决于局部组织的生物学特征（如血流、代谢、受体密度与亲和力等）。根据物质守恒定律，模型中各房室内的示踪剂总量或浓度可由一系列一次微分方程来表述。

选择和建立合适的房室模型一般要经过以下几个步骤：①明确所要研究和测量的生物学过程或特征，并选择合适的示踪剂。②建立可行的物理模型：即根据要研究的生物学过程或特征以及所使用的示踪剂特性，将局部组织划分成不同的房室。由于PET显像的时间和空间分辨率有限，而显像过程又不能无限延长，因此应尽可能合并不必要的房室，从而减少所要求解的模型参数，平衡模型准确性与可行性之间的矛盾。③建立相应的数学模型：即建立示踪剂在房室内总量或浓度变化的函数表达式。④估测动力学参数：即通过线性或非线性曲线拟合的方法，获得相应的模型参数。这些模型参数单独或经合并后代表着一定的生物学意义。⑤模型有效性的验证：利用动物或人体试验，一方面验证模型预测与PET实测的组织示踪剂浓度或活度之间的一致性，另一方面验证所使用的曲线拟合方法是否可以获得准确模型参数；前者取决于房室的划分以及各种假设是否合理，后者决定于所选取拟合方法是否恰当。此外还应对模型的敏感性进行分析，即通过使用模拟数据观察各种统计学噪声和模型假设对所估测模型参数的影响。

6.2 葡萄糖代谢定量及半定量分析

葡萄糖是人体重要的能源底物，组织、器官的葡萄糖代谢情况在很大程度上反映了其功能状态。^{18}F-氟代脱氧葡萄糖（FDG）为葡萄糖的类似物，其与葡萄糖的差别仅在2位的羟基被^{18}F取代，静脉注入体内的FDG能像葡萄糖一样自由通过毛细血管壁进入组织间液，经葡萄糖转运蛋白（Glut）进入到细胞内，然后在已糖激酶（在肝脏为葡萄糖激酶）的作用下转化为6磷酸FDG（FDG-6-P），由于结构上的差异，FDG-6-P不能像葡萄糖一样继续进一步代谢，同时由于FDG-6-P带负电荷不能自由通过细胞膜，以及脑、心肌、肿瘤等细胞中缺乏葡萄糖6磷酸酶，

FDG-6-P 脱磷酸变成 FDG 的速率极低，因此引入体内的 FDG 最终以 FDG-6-P 的形式滞留在上述细胞内（图 6-1）。在 FDG 上述的转运代谢过程中，己糖激酶是唯一的限速步骤，因此，FDG 是定量研究葡萄糖代谢较为理想的显像剂。

^{18}F-FDG PET 定量分析可分为直接测定组织葡萄糖代谢率（metabolic rate of glucose，MRGlc）的绝对定量分析法和各种间接反映组织 MRGlc 的半定量分析法。

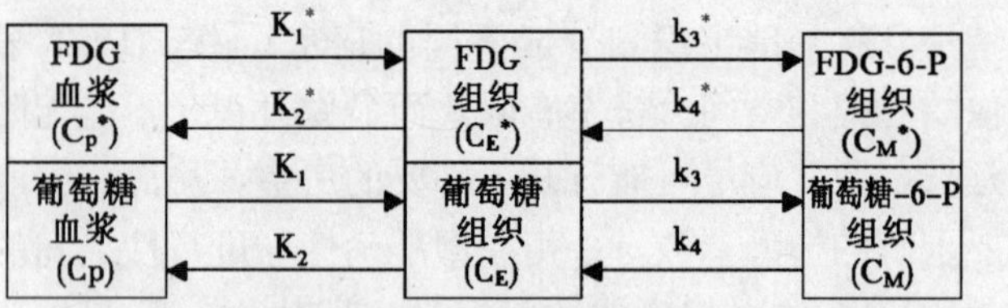

图 6-1　FDG 代谢的三室模型

k_1^*，k_2^*：分别为 FDG 在血浆与组织间的正向和逆向转运速率常数；

k_3^*，k_4^*：分别为 FDG 在细胞内磷酸化和 FDG-6-P 去磷酸化速率常数；

k_1, k_2，k_3，k_4：分别为葡萄糖的上述各项参数。

一、代谢的定量分析

（一）葡萄糖代谢率测定

以生理数学模型为基础的组织 MRGlc 测定主要有以下三种方法。

1. 动力学法

动力学法（kinetic method）是根据 FDG 代谢的三室模型（图 6-1），FDG 在房室间的转运可由以下微分方程来描述：

$$dC_E^*/dt = K_1^* C_p^*(t) - (k_2^* + k_3^*) C_E^*(t) + k_4^* C_M^*(t) \qquad (6-2-1)$$

$$dC_M^*/dt = k_3^* C_E^*(t) - k_4^* C_M^*(t) \qquad (6-2-2)$$

式中，C_E^*：组织中未磷酸化 FDG 浓度；C_M^*：组织中已磷酸化 FDG 浓度；C_P^*：动脉血浆中 FDG 浓度。

若以动脉血浆中 FDG 浓度（C_p^*）随时间（t）的变化函数 $C_p^*(t)$ 作为输入函数（input function），则根据上述线性微分方程，$C_E^*(t)$ 和 $C_M^*(t)$ 可由下式表示：

$$C_E^*(t) = \frac{K_1^*}{\alpha_2 - \alpha_1}\left[(k_4^* - \alpha_1)e^{-\alpha_1 t} - (k_4^* - \alpha_2)e^{-\alpha_2 t}\right] \otimes C_P^*(t) \qquad (6-2-3)$$

$$C_M^*(t) = \frac{K_1^* k_3^*}{\alpha_2 - \alpha_1}\left[e^{-\alpha_1 t} - e^{-\alpha_2 t}\right] \otimes C_P^*(t) \qquad (6-2-4)$$

式中⊗表示卷积计算，α_2，α_1 可由下述公式计算：

$$\alpha_1 = \{k_2^* + k_3^* + k_4^* - [(k_2^* + k_3^* + k_4^*)^2 - 4k_2^* k_4^*]^{1/2}\}/2 \qquad (6-2-5)$$

$$\alpha_2 = \{k_2^* + k_3^* + k_4^* + [(k_2^* + k_3^* + k_4^*)^2 - 4k_2^* k_4^*]^{1/2}\}/2 \qquad (6-2-6)$$

若忽略组织中血池内 FDG 活度的影响，或当 $C_E^*(t)$ 与 $C_M^*(t)$ 均已经过组织血池内 FDG 活度影响的校正，则组织 FDG 总活度（C_i^*）可由下式表示：

$$C_i^*(t) = C_E^*(t) + C_M^*(t) \qquad (6-2-7)$$

将（6-2-3）与（6-2-4）式代入（6-2-7）式，则：

$$C_i^*(t) = \frac{K_1^*}{\alpha_2 - \alpha_1}\left[(k_3^* + k_4^* - \alpha_1)e^{-\alpha_1 t} + (\alpha_2 - k_3^* - k_4^*)e^{-\alpha_2 t}\right] \otimes C_P^*(t) \qquad (6-2-8)$$

利用 PET 动态采集的序列影像，经 ROI 技术可获得局部组织中 FDG 变化的数据 $C_i^*(t)$；利用多点采集动脉血，经离心后可获得血浆中 FDG 变化的数据 $C_P^*(t)$；将获得的组织及血浆 FDG 的动态数据代入（6-2-8）式，经非线性最小二乘法（NSL）或广义线性最小二乘法（GLLS）可直接拟合出各项速率常数。

当体内葡萄糖代谢处于稳态（steady state）时，假定没有糖原的合成与分解，由于已糖激酶是葡萄糖酵解的唯一限速步骤，那么葡萄糖的磷酸化速率就等于葡萄糖代谢率，因此，将拟合出的速率常数代入（6-2-9）式，即可计算组织的 MRGlc。

$$\text{MRGlc} = \frac{C_P}{LC} \cdot \frac{K_1^* k_3^*}{k_2^* + k_3^*} \qquad (6-2-9)$$

式中，C_P：血浆葡萄糖浓度（mg/dl 或 μmol/dl）；LC：集总常数（lumped constant，LC），用以校正 FDG 与葡萄糖在转运和磷酸化方面的差异，计算公式如下：

$$LC = \frac{\lambda V_m^* k_m}{\varphi V_m k_m^*} \qquad (6-2-10)$$

λ：FDG 与葡萄糖稳态分布容积的比值，可由下式求得：

$$\lambda=\left[\frac{K_1^*}{k_2^*+k_3^*}\right]/\left[\frac{K_1}{k_2^*+k_3^*}\right] \qquad (6-2-11)$$

V_m^*，V_m：分别为 FDG 与葡萄糖磷酸化的最大速率；k_m^*，k_m：分别为 FDG 与葡萄糖磷酸化的米氏常数（Michaelis-Menton constant）；φ：为磷酸化葡萄糖被进一步向下代谢的分数，在系统为稳态时，其值为 1。

动态显像法直接测定个体的各项速率常数，不需预先测定人群中的各项模型参数，因此受个体差异及病理状态的影响小，适用范围广；但在 FDG 注射后的早期，由于需要快速动态采集影像数据，故要求 PET 具有较高的时间分辨率，此外，由于每个受试者均需动态影像采集，因此操作复杂、耗时。

2. 放射自显影法

1977 年 Sokoloff 在三室三参数模型（忽略 k_4^*）的基础上利用^{14}C-脱氧葡萄糖（^{14}C-DG）放射自显影法（autoradiographic method）测定了大鼠的脑 MRGlc；1979 年 Reivich 等利用该模型及类似的方法进行了 FDG PET 人脑 MRGlc 测定；Phelps 和 Huang 在 Sokoloff 三室模型的基础上考虑到去磷酸化（k_4^*）的影响，对该模型进行了修正，应用三室四参数模型进行脑 MRGlc 测定。

由于 FDG 在脑、心肌、肿瘤内的磷酸化速率很高，而其 FDG-6-P 的去磷酸化速率很低，故组织内游离 FDG 浓度（C_E^*）下降迅速，在 FDG 静脉注射后 40～50min 上述组织内的放射性活度即主要为 FDG-6-P，则单一时间点的"晚期"影像即可近似地反映组织的 MRGlc。因此，采用个体单一时间点"晚期"静态影像中组织的 C_i^*（T）与实测个体动脉血浆输入函数 C_p^*（t）对利用人群中测定的 FDG 速率常数（K_1^*～k_4^*）计算出的人群 MRGlc 进行标定，即可获得个体的 MRGlc。放射自显影法认为，最好的标定因子为个体与人群 C_M^*（T）的比值，故：

$$\text{MRGlc}=\frac{C_P}{LC}\cdot\frac{K_1^*\ k_3^*}{k_2^*+k_3^*}\cdot\frac{C_i^*(T)-C_E^*(T)}{C_M^*(T)} \qquad (6-2-12)$$

式中：K_1^*～k_4^* 为人群中测定的 FDG 速率常数；C_i^*（T）为 T 时组织中的 FDG 与 FDG-6-P 的总浓度，可在 PET 影像上利用 ROI 技术求得；C_E^*（T）、C_M^*（T）分别为 T 时组织中未磷酸化 FDG 和已磷酸化 FDG（FDG-6-P）的浓度，可由（6-2-3）与（6-2-4）式利用人群 FDG 速率常数求得。将（6-2-3）、（6-2-4）式代入（6-2-12）式，则：

$$\text{MRGlc}=\frac{C_P\{C_i^*(T)-\frac{K_1^*}{\alpha_2-\alpha_1}[(k_4^*-\alpha_1)\times e^{-\alpha_1 t}-(k_4^*-\alpha_2)e^{-\alpha_2 t}]\otimes C_P^*(t)\}}{LC(\frac{k_2^*+k_3^*}{\alpha_2-\alpha_1})(e^{-\alpha_1 t}-e^{-\alpha_2 t})\otimes C_P^*(t)} \qquad (6-2-13)$$

如果忽略组织中的去磷酸化作用（$k_4^*=0$），则（6-2-13）式可简化为：

$$\text{MRGlc}=\frac{C_P\left[C_i^*(T)-K_1^* e^{-(k_2^*+k_3^*T}\times\int_0^T C_P^*(t)\,e^{(k_2^*+k_3^*)t}dt\right]}{LC\left[\int_0^T C_P^*(t)\,dt-e^{-(k_2^*+k_3^*)T}\times\int_0^T C_P^*(t)\,e^{(k_2^*+k_3^*)t}dt\right]} \qquad (6-2-14)$$

利用预先人群中测定的各项模型参数，放射自显影法测定 MRGlc 只需一次静态显像和多时间点动脉采血（测定输入函数）即可完成，因此方法相对简便。但该方法需要预先测定人群中 FDG 的各项模型参数，目前只建立了较为公认的正常脑及心肌的模型参数，而其它组织或器官，如肿瘤、肝脏、肌肉等的模型参数尚无公认参考值，此外，尽管放射自显影法测定 MRGlc 的准确性对模型参数的变化不甚敏感，但在病理状态下（MRGlc 过高或过低）也会影响 MRGlc 测量的准确性。

3. 绘图法

绘图法（graphic method）因首先由 Patlak 等提出，故又称 Patlak 作图法。该方法不考虑具体的房室数量，而只将系统分为两大部分：一部分为可逆性（reversible）房室，示踪剂在不同可逆性房室间可自由出入；另一部分为不可逆性（irreversible）房室，示踪剂可自由进入该房室，但在试验期间示踪剂不能自由离开该房室，而滞留在其中（图 6-2）。FDG 在脑、肿瘤、心肌等缺乏葡萄糖 6 磷酸酶活性的组织细胞内的代谢基本符合上述条件，因此，可用 Patlak 作图法直接求解 FDG 进入上述组织（不可逆性房室）的净流入速率常数（K_i），此即 FDG 的磷酸化速率。

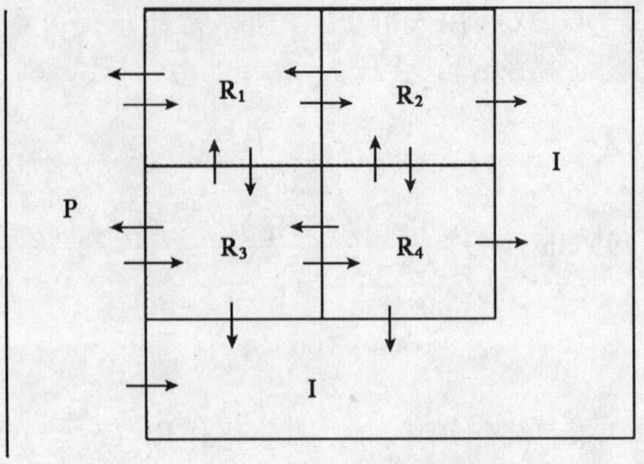

图 6-2 Patlak 模型示意图

P：血浆；R_1,R_2，R_3，R_4：可逆性房室；I：不可逆性房室

根据 Patlak 模型，不同时间不可逆性房室内 FDG 与 FDG-6-P 的总浓度满足以下方程：

$$C_i^*(t)=K_i\int_0^t C_P^*(t)\,dt+(V_0+V_p)C_P^*(t) \qquad (6-2-15)$$

式中，$C_i^*(t)$：局部组织中的 FDG 与 FDG-6-P 的总浓度随时间（t）的变化，可在 PET 动态系列影像上利用 ROI 技术求得；K_i：FDG 净流入速率；$C_P^*(t)$：动脉血浆中 FDG 浓度随时间（t）的变化，即输入函数，可通过间断多点采集动脉血经离心后测得；V_0：FDG 的初始分布容积；V_p：ROI 内的血浆容积。

当 FDG 在可逆房室间分布达到平衡时（$t=t^*$），将 $C_i^*(t)/C_P^*(t)$ 相对于 $\int_0^t C_P^*(t)\,dt/C_P^*(t)$ 进行作图可得到一条直线，该直线的斜率即 K_i（图6-3）。将 K_i 代入（16）式即可求解局部组织的 MRGlc。

$$MRGlc=\frac{C_P}{LC}\cdot K_i \qquad (6-2-16)$$

在 Patlak 作图时，若所得曲线中缺乏直线部分，表明 FDG 并不是单向性（unidirectional）进入局部组织，因此不能用 Patlak 作图法求解 K_i 和计算 MRGlc。Patlak 作图法测量 K_i 计算速度快，可对图像进行逐体素（voxel）的分析而生成 K_i 或 MRGlc 参数影像。但该方法要求 FDG 单向进入局部组织，而忽略组织内 FDG-6-P 的去磷酸化影响，因此只适用于脑、肿瘤、心肌等缺乏葡萄糖 6 磷酸酶活性组织的 MRGlc 测定；此外，Patlak 作图法要求示踪剂在可逆房室的分布达到平衡状态，而这又与忽略 k_4^* 相矛盾，因为 FDG 注射后时间越长可逆房室的 FDG 分布越平衡，而这时系统内 FDG-6-P 聚集越多，FDG-6-P 的去磷酸化（k_4^*）就越不可忽视，因此，即使是在测定上述缺乏葡萄糖 6 磷酸酶活性组织的 MRGlc 时也会有小的误差。研究表明在 FDG 注射后 20～60 min 的时间内，脑组织的 FDG 代谢比较符合 Patlak 作图法的适用条件。

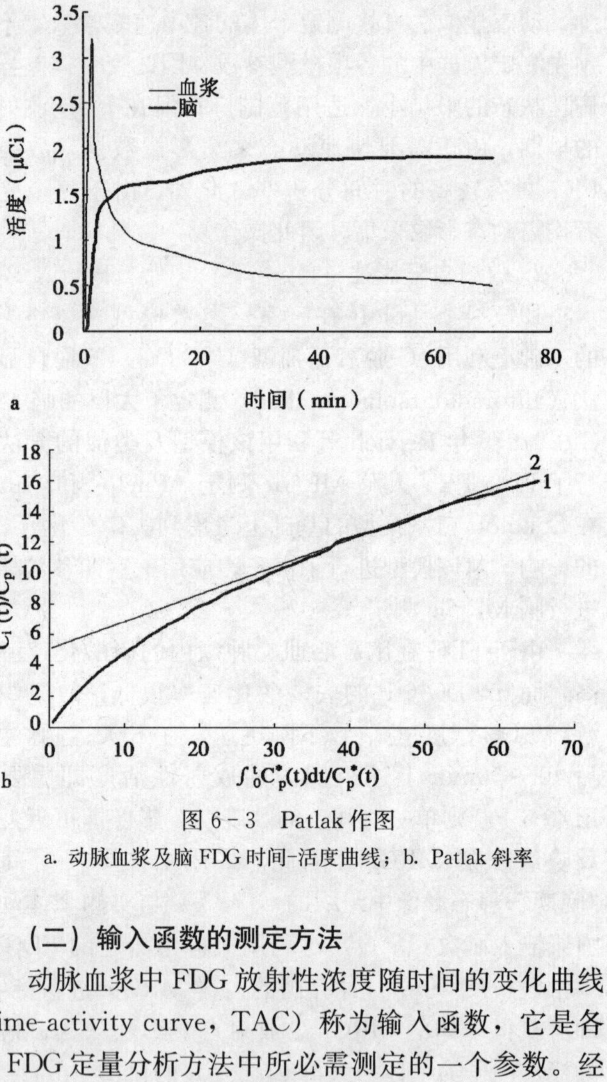

图 6-3 Patlak 作图

a. 动脉血浆及脑 FDG 时间-活度曲线；b. Patlak 斜率

（二）输入函数的测定方法

动脉血浆中 FDG 放射性浓度随时间的变化曲线（time-activity curve，TAC）称为输入函数，它是各种 FDG 定量分析方法中所必需测定的一个参数。经典的方法需动脉穿刺和插管，于 FDG 注射后的前 2 min 采血 4～ 8 个点，随时间延长采血间隔可相应延长，直至显像结束，一般在 FDG 注射后 2 h 内采血 30 个点左右，然后假定相邻两个时间点间的浓度变化为直线，对 TAC 进行数值积分，但该方法易受血样中个别“疵点”及缺失样本（漏采）的影响。若采用双指数、三指数、四指数或 γ 函数对实测各点进行函数拟合后进行分析积分则可弥补上述不足。由于该方法的创伤性和繁琐性，给临床的具体操作带来很多

不便，为此人们对其进行了以下一些改进。

1. 静脉采血代替动脉采血

经典的动脉采血需动脉穿刺和动脉插管，对受试者有一定的创伤性。Phelps 等研究表明，将前臂加热至 44℃（使微循环的动静脉短路开放）得到的动脉化静脉血与动脉血中的葡萄糖浓度分别为 87.0±4.1（mg/100ml）和 86.7±5.2（mg/100ml），二者非常接近；用动脉化静脉血与动脉血中 FDG 浓度求得的输入函数积分之比 $[\int_0^T C_p^*(t)_V\,d(t)/\int_0^T C_p^*(t)_A\,d(t)]$ 在 5、10、30、60、90 和 180min 分别为 0.98±0.01、0.99±0.02、0.99±0.03、1.00±0.02、1.01±0.02 和 1.02±0.03，比值十分接近于 1。因此，可用采集动脉化静脉血的方法来代替动脉采血测定血浆葡萄糖浓度和计算输入函数，以减少因采血造成的损伤。

2. 减少采血次数

随着多年来在 FDG 定量研究中积累的对动脉血浆 FDG 变化规律的认识，许多作者提出了各种简易而实用的解决方法。Kato 等的大鼠研究表明，忽略输入函数中 FDG 的高峰区（FDG 注射后 2 min 内），最终给脑 MRGlc 的计算造成的影响很小（－1.8% 至－2.3%，平均－2.1%）；将采血次数减少到 7 次（2.5，5，7.5，10，25，35，45 min），然后用双指数函数对上述各点进行拟合作为输入函数，计算所得 MRGlc 与经典法比较差异均＜3%。因此作者认为，减少采血次数并采用适当函数拟合来计算输入函数是可行的。

在假定输入函数曲线形态相同的情况下，Takikawa 等将 10 例正常人的动脉血浆 FDG 浓度曲线经注射活度和体重标准化后加以平均，得到 FDG 人群动脉血曲线，然后用个体 10 min 和 45 min 两点的动脉血或动脉化静脉血实测值对人群曲线进行标定，所得估计曲线与实测曲线除在曲线的高峰区及“膝”部（FDG 注射后 3～10 min）差异较大外，其余各点均拟合很好，在 0～45 min 的时间内估计曲线的曲线下面积（AUC），即 $\int_0^{45} C_p^*(t)\,d(t)$，与实测值相差很小（0.3%±1.7%，最大差值（4%），因此作者认为，利用人群动脉血曲线可将采血次数减少至两点来计算输入函数。

Philips 等在分析了 61 例正常志愿者的 119 条动脉血 FDG 曲线后认为，FDG 注射 20 min 后各点都能用以下函数很好拟合。

$$C_p^*(t)=b_1\,t\,e^{(-a_1 t)}+b_2\,e^{(-a_2 t)} \qquad (6-2-17)$$

进一步分析 a_1 与 a_2，b_1 与 b_2 发现它们之间存在很好的直线相关性，因此函数（6－2－17）可改写为：

$$C_p^*(t)=b[m\,t\,e^{(-nat)}+e^{(-at)}] \qquad (6-2-18)$$

式中 $m=0.0072\ \text{min}^{-1}$，$n=0.4$

以函数（6－2－18）对 20 min 后各点进行拟合，所得 119 条分析曲线上各点的值与其对应各点的实测值非常近似（平均差值 0.027%±2.2%，最大差值＜10%）。用函数（6－2－18）拟合的曲线作为输入函计算的 C_E^*，C_M^* 与经典法也非常近似（C_E^*：平均差值 0.9%±1.6%，C_M^*：平均差值 0.33%±3.6%）。将采血点减少到 30～90 min 内均匀分布的 6 个点，经函数（6－2－18）初步拟合后去掉两个偏差较大的点再重新拟合，以所得曲线作为输入函数计算出的 C_E^*、C_M^* 与经典法比较有高度相关性（C_E^*：$r=0.9802$，C_M^*：$r=0.9270$）。然而若将函数（6－2－18）中的两个自变量减少到一个，即将指数 a 由所有曲线的平均 a 值取代，则分析曲线上的值与实测值差值的标准差将超过 9%，因此作者认为应用上述 6 点采血法并以函数（6－2－18）进行拟合来计算输入函数的方法优于 Takikawa 等的两点采血法。

Bonson 等应用 FDG 注射后 40～110min 内的4～6 个动脉血样，经分析积分计算的输入函数与经典法（30 个动脉血样）数值积分获得的输入函数的相关系数＞95%，而差异＜10%，因此该方法在减少动脉采血次数的同时，也不失准确性。

单保慈通过数学变换对 Patlak 作图法的计算公式进行了修改，将 Patlak 作图法中对输入函数的积分分解为两部分，其中第一部分是造成需要多次抽血的主要原因，但该部分的误差对 MRGlc 的影响较小（第一部分误差为 20%时的 MRGlc 误差仅为 7%），因此，可用人群动脉血曲线计算输入函数的第一个积分，作为需要多次抽血计算第一个积分的近似值，第二个积分仍采用实际抽血的数据计算，这样只需几次抽血即可完成 MRGlc 的计算。该方法将采血次数减少到 4 次，计算得到的 MRGlc 与经典法比较误差均小于 10%（0.97% ～ 9.4%）。

3. 非采血法

Tsuchida 等对 Takikawa 提出的输入函数计算方法作了进一步延伸，认为可以用个体 FDG 的净注入量（net injected dose，nID）和体重（boday weight，BW）代替动脉血样对人群标准输入函数（standardized input function，SIF）进行标定，从而获得个体输入函数 Cp（t）：

$$Cp\ (t)\ =\frac{nID}{BW}\cdot SIF\ (t) \qquad (6-2-19)$$

用该方法获得的体重校正 SIF（SIF_{BW}）与经典法比较，在 FDG 注射后的前 5 min 变异系数（CV）超过 40%，在 5～ 60 min 的 CV 为 14.4%～18.6%，但 AUC 的估计误差仅有 3.7%±2.9%；利用 SIF_{BW} 计算出的 MRGlc（放射自显影法）估计误差在灰质为 3.9% ±3.3%，白质为 4.7%±3.4%。

Shiozaki 等在研究了来自 3 个中心的 101 例 PET FDG 受检者后，又对 Tsuchida 提出的方法作了进一步修正，认为利用个体的 nID 和估计分布容积（estimated distribution volum，EDV）对 SIF 进行校正来获取个体输入函数的方法更为科学和准确：

$$Cp\ (t)\ =\frac{nID}{EDV}\cdot SIF\ (t) \qquad (6-2-20)$$

其中，EDV（ml）＝39.0×$H^{0.80}$（cm）×$W^{0.35}$（kg），（H：为身高；W：为体重）。

用该方法计算出的 AUC 与经典法比较，估计误差为 7.2%±5.7%，所得 MRGlc 的估计误差灰质为 8.9%±7.3%，白质为 10.6%±9.0%；而对同一组资料应用 BW 对 SIF 校正（公式 19），则计算出的 AUC 估计误差为 12.1%±9.2%，MRGlc 的估计误差灰质为 13.8%±10.1%，白质为 16.2%±12.4%，均明显高于 EDV 校正的 SIF。

随着 PET 轴向视野的扩大和分辨率的提高，利用 PET 视野内的心脏或大血管影像，如心室、心房、主动脉等，和 ROI 技术，经动态采集可以生成血液内 FDG 的 TAC，在经过适当的校正，如衰变校正、衰减校正、死时间校正、血浆容积校正、溢出（spillover）校正、部分容积（partial volume effect，PVE）校正等，即可获得影像来源的输入函数（image-derived input function，IDIF）。将 ROI 置于左室或左房生成的 TAC，在心肌显影明显时会受到心肌放射性的影响（溢出效应），使 TAC 的尾部高估血 FDG 浓度，而显著影响 MRGlc 计算的准确性，因此应对 TAC 进行溢出校正；将 ROI 置于主动脉（升主动脉、主动脉弓或降主动脉），可明显减少或消除心肌放射性的溢出效应，使 TAC 与血 FDG 浓度保持较好的一致性，但由于上述结构较小，在 PET 分辨率低时应进行 PVE 校正。van der Weerdt 等将 ROI 分别置于左房、左室、升主动脉、降主动脉获得各自的 IDIF（未进行溢出和部分容积校正），在比较由此 IDIF 计算出的 MRGlc 时发现，利用来自升主动脉、降主动脉的 IDIF 计算出的 MRGlc 与经典法测得的 MRGlc 比值接近于 1，二者分别为 0.97±0.07 和 1.00±0.11；而利用来自左房、左室的 IDIF 计算出的 MRGlc 明显低于经典法，二者上述比值分别为 0.81±0.06 和 0.79±0.08，因此作者推荐使用降主动脉 ROI 来获得 IDIF。

二、葡萄糖代谢的半定量分析

（一）葡萄糖部分摄取率（FURGlc）

1984 年 Camici 等首先使用 FDG 分数摄取率（fractional uptake rate，FUR）来描述心肌 FDG 摄取情况，1994 年 Ishizu 等将其用于研究脑 FDG 的摄取情况。

$$FUR=\frac{C_i\ (T)}{\int_0^T C_p^*\ (t)\ d\ (t)} \qquad (6-2-21)$$

C_i（T）：显像时（T）靶组织中 FDG 与 FDG-6-P 总的放射性浓度；

$\int_0^T C_p^*$（t）d（t）：FDG 注射后（0）至显像时（T）动脉血浆 FDG 浓度随时间的积分。

FUR 反映了 FDG 注射后 T 时间内靶组织的 FDG 摄取量占该时间内动脉血浆中提供的可利用 FDG 的多少，因此不受 FDG 注射活度、显像时间及个体“大小”（分布容积）的影响。

Thie 等进一步从理论上证明 FUR 十分接近于 Patlak 斜率，即 FDG 净流入速率（K_i）。因此，Ishizu 认为进一步引入集总常数（LC）和血浆葡萄糖浓度（C_p），FUR 可以转变为更具生理意义的参数——葡萄糖分数摄取率（fractional uptake rate of glucose，FURGlc）。

$$FURGlc=\frac{C_p}{LC}\times FUR[\mu mol/(100g\cdot min)] \qquad (6-2-22)$$

虽然 FURGlc 并不直接代表 MRGlc，但当 LC 为已知或认为 LC 不变时，FURGlc 可以消除血糖对 FUR 的影响，从而使 FURGlc 成为反映 MRGlc 的可靠指标。FURGlc 虽然稳定可靠，但仍需间断多次采血，难以满足临床简易、方便的需要。

（二）FDG的标准化摄取值

由于FDG为葡萄糖的类似物，因此直接测定组织FDG的摄取量即可间接反映其MRGlc，但局部组织摄取FDG的绝对量不仅取决于其MRGlc，还受引入体内FDG的活度以及个体“大小”的影响，因此采用后二者对组织FDG的绝对摄取量进行标准化，即可得到FDG的标准化摄取值（standardized uptake value，SUV）。

$$SUV_{TBW}=\frac{每克组织的平均放射性活度（Bq/g）}{注射的放射性活度（Bq）/体重（g）} \quad (6-2-23)$$

公式（6-2-23）中的体重（total body weight，TBW）因子用以标准化分布容积对组织FDG摄取的影响，为区别于其它的标准化方法，用体重进行标准化的SUV以SUV_{TBW}表示。

由于SUV计算方法简便，无需多次动脉采血，且许多PET厂商已有相应软件提供，因此，用组织SUV来描述其葡萄糖代谢情况得以广泛应用。目前SUV被广泛用于非神经系统肿瘤的定量分析，作为肿瘤良、恶性鉴别以及疗效评价的重要指标，研究表明肿瘤SUV与其MRGlc间存在良好的相关性，但SUV指标的稳定性容易受到以下众多因素的影响，应用时应予以充分考虑：

1. 个体“大小”

用体重对分布容积的影响进行标准化有其内在的缺陷，这主要是由于FDG在人体组织内的分配系数不同，其中在脂肪组织中的分配系数较低，而肥胖患者体内脂肪组织所占比例增加，因此肥胖患者的SUV_{TBW}将偏高。Zasdny等研究表明体重为107kg患者与体重45kg患者的肝、血SUV_{TBW}比较，前者为后者的近2倍，SUV_{TBW}的体重依赖性也为许多其他作者的研究证实。SUV_{TBW}的这种变化将不利于治疗前后体重变化较大患者两次显像结果的比较以及SUV_{TBW}诊断标准的确立。

Zasdny等首先使用瘦体重（lean body mass，LBM）代替公式（6-2-23）中的体重因子进行分布容积的标准化。

$$SUV_{LBM}=\frac{每克组织的平均放射性活度（Bq/g）}{注射的放射性活度（Bq）/LBM（g）} \quad (6-2-24)$$

{LBM（kg）（男）＝48.0＋1.06［身高（cm）－152］；LBM（kg）（女）＝45.5＋0.91［身高（cm）－152］}

研究表明SUV_{LBM}的体重依赖性较SUV_{TBW}降低，但仍未能完全消除体重依赖，同时，由于计算LBM时引入身高因素而使SUV_{LBM}的身高依赖性增加。

由于人体的许多指标，如：代谢、心、肾功能等都与体表面积（body surface area，BSA）相关，Kim等首先使用BSA对组织的FDG摄取进行标准化。

$$SUV_{BSA}=\frac{每克组织的平均放射性活度（Bq/g）}{注射的放射性活度（Bq）/体表面积（m^2）} \quad (6-2-25)$$

〔$BSA（m^2）＝体重（kg）^{0.425}×身高（cm）^{0.725}×0.007184$〕

与SUV_{TBW}相比，SUV_{BSA}的体重依赖性明显降低，回归直线斜率幅度下降，不同个体间正常组织SUV_{BSA}变异缩小，肿瘤SUV_{BSA}与其MRGLc有较好的相关性，但SUV_{BSA}仍未完全消除个体“大小”的依赖性。

Zanzi等用体重指数（body mass index，BMI）对组织FDG的摄取进行标准化，也未能达到完全消除个体“大小”影响的目的。

$$SUV_{BMI}=\frac{每克组织的平均放射性活度（Bq/g）}{注射的放射性活度（Bq）/BMI} \quad (6-2-26)$$

〔$BMI＝体重（kg）/身高（m）^2$〕

2. 血糖浓度

血糖是影响体内FDG分布及其摄取的另一重要因素，血糖升高使肿瘤、脑组织FDG摄取下降，从而使不同方法计算出的上述组织的SUV均减少。血糖因素的这种作用是通过以下两条途径来实现的：①肿瘤、脑为非胰岛素敏感组织，血糖升高引起的胰岛素分泌增加不能使之对葡萄糖及FDG摄取增多，相反，随着血糖的升高，体内葡萄糖将与FDG竞争进入该类组织细胞的Glut及己糖激酶，从而使FDG进入上述组织细胞减少。②血糖升高后的胰岛素分泌增加使心肌、骨骼肌、脂肪等胰岛素等敏感组织FDG摄取增加，血循环中FDG清除加快，使一定时间内血中可供肿瘤及脑组织摄取的FDG减少，从而也造成上述组织FDG摄取减少。有作者将肿瘤SUV

乘以显像时的血糖浓度来对 SUV 进行血糖校正，虽可消除禁食与糖负荷两组自身对照病人间肿瘤 SUV 的差异，但经血糖校正后的肿瘤 SUV 与 MRGLc 的变化不相平行，因此，该方法的价值有待进一步证实，但也有研究显示经血糖校正后的肿瘤 SUV 与其 MRGLc 的相关性有所提高。

3. FDG 注射后至开始显像的时间

正常脑组织于 FDG 注射后 40 min 左右即开始达摄取高峰，并于以后一段较长的时间内保持不变，因此，在 FDG 注射 40 min 以后的一段时间内（1 小时左右）显像对脑组织 SUV 影响不大，而肿瘤组织 FDG 摄取达到高峰的时间可能各不相同，有研究发现某些肿瘤于 FDG 注射后 90 min 仍未达到摄取高峰，因此，FDG 注射后开始显像的时间不同也可能会影响肿瘤的 SUV。

4. FDG 在血循环中的清除速率

FDG 从血循环中的清除速率直接影响某些组织，特别是肿瘤的 SUV。FDG 自循环中的清除速率受体内 FDG 的分布容积、血糖及胰岛素水平的影响，并可能是这些因素影响肿瘤 SUV 的最终途径或重要环节。Hunter 等的资料显示，经这一因素校正（SUV_{TBW}除以动脉血 FDG 的 TAC 下面积）后的肿瘤 SUV 与其 MRGLc 的相关性显著提高，但由于该方法需要多点动脉采血而不能常规应用于临床。

（三）比值法

利用 ROI 技术计算靶（target，T）组织与非靶（non-target，NT）组织的放射性分布比值（T/NT）是核医学常采用的半定量分析方法。比值法通过采用自身正常组织 FDG 的摄取量对靶组织的 FDG 摄取进行标准化，可在一定程度上反映靶组织的葡萄糖代谢情况，但非靶组织选取部位不同，可使 T/NT 的差异较大，因而影响其稳定性，此外，T/NT 也受血糖、显像时间等因素的影响。

综上所述，利用 FDG PET 显像进行葡萄糖代谢定量分析，直接测定组织 MRGlc 的绝对定量分析法较为准确，但需要测定动脉血浆中 FDG 浓度作为输入函数，虽有多种简化采血方法可供选择，绝对定量分析法的常规临床应用仍有一定困难；其它各种间接反映组织 MRGlc 的半定量分析法虽较简便，但影响因素较多，实际应用中应认真考虑。

6.3 受体显像的定量分析

PET 显像为受体的体内研究提供了强有力的工具，受体显像不仅是要提供配体在局部特异性聚集的证据，更重要的是要获取某些与受体相关的特征性参数，如局部受体的数量和亲和力。由于 PET 获得的受体影像中既包含有受体与配体特异性结合的信息，又包含有局部非特异性结合配体、游离配体以及血池内残留配体及其代谢产物的信息，而且上述信息在影像中的组成随时间而发生变化，因此，所获得的受体影像受到血浆配体清除速率、局部血流量、毛细血管通透性以及显像时间等因素的影响。基于上述原因，在受体影像分析时不应局限于传统的单一时间点 ROI 与参考区（R_{REF}）比值的测定，而应采用更为精确的方法来消除影像中那些非受体自身因素的影响，获取真正反映受体自身特征的参数。

由于体外竞争性受体饱和分析所需使用的配体浓度很高，在进行体内研究时可能产生严重的毒副作用，因此该方法多不适用于体内受体分析。经过几十年的研究与探索，目前已逐渐形成了一整套以放射性核素标记的配体为示踪剂，以 PET 显像为探测手段，以模型为基础的体内受体定量分析方法。

一、受体与配体的体内结合

受体与配体的体内结合与体外一样具有可饱和性、特异性和竞争性抑制，二者的结合与解离可用米-曼氏方程（Michealis-Menten equation）来描述：

$$\frac{dB}{dt}=k_{on}C\ (B_{max}-B)\ -k_{off}B \qquad (6-3-1)$$

式中，B：配体-受体复合物；k_{on}：配体与受体的结合速率常数；k_{off}：配体-受体复合物的解离速率常数；C：配体浓度；B_{max}：总受体密（浓）度。

当受体与配体的结合与解离达到平衡（$dB/dt=0$）后，B 将保持稳定，（6-3-1）式可改写为：

$$B=\frac{B_{max}C}{K_D+C} \qquad (6-3-2)$$

式中，K_D：平衡解离常数（$K_D=k_{off}/k_{on}$）。

当受体显像所使用的示踪剂比活度很高时，实际引入体内的示踪剂克分子数极微，体内受体与配体结合在示踪剂量下完成，则 C 远远小于 K_D，故（6-3-2）式可改写为：

$$B/C = B_{max}/K_D = B_{max}K_A = BP \qquad (6-3-3)$$

式中 K_A：亲和常数（$K_A = 1/K_D$）；BP：结合能力（binding potential）。

当使用低比活度示踪剂进行受体显像时，（6-3-2）式中的 C 便不可忽略，这时 B 与 C 之间呈双曲线关系，需应用非线性拟合来估测 B_{max} 和 K_D，故通常将（6-3-2）式进行直线化变换以方便计算，即 Scatchard 作图（Scatchard plot）：

$$B = -K_D\ (B/C) + B_{max} \qquad (6-3-4)$$

则该直线的斜率为 $-K_D$，在纵坐标轴上的截距为 B_{max}。

Scatchard 作图的另一种形式为：

$$\frac{C}{B} = \frac{C}{B_{max}} + \frac{K_D}{B_{max}} \qquad (6-3-5)$$

则该直线的斜率为 $1/B_{max}$，在横坐标轴上的截距为 $-K_D$。

二、体内受体定量分析的模型

根据示踪剂在体内存在的空间和状态不同一般可分为四个房室（图 6-4）：血浆室（C_1）、游离组织室（C_2）、非特异结合组织室（C_2'）和特异结合室（C_3）。一般认为各房室内部示踪剂分布均匀，房室间的示踪剂交换符合一级动力学模式，其交换速率可由 K_1 到 k_6 六个速率常数来描述。

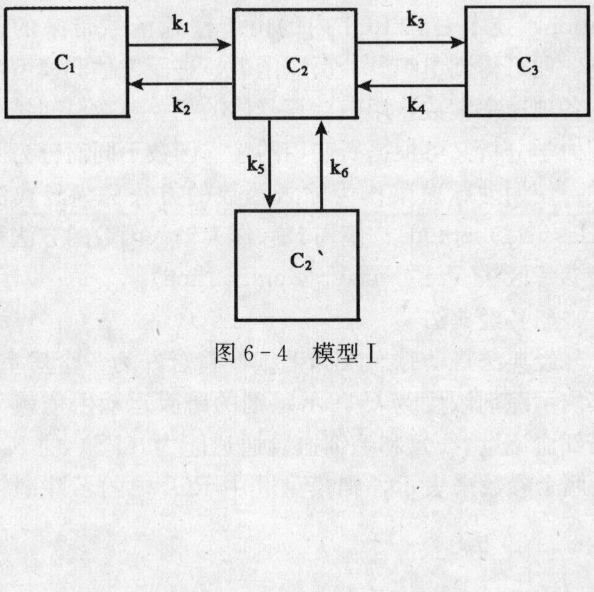

图 6-4 模型Ⅰ

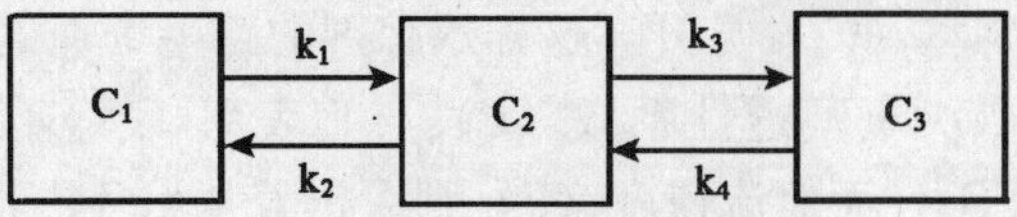

图 6-5 模型Ⅱ

特别是 C_2' 与 C_3 之间很难从时间和空间上相鉴别，因此体内受体分析更常采用三室模型（图 6-5），即假定示踪剂在 C_2' 与 C_2 间的交换速率极快（k_5、k_6 远远大于其他四个速率常数）且迅速达到平衡的情况下，可将二者合并为一个房室（C_2），该房室内示踪剂的非特异性结合与解离在即刻完成并于瞬间达到平衡，故游离与非特异性结合示踪剂的比值保持稳定，即游离示踪剂在 C_2 中所占比例（f_2）保持恒定。同样的假设也可用于血浆室（C_1），则游离示踪剂在 C_1 中所占比例（f_1）保持恒定。由于只有游离示踪剂方可透过毛细血管和与受体结合，模型Ⅱ中 k_2 和 k_3 的意义与模型Ⅰ有所不同，模型Ⅱ中 k_2、k_3 分别相当于模型Ⅰ中的 f_2k_2 和 f_2k_3。

三、受体显像定量分析方法

体内受体定量分析的核心思想是要采用不同的手段或方法来消除 PET 影像中由于非受体自身因素所造成的个体差异，从而获得真正反映受体特征的相关参数。目前，以 PET 显像为手段的体内受体定量分析方法可大致分为三类：动力学法、绘图法和平衡法，以下将分别加以介绍。

（一）动力学法

动力学法（kinetic method）是通过估测示踪剂在血浆、组织、受体间的转运速率常数（图 6-5），而从中获得有关受体的定量参数。根据具体的实施方法不同又可分为直接法（explicit method）和间接法（implicit method）。

1. 直接法

该方法首先利用 PET 获取 ROI 内放射性配体与受体相互作用的特征性动态变化，再应用另外的方法直接测定该部位与示踪剂转运相关的其他生物学特征（如局部血流量、血容量），并结合动脉血浆内示踪剂浓度的动态变化来估测示踪剂在各房室间的转运速率常数。

直接法通常将 C_1 看作毛细血管室，而将其与动脉血浆室（C_a）分开，这样示踪剂的跨毛细血管转运速率取决于膜透性系数（P）与其表面积（S）的乘积（PS），而血流速度（F）则决定着从 C_a 到 C_1 的转运速率，因此，模型Ⅱ中各房室间的示踪剂转运可由以下微分方程来描述：

$$\frac{dC_1}{dt}=\frac{F}{V_{d1}}(C_a-C_1)+\frac{PS}{V_{d1}}(f_2C_2-f_1C_1) \quad (6-3-6)$$

$$\frac{dC_2}{dt}=\frac{PS}{V_{d2}}(f_1C_1-f_2C_2)+k_{off}C_3-k_{on}f_2C_2(B_{max}-C_3) \quad (6-3-7)$$

$$\frac{dC_3}{dt}=k_{on}f_2C_2(B_{max}-C_3)-k_{off}C_3 \quad (6-3-8)$$

式中，F：血流速率；V_{d1}，V_{d2}：分别为 C_1 与 C_2 的物理分布容积；f_1，f_2：分别为 C_1 与 C_2 内游离示踪剂所占的比例；PS：膜透性系数与其表面积的乘积。

当所使用的示踪剂比活度很高，显像在示踪剂量下完成时，与示踪剂结合的受体数量 C_3 相对于 B_{max} 可以忽略，则 $B_{max}-C_3$ 近似于 B_{max}，（6-3-7）与（6-3-8）式可简化为：

$$\frac{dC_2}{dt}=\frac{PS}{V_{d2}}(C_a-C_1)+k_{off}C_3-k_{on}B_{max}f_2C_2 \quad (6-3-9)$$

$$\frac{dC_3}{dt}=k_{on}B_{max}f_2C_2-k_{off}C_3 \quad (6-3-10)$$

影像中 ROI 内示踪剂浓度（C_T）为其容积（V_{dROI}）内三个房室的平均示踪剂浓度：

$$C_T=\frac{[C_1V_{d1}+V_{d2}(C_2+C_3)]}{V_{dROI}} \quad (6-3-11)$$

在（6-3-6）～（6-3-10）式中共有九个参数：V_{d1}，V_{d2}，f_1，f_2，F，PS，k_{on}，k_{off} 和 B_{max}。由于 k_{on} 与 B_{max} 无法分开估测，故将其合并为一个参数，则还有八个参数，其中 4 个参数可由其他方法测定或为已知值：

F：局部血流量，可由 PET ^{15}O-H_2O 测得；

V_{d1}：局部血容量，可由 PET ^{15}O-CO 测得；

V_{d2}：组织的物理分布容积，相当于局部组织内的水容积，如脑为 0.79 ml / ml 脑组织；

f_1：血浆游离示踪剂所占比例，可取动脉血浆经微孔滤膜超速离心测得。

在上述方程中同时估测余下的 4 个参数（f_2，PS，$k_{on}B_{max}$，k_{off}）将很困难，因此可将这 4 个参数的估测分为两步：

（1）首先在无特异性受体结合位点的参考区（R_{REF}）估测 PS 和 f_2。在 R_{REF} 内 k_{on}、k_{off}、B_{max} 均等于零，因此可简化为两室模型，房室间的示踪剂交换可由以下微分方程表示：

$$\frac{dC_1}{dt}=\frac{F}{V_{d1}}(C_a-C_1)+\frac{PS}{V_{d1}}(f_2C_2-f_1C_1) \quad (6-3-12)$$

$$\frac{dC_2}{dt}=\frac{PS}{V_{d2}}(f_1C_1-f_2C_2) \quad (6-3-13)$$

（2）假定 ROI 与 R_{REF} 内的 f_2 相同，将由（6-3-12）与（6-3-13）式估测的 f_2 代入（6-3-6）～（6-3-10）式中估测其余 3 个参数（PS，$k_{on}B_{max}$，k_{off}）。当应用高比活度示踪剂进行显像时，由于（6-3-6）、（6-3-9）和（6-3-10）式均为线性微分方程，故可通过分析积分来估测模型参数，结果以 BP（$BP=k_{on}B_{max}/k_{off}=B_{max}/k_D$）表述；当应用低比活度示踪剂进行显像时，由于 C_3 不可忽略，（6-3-7）与（6-3-8）式不再是线性，此时需应用数值积分来估测模型参数，结果以 B_{max}，k_D 表示。数值积分的计算复杂，运算速度明显慢于分析积分。

应用直接法动力学分析估测模型参数，需要单独测定局部血流量和血容量，方法复杂，受检者所受辐射剂量大，同时将测定局部血流量和血容量的误差引入实验，在新的系统内该误差可能被放大。

2. 间接法

由于 ROI 内的放射性活度变化可以看作是由组织脉冲反应函数（impulse response function）与某个输入函数（input function）相互作用的结果，而模型的构成及其内部的各项速率常数决定着组织脉冲反应函数的表现形式，因此，利用反卷积（deconvolution）技术去除 ROI 内的由于输入函数带来的影响，便可得到组织脉冲反应函数，进而来估测模型内的各项速率常数，用以计算受体的相关参数。间接法动力学分析又可根据所使用的输入函数不同而分为两类：使用动脉血浆作为输入函数的方法称为经典法（classical method）；使用 R_{REF} 作为输入函数的方法称为参考区法（reference region method）。

（1）经典法

经典法将动脉血浆和毛细血管合并为一个房室，其内示踪剂浓度为 C_a，示踪剂的跨膜运动由依赖于局部血流量（F）和毛细血管通透能力（PS）的 K_1、k_2 两个参数来表示，则模型Ⅱ中 ROI 内的示踪剂转运可由以下微分方程来描述：

$$\frac{dC_2}{dt}=K_1C_a(t)-(k_2+k_3)C_2(t)+k_4C_3(t) \quad (6-3-14)$$

$$\frac{dC_3}{dt}=k_3C_2(t)-k_4C_3(t) \quad (6-3-15)$$

$$[C_2(0)=C_3(0)=0]$$

由于 R_{REF} 内无特异性受体结合位点，故系统变为两室，则：

$$\frac{dC_2}{dt}=K_1'C_a(t)-k_2'C_2(t) \quad (6-3-16)$$

$$[C_2(0)=0]$$

若实验期间局部血流（F）保持稳定，则 K_1、k_2 保持恒定；若实验在示踪剂量下完成，B 远远小于 B_{max}，$B_{max}-B\approx B_{max}$，则由（6-3-1）式可知 k_3 保持稳定，这时（6-3-14）～（6-3-16）式均变成了具有恒定系数的线性微分方程；若假定 $C_2(t)$、$C_3(t)$ 的数据已经进行了血池放射性影响的校正，则系统 $C_T(t)=C_2(t)+C_3(t)$ 就变成了一个完全意义上的简明脉冲反应函数，因此，由（6-3-14）与（6-3-15）式构成的三室系统可由以下方程表示：

$$C_T(t)=\sum_{i=1}^{2}A_i e^{-\alpha_i t}\otimes C_a(t) \quad (6-3-17)$$

式中：

$$\alpha_1=\frac{(k_2+k_3+k_4)-\sqrt{(k_2+k_3+k_4)^2-4k_2k_4}}{2}$$

$$\alpha_2=\frac{(k_2+k_3+k_4)+\sqrt{(k_2+k_3+k_4)^2-4k_2k_4}}{2}$$

$$A_1=\frac{K_1(k_3+k_4-\alpha_1)}{(\alpha_2-\alpha_1)};\ A_2=\frac{K_1(\alpha_2-k_3-k_4)}{(\alpha_2-\alpha_1)}$$

由（6-3-16）式构成的两室系统可由下式来表示：

$$C_T(t)=K_1'e^{-k_2t}\otimes C_a(t) \quad (6-3-18)$$

当系统达到平衡时，各房室间的示踪剂净交换为零，血浆室（C_1）和组织室（C_2）的游离示踪剂浓度相等：

$$f_1C_a=f_2C_2 \quad (6-3-19)$$

由于系统达到平衡时 dC_2/dt、dC_3/dt 均为零，根据（6-3-14）与（6-3-15）式，则：

$$K_1/k_2=C_2/C_a \quad (6-3-20)$$

$$k_3/k_4=C_3/C_2 \quad (6-3-21)$$

在系统平衡时，房室内示踪剂浓度与血浆游离示踪剂浓度的比值称为该房室的平衡分布容积（equilibrium distribution volume，V），故：

$$V_2=C_2/f_1C_a \quad (6-3-22)$$

$$V_3=C_3/f_1C_a \quad (6-3-23)$$

由（6-3-19）和（6-3-22）式可知：

$$V_2=1/f_2 \quad (6-3-24)$$

将（6-3-20）式代入（6-3-22）式，可以得到：

$$V_2=K_1/f_1k_2 \quad (6-3-25)$$

将（6-3-20）与（6-3-21）式代入（23）式可以得到：

$$V_3=K_1k_3/f_1k_2k_4 \quad (6-3-26)$$

将（25）与（26）式相加可以得到：

$$V_T=V_2+V_3=K_1(1+k_3/k_4)/f_1k_2 \quad (6-3-27)$$

将（6-3-14）～（6-3-16）式中的速率常数 K_1、k_2、k_3、k_4 用具有生理学意义的参数来表示，则：

$$K_1=F(1-e^{-PS/F}) \quad (6-3-28)$$

$$k_2=K_1/f_1V_2=f_2K_1/f_1 \quad (6-3-29)$$

$$k_3=k_{on}B_{max}/V_2=f_2k_{on}B_{max} \quad (6-3-30)$$

$$k_4=k_{off} \quad (6-3-31)$$

将（6-3-29）～（6-3-31）式代入（6-3-26）式，可见：

$$V_3=k_{on}B_{max}/k_{off}=B_{max}/k_D=BP \quad (6-3-32)$$

当测定动脉血浆原型示踪剂浓度或 f_1 有困难时，V_3 可由系统平衡时的以下两种比值来替代：

① $V_3'=C_3/C_a=f_1BP=K_1k_3/k_2k_3$，可以看出 V_3' 易受 f_1 个体差异的影响，但当 f_1 个体差异小于其体外测量的误差时，V_3' 可能更为可靠；

② $V_3'=C_3/C_2=f_2BP=k_3/k_4$，可以看出 V_3'' 不再受 f_1 个体差异的影响，但受 f_2 个体差异的影响。若假定 ROI 与 R_{REF} 内的 V_2 相同（即 f_2 相同），则 $V_3''=V_3/V_2=V_T/V_2-1=V_T(ROI)/V_T(R_{REF})-1$，这时 V_3'' 相当于经过 $V_T(R_{REF})$ 标准化（normalized）的 BP。

在当前的文献中，许多作者常使用 BP 来表示 V_3''而非 B_{max}/K_D。平衡分布容积与受体参数及不同研究方法结果表达之间的关系见表 6-1。

表 6-1 平衡分布容积与受体参数及不同研究方法结果表达之间的关系

平衡分布容积	受体参数	动力学法	绘图法	平衡法
V_3	B_{max}/k_D（BP）	$K_1 k_3/f_1 k_2 k_4$	f_1（$V_T - V_{REF}$）	$C_3/f_1 C_1$
V_3'	$f_1 B_{max}/k_D$（f_1 BP）	$K_1 k_3/k_2 k_4$	$V_T - V_{REF}$	C_3/C_1
V_3''	$f_2 B_{max}/k_D$（f_2 BP）	k_3/k_4	（V_T/V_{REF}）-1	C_3/C_2

虽然根据（6-3-17）式，利用最小残差平方和的方法可分别拟合出 K_1、k_2、k_3、k_4，但就其标准误来看，它们并非是可被高度识别的，因此，利用以上数据根据（6-3-25）与（6-3-26）式直接计算（直接法）得到的 V_2、V_3 往往不具生理学意义，但根据（6-3-17）与（6-3-18）式估测出的 V_T（ROI）和 V_T（R_{REF}）却均可被高度识别（动力学法是估测 V_T 最为准确而无偏差的方法），由于参考区内 k_3、$k_4=0$，故 V_T（R_{REF}）$=V_2=K_1/f_1 k_2$，若假定 ROI 与 R_{REF}内的 V_2 相同，则可利用以下两种方法来准确估测 V_3：

（1）间接法（indirect method）：$V_3=V_T$（ROI）$-V_T$（R_{REF}）。

（2）限制法（constrained method）：在利用（6-3-17）式估测 ROI 内的 K_1、k_2、k_3、k_4 时，使用 R_{REF}内的 K_1/k_2 比值来限制 K_1、k_2 的自由度，这样不仅可以准确计算出 V_3，还可以得到具有生理学意义的 k_3 和 k_4。

由于经典法使用动脉血浆作为输入函数，所以需要多次有创性动脉取血而不适合临床应用，此外，该方法还要准确测定示踪剂在动脉血浆中的原型示踪剂浓度以及 f_1，故在使用半衰期极短（如^{11}C）而在血浆中又代谢迅速的示踪剂时，上述测定将非常困难，使经典法的应用受到一定限制，应用参考区模型可在一定程度上弥补上述不足。

（2）参考区法

对于某些示踪剂，参考区法为估测 V_3''提供一个实用而精巧的方法，但由于 V_3''忽略了组织非特异性结合（f_2）个体差异对 BP 的影响，也使该方法应用受到一定限制。参考区法又可根据不同的假定和计算方法分为全参考区组织模型（full reference tissue model，FRTM）和简化参考区组织模型（simplified reference tissue model，SRTM）。

1）全参考区组织模型（FRTM）法

该方法假定组织不同区域内 V_2（即 K_1/k_2）相同，ROI 与 R_{REF}内的 K_1 比值用 R_1 表示，根据（6-3-18）式可获得一个由参考区示踪剂浓度（C_{REF}）、K_1'和 k_2'构成的 C_a 代数表达式，然后将其代入（6-3-17）式替代 C_a，即可得到 C_T（ROI）的以下表达式：

$$C_T(t)=R_1 C_{REF}+[B_1 \exp(-\alpha_1 t)+B_2 \exp(-\alpha_2 t)]\otimes C_{REF}(t) \qquad (6-3-33)$$

式中 α_1、α_1 同（6-3-17）式，B_1、B_2 分别为：

$$B_1=\left(\frac{k_3+k_4-\alpha_1}{\alpha_2-\alpha_1}\right)\left(\frac{k_2}{R_1}-\alpha_1\right);$$

$$B_2=\left(\frac{\alpha_2-k_3-k_4}{\alpha_2-\alpha_1}\right)\left(\frac{k_2}{R_1}-\alpha_2\right)$$

由（6-3-33）式可以看出，FRTM 法的数学表达式等同于经典法中的限制法参数求解。由于 FRTM 法在实际应用过程中存在迭代收敛困难和所估测参数标准误较大等问题，为此提出了简化参考区组织模型。

2）简化参考区组织模型法

简化参考区组织模型（SRTM）在 FRTM 法的基础上，进一步假定当 ROI 内示踪剂与受体的特异性结合速率足够快时，则 C_T（ROI）可由两室模型来准确拟合：

$$\frac{dC_T}{dt}=K_1 C_a(t)-k_{2a} C_T(t) \qquad (6-3-34)$$

式中，$k_{2a}=k_2/(1+k_3/k_4)$。

利用与 FRTM 法相同的方法替代 C_a，同时将 k_{2a} 替换为原来的模型参数，可得到 C_T（ROI）的以下表达式：

$$C_T(t)=R_1C_{REF}(t)+k_2\left(1-\frac{R_1}{1+k_3/k_4}\right)\times C_{REF}(t)\otimes\exp\left(\frac{-k_2}{1+k_3/k_4}\right) \quad (6-3-35)$$

根据（6-3-35）式可分别拟合出 R_1，k_2，k_3/k_4。

由于 SRTM 法的应用前提是 ROI 内特异性结合的速率要足够快，该方法对某些不满足上述条件的示踪剂可能会产生偏差，因此，在使用新的示踪剂前一定要论证和测试该模型的有效性。

（二）绘图法

Logan 等首先使用绘图法（graphical method）求解可逆性示踪剂模型，故又称 Logan 作图（Logan plot），其原理与求解不可逆性示踪剂模型的 Patlak 作图（Patlak plot）相似。该方法又可根据所使用的输入函数是动脉血浆还是参考区分为经典法和参考区法。

1. 经典法

该方法不考虑具体的房室构成，将变量进行以下形式转换后，主变量和从变量之间便存在一种渐近的直线关系，并很快达到直线化（图 6-6）：

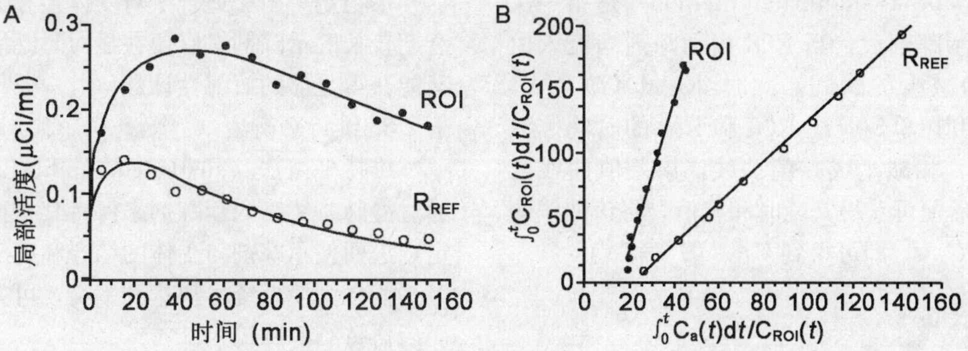

图 6-6 绘图法

a. ROI 与 R_{REF} 内时间-活度曲线；b. 直线作图

$$\frac{\int_0^t C_T(t)\,dt}{C_T(t)}=a\frac{\int_0^t C_a(t)\,dt}{C_T(t)}+b \quad (6-3-36)$$

若（6-3-36）式中的 $C_T(t)$ 已经过血池影响校正，则在上述方程直线化后的斜率 a 即为 V_T。

根据（6-3-36）式可分别获得 ROI 的 V_T 和 R_{REF} 的 V_T（V_{REF}），若假定 ROI 与 R_{REF} 的 V_2 相同，则可根据附表分别计算出 V_3、V_3'、V_3''。

由于（6-3-36）式迅速达到直线化，根据其直线化后的任意一点即可确定斜率（V_T），计算只需一步完成，因此，利用该方法对图像进行逐体素分析可获得 V_T 的参数影像。

2. 参考区法

如果忽略 R_{REF} 内血池放射性计数的影响，则根据（6-3-36）式在 R_{REF} 有如下关系：

$$\frac{\int_0^t C_{REF}(t)\,d(t)}{C_{REF}(t)}=V_{REF}\frac{\int_0^t C_a(t)\,d(t)}{C_{REF}(t)}-\frac{1}{k_2'} \quad (6-3-37)$$

根据（6-3-37）式，动脉血浆的积分可由下式表示：

$$\int_0^t C_a(t)\,d(t)=\frac{1}{V_{REF}}\left[\int_0^t C_{REF}(t)\,d(t)+\frac{C_{REF}(t)}{k_2'}\right] \quad (6-3-38)$$

将（6-3-38）式代入（6-3-36）式可得到下式：

$$\frac{\int_0^t C_T(t)\,d(t)}{C_T(t)}=DVR\frac{\int_0^t C_{REF}(t)\,d(t)}{C_T(t)}+DVR\frac{C_{REF}(t)}{C_T(t)\,k_2'}+c \quad (6-3-39)$$

由于（6-3-39）式中 DVR×［$C_{REF}(t)/C_T(t)$］很快接近于常数，于是可将其改写为：

$$\frac{\int_0^t C_T(t)\,d(t)}{C_T(t)}=DVR\frac{\int_0^t C_{REF}(t)\,d(t)}{C_T(t)}+d \quad (6-3-40)$$

式（6-3-39）与（6-3-40）中，DVR 表示分布容积比值（distribution volume ratio），$DVR=V_T/V_{REF}$，c、d 为截距。式（6-3-39）达到直线化后，若假定 ROI 与 R_{RE} 的 V_2 相同，则 $V_3''=DVR-1$。

（三）平衡法

在上述的几种受体体内定量分析方法中，有关受体信息多是利用平衡状态下系统参数与受体参数之间的关系推导出来的，但系统参数的获取并不是在平衡状态下完成的，相反，而正是利用示踪剂在各房室间的不断变化来估测系统的各项参数。平衡法（equilibrium method）则是当示踪剂在各房室间的分布达到平衡后进行显像来估测受体相关参数，根据具体的研究方法不同又可分为高峰平衡法、不稳定平衡法和维持平衡法。

1. 高峰平衡法

高峰平衡（peak equilibrium method）是指一次性弹丸式注射示踪剂后，当 ROI 内示踪剂净流入由增加刚刚转为减少的瞬间，此时 $dC_3/d(t)=0$，$V_3''=C_3/C_2$。利用单位容积 ROI 和 R_{REF} 的时间－活度曲线（TAC）相减生成差值曲线，该差值曲线经指数函数平滑后便可获得其峰时和峰值，将该曲线的峰值除以此时 C_{REF}，即可得到 V_3''（图 6－7）。

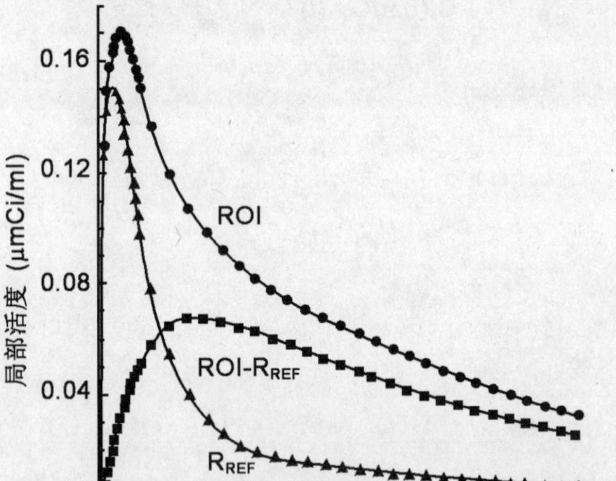

图 6－7 高峰法平衡法

由于 PET 的时间分辨率有限，要准确获得高峰平衡的时间较困难，此外，高峰平衡时的 C_2 与 C_{REF} 可能并不完全相等，上述因素均影响准确获取 V_3'' 而限制了该方法的应用。

2. 不稳定平衡法

不稳定平衡（transient equilibrium method），又称准平衡（quasi-equilibrium）、假平衡（pseudo-equilibrium）或长期平衡（secular equilibrium）。当一次性弹丸式注射示踪剂后的一定时间，ROI 和 R_{REF} 内的示踪剂以相同的速率清除而下降，二者的比率保持稳定，此时称为不稳定平衡。若假定组织内的非特异性结合率为零（$f_2=1$）或为一已知的固定值，通过使用不同比活度的示踪剂，根据（6－3－3）或（6－3－4）式进行 Scatchard 作图，可分别获得受体的 B_{max} 和 K_D。

不稳定平衡时 C_T 与 C_{REF} 的比值也可提供反映受体信息的参数，其相当于 V_3''，这时类似于经验性的比值分析方法，但在最初使用时应进行动态采集，以明确不稳定平衡发生的时间和验证该方法的有效性。

不稳定平衡法适合于对受体亲和力较低或物理半衰期较长的示踪剂，以便在显像时既能达到上述平衡又能获得足够的放射性计数。

3. 维持平衡法

维持平衡法（sustained equilibrium method）是通过静脉持续输入示踪剂来保持其在血浆内的浓度稳定，进而使示踪剂与受体的结合和离解达到真正意义上平衡。为使系统尽快达到平衡，可先行弹丸式注射而后再持续静脉输入。

维持平衡法使受体体内定量分析大大简化，结果也更加准确可靠。系统达到维持平衡时，由于动脉、静脉以及组织内游离示踪剂浓度均相等，只需静脉采血即可获得动脉血浆及组织内游离示踪剂浓度，根据附表可分别计算出 V_3、V_3'、V_3''。

虽然维持平衡法所获取的受体参数准确可靠，但在实际应用中由于所需示踪剂的量较大，因此合成困难，此外，应用时受试者所受的辐射剂量、示踪剂的药理作用以及代谢产物在体内堆积对实验结果的影响等也均需充分考虑。

四、受体显像定量分析中的技术问题

（一）示踪剂体内代谢的校正

示踪剂的体内代谢使受体的定量分析进一步复杂化，甚至无法进行。若示踪剂的代谢只发生在所研究组织以外，并且其放射性代谢产物也仅限于血管内而不进入所要研究的组织，这时经过代谢校正仍可进行定量分析。

1. 直接测定法

即应用高效液相色谱（HPLC）直接测定动脉血浆中原形化合物（parent compound）所占比例。由于该比值随时间而变化，且个体差异较大，因此很难用一固定函数来准确拟合，故应进行多时间点测定以校正动脉血浆输入函数，代谢越快的示踪剂所需测定的时间点也应越多。直接测定法较为复杂、繁琐，特别是对那些半衰期极短而中又代谢较快的示踪剂，该方法的应用将更加困难。

2. 参考区校正法

若血浆内没有放射性代谢产物的蓄积，系统在达到不稳定平衡后，R_{REF}的平衡分布容积（V_{REF}）应保持稳定，此时 $C_{REF}(t)/C_a(t)$ 与 $\int_0^t C_a(t)\,dt/C_a(t)$ 作图应为一水平直线；若血浆内有放射性代谢产物蓄积时，则在系统达到不稳定平衡后，V_{REF}将随时间而下降，$C_{REF}(t)/C_a(t)$ 与 $\int_0^t C_a(t)\,dt/C_a(t)$ 作图呈一条斜率为负值的直线，这时可用数学的方法，反推使 V_{REF}保持稳定时动脉血浆内的示踪剂浓度，该浓度即为原形化合物浓度（图 6－8）。Wong 等用该方法预测的动脉血浆中原形示踪剂浓度与 HPLC 的测定结果非常接近。

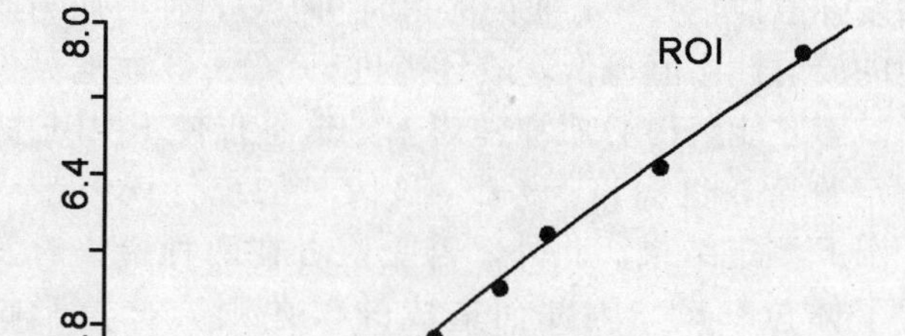

图 6－8　参考区校正法计算血浆内原形示踪剂浓度

（二）对来自血池内放射性的校正

受体显像时，ROI 内的放射性计数中总有一部分来自组织血管内的血液（又称血池），血池放射性在早期影像中所占比例较大，随着血浆中示踪剂的清除，该部分放射性所占比例逐渐减少，但对血浆清除缓慢的示踪剂，此部分放射性对晚期影像的贡献也不容忽视，因此，在定量分析时应对血池放射性的影响进行考虑或校正。

血池放射性计数对各帧图像中 ROI 内放射性浓度的贡献［$C_B(t)$］可由下式来近似计算：

$$C_B(t)=\frac{f_v}{t_2-t_1}\int_{t_1}^{t_2} C_b(t)\,dt \quad (6-3-41)$$

式中，f_v：为 ROI 内的血容积比；t_1、t_2：分别为每帧图像开始和结束的时间；C_b：为全血放射性浓度。

若 f_v 可由其他方法测得或为一已知的固定值，即可计算出每帧图像中 ROI 内的 $C_B(t)$，将 ROI 内的放射性浓度［$C_T(t)$］减去其相应的 $C_B(t)$，即可获得到血池校正后的 $C_T(t)$，此时 $C_T(t)$ 相当于 $C_2(t)+C_3(t)$；若 f_v 未知，可将 $C_B(t)$ 作为参数直接代入（6－3－42）式进行拟合，以完成血池放射性影响校正。

$$C_T(t)=C_B(t)+(1-f_v)\left[C_2(t)+C_3(t)\right] \quad (6-3-42)$$

（三）组织内不可置换配体浓度的估测

模型Ⅱ中的组织室（C_2）由游离和非特异性结合示踪剂（标记配体）组成，由于其在受体分析时不被过量非标记配体所饱和与置换，故又称不可置换配体。确定组织内不可置换配体浓度是体内受体定量分析的一个关键步骤，目前多选用 R_{REF}来估测 C_2，如多巴胺 D_2受体和吗啡受体显像时多选择小脑作为 R_{REF}，然后假定组织不同区域的 V_2或 f_2相同而将其用于 ROI 的分析。

R_{REF}的应用使受体的定量分析在很大程度上得以简化，但在某些情况下 R_{REF}的应用也会受到一定限制，如 BZ 受体显像时，理论可以选择缺乏 BZ 受体的脑白质区域作为 R_{REF}，但由于受 PET 空间分辨率的影响，事实上很难保证该区域不受来自灰质区放射性的影响；或当所研究的受体在显像视野内没有理想的 R_{REF}，这时可用以下方法来估测组织内不可置换配体浓度：

1. 常规显像后，采用类似受体体外分析的方法，给予大剂量非标记配体，使 ROI 内的特异性结合位点饱和，再按常规显像的条件进行第二次显像检查，估测 ROI 内的不可置换配体浓度。由于该方法需要两次检查，存在图像匹配困难、受试者所受辐射剂量大等缺点，此外，将大剂量配体引入体内可能会引起机体的不良反应。

2. 在常规显像结束时，立即给予大剂量非标记配体，饱和 ROI 内的特异性结合位点后估测其不可置换配体浓度。该方法只需要一次检查，但由于常规显像结束时组织内的放射性计数已经很低，在给予大剂量非标记配体后还需一定时间使其与受体作用，以置换 ROI 内的特异性结合示踪剂，故再次显像时所获信息的统计学误差较大，此外，该方法也存大剂量配体不良反应的问题。

3. 在系统达到平衡时，假定 ROI 内的 f_2 为一已知的固定值，此时可通过动脉血浆中示踪剂浓度来估测 ROI 内的不可置换配体浓度，但该方法需要准确测定动脉血浆内原形示踪剂浓度，并明显受到 f_2 个体差异的影响。

综上所述，受体的体内定量分析尚无一种“最好”的方法能适用于所有的显像，目前许多研究方法均还有一定的技术难度而不适合临床常规应用，但以模型为基础的受体定量分析对验证经验性比值法（ROI/R_{REF}）的有效性仍然是非常必要的。

6.4 心肌血流量测定

无创性测定局部心肌血流量（regional myocardial blood flow，RMBF）一直是临床心脏学所追求的目标之一。它不仅有利于监测心脏的病理生理过程，而且 RMBF 系列测定还可以更加客观地评价那些旨在改善心肌缺血的内、外科干预措施的有效性。

利用放射性微球和动脉参考血样技术测定 RMBF 一直被认为是 RMBF 测定的“金标准”，但该技术要求将放射性微球经左心房或左心室注射，并在体外测定局部心肌的放射性分布，因此该方法只能用于动物试验，作为验证各种无创性 RMBF 测定方法有效性的参考标准。该方法的原理为：经左心房或左心室注射的放射性微球，会在左心室内混合均匀，然后经冠状动脉血流进入到心肌，并全部“嵌顿”在心肌的毛细血管内，因此，局部心肌内的放射性微球数量与其血流量呈正比。通过测定局部心肌和动脉血样内的放射性，利用式（6-4-1）即可计算 RMBF［ml/（min·100g）］。

$$\text{RMBF}=\frac{F_a \cdot C_m}{C_b}\times 100 \qquad (6-4-1)$$

式中，F_a 为动脉血样采集的速率（ml/min）；C_b 为动脉血样内的总放射性计数（counts/min）；C_m 为局部心肌内的放射性浓度［counts/（min·g）］。

采用合适的显像剂和数学模型，PET 为无创性测定 RMBF 提供了有利手段，因此有着广阔的临床应用前景。

一、显像剂

常用于 RMBF 测定的正电子显像剂主要有 ^{15}O-H_2O 和 ^{13}N-氨，二者均是由加速器生产。

（一）^{15}O-H_2O

半衰期 123 s。静脉注射后通过被动扩散进入心肌组织和细胞，在体内不被代谢和滞留；由于毛细血管对其有足够大的通透性，因此其首次通过摄取分数（first-pass extraction fraction，E）接近于 1，且不受心肌血流量变化的影响，故心肌对 ^{15}O-H_2O 的净摄取与心肌血流量呈正比；此外，^{15}O-H_2O 半衰期短，可以在较短时间内进行重复检查。上述特点使 ^{15}O-H_2O 接近于理想的血流显像剂，因此，被最早并且最广泛地用于 PET RMBF 测定。但由于 ^{15}O-H_2O 的高度弥散性，其在心肌内滞留时间很短，使心肌与血池的放射性比值较低，故还需进行 ^{15}O-CO 血池显像后减影才能获得心肌灌注影像，这不仅使 RMBF 的测定复杂，也会将 ^{15}O-CO 显像时的统计误差带入 RMBF 测定结果；此外，若受检者在两种检查时发生了体位移动，因此而造成的误差则会严重影响 RMBF 测定结果的准确性。

（二）^{13}N-氨

半衰期 9.96 min。静脉注射后通过被动扩散进入心肌组织和细胞，在相关酶的作用下，进入心肌细胞的 ^{13}N-氨通过与谷氨酸和 α-酮戊二酸反应生成 ^{13}N-谷氨酰胺和 ^{13}N-谷氨酸，从而滞留在心肌细胞内。由于 ^{13}N-氨在血液内清除快，而在心肌内滞留时间长，因此可以获得高质量的心肌影像。但 ^{13}N-氨在心肌的摄取与心肌的血流量并不呈线性关系，表现为 E 随心肌血流量的增加而减少，从而影响心肌对 ^{13}N-氨的净摄取与心肌血流量间的相关性，使在高血流量时测定的 RMBF 偏低；此外，^{13}N-氨在体内的代谢产物（^{13}N-谷氨酰胺和 ^{13}N-尿素）会很快出现在血液内，干扰动脉血 ^{13}N-氨放射性活度的测定，故在应用 ^{13}N-氨测定 RMBF 时，应对上述二者进行相应的校正或控制。

二、^{15}O-H_2O PET RMBF 测定

^{15}O-H_2O 在心肌内的过程可由下述两室（或称

单组织室）模型来描述（图 6-9）。

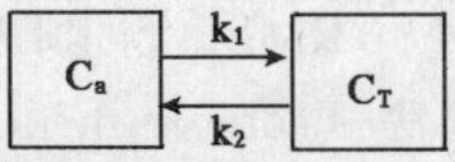

图 6-9 $^{15}O\text{-}H_2O$ 的两室模型

C_a和 C_T分别代表动脉血室和组织室；K_1和 k_2分别代表 $^{15}O\text{-}H_2O$ 由动脉血进入组织和由组织反回血液的速率常数。

根据图 6-9，组织室（C_T）内$^{15}O\text{-}H_2O$ 的放射性浓度可由下述线性一次微分方程来描述：

$$dC_T(t)/dt = K_1 C_a(t) - k_2 C_T(t) \quad (6-4-2)$$

式（6-4-2）中，C_a 和 C_T 分别为动脉血室（C_a）和组织室（C_T）内$^{15}O\text{-}H_2O$ 放射性浓度。

若以 $C_a(t)$ 作为输入函数，求解上述线性微分方程，则：

$$C_T(t) = K_1 C_a(t) \otimes e^{-k_2 t} \quad (6-4-3)$$

式（6-4-3）中，⊗表示卷积计算；K_1 表示$^{15}O\text{-}H_2O$ 由动脉血输送并进入到组织室的速率，可由下式表示：

$$K_1 = f(1-e^{-PS/f}) \quad (6-4-4)$$

式（6-4-4）中，f 为血流量，与 K_1 的单位相同［ml 血液/（min · ml 组织）］；PS 为毛细血管透性系数（P）与其表面积（S）的乘积，单位为 ml 血液/（min · ml）组织。$(1-e^{-PS/f})$ 又被称为首次通过摄取分数（E），表示动脉内示踪剂在单次经过毛细血管时透过毛细血管壁进入到组织内的分数。由于心肌毛细血管对$^{15}O\text{-}H_2O$ 的 PS 远远大于 f，故 $E=1$，根据式（6-4-4），则：

$$K_1 = fE = f \quad (6-4-5)$$

当系统达到平衡状态［$dC_T(t)/dt=0$］时，根据（2）式，则 $K_1/k_2 = C_T(t)/C_a(t)$，此时 $C_T(t)/C_a(t)$ 即为$^{15}O\text{-}H_2O$ 的平衡分布容积（equilibrium volume of distribution，V），又称为组织/血液的平衡分配系数（equilibrium partition coefficient，P），所不同的只是前者的单位为 ml 血液/ml 组织，而后者的单位是 ml 血液/g 组织，故：

$$k_2 = K_1/V \quad (6-4-6)$$

将式（6-4-5）代入式（6-4-6），则：

$$k_2 = f/V \quad (6-4-7)$$

将式（6-4-5）与式（7）代入式（6-4-3），则：

$$C_T(t) = fC_a(t) \otimes e^{-(f/V)t} \quad (6-4-8)$$

式（6-4-8）中，$C_T(t)$ 可由 PET 利用 ROI 技术获得；$C_a(t)$ 可经外周动脉多时间点采血，或于 PET 快速动态采集时通过左心室腔内设置 ROI 生成时间—活度曲线（TAC），得到。由于$^{15}O\text{-}H_2O$ 可以透过生物膜而自由地分布于任何含水的界质，因此 V 或 P 实为组织与血液的含水量比值。一般认为心肌的 P 为 0.91～0.96 ml 血液/g 组织。

根据式（6-4-8）求解 f 通常有以下两种方法：放射自显影法（autoradiographic method）和动力学法（dynamic method）。

（一）放射自显影法

静脉注射$^{15}O\text{-}H_2O$ 后即刻开始采集 40～120 s，获得一帧图像，根据（6-4-8）式则：

$$\int_0^T C_T(t)\,dt = f\int_0^T C_a(t) \otimes e^{-(f/V)t}dt \quad (6-4-9)$$

由于在$^{15}O\text{-}H_2O$ 影像上很难准确判断心肌边界，从而使心肌 ROI 勾画困难，故通常在$^{15}O\text{-}H_2O$ 显像前或后，使受试者体位保持不变，进行一次$^{15}O\text{-}CO$ 显像。在进行$^{15}O\text{-}CO$ 显像时，吸入的$^{15}O\text{-}CO$ 迅速与红细胞内的血红蛋白牢固结合，并很快随红细胞在体内分布达到平衡，故$^{15}O\text{-}CO$ 影像反映的是心肌内和左心室内的血池影像。根据（6-4-10）式，从$^{15}O\text{-}H_2O$ 影像中减去$^{15}O\text{-}CO$ 影像，则获得$^{15}O\text{-}H_2O$ 的心肌灌注影像。

$$^{15}O\text{-}H_2O_{MYO} = {}^{15}O\text{-}H_2O_{IMAG} - \frac{[^{15}O\text{-}H_2O]_{LVBLD}}{[^{15}O\text{-}CO]_{LVBLD}} \times {}^{15}O\text{-}CO_{IMAG} \quad (6-4-10)$$

式（6-4-10）中，$^{15}O\text{-}H_2O_{MYO}$、$^{15}O\text{-}H_2O_{IMAG}$ 和 $[^{15}O\text{-}H_2O]_{LVBLD}$分别代表心肌$^{15}O\text{-}H_2O$ 灌注影像、$^{15}O\text{-}H_2O$ 影像和左心室腔内血液的$^{15}O\text{-}H_2O$ 活度，$^{15}O\text{-}CO_{IMAG}$、$[^{15}O\text{-}CO]_{LVBLD}$分别代表$^{15}O\text{-}CO$ 影像和左心室腔内血液的$^{15}O\text{-}CO$ 活度。

减影可以在图像重建后完成，也可利用（6-4-10）式的关系，从$^{15}O\text{-}H_2O$ 影像的原始数据中直接减去 $^{15}O\text{-}CO$ 影像的原始数据，然后再重建出心肌$^{15}O\text{-}H_2O$ 灌注影像。减影不仅可获得清晰的心肌影像，便于 ROI 的准确勾画，而且由（6-4-10）式可知，通过减影技术还消除了心肌内的血容积（myocardial blood volume，MBV）以及心血池内放射性对心肌的溢出（spillover，SP）影响。

式（6-4-9）中，假定 V 为一已知的固定值，将测量得到的 C_T（T）、C_a（t）代入（6-4-9）式，即可计算出 f。

（二）动力学法

静脉注射 $^{15}O\text{-}H_2O$ 后，即刻开始动态采集，一般要在 2～5min 的时间内采集 12～38 帧图像。由于 PET 所测量的心肌内放射性不是即时数据，而是在一定时间内的积分，故此时（6-4-8）式可改写为：

$$\int_{t_i}^{t_i+1} C_T(t)\,dt = f\int_{t_i}^{t_i+1} C_a(t)\otimes e^{-(f/V)t}dt \quad (6-4-11)$$

式（6-4-11）中，t_i 为第 i 帧图像开始采集的时间，t_{i+1} 为第 i 帧图像终止采集的时间，$i=1$，2，3…

该方法也需要利用 $^{15}O\text{-}CO$ 显像对 $^{15}O\text{-}H_2O$ 影像进行减影，以便准确勾画心肌 ROI，并实现对 MBV 和 SP 的校正。

根据（6-4-11）式，经非线性拟合，可分别得到 f、V。若将 V 看作已知的固定值，还可将影响 f 测定的部分容积效应（PVE）作为变量直接引入（6-4-11）式进行拟合，从而消除其影响。PVE 是指当 PET 所测量的组织结构大小低于空间分辨率半高宽（FWHM）的 2 倍时，其组织的活度回收率将小于 100%。由于左室壁心肌的厚度多在 0.8～1.2 cm 之间，加之心肌的运动（非门控采集时），故心肌的活度回收率通常只有 70%左右。为此引入了组织分数（tissue fraction，α）的概念，α（g/ml）表示在单位 ROI 容积内的心肌质量。将 α 作为变量引入（6-4-11）式，则：

$$\int_{t_i}^{t_i+1} C_T(t)\,dt = \alpha f\int_{t_i}^{t_i+1} C_a(t)\otimes eV^{-(f/V)t}dt \quad (6-4-12)$$

根据（6-4-12）式拟合出的 f 不受 PVE 的影响，并且也不再受 ROI 勾画大小的影响。因此动力学法测定 RMBF 时，通过引入参数 α 实现了 PVE 校正，从而使测定的 f 更准确；但动力学法要求快速动态采集，一方面要求 PET 有较高的时间分辨率，另一方面由于每帧图像的采集时间很短，图像的信/噪比较低，在进行参数拟合时又将影响所测 f 的准确性和可识别程度。

三、^{13}N-氨 PET RMBF 测定

利用 ^{13}N-氨进行 RMBF 测定具体可有以下三种方法：房室模型法（compartment modeling method）、绘图法（graphic method）和首次通过摄取法（first pass extraction method）。

（一）房室模型法

^{13}N-氨在心肌内摄取和滞留可由下述三室（或称两组织室）模型来描述（图 6-10）。

根据图 6-10，C_E 室和 C_M 室内放射性浓度随时间的变化函数可由下述微分方程来描述：

$$dC_E(t)/dt = K_1 C_a(t) - k_2 C_E(t) - k_3 C_E(t) \quad (6-4-13)$$

$$dC_M(t)/dt = kV_3 C_E(t) \quad (6-4-14)$$

式（6-4-13）与（6-4-14）中，C_a、C_E、C_M 分别为 C_a，C_E，C_M 室中的放射性浓度。

若以 C_a（t）作为输入函数，根据上述线性微分方程，则 C_E（t）和 C_M（t）可由下式表示：

$$C_E(t) = K_1 e^{-(k_2+k_3)t}\otimes C_a(t) \quad (6-4-15)$$

$$C_M(t) = \frac{K_1k_3}{k_2+k_3}\left[1-e^{-(k_2+k_3)t}\right]\otimes C_a(t) \quad (6-4-16)$$

根据（6-4-15）和（6-4-16）式，则心肌组织内的 ^{13}N 浓度随时间的变化函数〔C_T（t）〕可由下式表示：

$$C_T(t) = C_E(t) + C_M(t) = \{K_1 e^{-(k_2+k_3)t} + \frac{K_1k_3}{k_2+k_3}\left[1-e^{-(k_2+k_3)t}\right]\otimes C_a(t) \quad (6-4-17)$$

K_1 表示 ^{13}N-氨由血流输送到心肌组织并经首次通过进入到自由弥散室的速率［ml 血液/（min·ml 组织）］，可由下式表示：

$$K_1 = Ef = (1-e^{-PS/f})\,f \quad (6-4-18)$$

研究表明，心肌毛细血管对 ^{13}N-氨的 PS 为 1.08＋0.0234 f，因此可以看出，血流（f）的变化对 E 的影响很小，即使心肌血流量升高至 6 ml 血液/（min·g 心肌），E 仍然大于 90%，故根据（6-4-18）式，$K_1 \approx f$。

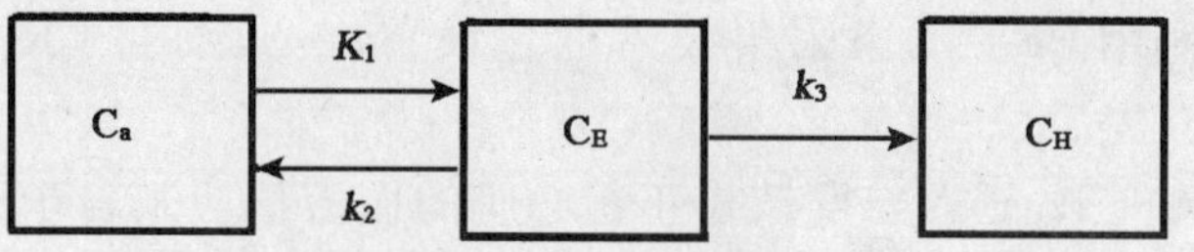

图 6-10　^{13}N-氨心肌三室模型

C_a，C_E，C_M 分别代表动脉血室、^{13}N-氨自由弥散室、^{13}N-代谢结合室；
K_1，k_2，k_3 分别为^{13}N-氨在各房室间的转运速率常数。

根据上述房室数学模型，利用 PET 动态采集到的心肌 ROI 内的系列数据 C_i（t），以及输入函数 C_a（t），即可求解 K_1（即 f）。在具体的实施过程中又可根据不同的假定，有以下三种方法：

1. 两参数模型（two-parameter model）

由 PVE 造成的 PET 对心肌 ROI 内放射性浓度［C_i（t）］的低估，可通过恢复系数（recovery coefficient，RC）来进行校正（RC 可由其他方法测得）。由于 PET 所测得的 C_i（t）中，还有一部分是来自心血池内放射性的 SP，故：

$$C_i(t)/RC = C_T(t) + \mathrm{SPF} \cdot \mathrm{AB}(t) \quad (6-4-19)$$

式（6-4-19）中，C_i（t）为 PET 测定的心肌放射性浓度；C_T（t）为模型预测的心肌放射性浓度［（6-4-17）式］；SPF 为溢出分数（spillover fraction）；AB（t）为心血池内^{13}N 的放射性浓度，可通过动脉采血或在左心室设置 ROI 测得。

假定 $K_1=f$，则 $k_2=f/V$，V 为^{13}N-氨在自由弥散室的平衡分布容积，在心肌为 0.8ml/g。根据^{13}N-氨三室模型（图 6-10）预测的首次通过摄取分数（E_m）为：

$$E_m = \frac{k_3}{k_3 + f} \quad (6-4-20)$$

而动物试验测定的首次通过摄取分数（E_d）与 f 的关系为：

$$E_d = 1 - 0.607\ e^{(-1.25/f)} \quad (6-4-21)$$

假定 $E_m = E_d$，则：

$$k_3 = f\left[1.65\ e^{(1.25/f)} - 1\right] \quad (6-4-22)$$

经过上述假定和限定，则（6-4-19）式中，只有 f 和 SPF 两个未知参数需要经过非线性拟合求解，故称两参数模型。

两参数模型所需拟合求解的参数少，只需要拟合 PET 动态采集两分钟的数据即可，而此时血中^{13}N-氨的代谢产物很少，即使不对输入函数进行代谢校正，所测得的 RMBF 仍很准确；此外，由该方法所测得的 RMBF 变异度（variance）小，可识别程度高。尽管目前尚无人体测定的 E_d值，但人体的对照研究表明，该方法所测定的 RMBF 与^{15}O-H_2O 的测定结果有着很好的一致性。

2. 改良两参数模型（modified two-parameter model）

该方法的各种假定与两参数模型基本相同，只是在对由于仪器分辨失真（resolution distortion）所造成的 PVE 和 SP 进行校正时，使用了 ROI 的几何模型，引入了全血容积（total blood volume，TBV）参数。ROI 的几何模型认为，受仪器分辨率的影响，所勾画的心肌 ROI 容积实际是由以下三部分构成：心肌组织、MBV 和心血池内的血液，后二者对 ROI 内的放射性浓度的贡献决定于其在 ROI 内所占的容积比——TBV，故：

$$C_i(t) = (1 - \mathrm{TBV})\ C_T(t) + \mathrm{TBV} \cdot \mathrm{AB}(t) \quad (6-4-23)$$

改良两参数模型需要经过拟合计算的参数仍然只有两个（TBV 和 f）。该方法通过引入参数 TBV，同时完成了对 PVE 和 SP 校正，而不需再进行 RC 测定［（6-4-19）式］；只要心外膜勾画准确，心内膜勾画的误差对 RMBF 的计算几乎无影响，从而减少了 ROI 设置对 RMBF 测定结果的影响。

3. 四参数模型（four-parameter model）

该方法仍然利用（6-4-23）式来完成对 PVE 和 SP 进行校正，由（6-4-23）式经非线性最小方差法同时拟合出 $K_1 \sim k_3$和 TBV 4 个参数。

四参数模型不需对模型参数作任何假定，而直接从非线性拟合中计算出来，从而减少了因各种假定带来的偏差。由于要同时拟合出 4 个参数，通常需要延长 PET 采集时间至 10 min，以便获得更多的动态数据，而随着时间的延长，动脉血中^{13}N-氨的代谢产物（^{13}N-谷氨酰胺和^{13}N-尿素）会迅速增加，因此必须对此进行校正。

（二）绘图法

由于^{13}N-氨在心肌内的摄取为单向性，因此心肌内^{13}N 放射性浓度的变化可由下述 Patalak 方程来描述：

$$\frac{C_i(t)/RC}{C_a(t)}=K\frac{\int_0^t C_a(t)\,dt}{C_a(t)}+\frac{f^2V}{(f+k_3)^2}+ \mathrm{SPF}\frac{AB(t)}{C_a(t)} \qquad (6-4-24)$$

经绘图后得到的曲线的直线部分的斜率，即 K：

$$K=f\frac{k_3}{k_3+f} \qquad (6-4-25)$$

根据（6-4-20）和（6-4-21）式，假定 $E_m=E_d$，则：

$$K=f\left[1-0.607\,e^{(-1.25/f)}\right] \qquad (6-4-26)$$

当 RC 为 0.75 时，式（6-4-24）截距的理论推算值应在 0.57～0.79 之间。研究表明，在根据（6-4-24）式拟合计算 K 值时，把截距限定在 0.57～0.79，将使测定的 f 更加稳定和准确；而且还发现利用 70～120 s 采集的数据拟合得到的 f 与房室模型法的测定结果最一致。

绘图法测定 RMBF 时只需进行线性回归计算，相对于房室模型法的非线性回归，计算方法大大简化，因此可以对图像进行逐像素的分析计算，获得 RMBF 的参数影像。

（三）首次通过摄取法

首次通过摄取法仍然假定 ^{13}N-氨在心肌内的摄取为单向性，则：

$$fE=\frac{C_i(T)/RC}{\int_0^T C_a(t)\,dt} \qquad (6-4-27)$$

假定 $E=E_d$，则可根据（6-4-21）式计算 f。为减少 ^{13}N-氨在血中代谢产物的影响，应使用 ^{13}N-氨注射后 2 min 内的数据完成上述计算。

该方法只需采集一帧静态图像和测定输入函数 $C_a(t)$ 即可完成 RMBF 的计算，方法简便。但由于 ^{13}N-氨在心肌的首次通过摄取率（E）与 RMBF 呈负相关，RMBF 在高血流量变化时所造成的 $C_i(T)$ 变化较小，故该方法在 RMBF 增高时所测定的统计误差较大。

四、RMBF 测定中的技术问题

利用 PET ^{15}O-H_2O 或 ^{13}N-氨以及上述方法，从理论上即可进行 RMBF 测定，但要准确测定 RMBF 尚需考虑以下技术细节。

（一）输入函数校正

输入函数［$C_a(t)$］可经多时间点动脉采血，或利用 PET 动态采集技术通过设置在心腔内的 ROI 获得。

1. 延迟与发散校正：心肌的血液供应来自于开口在主动脉根部的冠状动脉，而经外周动脉多时间点采血生成的 TAC，与主动脉内真实的 TAC 相比较存在着延迟（delay）和发散（dispersion），在心排出量一定时，前者主要取决于采血动脉与主动脉的距离，而后者主要取决于采血动脉管径与主动脉管径的差异。为保证由外周动脉取血生成的 TAC 与主动脉 TAC 一致，就需要对延迟和发散进行校正。其中一种方法就是利用由心室腔 ROI 内生成的 TAC 对二者进行校正：以心室腔 TAC 的起始部为基准，将外周动脉取血生成的 TAC 整体向前平移，完成延迟校正；利用单指数函数对外周血 TAC 进行反卷积计算，使其与心室腔 TAC 匹配，完成发散校正。

2. SP 校正：在进行 ^{13}N-氨 RMBF 测定时，左心室腔内 ROI 生成的 TAC，早期（50s 内）与动脉采血测得的 TAC 有着很好的一致性；随着心肌放射性的摄取增加以及血液内放射性的迅速下降，由心肌 SP 到血池 ROI 内的放射性所占比例逐渐增加，会使动态采集获得的 TAC 的尾部高估动脉血 ^{13}N 浓度。因此在使用由左心室腔 ROI 生成的 TAC 作为输入函数时，需进行 SP 校正。

3. 代谢产物校正：^{13}N-氨静脉注射后被体内多个器官所代谢，其代谢产物（主要为 ^{13}N-谷氨酰胺和 ^{13}N-尿素）会迅速出现在血液内。Rosenspire 等的人体研究表明，注射后 2 min 血液中的 ^{13}N 放射性只有不足 5%为代谢产物，但至注射后 5 min 时，代谢产物的放射性则占到了 40%。另一项人体研究还发现，静息状态下血中 ^{13}N-氨的代谢产物于注射后 1 min 和 2 min 分别占 1.1%和 9.5%，而在腺苷负荷状态下，则代谢产物分别占到了 2.1%和 21.8%。因此可由看出，为减少血中 ^{13}N-氨代谢产物对 RMBF 测定结果的影响，应尽可能使用 2 min 以内的动脉血数据，否则就必须进行代谢产物校正。代谢产物校正可以应用放射化学的方法直接测定血中原型示踪剂或代谢产物所占比例，然后对血液放射性进行准确校正；也可根据文献的人体研究结果，利用 ^{13}N-氨静脉注射后各时相代谢产物所占比例的均值，对血液放射性进行粗略的校正。

（二）PVE 校正

PVE 是由于仪器分辨率较低造成的。一方面当心肌放射性高于血池时，它造成心肌的活度回收率小于100%，而低估心肌活度；另一方面，当血池放射性高于心肌时，血池内放射性会 SP 到心肌，造成高估心肌放射性活度，故 PVE 校正实际上应包括以上两方面的校正。根据不同情况，对二者的校正可以分开进行，也可同时进行。如在应用$^{15}O\text{-}H_2O$测定 RMBF 时，首先通过^{15}O-CO 减影法消除后者的影响，然后引入模型参数 α（组织分数）来消除前者的影响。在应用^{13}N-氨两参数模型进行 RMBF 测定时，首先应用 RC（恢复系数）对 PVE 造成的低估心肌活性进行校正，然后再通过引入参数 SPF 对 SP 进行校正；RC 可以根据心肌的实测厚度和仪器分辨率进行估算，SPF 则直接代入（19）式中进行拟合。而在应用^{13}N-氨改良两参数模型和四参数模型测定 RMBF 时，则通过引入参数 TBV 同时完成了对二者的校正。

（三）MBV 校正

心肌内的血液所占的容积，即 MBV。MBV 内放射性对 RMBF 的测定结果影响不大，但对此进行适当校正后，RMBF 的测定结果会更令人信服。很多情况下，在进行 PVE 校正时，也同时进行了 MBV 校正。如，$^{15}O\text{-}H_2O$ RMBF 测定时，在通过^{15}O-CO 减影法去除 SP 时，同时也消除了 MBV 的影响；而在应用^{13}N-氨改良两参数模型和四参数模型测定 RMBF 时，引入的参数 TBV 就涵盖了 MBV 因素，从而也同时完成了 MBV 的因素。

6.5 局部脑氧代谢率测定

PET 局部脑氧代谢率［regional cerebral metabolic rate of oxygen，$rCMRO_2$，单位 mlO_2/（min·100g 脑组织）］测定为研究生理和病理状态下脑组织氧代谢的改变提供了有力工具，特别是在脑血管病时，进行 $rCMRO_2$ 与局部脑血流量（regional cerebral blood flow，rCBF，单位 ml 血液/（min·100g 脑组织）和局部脑血容量［regional cerebral blood volume，rCBV，单位 ml 血液/（100g·脑组织）］的联合测定，对于研究急性脑梗死的发展过程、中风危险的预测以及各种内、外科治疗效果的判定均有着重要意义。

根据 $rCMRO_2$ 的定义，$rCMRO_2$ 可由下式来计算：

$$rCMRO_2 = C_aO_2 \times rCBF \times E_O \qquad (6-5-1)$$

式（6－5－1）中，E_O 为局部氧摄取分数（regional oxygen extraction fraction，rOEF），CaO_2 为动脉血氧含量。rCBF、rOEF 可分别用$^{15}O\text{-}H_2O$ 和$^{15}O_2$ PET 测得；CaO_2 可根据下式计算：

$$C_aO_2 = 1.39 \times Hb \times SaO_2 \qquad (6-5-2)$$

式（6－5－2）中，1.39 为血红蛋白的最大携氧能力（mlO_2/g），Hb 为血红蛋白含量（g/ml 血液），SaO_2 为动脉血氧饱和度。Hb 和 SaO_2 可通过动脉取血进行测定。

在 $rCMRO_2$ 测定时，无论是在方法学上还是在临床分析时，多需同时测定 rCBF 和 rCBV，故后二者的测定方法在此一并介绍。由（6－5－1）式可知，rOEF 测定是 $rCMRO_2$ 测定的关键，并且在很多情况下 rOEF 可作为一个反映脑组织氧摄取情况的指标单独应用，故 rOEF 的测定将是本文介绍的重点。

一、rCBF 测定

根据 Fick 理论，$^{15}O\text{-}H_2O$ 引入体内后，其在脑组织内的浓度变化可由下式来描述：

$$dC_t(t)/dt = f\,C_a(t) - f\,C_v(t) \qquad (6-5-3)$$

式（6－5－3）中，C_t 为脑组织内$^{15}O\text{-}H_2O$ 的放射性浓度［counts/（s·g）］，f 为脑组织血流量［ml 血液/（min·g）］，C_a 和 C_v 分别为脑组织输入动脉和引流静脉内$^{15}O\text{-}H_2O$ 的放射性浓度［counts/（s·ml）］。

局部 C_v 的测定很困难，但由于$^{15}O\text{-}H_2O$ 可以自由通过血脑屏障，故可将 C_v 替换为下式：

$$C_v = C_t/P \qquad (6-5-4)$$

式（6－5－4）中，P 为$^{15}O\text{-}H_2O$ 的脑组织/血液平衡分配系数，由于$^{15}O\text{-}H_2O$ 可以自由通过任何生物膜，故 P 实为脑组织与血液含水量的比值。人脑的平均 P 值约为 0.90 ml/g。

将（6－5－4）式代入（6－5－3）式，则得到：

$$dC_t(t)/dt = f\,[C_a(t) - C_t(t)/P] \qquad (6-5-5)$$

求解上述一次线性微分方程，则得到：

$$C_t(t) = f\,C_a(t) \otimes e^{-(f/P)t} \qquad (6-5-6)$$

利用（6－5－5）或（6－5－6）式计算 f，根据

所应用的具体方法不同可分为平衡法（equilibrium method）、放射自显影法（autoradiographic method）和动力学法（dynamic method）。

（一）平衡法

让受试者持续、稳定吸入示踪剂量的$^{15}O\text{-}CO_2$，$^{15}O\text{-}CO_2$在肺内经碳酸酐酶的作用下生成$^{15}O\text{-}H_2O$。大约10 min后，血液与周围组织中的$^{15}O\text{-}H_2O$分布达到平衡，血及脑组织中$^{15}O\text{-}H_2O$的放射性浓度保持稳定，此时由动脉血输入到局部脑组织的$^{15}O\text{-}H_2O$就等于由物理衰变和静脉带走的$^{15}O\text{-}H_2O$之和，故根据（6-5-5）式：

$$dC_t(t)/dt=f[C_a(t)-C_t(t)/P]-\lambda C_t(t)=0 \qquad (6-5-7)$$

式（6-5-7）中，λ为^{15}O的衰变常数（0.34/min），$\lambda C_t(t)$即为由于物理衰变而减少的放射性活度。根据（6-5-7）式求解f，则：

$$f=\frac{\lambda}{C_a/C_t-1/P} \qquad (6-5-8)$$

式（6-5-8）中，λ为已知常数，P可使用人脑平均值，C_a可由动脉取血测得，C_t可由PET显像测得，故根据（6-5-8）式可求得f，$f\times100$即为rCBF。

（二）放射自显影法

"弹丸"式静脉注射$^{15}O\text{-}H_2O$，或吸入一口$^{15}O\text{-}CO_2$后屏气10～15 s，自示踪剂到达脑后采集1min，获得一帧静态图像，则根据（6-5-6）式：

$$\int_0^T C_t(t)\,dt=f\int_0^T C_a(t)\otimes e^{-(f/P)t}dt \qquad (6-5-9)$$

式（6-5-9）中，$\int_0^T C_t(t)\,dt$可由*PET*显像经*ROI*技术测得，C_a可由动脉取血测得，P可使用人脑平均值，故根据（6-5-9）式可求解f，进而获得*rCBF*。

（三）动力学法

"弹丸"式注射$^{15}O\text{-}H_2O$，或吸入一口$^{15}O\text{-}CO_2$后屏气10～15 s，自示踪剂到达脑后开始动态采集10 min。通常于开始后的前1～1.5 min，每6～7 s采集一帧，然后每分钟采集一帧至显像结束，共采集约20帧。根据（6-5-6）式，则：

$$\int_{t_i}^{t_{i+1}} C_T(t)\,dt=f\int_{t_i}^{t_{i+1}} C_a(t)\otimes e^{-(f/p)t}dt \qquad (6-5-10)$$

式（6-5-10）中，t_i为第i帧图像开始采集的时间，t_{i+1}为第i帧图像终止采集的时间，i=1，2，3…。

根据（6-5-10）式，经非线性拟合可分别获得f和P。

二、rCBV测定

测定rCBV最常用的显像剂为$^{15}O\text{-}CO$，吸入的$^{15}O\text{-}CO$迅速与红细胞内的血红蛋白牢固结合，并很快随红细胞在体内分布达到平衡。rCBV测定可用采用$^{15}O\text{-}CO$一次吸入（single-bolus inhalation），也可采用持续吸入（continuous inhalation）。

一次吸入法通常于吸入$^{15}O\text{-}CO$后屏气10～15s，平衡2 min后，采集5 min获得一帧静态图像，然后根据下式计算rCBV：

$$\text{rCBV}=\frac{\int_{t_1}^{t_2} C_t(t)\,dt}{R\int_{t_1}^{t_2} C_a(t)\,dt}\times100 \qquad (6-5-11)$$

式（6-5-11）中，$\int_{t_1}^{t_2} C_t(t)$为PET在t_1～t_2时间内采集到的每克脑组织计数，可从PET影像上利用ROI技术获得；$\int_{t_1}^{t_2} C_t(t)$是对显像期间（t_1～t_2）动脉血TAC的积分；R为脑组织微循环与外周大血管内血细胞比容的比值，用以校正脑组织内微血管与外周大血管内红细胞含量的差别，R的平均值为0.85。

持续吸入法是让受试者持续、稳定吸入示踪剂量的$^{15}O\text{-}CO$，当体内$^{15}O\text{-}CO$的吸入量与物理衰变量之间达到平衡时，血液中$^{15}O\text{-}CO$浓度将保持稳定，此时静态采集获得一帧图像。根据测定的血液$^{15}O\text{-}CO$浓度（C_a），可由下式计算*r*CBV：

$$\text{rCBV}=\frac{\int_{t_1}^{t_2} C_t(t)\,dt/(t_2-t_1)}{RC_a}\times100 \qquad (6-5-12)$$

PET测定的人脑rCBV，灰质为4～6 ml/100g，白质为2～3 ml/100 g。在缺血性脑血管病时，rCBF的降低会导致局部反应性脑血管扩张，使rCBV增高，红细胞在局部脑组织的平均通过时间（rCBF/rCBV）也会相应延长。rCBV的测定还广泛用于各种脑PET定量研究中脑组织内血池放射性的校正。

三、rOEF测定

血循环中的分子氧主要与红细胞中的血红蛋白结合，相对于血红蛋白结合氧，溶解在血浆中的氧分子极少，而可忽略。血液中的分子氧在流经局部脑组织时，只有部分被脑组织所摄取，该摄取比值即为该区域脑组织的 rOEF。进入到脑组织内的氧分子，不能被储存，而是参与氧化代谢，迅速生成水。rOEF 测定所使用的示踪剂为$^{15}O\text{-}O_2$，其测定方法可分为平衡法、放射自显影法和动力学法。

（一）平衡法

该方法需要分别进行平衡法$^{15}O\text{-}H_2O$和$^{15}O\text{-}O_2$序列显像计算 rOEF。平衡法$^{15}O\text{-}H_2O$显像一方面参与 rOEF 测定，另一方面用于测定 rCBF。将测定的 rOEF 和 rCBF 代入（6－5－1）式，即可获得 $rCMRO_2$。

在平衡法$^{15}O\text{-}H_2O$显像时，根据（6－5－7）式，假定 P 为 1，则平衡时的局部脑组织$^{15}O\text{-}H_2O$浓度（B_w）为：

$$B_W=\frac{fA_W}{f+\lambda} \qquad (6-5-13)$$

式（6－5－13）中，A_w 为动脉血的$^{15}O\text{-}H_2O$浓度；f 为每克脑组织的血流量；λ 为$^{15}O\text{-}H_2O$的物理衰变常数。

在持续吸入$^{15}O\text{-}O_2$的状态下，当体内放射性分布达到平衡时，脑组织内^{15}O的放射性主要来源于以下三种成分：① 由动脉血摄入脑组织内的$^{15}O\text{-}O_2$代谢产生的$^{15}O\text{-}H_2O$；② 经脑血流进入到脑组织内的再循环（recirculating）$^{15}O\text{-}H_2O$（由$^{15}O\text{-}O_2$在体内代谢产生）；③ 脑血池内的^{15}O放射性。此时动脉血中^{15}O的浓度（A_O）为$^{15}O\text{-}O_2$（与血红蛋白结合）浓度（A_{O_2}）与$^{15}O\text{-}H_2O$浓度（A_{WO}）之和，故：

$$A_O=A_{O_2}+A_{WO} \qquad (6-5-14)$$

在$^{15}O\text{-}O_2$显像时，若忽略脑血池内的^{15}O放射性影响，则平衡时脑组织内^{15}O的放射性浓度（B_O）为：

$$B_O=\frac{A_{O_2}E_Of}{f+\lambda}+\frac{A_{WO}f}{f+\lambda} \qquad (6-5-15)$$

式（6－5－15）中，E_O 为 rOEF，f 为局部脑血流量，λ 为^{15}O衰变常数。

将（6－5－15）式除以（6－5－13）式，并根据（6－5－14）式中三者之间的关系，可得到下式：

$$E_O=\frac{(B_O/B_W)/(A_W/A_{WO})-1}{A_O/A_{WO}-1} \qquad (6-5-16)$$

由于血液中存在与血红蛋白结合的$^{15}O\text{-}O_2$，使 A_{WO}的测定较困难，但无论是在$^{15}O\text{-}H_2O$还是$^{15}O\text{-}O_2$显像时，动脉血中的水含量与血浆中水含量的比例都保持不变，故 A_{WO}可由下式表示：

$$A_{WO}=\frac{A_W}{P_W}\times P_O \qquad (6-5-17)$$

式（6－5－17）中，P_W，P_O分别为$^{15}O\text{-}H_2O$和$^{15}O\text{-}O_2$显像时动脉血浆中的$^{15}O\text{-}H_2O$浓度。

将（6－5－17）式代入（16）式，可得到：

$$E_O=\frac{(B_O/B_W)(A_W/P_O)-A_w/P_W}{A_O/P_O-A_W/P_W} \qquad (6-5-18)$$

式（6－5－18）中，B_O，B_W 可分别由 PET $^{15}O\text{-}H_2O$和$^{15}O\text{-}O_2$显像获得；P_O可经分离动脉血浆测得；A_W，P_W可分别由动脉血和动脉血浆测得，也可利用实测的血细胞比容（packed cell volume，PCV）和文献报道的红细胞/血浆含水量比值（0.755），根据下式直接计算二者比值：

$$A_W/P_W=1-0.245\ \text{PCV} \qquad (6-5-19)$$

将根据（6－5－8）和（6－5－18）式得到的 f 和 E_O 分别代入（6－5－1）式，则可获得 $rCMRO_2$。利用该方法测定的正常人脑颞叶灰质和白质的 rOEF 分别为 0.49±0.05 和 0.48±0.09，$rCMRO_2$分别为 5.88±0.57 mlO_2/（min·100 ml）和 1.81±0.22 mlO_2/（min·100 ml）。

当 rOEF 和/或 rCBF 降低时，脑组织中来自血池内的^{15}O活度所占比例增加，而上述方法由于忽略了血池内^{15}O的影响，从而造成高估 rOEF，因此要准确测定 rOEF 就需要对血池内的^{15}O影响进行校正。

在进行了 PET rCBV 测定后，可用下式对所测 E_O进行 rCBV 校正：

$$E_O'=\frac{E_O-X}{1-X} \qquad (6-5-20)$$

式（6－5－20）中，E_O'为经过 rCBV 校正后的 rOEF，X 为：

$$X=\frac{f+\lambda}{100\times f/r\text{CBV}+\lambda} \qquad (6-5-21)$$

若 rCBV 测定时采用持续吸入$^{15}O\text{-}CO$的方法，则可将动脉血$^{15}O\text{-}CO$浓度（A_b）直接代入（6－5－18）式进行校正：

$$E_O'=\frac{\frac{k}{m-1}A_O-\frac{1}{m-1}A_w-n\cdot A_b}{A_w-n\cdot A_b} \qquad (6-5-22)$$

式（6-5-22）中，k、l、m、n 分别为 A_W/P_O、A_W/P_W、A_O/P_O、A_W/A_b。由（6-5-22）式可以清晰地看出，［$1/(m-1)\cdot A_w$］用以校正再循环 $^{15}O-H_2O$ 对 rOEF 测定的影响，［$n\cdot A_b$］用来校正 rCBV 中放射性的影响。

（二）放射自显影法

平衡法 rOEF 测定要求复杂的放射性气体稳定输送系统，由于完成检查的时间相对较长，在检查过程中要使脑的各项生理指标保持稳定比较困难。放射自显影法只需吸入一口 $^{15}O-O_2$，进行 40 s 的图像采集，同时结合 rCBF 和 rCBV 测定结果，即可进行 rOEF 测定，上述三项检查可在 30 min 内完成。

一次性吸入 $^{15}O-O_2$ 后，^{15}O（包括 $^{15}O-O_2$ 和 $^{15}O-H_2O$）在脑组织及微循环内的变化过程可由下述两室模型来描述（图 6-11），第一室（C_1）为 $^{15}O-O_2$ 室，第二室（C_2）为 $^{15}O-H_2O$ 室。模型中各种符号所代表的意义及单位见表 6-2。

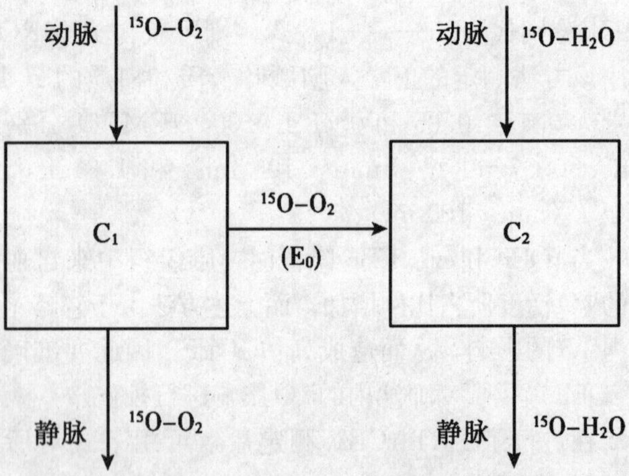

图 6-11　$^{15}O-O_2$ 的两室模型

表 6-2　放射自显影法 rOEF 测定中的模型变量

符号	意义	单位
V_i	房室或子房室的容积	ml
Q_i	房室或子房室内的放射性活度	Bq
C_i	房室或子房室内的放射性浓度	Bq/ml
C_a^w	动脉血中 $^{15}O-H_2O$ 的放射性浓度	Bq/ml
C_a^O	动脉血中 $^{15}O-O_2$ 的放射性浓度	Bq/ml
P	单位重量脑组织水的脑/血平衡分配系数	ml/100g
R	微循环与大血管内血细胞比容的比值	无
F	脑血流量	ml/s
PET_{calc}	模型预测的组织 PET 活度	Bq
PET_{obs}	单位重量脑组织的实测 PET 活度	Bq/100g
rCBF	局部脑血流量	ml/（min·100g）
rCBV	局部脑血容量	ml/100g
E_O	局部氧摄取率	无

动脉血内 $^{15}O-O_2$ 在流经脑组织微循环时，只有部分被脑组织摄取，未被摄取的 $^{15}O-O_2$ 经静脉流出脑微循环；摄入脑组织内的 $^{15}O-O_2$ 被迅速代谢为 $^{15}O-H_2O$，此外动脉血中由 $^{15}O-O_2$ 代谢产生的 $^{15}O-H_2O$（再循环 $^{15}O-H_2O$）也随脑血流进入到脑组织，二者均经静脉被清除。

假定在一室中 ^{15}O 的物理分布容积由毛细血管前动脉（precapillary）、毛细血管（capillary）和毛细血管后（postcapillary）静脉三部分组成，毛细血管前动脉内的 $^{15}O-O_2$ 浓度与动脉血相同，$^{15}O-O_2$ 摄取只发生在毛细血管，则：

$$C_{pre}(t)=C_a^O(t) \quad (6-5-23)$$

$$C_{post}(t)=C_a^O(t)(1-E_O) \quad (6-5-24)$$

$$C_{cap}(t)=C_a^O(t)(1-1/2\,E_O) \quad (6-5-25)$$

由于 $V_1=V_{pre}+V_{cap}+V_{post}$，故一室中 $^{15}O-O_2$ 的放射性活度变化可由下式描述：

$$Q_1=C_1(t)\cdot V_1=C_a^O(t)\left[V_1-E_O(V_{post}+1/2\,V_{cap})\right] \quad (6-5-26)$$

根据上述模型，二室内 $^{15}O-H_2O$ 的放射性活度变化可由下式描述：

$$Q_2=C_2(t)\cdot V_2=F\,C_a^w(t)\otimes e^{-kt}+F\,E_O\,C_a^O(t)\otimes e^{-kt} \quad (6-5-27)$$

式（6-5-27）中，$\otimes$ 表示卷积计算；$k=rCBF/P$。

由上述分析可知，脑组织内 ^{15}O 的活度可表示为：

$$Q_T = Q_1 + Q_2$$
$$= C_a^O(t)\left[V_1 - E_O\left(V_{post} + 1/2\,V_{cap}\right)\right] + F\,C_a^w(t) \otimes e^{-kt} + F\,E_O\,C_a^O(t) \otimes e^{-kt} \qquad (6-5-28)$$

由于 PET 不能获得脑组织内^{15}O的即时活度，而是采集一段时间内的累计放射性活度，故根据上述两室模型预测的 PET 活度可由下式描述：

$$PET_{calc} = \int_{t1}^{t2} Q_T(t)\,dt$$
$$= \left[V_1 - E_O\left(V_{post} + 1/2\,V_{cap}\right)\right]\int_{t1}^{t2} C_a^p(t)\,dt + F\int_{t1}^{t2} C_a^w(t) \otimes e^{-kt}dt + F\,E_O\int_{t1}^{t2} C_a^O(t) \otimes e^{-kt}dt \qquad (6-5-29)$$

由于试验的最终目的是要利用（6-5-29）式中的关系，根据 PET 测量的^{15}O活度、rCBF、rCBV 以及动脉血中^{15}O-O_2和^{15}O-H_2O时间－活度曲线（TAC）来计算 E_O，故对（6-5-29）式进行重排和替换后得到：

$$E_O = \frac{PET_{obs} - rCBF\int_{t_1}^{t_2} C_a^w(t) \otimes e^{-kt}dt - rCBV\int_{t_1}^{t_2} C_a^w(t)\,dt}{rCBF\int_{t_1}^{t_2} C_a^O(t) \otimes e^{-kt}dt - \left(V_{post} + 1/2\,V_{cap}\right)\int_{t_1}^{t_2} C_a^O(t)\,dt} \qquad (6-5-30)$$

式（6-5-30）中，V_{post}和V_{cap}目前尚无法直接测定，但根据文献二者在 rCBV 中所占比例分别为 0.83 和 0.01。动脉血中的^{15}O-O_2主要与红细胞内的血红蛋白结合，而在微循环中存在一定程度的红细胞稀释现象，故需引入 R 来对此进行校正，但由于 rCBV 测定中也对此进行了校正［见（6-5-11）和（6-5-12）式］，因此 R 的具体数值并不影响 E_O 的测定结果。故 E_O 可最终由下式计算：

$$E_O = \frac{PET_{obs} - rCBF\int_{t_1}^{t_2} C_a^w(t) \otimes e^{-kt}dt - R\,rCBV\int_{t_1}^{t_2} C_a^O(t)\,dt}{rCBF\int_{t_1}^{t_2} C_a^O(t) \otimes e^{-kt}dt - R\,rCBV\,0.835\int_{t_1}^{t_2} C_a^O(t)\,dt} \qquad (6-5-31)$$

式（6-5-31）中，C_a^w 和 C_a^O 测定需首先测定动脉全血^{15}O放射性浓度，然后分离动脉血浆并测定其放射性浓度；将测定的动脉血浆^{15}O-H_2O浓度乘以人平均全血/血浆含水量比值（0.8/0.92），即可获得 C_a^w；将动脉全血^{15}O浓度减去 C_a^w，即可得到 C_a^O。式中 rCBF 和 rCBV 可分别用 PET ^{15}O-H_2O和^{15}O-CO 进行测定。

（三）动力学法

平衡法和放射自显影法 rOEF 测定均需要进行^{15}O-O_2、^{15}O-H_2O、和^{15}O-CO 三次显像，通常完成 rOEF 和 $rCMRO_2$测定需要 30～60 min，由于检查时间长，检查过程中由于受检者体位移动或生理状态改变给 rOEF 和 $rCMRO_2$测定造成误差的几率增大。

采用放射自显影法 rOEF 测定中的两室模型，在一次性吸入^{15}O-O_2后，利用 PET 快速动态采集，通常于 3 min 内采集 30 帧图像。将 PET 获得的组织 TAC 与经动脉血测定的^{15}O-O_2和^{15}O-H_2O TAC 代入（6-5-31）式，经非线性回归拟合，理论上可分别获得 E_O、rCBF 和 rCBV，从而使 rOEF 测定简化，检查时间缩短。但实际研究发现，该方法只能得到准确的 $rCMRO_2$，而得到的单独 E_O、rCBF 和 rCBV 结果不可靠；研究还发现利用动态采集的前 60 s 数据测定的 $rCMRO_2$与放射自显影法测定结果最为一致。

（付占立）

参考文献

1. 付占立，王荣福．FDG PET 显像的定量及半定量分析．中华核医学杂志，2004，24（5）：313－317
2. Phelps ME，Hung SC，Hoffman EJ，et al. Tomographic measurement of local cerebral glucose metabolic rate in humans with (F-18) 2-fluoro-2-deoxy-D-glucose：validation of method. Ann Neurol，1979，6：371－388
3. Sokoloff L，Reivich M，Kennedy C. et al. The [14C] deoxyglucose method for the measurement of local cerebral glucose utilization：theory，procedure，and normal values in the the conscious and anesthetized albino rat. J Neuro-chem，1977，28：897－916
4. Reivich M，Kuhl D，Wolf A，et al. The (18F) fluorodeoxyglucose method for the measurement of local cerebral glucose utilization in man. Circ Res，1979，44：127－137
5. Huang SC，Phelps ME，Hoffman EJ，et al. Noninvasive determination of local cerebral metabolic

rate of glucose in man. Am J Physiol, 1980, 238：E69 - E82

6. Patlak CS, Blasberg RG, Fenstermacher JD. Graphical evaluation of blood-to-brain transfer constants from multiple-time uptake data. J Cereb Blood Flow Metabol, 1981, 3： 1 - 7
7. Kato A, Menon D, Diksic M, et al. Influence of the input function on the calculation of the local cerebral metabolic rate for glucose in the deoxyglucose method. J Cere Blood Flow Metab, 1984, 4： 41 - 46
8. Takikawa S, Dhawan V, Spetsieris P, et al. Noninvasive quantitative fluorodeoxyglucose PET studies with an estimated input function derived from a population-based arterial blood curve. Radiology, 1993, 188： 131 - 136
9. Philips R, Chen C, Wong D, et al. An improved method to calculate cerebral metabolic rates of glucose using PET. J Nucl Med, 1995, 36： 1168 - 1179
10. Bonson KR, GrantSJ, Links JM, et al. Validation of an analytic method of calculating cerebral glucose metabolism using PET. J Nucl Med, 2000, 41： 658 - 660
11. 单保慈．PET/FDG 实验局部组织葡萄糖代谢率定量计算中减少抽血次数的尝试．全国高能正电子成像研讨会论文摘要汇编，2000：45 - 46
12. Tsuchida T, Sadato N, Yonekura Y, et al. Noninvasive measurement of cerebral metabolic rate of glucose using standardized input function. J Nucl Med. 1999, 40： 1441 - 1445
13. Shiozaki T, Sadato N, Senda M, et al. Noninvasive estimation of FDG input function for quantification of cerebral metabolic rate of glucose: optimization and multicenter evaluation. J Nucl Med, 2000, 41： 1612 - 1618
14. Hoekstra CJ, Hoekstra OS, Lammertsma AA, et al. On the use of image-derived input functions in oncological fluorine-18 fluorodeoxyglucose positron emission tomography studies. Eur J Nucl Med, 1999, 26： 1489 - 1492
15. Keiding S, Munk OL, Schi tt KM, et al. Dynamic 2 - [^{18}F] fluoro - 2 deoxy D - glucose positron emission tomography of liver tumors without blood sampling. Eur J Nucl Med, 2000, 27： 407 - 412
16. van der Weerdt AP, Klein LJ, Boellaard R, et al. Image-derived input functions for determination of MRGlu in cardiac ^{18}F-FDG PET scans. J Nucl Med, 2001, 42： 1622 - 1629
17. Camici P, Araujo L, Spinks T, et al. Increased uptake of ^{18}F-fluorodeoxyglucose in postischemic myocardium of patients with exercise-induced angina. Circulation, 1986, 74： 81 - 88
18. Ishizu K, Nishizawa S, Yonekura Y, et al. Effects of hyperglycemia on FDG uptake in human brain and glioma. J Nucl Med, 1994, 35： 1104 - 1115
19. Thie J. Clarification of a fractional uptake concept. J Nucl Med, 1995, 36： 711 - 712
20. Ishizu K. Clarification of a fractional uptake concept. J Nucl Med, 1995, 36： 711 - 712
21. Brock CS, Young H, O'Reilly S M, et al. Early evaluation of tumour metabolic response using [^{18}F] fluorodeoxyglucose and positron emission tomography: a pilot study following the phase II chemotherapy schedule for temozolomide in recurrent high-grade gliomas. Br J Cancer, 2000, 82： 608 - 615
22. Hunter GJ, Hamberg LM, Apert NM, et al. The FDG uptake ratio corrected for radioactivity (cDUR) is a more robust index of glucose metabolic rate. J Nucl Med, 1994, 35： 8P
23. Keyes J. SUV: standard uptake value or silly useless value. J Nucl Med, 1995, 36： 1836 - 1839
24. Zasadny KR, Wahl RL. Standardized uptake values of normal tissue at PET with 2- [Fluorine-18] -fluoro-2-deoxy-D-glucose: variations with body weight and method for correction. Radiology, 1993, 189： 847 - 850
25. Kim CK, Gupta NC. Dependency of standardized uptake values of FDG on body "size": body surface area correction versus lean body mass correction. J Nucl Med, 1995, 36： 201

26. Kim CK, Gupta NC. Chandramouli B, et al. Standardized uptake values of FDG: body surface area correction is preferable to body weight correction. J Nucl Med, 1994, 35 : 164167
27. Zanzi I, Babchyck B, Robeson W, et al. Standarized uptake values (SUV) of normal tissues measured using FDG-PET and its relationship to lean body mass. J Nucl Med, 1994, 35 : 185
28. Kim CK, Gupta NC. Dependency of standardized uptake values of fluorine-18 fluorodeoxyglucose on body size: comparison of body surface area correction and lean body mass correction. Nucl Med Commun, 1996, 17 : 890 - 894
29. Langen KJ, Braun U, Rota Kops E, et al. The influence of plasma glucose levels on fluorine-18-fluorodeoxyglucose uptake in bronchial carcinomas. J Nucl Med, 1993, 34 : 355 - 359
30. Lindholm P. Minn H, Leskinen-Kallio S. et al. Influence of the blood glucose concentration on FDG uptake in cancer-a PET study. J Nucl Med, 1993, 34 : 1 - 6
31. 付占立，林景辉，王荣福，等．血糖浓度对荷瘤小鼠^{18}F-FDG 体内分布的影响．同位素，2003，16 : 88 - 91
32. 付占立，王荣福．能量底物环境对^{18}F-FDG 显像的影响．国外医学·放射医学核医学分册，2000，24 : 55 - 58
33. Eary JF, Mankoff DA, Conrad EU, et al. Relationship of tumor glucose metabolic rate and tumor differential uptake ration in sarcoma using FDG. J Nucl Med, 1996, 37 : 140
34. Fischman AJ, Alpert NM. FDG-PET in oncology: there's more to it than looking at pictures. J Nucl Med, 1993, 34 : 6 - 11
35. Gjedde A, Wong DF. Modeling neuroreceptor binding of radioligands in vivo. In: Frost JJ, Wagner HN Jr, eds. Quantitative imaging neuroreceptors, neurotransmitters, and enzymes. New York: Raven press, 1990, 51 - 79
36. 付占立，王荣福．受体显像的定量分析．同位素，2004，17 (2) : 108 - 116
37. 王荣福．脑受体显像及其应用．见：丁虹，贾少微，主编．神经核医学进展．第1版．吉林：吉林科技出版社，1999：137 - 155
38. 付占立，王荣福．心脏神经显像．中华核医学杂志，2005，25 (5) : 314 - 317
39. Carson RE. The development and application of mathematical models in nuclear medicine. J Nucl Med, 1991, 32 : 2206 - 2208
40. Slifstein M, Laruelle M. Models and methods for derivation of in vivo neuroreceptor parameters with PET and SPECT reversible radiotracer. Nucl Med Biol, 2001, 28 : 595 - 608
41. Mintun MA, Raichle ME, Kilbourn MR, et al. A quantitative model for the in vivo assessment of drug binding sites with positron emission tomography. Ann Neurol, 1984, 15 : 217 - 227
42. Perlmutter JS, Larson KB, Rachle ME, et al. Strategies for in vivo measurement of receptor binding using positron emission tomography. J Cereb Blood Flow Metab, 1986, 6 : 154 - 169
43. Frost JJ, Douglass H, Mayberg HS, et al. Multicompartmental analysis of [^{11}C]-carfentanil binding to opiate receptors in humans measured by positron emission tomography. J Cereb Blood Flow Metab, 1989, 9 : 398 - 409
44. Logan J, Fowler JS, Wolf AP, Shiue CY. Kinetic modeling of receptor-ligand binding applied to positron emission tomographic studies with neuroleptic tracers. J Neurochem, 1987, 48 : 73 -83
45. Laruelle, Dyck CV, Abi-Dargham A, et al. Compartmental modeling of iodine-123-iodobenzofuran binding to dopamine D_2 receptors in healthy subjects. J Nucl Med, 1994, 35 : 743 -754
46. Abi-Dargham A, Martinez D, Mawlawi O, et al. Measurement of striatal and extrastriatal dopamine D_1 receptor binding potential with [^{11}C] NNC 112 in humans: validation and reproducibility. J Cereb Blood Flow Metab, 2000, 20 : 225 - 243
47. Lammertsma AA, Bench CJ, Hume SP, et al. Comparison of method for analysis of clinical [^{11}

C] raclopride studies. J Cereb Blood Flow Metab, 1996, 16: 42-52

48. Lammertsma AA, Hume SP. Samplified reference tissue model for PET receptor studies. Neuroimage, 1996, 4: 153-158
49. Logan J, Fowler JS, Volkow ND, et al. Graphical analysis of reversible radioligand binding from time-activity measurements applied to [N-^{11}C-methyl] - (-) -cocaine PET studies in human subjects. J Cereb Blood Flow Metab, 1990, 10: 740-747
50. Logan J, Fowler JS, Volkow ND, et al. Distribution volume ratios without blood sampling from graphical analysis of PET data. J Cereb Blood Flow Metab, 1996, 16: 834-840
51. Ito H, Hietala J, Blomqvist G, et al. Comparison of the transient equilibrum and continuous infusion method for quantitative PET analysis of [^{11}C] raclopride binding. J Cereb Blood Flow Metab, 1998, 18: 941-950
52. Farde L, Hall H, Ehrin E, et al. Quantitative analysis of D_2 dopamine receptor binding in the living human brain by PET. Science, 1986, 231: 258-261
53. Pappata S, Samson Y, Chavoix C, et al. Regional specific binding of [^{11}C] RO 15 1788 to central type benzodiazepine receptors in human brain: quantitative evaluation by PET. J Cereb Blood Flow Metab, 1988, 8: 304-313
54. Iyo M, Itoh T, Yamasiki T, et al. Quantitative in vivo analysis of benzodiazepine binding sites in the human brain using positron emission tomography. Neuropharmacology, 1991, 30: 207-215
55. Farde L, Eriksson L, Blomquist G, et al. Kinetic analysis of central [^{11}C] raclopride binding to D_2 dopamine receptors studied by PET a comparison to the equilibrium analysis. J Cereb Blood Flow Metab, 1989, 9: 696-708
56. Carson RE, Channing MA, Blasberg RG, et al. Comparison of bolus and infusion methods for receptor quantitation: application to [^{18}F] cyclofoxy and positron emission tomography. J Cereb Blood Flow Metab, 1993, 13: 24-42
57. Abi-Dargham A, Laruelle M, Siebyl J, et al. SPECT measurement of benzodiazepine receptors in human brain with [^{123}I] iomazenil: kinetic and equilibrium paradigms. J Nucl Med, 1994, 35: 228-238
58. Patlak C, Blasberg RG, Fenstermacher JD. Graphical evaluation of blood-to-brain transfer constants from multiple-time uptake data. J Cereb Blood Flow Metab, 1983, 3: 1-7
59. Wong DF, Gjedde A, Wagner HN Jr. Quantification of neuroreceptors in the living human brain. Ⅰ. Irreversible binding of ligand. J Cereb Blood Flow Metab, 1986, 6: 137-146
60. Shinotoh H, Yamasaki T, Inoue O. et al. Visualization of specific binding sites of benzodiazepine in human brain. J Nucl Med, 1986, 27: 1593-1599
61. Ciliax BJ, Penney JB, Young AB. In vivo ^{3}H flunitrazepam binding: imaging of receptor regulation. J Pharmacol Exp Ther, 1986, 238: 749-757
62. Bergmann SR, Fox KAA, Rand AL, et al. Quantification of regional myocardial blood flow in vivo with $H_2^{15}O$. Circulation, 1984, 70 (4): 724-723
63. Iida H, Kanno I, Takahashi A, et al. Measurement of absolute myocardial blood flow with $H_2^{15}O$ and dynamic positron-emission tomography: strategy for quantification in relation to the partial-volume effect. Circulation, 1988, 78 (1): 104-115
64. Schelbert HR, Phelps ME, Huang SC, et al. N-13 ammonia as an indicator of myocardial blood flow. Circulation, 1981, 63 (6): 1259-1272
65. Krivokapich J, Smith GT, Huang SC, et al. ^{13}N ammonia myocardial imaging at rest and with exercise in normal volunteers: quantification of absolute myocardial perfusion with dynamic position emission tomography. Circulation, 1988, 80 (5): 1328-1337
66. Kuhle W, Porenta G, Buxton D, et al. Quantifi-

cation of regional myocardial blood flow using ^{13}N-ammonia and reoriented dynamic positron emission tomographic imaging. Circulation, 1992, 86 (3): 1004-1017

67. Nitzsche EU, Choi Y, Czernin J, et al. Noninvasive quantification of myocardial blood flow in humans: a direct comparison of [^{13}N] ammonia and the [^{15}O] water techniques. Circulation, 1996, 93 (11): 2000-2006
68. Hutchins GD, Caraher JM, Huang SC, et al. A region of interest strategy for minimizing resolution distortions in quantitative myocardial PET studies. J Nucl Med, 1992, 33 (6): 1243-1250
69. Hutchins GD, Schwaiger M, Rosenspire KC, et al. Noninvasive quantification of regional blood flow in the human heart using N-13 ammonia and dynamic positron emission tomographic imaging. J Am Coll Cardiol, 1990, 15 (5): 1032-1042
70. Muzik O, Beanlands RSB, Hutchins GD, et al. Validation of nitrogen-13-ammonia tracer kinetic model for quantification of myocardial blood flow using PET. J Nucl Med, 1993, 34 (1): 83-91
71. Choi Y, Huang SC, Hawkins RA, et al. A simplified method for quantification of myocardial blood flow using nitrogen-13-ammonia and dynamic PET. J Nucl Med, 1993, 34 (3): 488-497
72. Bellina CR, Parodi O, Camici P, et al. Simultaneous in vitro and vivo validation of nitrogen-13-ammonia for the assessment of regional myocardial blood flow. J Nucl Med, 1990, 31 (8): 1335-1343
73. Rosenspire KC, Schwaiger M, Mangner TJ, et al. Metabolic fate of N-13 ammonia in human blood: implication for quantification of myocardial blood flow by PET. J Nucl Med, 1988, 29 (5): 783-784
74. M ller P, Czernin J, Choi Y, et al. Effect of exercise supplementation during adenosine infusion on hyperemic blood flow and flow reserve? Am Heart J, 1994, 128 (1): 52-60
75. Choi Y, Huang SC, Hawkins RA, et al. Quantification of myocardial blood flow using ^{13}N-ammonia and PET: comparison of tracer models. J Nucl Med, 1999, 40 (6): 1045-1055
76. Yamauchi H, Fukuyama H, Nagahama Y, et al. Significance of increased oxygen extraction fraction in five-year prognosis of major cerebral arterial occlusive disease. J Nucl Med, 1999, 40 (12): 1992-1998
77. Derdeyn CP, Videen TO, Yundt KD, et al. Variability of cerebral blood volume and oxygen extraction: stages of cerebral haemodynamic impairment revisited. Brain, 2002, 125 (3): 595-607
78. Kuroda S, Shiga T, Ishikawa T, et al. Reduced blood flow and preserved vasoreactivity characterize oxygen hypometabolism due to incomplete infarction in occlusive carotid artery diseases. J Nucl Med, 2004, 45 (6): 943-949
79. Herscovitch P, Markham J, Raichle ME. Brain blood flow measured with intravenous $H_2^{15}O$. Ⅰ. Theory and error analysis. J Nucl Med, 1983, 24 (9): 782-789
80. Kanno I, Iida H, Miura S, et al. A system for cerebral blood flow measurement using an $H_2^{15}O$ autoradiographic method and positron emission tomography. J Cereb Blood Flow Metab, 1987, 7 (2): 143-153
81. Huang SC, Carson RE, Hoffman EJ, et al. Quantitative measurement of local cerebral blood flow in humans by positron computed tomography and ^{5}O-water. J Cereb Blood Flow Metab, 1983, 3 (2): 141-153
82. Mintun MA, Raichle ME, Martin WRW, et al. Brain oxygen utilization measured with O-15 radiotracers and positron emission tomography. J Nucl Med, 1984, 25 (2): 171-187
83. Frackowiak RSK, Lenzi G-L, Jones T, et al. Quantitive measurement of regional cerebral blood flow and oxygen metabolism in man using ^{15}O and positron emission tomography: theory, procedure, and normal values. J Comput Assist Tomogr, 1980, 4 (6): 727-736
84. Lammertsma AA, Jonest T. Correction for the

presence of intravascular oxygen-15 in the steady-state technique for measuring regional oxygen extraction ratio in the brain: 1. Description of the method. J Cereb Blood Flow Metab, 1983, 3 (4) : 416-424

85. Hattori N, Bergsneider M, Wu H-M, et al. accuracy of a method using short inhalation of ^{15}O-O_2 for measuring cerebral oxygen extraction fraction with PET in healthy humans. J Nucl Med, 2004, 45 (5) : 765-770

86. Meyer E, Tyler L, Thompson CJ, et al. Estimation of cerebral oxygen utilization rate by single-bolus $^{15}O_2$ inhalation and dynamic positron emission tomography. J Cereb Blood Flow Metab, 1987, 7 (4) : 403-414.

7 PET/CT结果分析

诊断结果正确与否直接影响治疗决策。在日常的临床实践中，由于诊断失误而延误了治疗时机、影响了治疗效果并增加医疗费用开支的事例并不少见。PET/CT的结果分析正确与否对临床工作同样甚为重要。我们应该适应目前新的医学模式转变，即运用循证医学的方式来判断结果。在疾病治疗前作出正确的诊断与鉴别诊断、分期与分级、疗效判断及预后评估。同时要参考病史、实验室和相关辅助检查及组织病理学的结果综合分析，去伪存真，为临床诊治提供准确可靠的客观依据。

7.1 效能分析

效能是效益与能力合称，是指有效的、集体的效应，即人们在有目的、有组织的活动中所表现出来的效率和效果，它反映了所开展活动目标选择的正确性及其实现的程度。它可包括为经济效益与社会效益。任何诊断技术均需要一定的指标或方法来对它的效能进行评估。

PET/CT作为医学诊断的一种方法，其效能主要包括对疾病的诊断效能以及经济效能。

一、诊断效能

诊断效能是指PET/CT检出或排除某种疾病的能力，其结果将改变诊断或对患病几率估计的改变。最主要的指标为灵敏度、特异性、准确率、阳性预测值、阴性预测值。

灵敏度（sensitivity）：为PET/CT对某种疾病诊断的真阳性（true positive，TP）数与确有该种疾病的人数比例，即真阳性率，反映了仪器检出该种疾病的能力。

特异性（specificity）：为真阴性数与确无该种疾病人数的比例，即真阴性率，表明PET/CT能排出该种疾病的能力。

准确率（accuracy）：是指真阳性、真阴性在所有受检者中所占的比例，可以反映对某种疾病的诊断和排除的准确程度。

阳性预测值（positive predictive value，PPV）：为真阳性数占全部阳性数的比例。

阴性预测值（negative predictive value，NPV）：为真阴性数占全部阴性数的比例。

PET/CT具有很高的敏感性和准确性。虽然PET对组织的病变非常敏感，但由于它无法提供准确的解剖位置信息，因此无法取代传统的影像方法，特别是在颈、腹部、盆腔等部位，有时对肿瘤的精确定位有相当的困难，而CT则能提供具体的解剖位置信息。通过将高性能的CT扫描机与高性能的PET扫描机相结合，也即PET/CT，解剖学成像和功能成像的精确融合不但能准确地检测出细小的病变，而且能提供精确的解剖定位。PET/CT大大减少了PET定位的不确定性，有利于PET的准确判断病变的存在；也使我们能鉴别CT发现的病变的性质，而且也能发现CT扫描中所没有发现的病变。因此根据以上特性，相信PET/CT的出现，在同种疾病的诊断中其诊断效能，包括灵敏度、特异性、准确率、阳性预测值、阴性预测值，将优于单独的PET和/或CT。

二、经济效能

经济效能对PET中心的运行很重要，经济效能的好与差直接关系到PET中心能否生存，即使在美国这样的发达国家，仍然有一定数量的PET中心由于经济原因难以维持，在国外有关经济效能分析的文章相对较多，美国有报道PET在肺癌等肿瘤中的经济效益分析，可以看到PET和CT一起使用与单独应用CT相比可以减少1000美元以上的医疗费用，这为发展PET/CT打下经济效益分析的基础。国内在这方面的分析较少，而根据华山医院PET中心的经验，使用单纯的PET和PET/CT在时间上的效益有明显的不同，对于相同条件的病人（假设全身需要

6床位)，用单独PET进行全身检查，每个床位需要10 min，以及头部检查20 min，共需80 min以上；而现在的PET/CT每个床位仅需2 min，头部10 min，CT扫描在不到1 min内完成，全部检查不到23 min。因此一个病人可节省至少近一小时，大大节省了检查时间，避免了病人的不适度，增加了病人的流通量，而且得到的检查信息大大增加，从而增加了经济效益；另外由于PET/CT使用CT作为衰减校正，节省了原来单独PET所必需的校正源，一年可以节约20万元人民币以上，对成本消耗来说，技术的进步代表着成本的节约，效益的增加。而从经济效能的角度看国内PET中心的发展，应该是有序和合理分布，国家有关部门在这方面正在进行相应的调控。

7.2 图像分析

PET/CT实现了解剖结构和功能图像的同机图像融合，具有多层螺旋CT的高空间分辨率，解剖结构清晰的特点，弥补了PET空间分辨率的不足，同时又具有PET的功能、代谢显像的优势，达到了取长补短、信息互补的目的。

尽管PET肿瘤显像的显像剂很多，目前主要为^{18}F-FDG，其它大多数仍停留在临床研究前期阶段。因此我们主要以^{18}F-FDG PET/CT肿瘤显像为主，其它的新的肿瘤显像方法虽然也具备了相当高的临床应用价值，但由于检查的代价太高，短期内在我国不可能普及推广。根据我们自己实际的工作经验，在此简单介绍。

一、PET图像分析

(一)^{18}F-FDG肿瘤显像的体内正常分布及变异

^{18}F-FDG注入人体后，不仅为肿瘤组织所摄取利用，也被正常组织细胞摄取和利用。^{18}F-FDG是葡萄糖的类似物，所以^{18}F-FDG在注入体内后，在体内的分布过程类似葡萄糖在体内的分布和代谢过程，但^{18}F-FDG的2位碳上的H被^{18}F取代，在分子构象上有所差别，加上不同组织细胞膜上葡萄糖转运体亚型的不同及细胞内葡萄糖-6-磷酸酶的含量各异，所以正常人体组织对微量^{18}F-FDG的摄取和分解代谢的作用与生理条件下的葡萄糖代谢还是有明显不同。

^{18}F-FDG的体内正常分布有许多共同之处，但也存在相当大的个体差异。^{18}F-FDG成像的最终结果不仅受到PET显像仪器本身的限制，而且与^{18}F-FDG的用量、图像采集时间及采集方式、及受试者的状态等多种因素的影响。

葡萄糖几乎是脑细胞能量代谢的唯一来源。^{18}F-FDG静脉注入人体后进入脑组织，在己糖激酶的作用下磷酸化生成6-磷酸-FDG，后者不能参与葡萄糖的进一步代谢而滞留于脑细胞内。通过^{18}F-FDG PET显像，可以反映大脑生理和病理情况下葡萄糖代谢情况，了解脑局部葡萄糖的代谢状态。在全身显像图上脑的放射性分布部位最显著。如全身显像以显示躯干为主(躯干和脑连续成像)，在冠状及矢状切面上，脑部结构无法显示清楚。只有在横段切面图上才能分辨脑部的^{18}F-FDG分布。正常情况下，大脑皮质、基底节、丘脑呈FDG高摄取区，而白质内低放射性分布，脑室、脑沟裂均呈放射性分布。在横段切面图上还可以清楚看到颅底的轮廓影，其中动眼肌FDG的摄取明显，特别是部分病人没有避光休息后注射药物，眼部肌肉显影尤为明显，且相对应的枕部视觉中枢的FDG摄取增加更加明显。脑部^{18}F-FDG图像都要进行衰减校正，否则脑组织及颅底的主要结构显示不清楚。CT主要观察脑内是否有异常密度改变，如梗死性病变，因为小的病变FDG代谢的改变PET区分有一定的难度，因此要结合CT以避免病变的漏诊。

脑部以外的头面部及整个颈部(简称头颈部)的FDG分布较为复杂。在投射图及矢状切面上能清楚显示头颈部FDG分布的轮廓。正常情况下，嘴唇、舌体、整个鼻咽道粘膜及喉管、颈髓都可见FDG轻度摄取，这些部位的轮廓图像呈完整连续状，易于识别。在横断面图像上，可见齿龈槽、腮腺、腭部扁桃体、舌下腺和颌下腺都有低中度的FDG摄取。在冠状切面上，腭和舌根扁桃体(Waldyer环)放射性分布呈U形状，咽喉区的梨状窦也有明显的^{18}F-FDG摄取。唾液中可有少量的FDG分泌。

绝大多数情况下甲状腺对FDG的摄取不明显，但在甲状腺炎症或腺瘤时可见轻中度摄取，在冠状切面图像上甲状腺易于辨认，在横段切面上能很好地与CT图像融合，且可根据CT的密度(正常甲状腺密度明显高于周围软组织影)来判断病变的性质，必要时可行增强CT扫描。

胸部FDG分布较好判别，一般双肺野内无明显的放射性分布而呈空白区，因此肺野内的任何阳性病灶都比较容易鉴别，结合CT图像从而能很好地定位于具体的肺叶。纵隔内由于有丰富的脂肪分布，可见一定程度的放射性分布。Truong 等报道了PET/CT纵隔内棕色脂肪的显影，845例肿瘤患者中有15例病人（1.8%）纵隔内棕色脂肪出现了FDG的高摄取，由于有CT的定位作用，从而避免了误判断为恶性病变的发生。同时还可看到颈部、胸部、腹部的棕色脂肪显影。

在空腹状态，正常心肌主要是利用游离脂肪酸作为能量物质，大多不会摄取FDG。但大约有10%～20%左右的正常人群或患者仍然有不同程度的FDG摄取，其摄取机制及临床意义尚不完全明了。在进餐后或使用其它方法进行葡萄糖负荷后，心肌会优先摄取和利用FDG，从而可行心肌的代谢显像。心肌摄取FDG（主要为左心室，包括强摄取和不规则摄取）可根据其部位及其形状进行鉴别，但有时对辨别与心脏相临近的肺组织及纵隔内的小淋巴结病灶有一定的困难，必须结合CT在横断面上自行进行鉴别，来区分是心肌摄取、脂肪显影抑或是肿瘤病变。部分患者也可出现右心室呈FDG环形轻度摄取，这时要注意患者是否有右心室增厚的病史。

除心肌外，胸腺的变异在胸部显像中也不少见。胸腺摄取FDG多见于年轻人及部分肿瘤患者在经过化疗后处于造血功能再生期。在冠状切面上，胸腺呈“Λ”状，易于识别。另外，在胸部的矢状切面图上，有时可见食管呈FDG轻度摄取条形影。对于食管癌手术患者，胸腔内可见部分胃影，常与腹腔内相连，根据病史并结合CT可作出很好判断。

肝脏的FDG分布呈现中低水平，整个肝影显示较为清楚，正常肝左、右叶的放射性分布都比较均匀，有时可见左右叶之间的分界。空腹状态时，肝左叶可向左侧偏移；如患者的右肺段曾被手术切除，整个肝脏可向右上方移位。大约半数以上的肝显像图上可见一空白区，为胆囊窝部位。肝区FDG的消退较快，在注射^{18}F-FDG 3 h后，肝区残留的FDG基本已经很少，此时即使延长采集时间也已不易获得完整的肝区FDG分布图。

生理情况下脾脏也摄取FDG，程度在中低水平，脾实质的放射性分布大致均匀。成人正常的脾脏大多较小（婴幼儿例外），而肿瘤患者（尤其在化疗后的造血功能再生期、淋巴瘤患者）及肝功能差的患者，脾脏可较大。

肾脏本身摄取利用FDG的水平并不很高，但^{18}F-FDG经过肾小球滤过时不能完全被肾小管重吸收而经尿路排泄（不同于葡萄糖的生理代谢），所以尿路的^{18}F-FDG水平很高。在早期显像图上，通常双肾影都很浓，其形态和位置都容易识别。肾内的放射性分布主要集中在肾盂和集合管周围等尿汇集区，肾实质由于尿液汇集而呈高放射性覆盖，影响病变的辨别。当肾脏内有占位性病变（如囊肿）时，局部可见放射性摄取缺损，呈空白区。一般输尿管不会整个显示（此情形在矢状切面上容易辨认），除非患者有下尿路阻塞或精神过度紧张，但在许多人的输尿管上会出现单点或多点状的甚至条形的局部FDG浓聚灶，常常给腹腔及盆腔病灶的鉴别带来困难，此时要在冠状面、矢状面上仔细鉴别，判断输尿管的走行，在横断面上结合CT图像，避免误认为淋巴结。膀胱的放射性与膀胱内滞留的尿量有关，膀胱内放射性太强常常会影响对盆腔内其它组织的显示和识别。对输尿管残留的放射灶及膀胱内的尿滞留一般都要进行处理，可嘱患者显像前排空尿液，必要时可行导尿术或利尿药促使排尿，从而减少局部的放射性分布。

胃肠道组织不但富含淋巴组织，而且胃肠道平滑肌不断蠕动，所以正常的胃肠道壁也可摄取FDG。问题在于胃肠道摄取FDG存在很大的变异，常常使病灶的辨别变得非常困难。大约在40%～60%的病例中胃壁有少量的FDG摄取，偶见胃壁放射性分布显著。通常胃影易识别，在冠状切面上空腹胃呈小环状，矢状切面上呈条囊状；进餐后胃壁环状影可扩大，也可消失。肠道的FDG摄取大肠多于小肠，形状上既可表现为条索状或“蛇”行，也可出现单个或多个局灶性的放射性的集聚，集聚的程度多为中低水平，但在回盲部可偶见显著的局灶性摄取灶，常常给该区域的良恶性病灶鉴别造成困难，此时要结合CT横断面来进行鉴别。在行检查前，让患者饮水（1 000 ml以上），使胃部充盈，有利于CT及PET对胃壁病变的鉴别。有些研究人员曾采用显像前排便并且使用导泻方法减少肠道FDG非特异分布；另有报道在注射^{18}F-FDG前给患者注射胰高血糖素以减少肠道对FDG的非特异性摄取。但这些方法不为广泛采用。

体内正常淋巴组织可摄取FDG。除鼻咽部、胃肠道等部位出现淋巴组织显影外，腹股沟淋巴结也可能出现。一般在冠状切面图上可见腹股沟两侧各有3至5个淋巴结，摄取的程度一般较低。如果仅见单侧淋巴结显示或一侧淋巴结显示过多或放射性集聚很浓，可考虑有病理因素的存在。

骨骼组织本身不摄取FDG。四肢骨及大的骨关节呈放射性分布空白区，这些空白区可被用作体位标志。而骨髓组织可摄取和利用FDG，所以富含骨髓的脊柱骨及部分盆骨可见明显的FDG分布。大多数人的腰椎和胸椎骨轮廓清楚，对躯干的定位很有帮助，但也有模糊不清者。在使用促红细胞生成素后、或在化疗后的造血功能再生期、或在部分年幼儿，骨髓增生活跃，此时整个脊柱和盆骨都可出现非常显著的FDG摄取，甚至可见肋骨和胸骨出现明显的放射性分布。在一些中年女性患者中，可出现单侧或双侧的髂骨局部放射性轻度摄取，此时需要结合CT表现，如仅有髂骨局部成骨性改变，且没有转移性肿瘤的证据时须考虑是否为致密性骨炎的可能。

在颈椎前（矢状切面图）有时可见脊髓，在全身显像图上脊髓的条状带可延长到腰椎前。脊髓摄取FDG的水平较低。

肌肉组织摄取FDG的情况与注射^{18}F-FDG前后肌肉的运动或肌紧张程度密切相关，同时也受衰减校正的影响。如在奔跑后不久注射^{18}F-FDG，可见下肢肌肉有大量放射性集聚；注射^{18}F-FDG前后言语过多会出现咀嚼肌浓聚；走路使用拐杖的病人，着力侧的臂部肌肉摄取FDG明显；长期负重的人可背部肌肉呈“背包征”（backpack sign）；另外长期腰背痛的患者可出现脊柱两旁“串珠”状肌肉影，睡姿不当或心理紧张的患者可出现颈部肌肉及肩胛部肌肉、椎体两旁的肌肉局限性摄取FDG，甚至出现联系的点状影。徐白萱等报道了颈背部肌肉、臀部肌肉、腰大肌、双上肢肌肉、肩胛部肌肉浓聚FDG的PET图像。显然，在多数情况下，有明显的肌肉形态特征时，较易判断；但肌肉形态不明显或出现在颈部时（尤其是霍奇金病）要注意与淋巴结的鉴别，此时可通过PET/CT融合图像来研究，必要时行增强或隔天在温暖、舒适的环境下再次行PET/CT检查，以资鉴别。

皮肤及皮下组织摄取FDG的水平较低，作为体表边界，皮肤影对于准确测量体内深部病灶的位置有帮助，也可作为图像融合处理时的参照点。

正常乳腺组织也可少量摄取FDG，但存在个体差异。采用俯卧位显像可见乳腺腺体放射性分布基本呈均匀状，仅乳头和乳晕部的FDG分布稍多。乳腺摄取FDG的程度与妇女的月经周期关系不明显，哺乳期乳腺摄取FDG的能力明显增强。

大多数女性的子宫及附件都没有明显的FDG摄取（或由于进行盆腔显像时膀胱的高放射性影响无法准确观察子宫及附件摄取FDG的情况），但在月经周期中也可呈放射性轻度分布，有文献建议女性检查时应避开月经周期。男性睾丸可明显摄取FDG，可见睾丸形状完整，睾丸内组织放射性分布均匀，一般双侧较为对称，如果两侧放射性分布有明显的差异时，要注意是否有睾丸病变的存在。

在静息状态，四肢摄取FDG的量都很少，正常肢体的图像表现为不均匀的肌肉轮廓影，中间的骨骼呈空白区。由于骨骼的存在，CT可有伪影存在，会影响衰减校正后的PET图像。有时可见肢体的细线条状的血管和淋巴管放射性影迹或点状痕迹，在经过轻柔的按摩或少量的肢体活动后，这些影迹可变淡甚至完全消失。

有个别报道提示在体内的大血管内（尤其在主动脉弓）偶尔会出现FDG残点，可能提示冠状动脉粥样硬化和动脉壁内非特异性炎症等原因引起，甚至某些患者可出现升主动脉、降主动脉及腹主动脉的环形显影，这时要考虑是否有血管的炎症存在，可能与这些血管壁的内皮细胞免疫性炎症引起FDG的摄取有关。

另外，在极少数情况下如在显像图上发现有体表沾染（由于注射时处置不当或病人排尿时尿液污染皮肤及内衣等），甚至检查床单的污染，都要及时对沾染部位做适当的清洗及更衣，然后再进行重复显像。

（二）^{11}C标记药物在体内的正常分布及变异

^{11}C标记的正电子药物有多种，其体内分布也完全不一样，以前积累的经验还不多，只在^{11}C-胆碱（^{11}C-Choline）和^{11}C-AC方面有一定的经验，以^{11}C-Choline为例，在动物和人体中，静脉注射^{11}C-Choline后，5 min后肾脏、肝脏放射性浓聚，其次为心血池，胰腺以及邻近的小肠可见轻度显影，后期脾脏显影；结束期肝脏放射性最高，其次为肾脏和脾脏；而脑、肺部、心脏、盆腔内器官不显影，膀胱、尿道始终未见显影。鼻腔内粘膜以及静脉丛如侧脑室脉络膜、颈内静脉可以摄取一定量的胆碱，可见显影。体外实验表明脑血管内皮可摄取胆碱，另外鼻粘膜腺体内有一种类似于Ⅱ型肺泡上皮细胞的小颗粒，能分泌

肺泡表面活性剂，其成分为卵磷脂，故也可显影。垂体也可以显影。

二、CT 图像分析

PET/CT 中 CT 的作用包括：CT 提供了一种衰减校正的方法，使透射扫描时间大为缩短，增加病人的流通量；PET/CT 的融合图像有助于病变的精确定位，帮助医师对 PET 图像更好的解释，区分生理性摄取与肿瘤引起的摄取；CT 引导下穿刺活检或介入性治疗；PET/CT 的应用可避免漏检 FDG 摄取阴性的肿瘤。

PET/CT 需应用 CT 数据进行 PET 图像的衰减校正，可具有以下几个优点：①由于 CT 高流量的光子，CT 透射扫描在注射 PET 显像剂之后进行，不受体内 γ 光子的干扰，注射后透射显像具有病人舒适、流通量大及病人体位的一致等优点。② CT 数据比标准的 PET 透射扫描具有低的统计噪声，因此降低了衰减校正 PET 发射图像的统计噪声，特别是 PET 全身显像。另外 CT 透射扫描所需时间的缩短，增加了 PET 发射显像的采集时间，因此对一恒定的采集时间而言，PET/CT 降低了统计噪声。③ CT 透射扫描的时间明显缩短，在临床上可增加病人的舒适度，提高 PET 病人的流通量。④ 不需要订购或定期更换标准 PET 所用的透射源，节约了费用。⑤ 另一个可能的优点是 CT 数据直接参与图像的重建过程，这能够应用最大归纳法图像重建。

对于 PET/CT 检查来说，体部 CT 扫描大都采用同一条件在采集，因此图像质量要比相对应部位 CT 扫描条件的图像差，对于各部 CT 表现，可参照相关 CT 书籍，我们在这里稍加分析伪影及克服伪影的措施。

伪影（artifact）是指在扫描过程中产生的某些异常影像，与病变本身无关，但可以降低图像质量，妨碍病变的分析。总体上伪影分为两大类，一是与 CT 设备有关，另一类与被扫描物体有关。准确认识和分析不同的伪影以及产生的原因，是正确作出诊断和及早发现设备异常的前提，才能避免和减少伪影出现。

（一）伪影和产生伪影的常见原因

1. 环状伪影　在扫描野、显示野内，特别是被扫描的结构内，见高密度（白色）或低密度（黑色）影，或两者同时出现，而局部正常组织解剖结构不能显示；多个环状影同时出现时，呈同心圆状排列，常见于探测器、模数（A/D）转换器损坏或从探测器至中央计算机信号传递过程中电缆接口的某一部分松脱。

2. 条状伪影　是在扫描显示野内，出现直条状高或低密度影，可为一条或多条，也可呈无规则直条状排列，多由探测器、A/D 转换器、AP 系统（陈列处理器）或传输电缆工作状态不稳定，即在扫描过程中的某一瞬间呈异常状态。

3. 点状伪影　位于扫描野的中心，实际属环状伪影的一个特殊表现。另外，还见于球管不在中心位置，CT 机使用前未作校准（calibration）。常呈黑或白色点状。当病人位置不在扫描中央时，应注意鉴别，以免误认为病变。

4. 混合状伪影　条形或环状伪影同时出现，严重影响图像质量。产生的原因很复杂，多为上述一或两种原因的综合结果。

5. 指纹状伪影　在球管极度衰老，即损坏前出现，一般很少见到。

6. 设备其他原因伪影　球管使用过久，光束硬化，以及探测器敏感性的漂移也可产生伪影。

（以上 6 种伪影主要由 CT 机设备异常所造成，下面介绍的是设备以外原因）

7. 密度差异造成的伪影　位于体内，如手术放置的金属物（银夹）、胃肠道内未排空的钡剂及肝癌碘油栓塞后等，和位于体外，如未及时移去金属物及贴于身体表面的高密度物（金属的膏药等），均可产生星芒状或条状伪影。另外，在两种密度差异较大的界面处，如胃内高密度造影剂与气体交界处的边缘，出现条状伪影。在骨骼较厚的部位，身体厚度和宽度差异很大的部位，如颅底、肩部、盆腔和扫描野外肢体等，也可出现伪影。

8. 运动性伪影　虽然目前 CT 的扫描速度明显加快，多在 2～5s 左右，但在每次 CT 扫描过程中，仍不能保证在这么短的时间内保持不动，尤其是脏器的自主性运动，如心脏的搏动、没有屏气或屏气不好时的肺呼吸运动、胃肠的蠕动等，都可产生伪影。另外，扫描期间病人身体的移动将产生明显的伪影。

9. 扫描条件不当造成的伪影　由于 CT 检查时，采用的扫描参数不当，同样能产生伪影。多由于扫描野和显示野与被扫描部位大小不匹配时，在图像周边部产生高密度伪影。扫描参数设定过低，也容易产生伪影。

10. CT 导致 PET 图像边缘伪影 由于 PET 使用了 CT 的数据进行衰减校正，对于 PET 图像的边缘，如体部扫描全身图像的起始及终末部，在横段面上，PET 图像欠均匀，对边缘病变的诊断将有一定的困难，因此该部位有病变时，例如鼻咽癌的病人，鼻咽部以上部位要尽可能的多一些，以减少边缘伪影而影响病变的判断。

总之，伪影的原因要全面分析，结合具体情况加以克服。

(二) 克服伪影的措施

由于 CT 机器设备故障造成的伪影，应该及时请工程师维修，及时排除。在日常工作中，需要按操作规程，爱护设备，定期检修，以减少故障的出现，从而避免伪影的产生。

其他原因造成的伪影，通过采取一些必要措施可以克服或尽可能减少。CT 检查前，应了解病人近期是否作过胃肠钡剂检查，如服过钡剂，应等钡剂排空后再行 CT 检查。事先除去病人体表的金属和高密度物体，如硬币、钥匙、膏药等，就能克服因密度差异造成的伪影。

CT 摄影可以精确地测出各种组织的 X 线吸收值（CT 值），但在实际的 CT 摄影有一种所谓的“部分容积效应”（partial volume effect），对 CT 值的准确测定会发生影响。CT 层厚是关键因素，其次是被检物体周围组织。

现代 CT 分辨率高、扫描时间快，但我们还需要熟练掌握 CT 增强和后处理技术：目前多层螺旋 CT 的快速扫描适用于器官的多期研究，增强 CT 将有助于病变解剖结构的精确定位，对 ^{18}F-FDG PET 阴性肿瘤的诊断价值尤为明显，如原发性肝细胞肝癌、肾脏透明细胞癌等。^{18}F-FDG PET 显像有助于病变的探测与定性，CT 造影剂与 PET 示踪剂的联合应用无疑会提高对病变的诊断效能。一般认为当需要对病变进行精确定位的前提下，如制订放疗计划、穿刺活检及肿瘤或其转移灶 ^{18}F-FDG 呈阴性时，主张完成常规 PET/CT 采集后再进行 CT 的增强扫描（口服或静脉用造影剂），以获得诊断意义的 CT 图像（diagnostic CT）。重视利用 CT 强大的后处理功能，采用多平面重建（multiplanar reconstruction，MIP）、最大密度投影（maxium intensity projection，MPR）、表面遮盖显示（shaded surfaced display，SSD）及 CT 仿真内镜（CT virtual endoscope，CTVE）等可以对病变进行多方位显示。

在我们的日常工作中，伪影主要多见于：体外的金属物、假牙、治疗中体内存留的金属物、骨骼对内脏的伪影、呼吸运动、心跳造成的伪影。对于体外可能的金属物，在检查前可嘱检查者取出，就可避免伪影的产生。

三、PET/CT 融合图像分析

PET/CT 将 CT 和 PET 安装在同一机架上，实现了解剖结构和功能图像的同机图像融合，具有多层螺旋 CT 的高空间分辨率，解剖结构清晰的特点，弥补了 PET 空间分辨率的不足，同时又具有 PET 的功能、代谢显像的优势，达到了取长补短、信息互补的目的。

PET/CT 不需要病人从一台机器换向另一台机器，减少了位置误差。将代谢图像与功能图像的融合，双方信息的互补能够明显提高肿瘤诊断和分期的准确性，改变了单纯采用 PET 和 CT 诊断中约 30% 病人的临床诊断，特别是显著提高了对小病变的诊断能力；降低单纯 CT 或 PET 检查的假阳性和假阴性，使得肿瘤的诊断和治疗上了一个新台阶。香港养和医院在 2002 年广州召开的两岸三地 PET 研讨会上介绍了 PET/CT 临床应用初步经验，Biograph LSO 晶体 PET，提高了灵敏度，图像的衰减采用 CT 透射图像，每个床位 1～3 min 的发射显像即可获得较好的 PET 图像，1 min 显像主要用于病人虚弱或不合作患者。全身图像的采集过程从原来的 1 h 缩短为 15 ～ 20 min，增加了检查病人的流通量。

PET/CT 另外一个重要方面的价值是可帮助医生确定生理性摄取与肿瘤性摄取，增加诊断的信心，如 Cohade 等报道应用 F-FDG PET/CT 可以鉴别锁骨上区域的脂肪组织（USA-Fat）、肌肉及转移淋巴结，347 例患者 359 次 PET/CT 显像发现有 49 例（14.1%）锁骨上区有异常 FDG 摄取，其中 14 例（4.0%）CT 显示为脂肪组织引起的 FDG 摄取，其 SUV 与转移淋巴结或软组织肿块的 SUV 无显著性差异。

应用 CT 图像进行衰减与散射校正尚存在以下几个问题：（1）螺旋 CT 的采集需在屏气条件下进行，而 PET 的采集需每个床位 5 ～ 10 min 连续采集，胸部 CT 的扩大将引起 PET 与 CT 在胸部图像融合的欠精确，特别是对于前壁而言。如果病人在螺旋 CT 扫描时自由呼吸，这将降低 CT 图像质量，引起运动伪影。因呼吸运动带来的定位误差在上下位置大约 12 mm，有作者提出透射数据可由呼吸门控的方式来获取“屏气”的透射扫描。仅就 PET 衰减校正因子本身而言，不需要高空间分辨率的标准 CT 扫描图像，CT 图像的一些不均一的模糊影尚可用于 PET 与 CT 图像的匹配。(2) 增强剂的应用在 PET 显像中也存在问题，可引起流量的衰减，若进行衰减校正可带来误差，肠道的造影剂尚可增加肠道运动伪影的影响。体内的金属异物（如心脏起搏器、金属化疗泵、术后金属银夹等）、胃肠造影残留的钡剂、皮质骨与含气脏器交界处会产生明显的 X 线束硬化效应或伪影，此时应用 CT 数据作衰减校正的 PET 融合图像上会出现局部区域校正过度和 FDG 的高浓聚（假阳性）结果。

Cohade 等报道 36 例肺部肿瘤患者 PET/CT 对肺部病变融合的精确度，肿瘤直径为 15.6±9 mm，PET/CT 检查过程中病人自由呼吸，结果示下肺融合的误差（10.2±6.55 mm）高于上肺（6.67±4.28 mm），且左肺的误差（8.33±5.05 mm）略高于右肺（6.25±3.92 mm）。Nakamoto 等报道生理性活动对上腹部器官的形状、大小以及定位等方面的影响，46 例临床怀疑肿瘤的患者分别进行 CT 或 ^{68}Ge 透射扫描的衰减校正 PET 显像，分别测量上腹部器官（肝、脾、肾脏）大小，结果发现肝脏的上边界与脾脏下边界有 10%患者 CT 衰减校正与 ^{68}Ge 校正误差可达 20 mm 以上，大多数患者位置差别小于 10 mm。下肺或胸膜下肺内小病变 PET/CT 检查时，可出现 CT 所示的小病灶在 FDG 代谢图像相应层面上未见 FDG 的浓聚，而在上下邻近层面见 FDG 浓聚。肝脏近膈顶的病灶由于呼吸运动的影响 ^{18}F-FDG PET 影像误认为是右肺下野。作者认为病灶的定位诊断以 CT 为可靠，也可参考未经衰减校正或用 ^{68}Ge/Ga 校正的 PET 图像。Osman 等也报道了应用 CT 作 PET 衰减校正在病灶定位方面的误差，300 例患者进行 PET/CT 显像，分别比较 ^{68}Ge 校正 CT 融合与非融合图像、CT 校正融合与非融合图像、PET 非衰减图像，其中 6 例（2%）在应用 CT 校正或融合时出现定位判断的错误，肝脏顶部的病变由于 PET 与 CT 检查过程中呼吸运动的影响误认为是右肺病变，但是在非衰减校正或 ^{68}Ge 校正非 CT 融合图像中，无定位误差。

PET/CT 中由于 PET 采集的速度相对较慢，而 CT 采集的速度非常快，尤其是多层 CT 的应用，所以采用快速采集的 CT 图像对相对采集速度慢得多的 PET 图像进行衰减校正时必然存在时相误差。对呼吸条件的控制是获取理想的配准图像和正确的 μ 图的关键因素。在 CT 扫描过程中允许病人自由呼吸，这样可以减少 μ 图的误差，但是同时也降低了近前胸壁解剖信息的质量。有作者建立了“正常呼气而控制吸气（normal-expiration and breath-hold）”显像程序，被认为是解决呼吸运动影响最好的方法；而应用“最大呼气而控制吸气”或“最大吸气而控制呼气”的显像程序，PET 与 CT 断面的差别最大，结果最差。大多数情况下，一般主张自由呼吸。Beyer 等对 62 例患者进行 PET/CT 显像，一组为正常呼吸，而另一组为有限制的吸气（limited breath-hold technique），结果显示正常呼吸组大多数病例可见因呼吸运动产生的伪影，当应用有限制的吸气时，膈肌部位严重的伪影可减少一半，呼吸运动产生的伪影减少至少 40%。呼吸门控技术的应用对提高 PET 图像中小病灶分辨率，对放射治疗计划提供精确定位具有重要价值。在 CT 检查过程中要求病人双上肢上举以减少衰减和束流的增强效应，但是 PET 检查的过程较长，病人常常不能耐受。Erdi 等报道呼吸运动对 PET SUV 定量结果的影响，吸气末与呼气末测定的 SUV 最大值可相差 24%。呼吸门控技术的应用将有助于提高图像融合的精度，提高 PET 图像中小病灶分辨率，对放射治疗计划提供精确定位具有重要价值。

PET 与 CT 同机图像融合后，由于呼吸、心脏搏动、胃肠蠕动等因素的影响，将会使 PET 上的病变错误定位于 CT，因此我们在分析融合图像时要加以仔细分析避免产生定位错误。

7.3 结果判断

一、PET/CT 图像的解读主体

在 PET 刚起步时，PET 这项技术没有得到放射学者和肿瘤学家的认可，甚至也不被核医学家同行的认可，称它不切实际，成本高，且过于复杂烦琐。而且 PET 肿瘤显像结果应该由哪个医学专业来读片及

向病人进行解释工作呢？是核医学专家、放射学家还是肿瘤学家呢？

由于PET显像需要运用放射性核素，核医学医师对放射性示踪剂的特性比较熟悉，所以能够使核医学家成为PET研究的主要读片者。尽管^{18}F-FDG PET的解剖分辨率要优于核医学的其他显像方法，但是它仍然不够完善并且研究诊断经常需要与具有更高解剖清晰度的其他影像检测方法（CT、MRI、超声）详细比较。通常，由于核医学专家对这些显像技术了解有限，在应用PET中对解剖定位有一定的局限性。

对放射医生来说问题又不一样，放射学医生对错综复杂的解剖结构显像了如指掌，但是他们很少接受核医学方面培训，导致对示踪剂的动力学和显像机制方面不甚了解。尽管肿瘤医生对癌症患者情况最熟悉，但他们却未能得到对病人CT或MRI的首要解释权；这种情形也不太可能因为PET的出现而改变。

PET图像常在一个工作界面上用两种模式显示：PET及CT图像，有可旋转最大密度投影（MIP）、横断面、冠状面、矢状面以及多平面重建（MPR）。而且可以三维显示图像，病变可见清楚地显示在不同的断面。

目前在我国PET/CT的解读以核医学科医生为主，学习必要的解剖及相关的影像学知识，在实践工作中不断学习、提高。也有PET中心核医学科及放射科医师各自分工，相互协作。在国外某医院，建立了解读癌症病人^{18}FDG PET图像的小组，要求每个图像都由一个核医学医生和胸部/腹盆部放射科医生共同解读；头颈部和肌肉骨骼的肿瘤病变要与相应的放射专科医生商议。这个过程中医生们发表各自的专科意见，共同提高图像解读的质量，相互学习。而且实践表明专科放射医生在指导临床医生使用PET起着重要作用。这种模式是比较合理的，可应用于其他大的、有多专科的放射部门，但对较小的部门是不太合适的。

然而，PET不只是^{18}F-FDG的PET。事实上^{18}F-FDG只是大量的几近无限制的用于PET显像的放射性药物中的一种，需要多种的核医学药物来发展PET，因此需要长时间的培训来了解放射性药物的产生和发展。

另一个在决定谁来解读PET图像时需要考虑的重要因素是培训，即怎样判断一个显像专家能够胜任PET图像的诠释工作。很少有放射医生和核医学医生在住院医生期间或初级培训时接触过^{18}F-FDG或其它示踪剂的PET研究，所以什么标准和机制能用来评价精通程度呢？实际上每个从事PET工作的人都是从培训中不断学习的。

PET显像的高级研究涉及多种示踪剂的注射、动脉血采样、示踪剂代谢的血浆浓度分析以及详细药物动力学模型，谁能从事这项研究呢？鉴于当前进行^{18}F-FDG PET研究的放射医生和核医学医生对这项技术都没有足够的经验，又缺少第三方的资助，因此在这方面的投入有待加强。

总之，PET图像的解读出现了三种实践模式：在大的综合性的有不同专科的放射部门，由核医学医生和专科放射医生组成小组，共同研究PET的模式将会盛行，两科医生都会互相学到很多经验。这种模式无疑PET显像的所有潜能尽可能地发挥在解决现有的临床问题上。在一些核医学科没有与放射科融合的医院中，PET图像就主要由核医学医生解读。

二、如何解读PET/CT图像

PET/CT的图像分为三部分，即PET图像、CT图像、PET/CT融合图像，因此需要对三种图像逐一判读，进行病变的定位、定性。尤其对于单纯PET显像较为薄弱的脏器如泌尿系统要更加仔细的进行CT识别病变，避免漏诊。

PET/CT图像经重建后分析，可以观察到PET、CT、PET/CT融合图像的全身360°旋转的投影图像（projection imaging）以及3个不同切面即横断面（transaxial imaging）、冠状面（coronal imaging）、矢状面（sagital imaging）图像，并可根据不同需要而进行三维调整。对于PET图像可肉眼分析，根据病灶区的放射性分布可为高代谢灶（或浓聚灶）和低代谢灶（或放射性缺损灶）。高代谢灶：病灶区放射性浓聚程度高于周围正常组织；低代谢灶：病灶区放射性浓聚程度低于或等于正常组织。也可半定量分析运用标准摄取值（SUV）测定病变对葡萄糖的摄取比例。但进行病灶定性诊断时须结合病灶的浓聚程度、形态、大小并与参照组织（如纵隔血池影）的浓聚程度相比较，结合临床病史及CT表现来进行综合分析。

PET/CT虽然可以提供精确的解剖定位，但是由于体内器官的生理性运动以及PET和CT的非同步采集，实际应用过程中尚可引起一定的融合误差，在图像判读过程中需注意结合上下连续的几个层面，病灶的定位诊断建议以 CT 为可靠。Osman 等报道 300 例患者中 6 例（2%）出现定位判断的错误，肝脏膈顶部的病变误认为是右肺病变，通过非衰减校正或^{68}Ge 校正 PET 图像可予避免。Cohade 等 36 例肺部肿瘤 PET/CT 结果显示下肺融合的误差高于上肺，左肺的误差略高于右肺。Nakamoto 等报道 46 例患者生理性活动对上腹部器官的形状、大小以及定位等方面的影响，发现肝脏的上边界与脾脏下边界有 10%患者 CT 衰减校正与^{68}Ge 校正误差可达 20 mm 以上，大多数差别小于 10 mm。

为提高^{18}F-FDG PET 肿瘤显像的临床功效，进行^{18}F-FDG 肿瘤显像时首先要认识到下列几项基本原则：

1. 掌握^{18}F-FDG PET 肿瘤显像的临床适用范围。尽管绝大多数人体恶性肿瘤组织（包括肿瘤的原发灶和转移灶）都对^{18}F-FDG 有较高的摄取能力，但作为一种特定的肿瘤代谢显像剂，^{18}F-FDG 并非在所有的肿瘤组织中呈高水平摄取，因此^{18}F-FDG 肿瘤显像并不适用于所有肿瘤的检测。对于某种特定的肿瘤，^{18}F-FDG PET 显像在癌肿发展不同的时期会有不同的检测结果，而且会受到多种因素的影响，因此要更加注意 CT 上的改变。

2. ^{18}F-FDG PET 肿瘤显像的临床适用范围包括了对已知病灶的良恶性鉴别诊断、恶性病灶的分期和分级、鉴别癌病灶的复发与治疗后所致变化、对各种抗癌治疗的疗效进行监测及病情的预后判断以及为原发灶不明确的癌肿寻找原发灶等。诊断目标不同，^{18}F-FDG PET 肿瘤显像的临床价值也有所不同。

由于 PET 显像仪器本身的局限性，^{18}F-FDG PET 肿瘤显像常不能探测到微小的癌病灶。采用不同的 PET 显像仪器，^{18}F-FDG PET 显像结果有一定的差别。在显像过程中许多技术性的因素也会对最终的显像结果产生很大的影响。

3. 除肿瘤组织摄取^{18}F-FDG 外，体内的正常组织及良性病灶也摄取^{18}F-FDG。因此要准确判断^{18}F-FDG PET 显像结果必须首先掌握^{18}F-FDG 在体内的生理性分布及变异，并能识别各种非恶性肿瘤性的病理性因素对显像结果的干扰，掌握排除方法。

4. 相比其它方式的肿瘤显像，^{18}F-FDG PET 肿瘤显像的另一个优势是可以对肿瘤组织进行定量或半定量分析。但定量分析会受到多种因素的影响，因此分析方法的选用要适当，操作要规范，对结果的解释要慎重。

7.4 定量及半定量分析

同 PET 显像可动态观察显像剂在体内的分布及变化过程，可了解局部组织、器官的功能代谢情况，借助合适的生理数学模型及软件，可将 PET 影像的放射性浓度分布图转换为更具生物学意义的参数，如葡萄糖代谢率、氧代谢率、DNA 或蛋白质的合成速率、受体的数量与亲和力等，使进一步深入研究人体正常及病变组织的功能与代谢成为可能。F-FDG PET 显像分析可分为直接测定组织葡萄糖代谢率（MRGlc）的绝对定量分析法和间接反映组织 MRGlc 的半定量分析法。对于 PET/CT 来讲，定量及半定量分析与 CT 没有直接关系，仍是依靠 PET 的分析。但是在半定量分析中，由于 PET 使用 CT 进行衰减校正，对 SUV 值还是有一定程度的影响。

CT 根据不同的组织密度来界定 CT 值，X 线穿过人体的过程中，计算出每个单位容积的 X 线吸收系数（即衰减系数，μ 值），将 μ 值换算成 CT 值。某物质的 CT 值等于该物质的吸收系数与水的吸收系数之差与水的衰减系数相比之后乘以 1 000，其单位为 Hu（Hounsfield unit）。人体组织的 CT 值界限可分为 2 000 个分度，上界为骨的 CT 值（1 000 Hu），下界为空气的 CT 值（-1000 Hu）。依据 CT 值的不同可区分病变的密度，从而来鉴别病变的可能性质。

一、定量分析

葡萄糖是人体重要的能源物质，组织、器官的葡萄糖代谢情况在很大程度上反应其功能状态。应用^{18}F-FDG 通过 PET 显像可以测定体内葡萄糖代谢率，^{18}F-FDG 通过运输葡萄糖的可饱和性载体来实现血液和组织之间的转运，并且它们在组织中都可与葡萄糖竞争细胞膜上葡萄糖转运体（GLUT），进入细胞内后在己糖激酶的作用下分别转变为各自对应的 6-磷酸己糖。与 6-磷酸葡萄糖相比，由于 6-磷酸脱氧葡萄糖的 C-2 位上没有氧原子，所以不易被葡萄糖 6-磷酸酶降解，同时 6-磷酸脱氧葡萄糖也不受葡萄糖-6-磷酸脱氢酶（G-6-P-DH）作用，也不被糖原异生途径上酶分解，因此 6-磷酸脱氧葡萄糖停留在细胞内，不发生进一步的变化，这为 PET 定量测量提供了客观基础，同时当[18]F-FDG 在体内达到平衡后，通过已建立的动态房室模型和可测量的参数（如速率常数、集总常数、血浆内葡萄糖变化曲线等）可以测定葡萄糖代谢率。PET 图像的定量分析包括了体内局部血流（BF），局部葡萄糖代谢率、局部氧代谢率、神经递质如[18]F-L-DOPA 的测定、受体的密度测定等，每种测定的方法复杂困难，方法也多样化，部分尚需连续的动脉采血，需要受试者的密切合作。

以脑局部葡萄糖代谢率的测定为例：[18]F-FDG PET 已经成功地应用在正常人的功能研究和多种脑部疾病的诊断等方面，对于所获得的[18]F-FDG 图像，可以从两种截然不同的水平上进行分析，例如，对于脑肿瘤的[18]F-FDG PET 图像，仅通过肉眼分析而不需要定量分析即能达到临床诊断的要求，然而 PET 的价值并不仅仅如此，通过合适的房室模型和定量分析，可以探索脑内基本的生理和生化参数。Phelps 和 Huang 等在 Sokoloff 的动力学模型基础上，考虑了去磷酸化过程，修正了动力学模型，即为现在通用的三室模型，[18]F-FDG 的三室模型由血浆 FDG、脑组织 FDG 和组织中的 FDG-6-PO_4这三部分组成。在平衡状态下，葡萄糖利用率为一常数，假设没有糖原合成与分解，那么，葡萄糖的磷酸化率等于糖酵解率，且糖酵解过程中任何一步的速率等于糖酵解总过程的速率，这样测定处于滞留和平衡状态的 FDG -6-PO_4即能计算出葡萄糖的代谢率。具体的测算公式如下：

$$\text{rCMRglc}=\frac{C_p}{L_C}\times\frac{K_1K_3}{(K_2+K_3)}\times\frac{C_2\,(\text{T})-C_1\,(\text{T})}{C_2\,(\text{T})}$$

其中 rCMRglc 为局部的脑葡萄糖代谢率，C_p 是血浆内 FDG 的浓度，L_C 为集总常数，K 为速率常数，C_1（T）和 C_2（T）表示注射后某个时间（T）组织内 FDG 和代谢产物的浓度。

多位研究者分别对脑葡萄糖代谢率测定所需要的动态速率常数进行测量后发现：通常速率常数平均值之间几乎没有差别。分别应用 Reivich 和 Phelps 所报道的速率常数测得的脑葡萄糖代谢率间没有显著性差异，并且应用个体值和组平均值测得的结果也没有显著差别，这表明测定正常人的葡萄糖代谢率时，采用平均速率常数测得的值误差很少或几乎无误差。然而速率常数不仅随年龄的变化而改变，而且病变区的脑组织与正常脑组织相比会有所不同，所以获得个体的速率常数是精确测定局部脑葡萄糖代谢率的必要前提。集总常数用于校正[18]F-FDG 与葡萄糖在转运和磷酸化方面的差值，在正常年轻志愿者中，[18]F-FDG 的集总常数为 0.52±0.028，这些数值体现的是整个脑的平均值而不是局部脑区的数值，它们只能严格地应用于针对正常人群的定量研究中，也可能应用于脑弥漫性病变，如 AD 等。Gjedde 等曾应用[11]C-甲基葡萄糖来观察脑局部集总常数的变化情况，他们发现脑区之间的集总常数变化不大，灰质和白质中基本相同，然而他们在脑梗死患者中发现存在两种不同的集总常数，其中一种在正常范围，而另一种远大于正常值，约为正常值的 10 倍。

虽然 PET 在空间分辨率、分辨率的一致性、计数统计、散射、随机符合、衰减校正和物理结构等技术方面存在一定的局限性，但 Hoffman 认为只要每帧图像能够采集足够的计数，可以得到很好的定量测定精度，并且随着目前新一代 PET 机的研制成功，其分辨率已经可以接近理论上的极限值（2～3 mm），这更加提高了葡萄糖定量测定的精度。近十几年来，有关应用 F-FDG PET 定量脑葡萄糖代谢率的研究越来越多，虽然研究者所用的生物动态房室模型基本相似，但不同实验室实际测得的相近人群中同一脑区的 LCMglu 差别较大，Heiss 统计的结果表明这种差异大体在 20%～30%之间，尤其是 William 实验室所获得的 LCMglu 值高于其他实验室所测得的，这其中可能的影响因素包括仪器分辨率、容积效应、仪器的敏感性、数据采集过程、ROI 大小、衰减校正方法、动脉采血情况（即输入函数）和速率常数的选择等等。更为常用的是半定量分析法包括统计参数图（statistical parametric mapping，SPM）和 SUV 等；实际测量时，葡萄糖定量常分为静态和动态两种方法。静态定量方法需要在注射[18]F-FDG 后 45～55 min 内进行一次静态 PET 成像，而动态定量方法要求从[18]F-FDG 注射开始起每隔一定的时间进行重复 PET 显像，由此可以得到多帧 PET 图像，两种定量方法的主要区别在于 PET 成像的方式，但无论是哪种方法，都需要每隔一定的时间采集动脉血。静态定量方法也可以称为“一次成像”法，实施过程较为方便，但计算过程中所用到的 K_1、K_2、K_3、K_4、LC 等值都是 Huang 从正常青年人群中得到的数据，不适用于有脑部疾患的患者进行葡萄糖定量测定；而动态方法通过动态采集 PET 图像，观察体内放射性的变化情况，继而通过 Patlak 分析得到个体的各种速率常数，确保对病变脑组织消耗葡萄糖定量的准确性。两维采集（2D）和三维采集（3D）是 PET 数据采集的两种模式，3D 采集是无间隔的采集方式，它的灵敏性是 2D 采集的 6 倍左右，噪音相当计数率（noise equivalent counting rate，NECR）大约是 2D 采集的 4 倍，而 NECR 与信噪比成比例。定量测定葡萄糖代谢率时，PET 采集模式应设置为 2D 采集（即钨间隔伸出），这与受体定量分析时不同，受体定量分析时，房室动态模型是一种主要方法，如果放射性配体在脑内动态变化的持续时间超过核素的几个半衰期，这种情况下继续以 2D 模式采集数据，常常在动态采集的最后几帧造成信息量（放射性计数）不足，这会引起重建过程中统计噪音较大，影响受体定量分析的准确性；这时如果采用 3D 模式采集，可以在短时间内获得足够的信息量，虽然 3D 采集时散射计数和随机计数会相应增加，然而合适的散射校正和随机计数校正方法的建立，保证了应用 3D 获得的数据进行受体定量的可靠性，无疑 3D 模式采集是 PET 受体显像时推荐的采集模式。然而，葡萄糖定量测定时，脑内放射性计数率高，如采用 3D 采集模式，很大程度上会增加随机计数，但增大定量的不准确度，应用 2D 采集模式，在规定时间内同样可以获得足够的信息量，减少随机计数。

现以西门子公司提供的定量软件为例简要说明脑内葡萄糖代谢定量静态方法的操作和程序：^{18}F-FDG 注射前采集动脉血，测定血浆内血糖浓度。在动脉取血侧的对侧桡静脉内弹丸式注入^{18}F-FDG 5.55～7.4 MBq/kg。每间隔一定的时间从桡动脉内采集动脉血，采集动脉血移入混有抗凝剂的试管内（每 5 ml 的试管内加入 EDTA 8.55 mg），将盛有动脉血的试管置于冰块中保存。从 FDG 注射时采集第一份动脉血样开始，按照表 7-1 的程序收集动脉血样标本。

表 7-1 动脉血样采集程序

时间间隔（min）	动脉血样数	血样采集间隔
0～3	10	20 s
4～10	7	1 min
12～30	10	2 min
35～60	6	5 min

将动脉血标本移入离心管中，应用离心机离心动脉血标本得到血浆。将血浆标本移入已知重量的试管内，测量试管的总重量，与空试管重量相减得到内盛血浆的重量，应用计数仪，测定血浆的放射性。通过以上的操作得到血浆的重量和放射性大小，将所得数据输入 Quant 程序内，得到脑内葡萄糖代谢率。应用静态方法定量测定葡萄糖代谢率的过程中，所采用的 K_1、K_2、K_3、K_4、FV 值来源于正常人，故此方法适用于正常脑，对于脑内存在病变的患者，则可采用动态定量方法。

其他的定量分析还有诸如放射自显影法、Patlak 作图法、输入函数的测定方法。

二、半定量分析

直接测定局部组织 MRGlc 是绝对定量分析最为准确可靠的方法，但该方法需要动态体层采集和多次动脉采血，在临床应用有很大的局限制。因此，寻找一种临床广泛运用的定量分析方法具有重要意义。近年来，国内外学者对肿瘤代谢显像标准摄取值（standardized uptake value，SUV）进行了大量实验研究，且 SUV 半定量分析在临床图像分析及研究报道中得到了广泛的认同，当时 SUV 值受到诸多因素的影响，如体重、注射药物的剂量、血糖浓度等因素的影响。

SUV 是指局部组织摄取的示踪剂的放射性活度与全身平均注射活度的比值；也被称作微分/剂量摄取比值（differential/dose uptake ratio，DUR）、微分/剂量吸收比值（differential/dose absorption ratio，DAR）和标准摄取比值（standardized uptake ratio，SUR）。一般以体重（BW）进行标准化，其计算公式如下式：

$$\mathrm{SUV}=\frac{\text{单位组织的放射性活度（MBq/ml）}}{\text{单位体重注射的放射性活度（MBq/g）}}$$

由于 SUV 值受到个体大小、血糖水平、注射药物后显像时间、部分容积效应及衰减校正的影响，因此很多学者采用了不同的校正方法。故此有研究者用瘦体重（lean body mass，LBM）、体表面积（body surface area，BSA）进行标准化可使用下列公式计算：

$$SUV_{BSA}=\frac{单位组织的放射性活度（MBq/ml）}{单位体表面积注射的放射性活度（MBq/m^2）}$$

$$BSA（m^2）=0.007184\times 体重（kg）^{0.425}\times 身高（cm）^{0.725}$$

$$SUV_{LBM}=\frac{单位组织的放射性活度（MBq/ml）}{每单位瘦体重注射的放射性活度（MBq/kg）}$$

$$LBM（女性）=（1.07\times 体重）（kg）-148〔体重（kg）/身高（cm）〕^2$$

$$LBM（男性）=（1.1\times 体重）（kg）-120〔体重（kg）/身高（cm）〕^2$$

当血糖水平（假定5.55mmol/L为正常）进行校准时，可校正为：

$$SUV_G=SUV\times 血糖水平（mmol/L）/5.55（mmol/L）$$

其他的核医学常用的半定量方法如ROI技术计算靶组织与非靶组织的放射性摄取比值法（T/NT），常采用肿瘤组织FDG摄取量与某正常组织的摄取量进行比较。对于不同的研究目的，可选取不同的组织作为对比，但其稳定性较差，其临床应用有一定的局限性。

应用CT数据进行PET图像的衰减校正，可引起PET放射性定量的高估。Nakamoto等研究结果显示，与^{68}Ge比较，CT衰减校正高估4.3%～15.2%（只有肺组织除外），骨骼病变测量数据明显高于非骨骼病变。当进行PET/CT与PET定量结果比较时，这种影响应予注意。体内的金属异物（如心脏起搏器、金属化疗泵、术后金属银夹等）、胃肠造影残留的钡剂、皮质骨与含气脏器交界处会产生明显的X线束硬化效应或伪影，此时应用CT数据作衰减校正的PET融合图像上会出现局部区域校正过度和FDG的高浓聚（假阳性）结果，这种情况可以通过询问病史，并且对照CT影像或阅读非衰减校正图像，即可避免PET的假阳性结果。

常规应用1%～1.3%的CT造影剂，一般不会影响PET图像的衰减校正与定量分析结果，但胃肠道钡餐检查后短期内肠道内残留的钡剂，可导致FDG摄取的假阳性。Nakamoto等模型和动物实验结果表明，高浓度的非离子型造影剂可以高估PET发射图像放射性的测量结果，CT值在1 360HU时偏差可达45%，200 HU时偏差在10%～15%，且这种偏差不依赖于放射性浓度的改变。Antoch等报道30例肿瘤患者有13%出现静脉或口服含碘的CT造影剂引起的PET伪影，这种伪影是由于静脉内未被稀释的造影剂血管内暂时性停留所引起，主要出现于胸部，而且可通过非衰减校正的图像予以识别。Cohade等模型测试和临床结果提示1.3%的低密度钡剂不引起明显的伪影，适合PET/CT临床应用，非衰减校正图像常有助于帮助排除高密度钡剂引起的伪影。关于CT值的测定原理及方法可见CT相关的专著。

半定量SUV值的测定在临床及科研中得到了一定的运用，由于SUV受到很多因素的影响，在实际临床使用中要慎重，因为良恶性病变的SUV值有相当一部分是有重叠的，如果单纯依赖SUV会有很大的误导，希望我们能够引起一定的注意，综合各种资料作出合理的判断。

（华逢春　管一晖）

参考文献

1. Truong MT，Erasmus JJ，Munden RF，et al. Focal FDG uptake in mediastinal brown fat mimicking malignancy：a potential pitfall resolved on PET/CT. Am J Roentgenol，2004，183（4）：1127-32
2. 管一晖．神经系统显像．见：马寄晓主编．实用临床核医学．第二版．2003
3. 赵军．FDG显像的正常分布及生理性变异．见：丁虹，赵军，管一晖，主编．PET临床病例精选．雅艺出版设计公司，2002
4. 王荣福主编．符合线路探测正电子成像与临床．北京：北京大学医学出版社，2004，129-150
5. 赵军，林祥通，阎紫宸． PET/CT：当前研究和应用新进展（综述）．国外医学·放射医学核医学分册，2003，27（5）：193-197
6. 徐白萱，田嘉禾，尹大一，等．^{18}F-FDG PET全身显像时颈背部肌肉对称性浓聚分析．中华核医学杂志，2003，23（6）：369-370
7. 付占立，王荣福．FDG PET显像的定量及半定量分析．中华核医学杂志，2004，24（5）：313-317
8. Paquet N，Albert A，Foidart J，et al. Within-patient variability of ^{18}F-FDG：standardized uptake values in normal tissues. J Nucl Med，2004，45：784-788

9. Fischman AJ，Thrall JH. Who should read and interpret ^{18}F-FDG PET Studies? J Nucl Med，2003，44 (8) ：1197 - 1199

10. Erdi YE，Nehmeh SA，Pan T，et al. The CT motion quantitation of lung lesions and its impact on PET-measured SUVs. J Nucl Med，2004，45：1278 - 1292

11. Kapoor V，McCook BM，Torok FS. An introduction to PET-CT imaging. Radiographics. 2004，24：523 - 543

12. 周康荣．腹部 CT. 上海：上海医科大学出版社，1993

8 PET/CT中心建立

PET/CT是正电子发射断层显像（PET）和X线计算机体层摄影（CT）二者融为一体的现代高科技医学影像设备。它不仅能提供病变代谢、受体及基因等功能分子影像（molecular imaging），而且还能提供精细的解剖结构图像及二者的融合图像（fusion imaging）。PET/CT的优势就在于它集中了PET和CT二者的优势，使PET的功能显像与CT的精细解剖结构图像两种显像技术的优点融于一体，形成优势互补，一次检查既可获得PET图像，也可获得相应部位的CT图像。既可对病灶进行定性，又可准确定位并获得病灶周围组织的解剖关系，对病变检出具有较高灵敏性和特异性。PET/CT是当今最完美、最高档次的医学影像技术（medical imaging technique），也是目前分子影像领域应用于临床的主导设备。大量临床应用研究表明，PET/CT已成为肿瘤、脑和心脏等疾病诊断及疗效观察的重要工具，也是研究人体内部分子相互作用动力学的最强有力的方法，其空间分辨精度已达到mm级水平。随着各种新型正电子放射性药物不断投入临床应用，以及临床前期研究的不断深入，PET/CT已成为融诊断和治疗为一体的全新的个性化医疗设备。进入21世纪以来，尤其是近几年PET/CT在我国发展非常迅速，各大城市具有一定实力医院都纷纷购置或计划购置PET/CT，建立PET/CT中心（PET/CT center），这将对我国功能分子影像（functional molecular imaging）在临床上应用起到非常重要作用。由于建立PET/CT中心的投入较大，设备更新周期长，因此初建PET/CT中心时一定要遵循“设施先进齐全、建筑布局及人才结构合理、环境及服务一流”的原则。

8.1 PET/CT中心设施、布局

一、PET/CT中心设施

要建立PET/CT中心，必须周密筹划，PET/CT中心设施一定要先进齐全，性能优良。既要考虑满足当前临床及科研对PET/CT工作的需求，又要考虑到PET/CT的发展，要有一定的超前意识，做好PET/CT中心发展的远景规划。PET/CT是核医学科重要的设备之一，一个PET/CT中心，一般包括PET/CT、医用回旋加速器和完整的化学合成系统三部分及相关设施，三者的有机结合才能充分发挥PET/CT中心的临床、教学及科研的优势，带动一个地区功能分子影像学的发展，发挥PET/CT中心最大的社会和经济效益。PET/CT中心的设施功能要先进、使用要便捷。

（一）PET/CT中心的主要仪器设备

建立一个PET/CT中心，必须有先进的PET/CT仪，医用回旋加速器和完整的化学合成系统及相关配套设备，其中PET/CT仪为PET/CT中心的核心设备。PET/CT仪性能的优劣也直接影响PET/CT中心的发展。

1. PET/CT仪

PET/CT机主要包括PET探头、CT扫描部分（X线管、探测器与信号转换系统）、机架、检查床、采集及处理工作站等。其他辅助设备可有激光洗片机、UPS电源及图文报告系统等。

（1）PET探头：主要包括晶体、光电倍增管和

后继电路等。晶体是 PET 探头的重要组成部分。探头晶体影响系统性能，PET 探头晶体不同，其图像质量所差别。目前 PET 探头采用的闪烁晶体主要有 BGO（锗酸铋）、LSO（硅酸镥）、GSO（硅酸钆）等，它们的物理性能不同。表 8－1是几种不同类型晶体物理性能比较。从表 8－1 可以看出，各种晶体材料性能各有优缺点，目前还没有发现用于 PET 探头非常完美晶体。从捕获光子率来看 BGO 晶体比 LSO 晶体高出 10%、比 GSO 晶体高出 15%。捕获光子率和探测器的灵敏度成正相关，也就是说 BGO 晶体的系统灵敏度高于 LSO 和 GSO 晶体。但是 GSO 和 LSO 的光子衰减常数比 BGO 小，即 GSO 和 LSO 比 BGO 具有更高的时间分辨率。GSO 的能量分辨率优于 LSO 和 BGO 晶体。采用不同晶体的系统设计必然尽量发挥各自晶体材料的优点，同时弥补各自晶体的不足。

晶体的尺寸（大小、厚薄）对系统性能的影响也较大，它也是在 PET 探头设计中必须考虑的重要因素之一。晶体薄系统空间分辨率较高，但是系统灵敏度会降低。同一种晶体相比，30 mm 厚度 BGO 晶体比 25 mm 厚度的灵敏度高出 20%；因此晶体的厚薄也影响系统性能。

表 8－1 不同晶体的性能比较

性能＼晶体	NaI	BGO	LSO	GSO	物理意义
捕获光子率	15%	40%	30%	25%	捕获率越大越好
光输出量	100%	25%	75%	35%	光输出量越大越好
能量分辨率	10%	16%	20%	12%	数值越小分辨率越高
衰减常数	230	300	50	60	越小越好
各向一致性	好	好	稍差	好	
放射性	无	无	有	无	

PET 探测器的系统性能是由探头模块组态、2D、3D 和 4D 采集模式、机架几何结构等综合因素决定。三维（3D）采集和重建技术是医学影像学的发展趋势，3D 采集的优势在于符合放射性核素衰变时能采集到向三维空间的各个方向都发出射线的真实情况，探测效率明显高于使用轴向隔栅挡住大部分射线的二维（2D）采集模式。由于各个公司采用的晶体、探头模块数目、采集模式、机架系统结构不同，使各部件的性能有很大差别。选择 PET/CT 仪器时要注重设备的系统性能、临床图像质量、适合临床应用的范围、临床应用软件和每一床位检查时间。反映 PET 探测器系统性能的主要参数有系统灵敏度、空间分辨率、散射分数等。这些性能对于系统临床性能有直接的影响。此外，晶体孔直径和病人通过孔直径大小要适中，如果太大将影响探头的灵敏度；如果太小则影响病人的检查，且不适合放疗计划系统的实施。大孔径者一般在 70～90 cm 左右，小孔径者一般在 55～60 cm 左右。轴向视野一般在 15 cm 左右比较合理，轴向视野小将影响采集图像的质量和采集时间。轴向视野太大将会提高成本。病人通过孔径大者有利于利用 PET/CT 显像和进行肿瘤生物靶区调强放疗计划的实施，是 PET/CT 临床应用的重要方面。选机时要充分考虑。

（2）CT 扫描装置：CT 扫描装置主要包括 X 线管、探测器及信号转换系统。CT 扫描装置主要是收集 X 线扫描信号，通过信号转换系统，将光信号转换为电信号，再转换成数字信号，将其输入计算机。探测器为 X 线扫描信息接受器，第一、第二代 CT 机的探测器由碘化钠晶体与光电倍增管组成，也有采用氟化钙与 BGO 晶体者；第三代 CT 用氙气电离室代替闪烁晶体。90 年代初 GE 公司采用了高效稀土陶瓷探测器以于低毫安秒的（mA·s）扫描。目前 PET/CT 一般配备的 CT 多为螺旋 CT。螺旋 CT 是在旋转式扫描的基础上通过滑环技术与扫描床连续平直移动而实现的。在扫描期间，床沿纵轴连续平直移动，球管旋转和连续动床同时进行，使 X 线扫描的轨道呈螺旋状，即螺旋扫描。螺旋CT是采集体积数据进行图像重建。螺旋CT的优点是提高了扫描速度，减少了运动伪影；由于是采集体积数据，层与层之间没有遗漏，并可进行薄层扫描，对三维重建提供了有利条件。目前多螺旋CT可以是2层、4层、8层、16层乃至64层。多螺旋CT易于完成运动器官扫描，可实现部分功能成像。

(3) 检查床：PET/CT仪检查床的移动及病人上下床要方便，承重安全可靠，因人体身高个体差异要求检查床要有足够长度，并配以头托、臂托等装置。检查床可以升降，其下降的最低点要使病人转移到轮椅上或担架上最为方便，检查床的床板材料要质地优良、结实耐用，又不能过多地阻挡射线面而影响图像的质量。

(4) 采集和处理工作站：计算机功能要强大，CPU处理速度要快，内存要足够大，硬盘也要有足够容量，以便容纳较多病人采集资料。3D采集与重建对计算机内存运算速度要求较高，不然运行速度会很慢，工作效率会降低。同时可配备可读写的光盘驱动器，以利于病人资料归档与存储。采集工作站最好与图像处理工作站分开，便于采集与处理独立操作，方便采集与处理。一体的采集与处理工作站在工作中不方便。图像采集与处理软件要丰富、齐全并灵活快捷。

(5) 心电触发器：主要用于心电门控采集。

(6) 图像胶片洗印设备：目前一般应用干式胶片机，最好用干式激光洗片机，它的图像清晰度与分辨率较高，图像效果好，如有条件可选用打印的胶片尺寸大一点的，图像大易于观察病变，临床医生也易于接受。

(7) UPS电源：PET/CT尤其是PET要求24 h通电，断电会影响探头部分晶体的输出效益，甚至会造成对电路板原器件的损坏。PET/CT的每一个部件都非常昂贵，电源正常是保证设备正常运转的必要条件，也是保护PET/CT设备原器件不受损的重要措施。因此，购置PET/CT时，必须配备容量足够大，断电后维持时间较长（4 h以上最好）的UPS电源。

2. 主要的PET/CT仪器型号

目前PET/CT设备主要有国外的三家公司的多种产品，它们分别是：

(1) 通用电气医疗（GE）系统的Discovery LS PET/CT，其CT部分分别配备有4、8、16层螺旋CT，PET的晶体材料为BGO，CT的孔径大于PET的孔径（分别为70 cm和59 cm）；Discovery ST PET/CT，其CT部分与Discovery LS PET/CT相同，CT与PET的孔径一致（70 cm），更有利于进行肿瘤生物靶区放射治疗定位；Discovery ST采用了众多的专利技术（比如位置灵敏光电倍增管，像素对像素符合技术采集处理系统，一体化机架和图像采集处理工作站等），使用Discovery ST进行全身扫描^{18}F-FDG注射量仅仅需要3.7 MBq/kg。由于Discovery ST系统具有较高的系统灵敏度，这可以保证快速完成全身扫描，并获得满意的临床图像。Discovery ST具有2D、3D、4D采集处理功能，临床医师可以按照实际情况确定采集模式以获得最佳的临床诊断图像。

(2) 西门子医疗系统

西门子Biograph PET/CT，分别配备有1、2、16层螺旋CT，PET的晶体材料LSO、CT与PET的孔径一致（70 cm）；有利于进行肿瘤生物靶区放射治疗定位；7～15 min内完成常规全身扫描；一次进床动作可完成功能及解剖显像。

(3) 飞利浦医疗系统

GEMINI双子星开放式PET/CT，分别配备有2、16层螺旋CT，CT与PET的孔径分别为70 cm和63 cm，PET的晶体材料为GSO。与上述两个公司的系列产品不同的是其CT与PET之间为开放式结构。

3. 医用回旋加速器

PET/CT使用的显像剂大多是用^{11}C、^{13}N、^{15}O或^{18}F等正电子核素标记的，它们的半衰期很短（<120 min)，因此必须用医用小型回旋加速器适时生产正电子核素，并标记成所需的显像剂。医用回旋加速器也是PET/CT中心重要设备之一。它是PET/CT中心临床和科研工作发展的基石。PET/CT中心应拥有回旋加速器，只有拥有回旋加速器才能保证正电子核素显像剂及时供应，保证PET/CT中心临床和科研工作的顺利进行。否则，PET/CT中心临床和科研工作将受到正电子核素显像剂供应的限制。若该地区^{18}F等半衰期稍长正电子核素显像剂供应及时，考虑到购置回旋加速器费用因素，也可暂缓购置回旋加速器。

医用回旋加速器基本组成，一般由离子源系统、D型加速电极、磁场系统、射频系统、真空系统、屏蔽系统、多种气体、提取系统、诊断系统、靶系统、冷却系统和电源系统等组成。不同型号回旋加速器结构差异较大，要根据 PET/CT 中心规模及建筑场地及对回旋加速器性能要求进行选取。

（1）离子源系统：离子源是产生需要加速的负离子。医用小型回旋加速器的离子源有两种，一种是质子源，产生氢负离子（H^-），另一种是氘核源，产生氘负离子（D^-）。目前以加速质子的加速器为多。但一些加速器可同时加速两种粒子。离子源系统主要由离子源、离子源电源配给器和气体控制系统组成。

（2）磁场系统：磁场系统产生磁场，使被加速的带电粒子在加速器内所控制的轨道中做圆周运动。一般由磁铁、线圈、磁场电源配给系统等组成。

（3）射频系统：射频系统是提供加速带电粒子所需的高频震荡加速电压，其频率与粒子多级轨道的旋转频率相等，一般由射频谐振腔、射频发生器和馈通电缆组成。

提取系统：提取系统是直接将加速的带电负离子从真空箱中引出然后使之通过剥离膜，被加速的负离子在通过剥离膜时被脱去 2 个电子而转变为阳离子，并能够调整引出的束流进入所选定的要生产正电子核素的生产靶。

（5）靶系统：靶系统是能够完成特定的核反应而产生某种正电子核素的装置。根据需求不同，医用回旋加速器可以提供多达 6～8 个靶，以便生产不同的正电子核素。各种类型的靶系统主要由靶室、真空绝缘箱、冷却系统组成。

（6）真空系统：真空系统是提供离子加速所需要的真空压力，防止束流丢失，并为高压射频场提供绝缘。

（7）冷却系统和气体：冷却系统包括水冷却系统和氦冷却系统。水冷却系统主要用于从不同系统中将热量带出，带出的热量在二级冷却系统中进行热交换，并将热量传送到初级冷却系统。靶头冷却用氦气。质子源需用氢气，生产的正电子核素传输需氮气和氟气，靶材料用氮氧混合气，化学合成模块用氦气和压缩空气等。

4. 常用医用回旋加速器

目前常用医用回旋加速器主要有加拿大 CTI 公司的 RDS-111、CTI-112、CTI-217，美国 GE 公司 PET trace、MIN trace，比利时 IBA 公司 cyclotron10/5、cyclotron18/9 等。表 8－2 给出了主要商品化回旋加速器性能参数。

表 8－2 常用商品化回旋加速器性能系数

公司	加速器名称	质子能量（Mev）	氘控能量（Mev）	最大束流	双束流	靶数	自屏蔽
GE	PET trace	16.5	8.4	75μA	可选	3～6	有
	MIN trace	9.6		50μA			有
CTI	RDS-111	16?		50μA	是	8	有
	CTI-112	11		50μA		1～5	有
	CTI-217	17		50μA			
IBA	cyclotron10/5	10	5	60μA	是	8	无
	cyclotron18/9	18	9	80μA			

5. 化学合成装置

完整化学合成装置也是 PET/CT 中心的基本配置。化学合成装置配备完整与否将直接影响 PET/CT 中心的临床应用、科研和向周围地区或单位输送正电子显像剂的情况。化学合成装置与加速器的靶室直接相连，加速器靶室生产的正电子传送到化学合成装置，通过自动化控制，可在较短的时间内利用特定的化学合成模块将正电子核素合成为简单的显像剂或化学前体，供 PET/CT 显像或进一步合成复杂的显像剂。

化学合成装置由计算机程序驱动，自动化操作。要根据需要配备不同正电子核素显像剂合成模块。如 ^{18}F-FDG 模块。化学合成模块根据需要尽可能配备齐全。以便制备所需的正电子核素显像剂。化学合成装置一般放置于辐射防护能力强、通风良好、消毒设备齐全的操作箱内，也称之为“合成热室”。合成热室要符合净化标准。此外还应具有自动分装稀释系统、分装热室和超净层流通风柜。化学合成装置生产的正电子核素显像剂在应用于患者之前必须经过质量控制。因此 PET/CT 中心还需配备放射性药物的质量控制设备，一般包括放射性活度计、薄层色谱仪（TLC）、高效液相色谱仪（HPLC）、气体色谱仪（GC）、多通道核素分析仪、pH 计和分析天平等常规质控设备。

6. 其他辅助设施

PET/CT 中心是一个由正电子核素生产、正电子核素药物合成、放射性药物质量控制、患者 PET/CT 检查、实验基础研究（包括正电子核素药物开发）、最后到医生阅片出报告结果等有机联系的整体。PET/CT 中心除有 PET/CT 机、回旋加速器、放射性药物合成系统之外，其他辅助设备是否齐全、先进也影响 PET/CT 运转效率。一个先进的 PET/CT 中心除有先进的核心设备外，还应有较好的辅助设施，如计算机图文网络报告系统、激光系统或喷墨打印机、扫描仪、激光干式洗片机、视频监视系统、血糖仪、辐射剂量系统、个人剂量报警仪、手操式辐射检测仪、表面玷污仪、先进的物品传输系统、放射性废液处理系统（最先进的可行生物降解处理、安全、环保），以及完备齐全的放射性核素防护用品。如：注射器钨合金防护套、多用途注射器钨合金防护罐、分装及运输用钨合金防护罐、注射放射性药物用的防护屏式车、废物防护箱以及铅防护衣、铅眼镜、铅用脖套、手套、铅玻璃等。此外先进的通讯、对讲及网络系统也是必需的，是使 PET/CT 中心高速运转的基本条件。应根据单位的经济状况及工作需要进行选配上述 PET/CT 辅助设施。

二、PET/CT 中心建筑要求与布局

PET/CT 中心建筑要符合正电子药物射线和 CT 防护要求，其布局要合理，PET/CT 中心建设要坚持功能齐全、布局合理、环境优美的原则。PET/CT 中心一般包括回旋加速器室、加速器控制室、放射性药物合成室、放射性药物分装室、放射性药物质控室、放射性药物注射室、病人准备室、PET/CT 检查室、PET/CT 控制室、血液室（定量分析用）、阅片室、登记室、候诊室、门诊室、医护人员办公室、主任办公室、研究室等。PET/CT 中心工作场所一般也分为三个区域：一为控制区，二为监督区，三为非限制区。控制区为放射性相对较高的区域，如回旋加速器室、化学药物合成室、分装室、准备室等。监督区为放射性相对较低区域，如控制室、质量控制室、血液室等。非限制区为无放射性区域，如阅片室、办公室会议室等。PET/CT 中心各个房间一定要按上述三区域原则布局。PET/CT 中心正电子放射性药物的制备和应用流程一般是由回旋加速器生产的放射性核素经化学合成为所需的放射性药物，通过质量检验后给受检者注射，然后进行 PET/CT 显像。因此，PET/CT 各房间布局要考虑工作流程快捷方便，又要考虑放射防护的人流和物流。工作人员、患者就诊登记大厅、患者候诊室人员流动分开，最好有单独出入口（图 8-1）。一般 PET/CT 中心选址要选择建筑一端或一层，或单独建设。国内一般医院 PET/CT 中心与常规核医学在一起，因此可考虑在原建筑旁建筑或改造。

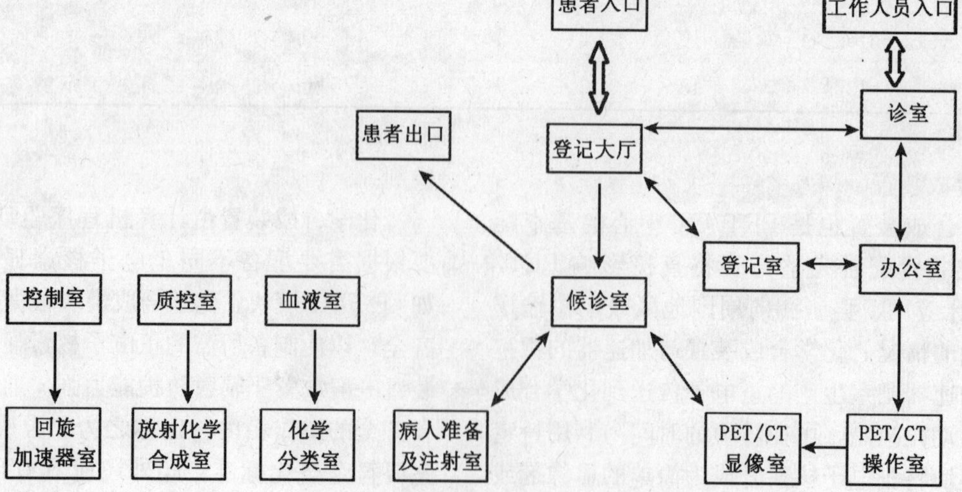

图 8-1 PET/CT 中心建筑布局结构示意图

PET/CT 检查室的面积依仪器设备的型号不同，其面积可在 24～36 m^2之间，室内高度在 2.7～3 m。PET/CT 检查室的地面必须水平，地面承重大于 3 吨。室内温度 20～25℃，室内每小时温度变化小于 1.5℃。相对湿度 35%～70%。空调应常年开放。建筑时 PET/CT 检查室内的电源插座位置、网络口位置等要考虑周全。

PET/CT 操作控制室主要是放置 PET/CT 计算机采集与处理工作站、计算机图文报告系统、激光打印机、干式洗片机等。面积 12～30 m^2。PET/CT 操作控制室要与 PET/CT 检查相邻，隔墙要安装 6 cm 铅当量的铅玻璃窗，窗口大小和高度要适中，操作者坐着操作时能方便地随时观察检查室内仪器和患者的情况为宜。操作室内空调也要常年开放。

由于加速器的自重、自屏蔽重量以及放射性合成热室的放射性防护重量总计在 30～40 吨左右，建筑设计时要考虑承重问题。建筑墙应为加适当的防护材料的混凝土，一般医用回旋加速器能量为 11～30 Mev，束流强度为 30～50μA，混凝土墙厚应为1.5～1.7 m，门应采用与混凝土墙厚等效衰减材料制作，门应有防中子和 γ 射线防护层，门的启动应安有电动按钮并与加速器系统连锁。各房室之间根据负压的需要，可安装平衡阀。加速器用自屏蔽占用面积相对小一些，一般回旋加速器室、加速器控制室、放射性药物合成室、放射性药物分装室、放射性药物质控室等的总面积应在150 m^2左右，室内房高 3 m；回旋加速器室 50～60 m^2，加速器控制室 12～15 m^2，放射性药物合成室 30～40 m^2，放射性药物分装室和质控室 30～40 m^2，气体储存室 10 m^2。气体储存室要有泄爆口和防爆门，此外气体储存室要远离火源，室内要用密封照明灯。加速器室要有良好的通风和空调系统，排风口要进行剂量监测。放射性药物合成室内的放射性热室要有单独的通风系统；放射性药物的质量的控制室要有单独的通风系统空调系统。

8.2 PET/CT 中心运行模式

PET/CT 是现代高科技医学影像设备，投资大，检查和维护费用高，且至 2006 年底，在我国尚未列入到医疗保险范畴，临床应用 PET/CT 受到一定的限制。此外，由于 PET/CT 这项新技术在临床上应用时间不长，临床医师对 PET/CT 了解不深入，甚至有些医师并不了解 PET/CT，也限制了 PET/CT 在临床上的广泛应用。PET/CT 集 PET 与 CT 检查优势于一体，在肿瘤、神经系统和心血管系统疾病诊疗中具有重要临床价值。因此，PET/CT 中心无论是院方出资建立还是吸引社会资金，或以股份制方式建立的，都要讲究 PET/CT 中心的运行效率，以取得最大的经济和社会效益。

首先，一个 PET/CT 中心运行必须有一支良好的宣教队伍，建立与临床医师良好关系，加强与各级临床医师的沟通，要让临床各级医师掌握 PET/CT 基本知识、临床适应证、临床价值、新的正电子显像剂的应用及其意义、优势及不足。只有临床各级医师充分掌握了 PET/CT 临床价值，才能使临床医师在临床工作中合理应用 PET/CT，提高疾病的诊疗水平。一个 PET/CT 中心宣教工作做的好坏，直接影响 PET/CT 经济和社会效益。

其次，要使 PET/CT 中心良好运行，严格的规章制度及合理的工作流程方式也是非常重要的。明确的规章制度是 PET/CT 中心运行的根本保证，合理的工作流程是提高 PET/CT 中心运行效率的前提。受检者到 PET/CT 中心登记检查，要建立受检者档案，由应诊医师详细询问受检者病史、既往史、病理或活检及其他检查如 CT、MRI、X 线、气管镜、超声、各种化验结果，及有无糖尿病史等；并向受检者详细介绍检查的方法、目的及意义、注意事项等，以便受检者配合检查。然后进入计算机网络登记系统，登记资料要齐全详细。

要使一个 PET/CT 中心良好运转，PET/CT 中心内各部分设备运转正常是其基本保证。其关键是正电子放射性药物即显像剂的产生，关系到每天 PET/CT 检查工作能否正常进行。因此，每天回旋加速器生产正电子核素及放射性药物合成是 PET/CT 中心良好运转关键步骤，只有正电子显像剂合成并检验质量合格，才能给受检者注射显像剂，PET/CT 检查才有可能运行。PET/CT 检查结束后，医师要预览受检者结果，无疑问后方可让受检者离开，否则对疑问部位重点检查。PET/CT 报告结果要集体阅片和上级医师签名，确保医疗质量。

第三，PET/CT 中心要建立随访制度，有专人负责，加强与临床沟通，与临床最终结果一般是病理结果对比，不断总结经验，提高诊疗水平

(图 8-2)。

PET/CT 中心的运行模式可分为：(1) 院方独立经营，实行成本核算型；(2) 院方与其它投资方合作经营，实行市场化运作型；(3) 投资方独立经营，实行市场化运作型。无论 PET/CT 中心采用怎样的运行模式都要按上述方法提高 PET/CT 中心的运行效率，并符合国家卫生政策。

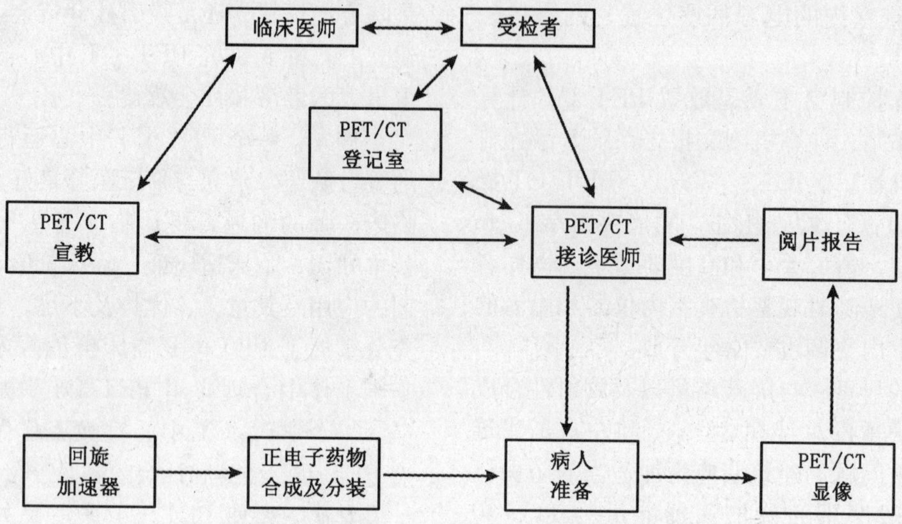

图 8-2 PET/CT 中心运行结构示意图

8.3 PET/CT 中心工作人员安排

PET/CT 涉及核医学 (nuclear medicine)、临床医学 (clinical medicine)、核物理学 (nuclear physics)、放射化学 (radiochemistry)、分子生物学 (molecular biology)、肿瘤学 (oncology)、医学仪器 (medical instruments)、计算机 (computer)、放射防护 (radiation protection) 等诸方面知识。此外从事 PET/CT 工作人员还要有较高的外语水平。PET/CT 中心工作涉及的知识面较广，如何合理配置安排 PET/CT 中心工作人员也是 PET/CT 中心要首先考虑的问题。由于人才是 PET/CT 中心发展的关键，因此，PET/CT 中心工作人员安排应遵循以下原则：以学术带头人 (中心主任) 为中心，分工明确，团结协作，充分发挥医师和技术人员的主观能动性，使科室形成一个团结、紧张、积极向上的工作团队。

学术带头人 (中心主任) 除具备丰富的理论知识外，还需要具备娴熟的操作技巧和丰富的临床经验。能够在阅片时紧密联系临床，对疑难病例做出正确的诊断。PET/CT 中心主任是 PET/CT 中心管理和指挥的中心。

医师队伍是 PET/CT 中心工作人员的重要组成部分。PET/CT 中心医师一般为 2～3 人。学历要求主治医师以上应为硕士研究生毕业或以上，主任医师应为博士研究生毕业，且为博士研究生导师或硕士研究生导师。PET/CT 中心的医师除有医学影像学专业毕业的以外，还应有临床专业毕业的医师。合理搭配，才能够组成一个互相补充、互相协调的战斗团体，提高工作的效率和质量。PET/CT 是高科技医学影像技术，其显像原理和临床应用与其它影像技术有明显不同，且 PET/CT 检查费用高，检查程序复查，临床医师对 PET/CT 认识不足，因此，PET/CT 中心应安排临床经验丰富的医师进行接诊，对预约登记环节也应重视。接诊医师首先要仔细询问现病史、掌握患者的病情、了解患者的其它影像及化验结果、了解患者检查前的治疗情况、了解患者有无手术史、手术或针吸病理、检查前的放疗和化疗情况等等。接诊医师要充分了解临床检查的目的和特殊要求，会同预约登记人员一道，根据正电子核素药物情况和患者情况合理安排检查项目及检查时间。并向患者或家属讲明注意事项、检查方法及检查步骤、检查持续时间和可能发生延迟和等待时间要尽可能事先向患者或家属说明，以求得患者及家属对 PET/CT 检查过程的理解与配合。

PET/CT 中心的医师除做好日常接诊工作外，要重点做好患者 PET/CT 的诊断工作，严把质量关，认真阅读每一病例的 PET 图像、CT 图像及二者融合图像。要坚持集体阅片制度，在做出诊断前要详细了解患者的临床资料及其它检查结果，结合 PET/CT 的表现做出诊断。

PET/CT 中心的预约登记人员（registration staff）要充分掌握 PET/CT 各项检查的适应证（indication)、检查的临床意义，做好患者的一般咨询和解释工作，详细登记患者的家庭地址、邮政编码、联系电话、住院号、病理号等以便日后随访。同时预约登记人员还要做好检查项目划价并核实收费单，安排好每天的检查项目及患者到 PET/CT 中心检查时间。并叮嘱患者的注意事项。同时做好登记资料档案归类、整理及随访工作等。

PET/CT 中心使用的正电子药物均为短半衰期放射性药物（short half life radiopharmaceutical)，如最常用的^{18}F-FDG，其半衰期仅为 110 min，而其他半衰期更短的核素如^{11}C，其半衰期约为 20 min。用医用加速器生产这些放射性核素药物，有很强的专业性。此外给患者静脉注射显像剂（imaging agent)，也要求有熟练的技术。因此，PET/CT 中心安排一定数量的放射药物化学人员、核物理人员、护师、技术维修人员等。维修人员与操作人员既要懂设备原理、计算机，又要有较高的英语水平。会操作会维修，做到使用周期内的管理与技术保障。PET/CT 中心医师与放射化学人员的学历博士、硕士比例要合理。同时 PET/CT 中心要安排一定人员做好科研和人才培养培训工作。

8.4 PET/CT 中心的科学管理

近年来，随着一系列新设备、新药物和新技术的应用，新的诊疗项目的增多，核医学迅猛发展，其越来越多地被现代医学所重视，已成为现代化医院不可缺少的学科之一。PET/CT 仪作为一种现代化高科技医学影像设备，使功能影像（functional imaging）和解剖影像（anatomic imaging）达到完美统一，使影像医学进入分子水平。由于其是以开放型放射性核素作为诊断手段的科室，具有特殊性，因此 PET/CT 中心的科学管理具有重要意义。如果未恰当地将放射性核素引入患者体内，会给病人带来不应有的放射性损伤；如果工作人员操作不当，会使操作人员接受到不必要的电离辐射损伤；如果放射性废物处理不当，不仅会污染环境，还会使工作人员及邻近居民受到放射性损伤，甚至造成严重后果。同时，PET/CT 中心是一个依赖大型精密仪器设备的科室，其影响因素很多，所以必须同时建立严格的质量控制，保障检查的高质量和仪器的正常运行。因此，必须建立和健全各项管理制度，采用相应的防护措施，严格遵守操作规程，加强对放射源和其他放射性物质的管理，以减少或避免射线对人体的损伤，防止放射性核素的丢失和扩散。对 PET/CT 中心进行科学管理提高其运行效率，使之适应医疗改革和科学发展的需要，使 PET/CT 中心发挥最大的经济效益和社会效益，是当前核医学面临的重要任务之一。

一、PET/CT 中心业务工作的管理与运行

1. PET/CT 中心内部的管理

PET/CT 处于分子影像的前沿，是分子影像与解剖影像的完美结合，在临床诊疗工作中具有重要地位。因此，业务管理是 PET/CT 中心的重中之重。在业务工作中应实行科主任负责制，确定科室负责人后，科室负责人应根据人员的配备情况，仪器设备等情况安排相应的工作，如人员的培训，制定工作进度，制定相应的工作制度，工作人员的具体分工等。由于 PET/CT 是一项非常复杂的医学影像技术，它一方面要求相关医务人员业务熟练，技术精湛，另一方面对工作安排的计划性要求非常严格，要使中心内的人员和需要检查的患者均要明白检查的要求和过程，这样才能保证最佳的检查效果，保证检查质量。在 PET/CT 中心工作的医生可能来自不同的专业，因此在工作中应发挥各自的优势，同时应学习相关的影像知识，工作中应多讨论，多交流。应改善服务态度，提高诊疗质量，积极开展医疗、教学和科研工作。

在实际工作中应坚持质量第一，一定要掌握好检查的适应证，突出 PET/CT 的检查优势，询问并补充好患者的病史、体格检查及其他相关检查资料，以确定所要检查的项目、部位及应使用的放射性药物的品种、剂量等；显像检查完毕，医师应先预览患者图

像，确定病人是否可以离去或增加体位等；检查结果如与临床某项结果不符，应分析其原因，必要时安排患者复查，以保证患者的检查质量；要保证诊断质量，其中重要的因素是要有好图像，因此必须保证高质量的放射性药物和合适的信息采集和图像处理技术。对加速器、药物合成、质量控制、数据采集、图像重建与诊断等每个环节均必须严格把关。应实行集体阅片制度，解决诊断中出现的各种疑难问题，不断提高医师的诊断水平，必要时请相关科室如放射科医师联合诊断；同时应加强本中心与其他各临床科室的联系和协作，使有关信息及时反馈，纠正和调整在诊断中出现的问题，不断总结经验。对主要病种进行病历跟踪，并与临床病理对比，计算诊断准确率，寻找自身薄弱环节，不断自我完善，使 PET/CT 中心的总体素质和报告质量不断提高。由于 PET/CT 检查的费用较高，因此诊断质量显得尤为重要，可以说 PET/CT 诊断质量是一个 PET/CT 中心发展的根本要素。

2. PET/CT 中心外部的工作

PET/CT 中心良好的运作对保证设备产生必要的经济效益和社会效益都是必不可少的。因此 PET/CT 中心要做好在医院内和医院外的宣传工作。我国核医学已发展 50 余年，但仍然未被临床有关科室及患者所广泛了解。同推广其他新技术一样，PET/CT 技术刚刚引入，大多数医务工作者更是不甚了解，因此有必要对临床医生，病人等进行不同层次的宣传。可采取学术讲座及科普宣传等交流方式进行。在宣传中应注意实事求是，准确，不要任意夸大误导。使临床医生和就诊患者对 PET/CT 有足够的认识，有利于中心的良性发展。同时由于设备昂贵，设备的投资来源不同，科室负责人应充分利用院内和院外相关政策，使 PET/CT 产生最大的经济效益和社会效益。

二、PET/CT 中心人员的管理

人作为 PET/CT 中心的诊断主体，对其管理充分发挥各自的优势，团结一致为 PET/CT 中心工作也是非常重要的。PET/CT 是集核医学和放射医学两种医学影像技术于一体的高科技产品，涉及核物理学、放射化学、电子学、计算机、医学影像和临床各科知识，因此 PET/CT 中心应是一个多专业多层次的综合技术人员结构的统一体。中心内除医护人员外，还应配备其他有关专业如核物理、核化学及计算机的人员。应贯彻执行各类人员的岗位责任制，明确分工，人员相对固定，医护可适当轮换，以扩大知识面。

PET/CT 中心主任是 PET/CT 中心的灵魂。其学术水平和管理才能将直接影响 PET/CT 中心的发展。PET/CT 中心主任必须肩负起以下职责：① 在院长领导下，实行中心主任负责制，全面负责 PET/CT 中心的医疗、教学、科研及行政管理工作。② 制定 PET/CT 中心的发展规划及工作计划并组织实施。③ 确定 PET/CT 中心工作人员配备及工作安排，具有人事权。④ 审定放射性同位素订货或生产计划，监督科内工作人员正确使用。中心主任是 PET/CT 中心安全生产第一责任人，随时检查科室的安全措施、药物保管与三废处理，以防发生差错事故。⑤ PET/CT 中心主任要带领所有工作人员学习先进的技术与经验，不断提高诊治技术，提高为患者服务的本领。⑥ PET/CT 中心主任负责科内工作人员的考勤、考绩工作，提出升、调、奖惩等意见。做好科室经济核算工作。⑦ PET/CT 中心主任要加强人才的岗位培训工作。通过专科培训、进修学习、学历达标等方式提升科室工作人员的整体素质。

医师在确保医疗质量方面具有举足轻重的作用，应对其严格要求。医师除具备相应的核医学知识和其他影像知识外，还应具备必需的临床知识，可选派相应人员去其他科室或其他医院学习，不断提高医师的素质，提高诊断能力。PET/CT 中心医师有不清楚问题时应及时向上级医师请教。人员配备上应根据实际情况安排主任医师、主治医师和医师若干名，构成人员梯队，在上级医师的指导下不断提高业务水平，并不断培养新人，使人员不脱节。PET/CT 中心的医师职责主要包括以下几个方面：

1. 主任医师和副主任医师工作职责：① 在科主任带领下分管负责本科的医疗、教学、科研、仪器设备与技术培训工作，并制定相应的发展规划。② 督促检查下级人员的医疗工作质量，具体解决医疗中的复杂疑难问题，并承担部分医疗、教学、科研工作。③ 积极学习并研究新的诊断技术、并负责向临床医师讲解其临床意义，推广新的检查项目。④ 全面负责教学及进修、实习人员的培训工作，负责科内人员的业务学习和技术考核工作，不断提高科室业务技术水平。⑤ 努力学习应用国内外先进经验技术，及时吸收最新科研成果，不断开展新的诊疗项目。

2. 主治医师岗位职责：① 全面参加具体的诊疗与技术工作，并代培养下级医技人员，能独立处理业务上较为复杂的疑难问题。② 配合上级医师，在上级医师指导下，具体负责临床教学、实习人员的培训工作和科内业务学习。③ 努力学习掌握国内外新技术新方法，积极参加科室的科研工作，不断提高诊疗和学术水平。

3. 医师岗位职责：① 在科主任的领导和上级医师及技术人员指导下，进行工作。努力向上级医师学习，努力提高诊疗水平。② 参与具体的临床与技术工作，自觉遵守操作规程，严防发生医疗差错事故。③ 担任实习教学、协助搞好进修、实习人员的培训工作。④ 参加新技术和科研工作，掌握科研设计和实验方法。

在技师方面，技师应为懂医技和计算机的高级专业技术人才，应深入了解和掌握所用仪器的性能和使用方法，注意事项，应严格按照操作规程操作，避免发生事故及仪器损坏，并应按要求进行定期保养。应不断提高技师的核物理和计算机水平，依检查目的调整显像过程中的各项参数，保证图像质量，以达到诊断目的，并确保仪器设备的正常运转。技师岗位职责主要是：① 在中心主任领导下，根据技术职称及操作熟练程度，分别负责仪器的日常操作、维护、保养与维修工作。② 负责建立科内大型设备的维修保养记录。③ 对多发故障、易发故障能够自行解决，对易损件更换能够自行完成。④ 参与科室的科研工作，积极学习国内外先进经验，为科室开展新的诊疗项目做好技术保障工作。⑤ 负责对实习、进修人员及下级人员的技术培训工作。

对于从事医用加速器、放射性药物的合成和标记方面的工作人员，应具备丰富的核物理及核化学知识。由于其工作的特殊性，应具备高度的责任心和良好的职业素养。在注射前应对放射性药物的种类、剂量等进行严格核对，并做好个人防护，并防止放射性药物的污染。应不断提高药物的合成和标记方面的工作人员的物理水平和生化水平，注重药物的研发，不断开发新的放射性药物，开展新技术和新项目。其岗位职责主要包括：① 全面负责医用加速器的工作，配合 PET/CT 中心的用药要求，做好生产计划。② 负责督促检查各个岗位人员的工作质量并向科主任提出奖惩意见。③ 做好医用加速器的成本核算。④ 督促检查技术维修人员做好仪器的日常维护保养工作，使设备能正常运转。⑤ 学习先进经验，配合 PET/CT 中心的临床科研工作，研制开发新的放射性药物。⑥ 做好生产药物的检验工作，要无菌且无热原，符合显像的要求。核材料工程学专业人员一人。具体负责原料药的投放与生产，制定原材料的采购计划，并负责废物的处理。医学工程学或工程学专业人员 2 名，具体负责医用加速器的日常维护、保养与故障的维修，保证设备的正常运转。医用加速器生产的正常进行还需要一部分后勤人员，负责科室的其他日常工作。

PET/CT 中心同时应注意人才的培养，如硕士生、博士生的培养，为国家培养高素质的后备人才。从临床、科研和教学等多发面全面发展，不断提高 PET/CT 临床应用范围，促进医学的发展。

三、放射性核素的管理

PET/CT 中心作为一个以开放型放射性核素为诊断手段的科室，放射性核素药物的管理是 PET/CT 中心科学管理的最基本环节和关键环节。任何一个环节均不应疏忽。因此，从工作场所的设计、剂量监督、放射性废物的处理、放射性污染的清除、工作人员的个人防护和保健等各个方面均应采取有效措施，以保护工作人员和周围人群的安全。PET/CT 中心的建筑设计符合防护要求并布局合理。

（一）放射性核素的保管

放射源应指定专人负责保管。无关人员严禁进入高活性区域。在放射性核素生产、分装、标记时应有严格的操作规程并严格按照操作规程进行操作，应严格执行无菌操作，并严防放射性核素污染。并应进行细菌培养、热源实验及溶液的酸碱度等的测定。做好生产时间、日期、剂量及质控的记录。

（二）放射性核素的使用

从事放射性核素药物操作的工作人员，应熟悉操作程序的各个环节，应达到熟练的程度。应进行冷实验。同时应作好操作中的防护设计，穿戴防护用具。操作应在通风橱内，并用铅砖及铅玻璃进行屏蔽，可用长柄镊来增加操作距离，尽量缩短操作时间，应严格规定具体程序，保证又快又稳的操作。操作过程中如有异常情况应立即解决，有玷污应立即处理，并在处理后进行探测。放射性核素使用时应严格执行两人核对制度，每次注药前应仔细核对病人的姓名、年龄、检查项目、所使用的药物种类及给药剂量，防止发生差错。同时，应保持实验室的清洁。在实验室内应经常测定室内本底水平；清洁用品如抹布、扫帚和拖把等各房间应分别使用，定期作好监测；若有污染，应放置或冲洗后再用；在实验室内应严禁吸烟、饮水、进食等。工作人员应深入了解和掌握所用仪器的使用方法，严防发生事故和仪器损害，并定期进行保养。

（三）放射性废物的处理

PET/CT中心应用的为正电子放射性核素药物。标记药物等环节应在通风橱内进行。通风橱排气口应有过滤装置，使之净化后排入大气中。带有放射性核素的试纸、敷料、碎玻璃、废器械、安瓿瓶、实验动物的尸体及其排泄物等固体放射性废物，应放于加以屏蔽的污物桶内，放置点应避开工作人员作业和经常走动的地方。在污物桶的显著位置上应标明放射性废物的类型、核素种类、存放日期等。短半衰期的放射性核素主要通过放置法处理，待达到国家标准后，再按非放射性废物处理。

对注射过放射性药物的患者应有专用厕所，对其排泄物应实施统一收集和管理。放置10个半衰期后排入下水道系统，池内沉渣如难以排出，可进行酸化，促进排出。防止环境污染，使周围人员免受辐射损伤。

（四）放射性污染的紧急处理

实验室污染易使继续操作放射性的工作人员遭受到外照射与内照射，如不慎造成放射性核素污染了地面、台面，或身体表面、皮肤、仪器和器械表面时应分别采用不同的方法对污染物进行及时的去污处理，防止放射性核素污染的扩散，并保护工作人员及周围人员免受不必要的放射性核素照射。并应记录污染范围、注明放射性核素名称、日期，必要时上报上级领导和有关部门。

（五）操作人员的个人防护

从事放射性核素操作的工作人员在操作时应具备个人的防护用品，如工作服、工作鞋、手套、口罩、防护衣及防护眼镜等。在操作时应尽量缩短照射时间并增加与放射源的距离。在操作过程中应严格遵照操作程序，并增加防护射线的屏蔽设备。个人在工作中应佩戴个人剂量仪，定期作好剂量监测工作。同时应定期体检，建立工作人员健康档案，并注意增加营养，安排适当的休假，保证操作人员的身体健康。

四、PET/CT中心仪器的管理

由于PET/CT中心开展业务工作必须配有相关仪器设备和放射性药物等基本条件，因此，应有计划有步骤地更新设备，扩大放射性药物的种类，以适应新项目和新技术的开展。对于PET/CT中心的各种仪器如PET/CT仪、回旋加速器、化学合成系统等，应有严格的使用规程，操作者应严格按照操作程序进行操作，并记录仪器的故障率及维修记录，定期进行仪器的清洁、校准与保养等。并应注重仪器的软件开发与升级，使之适应现代医学的发展，开展新技术新项目的需要。新来的或进修人员在未掌握使用方法前，不得独立操作仪器，贵重仪器应专人使用，指定专人负责。仪器发生故障，应及时报告维修人员或设备公司，及时修理。

五、PET/CT中心资料的管理

患者的病史、体征及各种检查资料等是进行病例追踪、科研及教学等工作很宝贵的资料。应对其妥善保存、科学管理。每位患者的检查申请单应填写齐全，如患者的病史、体征、各种相关检查资料、患者的住址及联系电话等。检查结束后应将患者的申请单保留存档。患者应用的放射性核素的种类、给药剂量、检查时间等均应记录详细。PET/CT中心的患者登记资料和检查报告资料应进行计算机管理和档案管理相结合的方法，有利于患者资料的查询、归类、统计和典型图片幻灯制作等。同时应加强病例的随访工作，有手术病理结果的，应及时补登记。对患者的所有资料可放于资料袋内按顺序归档。供教学用的特殊病例图片可放在另外位置，并在登记本上注明，以便日后查对。总之，应根据各中心的实际情况，对患者的资料进行规范化管理，有利于临床医疗、教学和科研等工作的顺利进行。

六、PET/CT中心的安全管理

PET/CT中心作为医院的一部分，像其他科室一样，中心的安全仍然处于第一位。工作人员应妥善保管好大门及房门钥匙，防止丢失。一旦不慎丢失，应及时报告，并进行紧急处理。工作人员下班前必须检查仪器、水电等，并关窗锁门。一般PET/CT中心应安装有自动消防灭火系统，若备有灭火器，所有人员要清楚灭火器的存放地点，熟练掌握灭火器的使用方法，以防火灾事故发生。非工作需要不要在PET/CT中心内使用电炉。对于高活性区，无关人员不得入内。应由专人负责安全管理，定期检查，发现问题及时处理。总之，安全管理是PET/CT中心各项管理工作的重点之一，也是PET/CT中心正常进行医疗科研和教学的基础，应给予高度重视，重要部位可安装视频监视系统。PET/CT中心要注意防火、防盗、防水、防尘，保证PET/CT中心的安全。

七、PET/CT中心的卫生管理

PET/CT中心作为开放型放射性核素的工作场所，又是电子仪器设备比较集中的地方，应重视科室内的卫生清洁工作。科室的卫生清洁工作应由专人负责，具体实施办法视单位实际情况而定。应定期对仪器进行清洁，每日应对检查室、实验室、办公室等清洁一次。进入贵重仪器检查室时应换工作鞋或穿戴一次性鞋套，保持仪器的清洁。高活性区内的清洁工具应专用，不得拿至其他工作室用，防止污染扩散。

总之，要对PET/CT中心进行科学管理，关键是建立和健全各项规章制度，并确保各项规章节制度贯彻实施。

8.5 PET/CT中心远景规划

PET/CT是当今医学影像领域最先进的技术，是目前应用于临床分子影像的主要设备。在分子生物技术迅速发展的21世纪，分子影像技术在临床上应用也将会有大步的发展，因此，PET/CT中心的建立也要考虑到其长远的发展，为以后留有发展的空间。随着国民经济发展和人们对健康卫生事业需求增长，人民生活水平提高，PET/CT这一先进的分子影像设备在临床上也将得到广泛应用。

PET/CT中心远景规划可考虑以下几个方面。

1. 建立强大放射性药物研发中心，建立先进实验室及购置相关实验设备，这是PET/CT持续发展的后盾，未来PET/CT中心将是特异性正电子显像剂研发综合实力的竞争。因此，PET/CT中心正电子放射性药物研究实验室建设是PET/CT远景规划的重点。

2. PET/CT中心人才培养基地建设是PET/CT中心远景规划的另一个重点。PET/CT中心良好发展一靠人才，二靠设备，其中人才是关键。培养PET/CT中心所需各类综合型人才是我国今后一段时期重要任务，因此，PET/CT建设要充分考虑人才培训场所与规划。

3. PET/CT中心网络建设，要从长远出发，建立PET/CT中心高速信息公路，通过医院信息系统（hospital information system，HIS）或图像储存和传输系统（picture archiving and communication system，PACS）和各科室进行图像及报告等资料传输。并可通过互联网建立远程合作中心，同时进行网上预约检查和报告查阅系统。

4. PET/CT中心区域布局远景规划。一个地区、一个城市要根据实际情况，合理布局PET/CT中心建设，做到资源共享与合理布局应用，避免各家医院均建PET/CT中心的恶性资源竞争局面。

总之，PET/CT中心，既要考虑当前，又要考虑长远发展。要有一定超前意识，做好PET/CT中心发展的远景规划。

（赵新明）

参考文献

1. 陈惟昌，马步成．正电子CT（PET）与21世纪生命科学．CT理论与应用研究，1996，5（1）：42-43
2. 王明芳．医用回旋加速器及正电子核素生产．国外医学·放射医学核医学分册，2002，26（5）：231-236
3. 田嘉禾主编．正电子发射体层显像（PET）图谱．第一版．北京：中国协和医科大学出版社，2002
4. 王荣福主编．符合线路探测正电子成像与临床．北京：北京大学医学出版社，2004.
5. 吴文凯．PET探测器结构和技术进展．功能分子影像杂志（GE Healthcare），2004，2：43-45
6. 吴恩惠主编．医学影像学．北京：人民卫生出版社，2003
7. 李文罡．西门子核医学产品技术应用．2003，23（增刊）：62-64
8. 曹丹庆，蔡祖龙主编．全身CT诊断学．北京：人民军医出版社，2004

第二篇

肿瘤应用篇

9 PET/CT在肿瘤应用的概述

恶性肿瘤是极大危害人类生命和健康的主要疾病之一。早期诊断、早期治疗是提高生存率乃至治愈这一疾病的关键。医学影像学的发展为肿瘤诊断提供了可靠、无创的手段，而核医学显像又从单纯的解剖成像提高到功能、代谢成像，为早期诊断创造了更好的条件。当前医学影像技术总的发展状况和趋势是：

一、从二维影像向高维影像发展

CT、MRI及B超等传统影像技术首要的作用在于活体重现身体内部各组织器官的解剖形态学，通过对二维图像的判别分析，以直观可靠的形式明确肿瘤大小、数目、位置等解剖学特征和形态学病理改变，为临床提供诊断依据。但现有二维化断层数据不足以立体再现病变的整体形态，因此影像技术进步的一个重点方向就是三维或高维立体化，以便提供病灶更加直观的影像和准确的定量分析，为诊断、也为手术治疗方案的制订提供更精确的依据。

二、从单纯形态学影像向功能/生物分子影像发展

仅靠病变的形态学特征诊断疾病是有限的，而且形态变化滞后于功能、血流、代谢等变化，经验证明，形态变化甚至可能掩盖疾病的多样性，致使CT、MRI及B超等传统影像技术不能早期诊断肿瘤，对某些肿瘤定性及炎性与转移淋巴结、治疗后残留肿瘤或复发与坏死、纤维化的鉴别难于解决，即使超声、CT引导的穿刺活检，也受取材的限制，假阴性率高达20%左右。因此目前医学影像技术正向功能和分子诊断方向发展。近年来用于临床的PET就是其杰出代表，它能显示活体生物分子代谢、受体、基因等活动，并可获得三维影像，进行定量分析；可进行全身显像，有利于早期发现微小病灶，在肿瘤早期诊断、临床分期，识别转移瘤和再生瘤、复发与坏死，预知治疗反应，选择治疗方案，评价及监测疗效方面具有明显优势；CT、MRI及B超等传统影像技术也开始在组织特异性造影剂、血流动力参数图、弥散加权、灌注加权等方面向功能和代谢方向发展。

三、图像融合技术的发展

每种影像技术有其固有的优、缺点。利用影像融合技术可以整合不同技术的优点，提供更丰富、更有价值的信息。当前PET/CT就是将PET和CT的功能有机结合在一起的一种全新的功能分子影像设备，二者功能优势互补，产生了1+1>2的效果，PET/CT的融合图像，既保持了PET的高度生物学优势，同时通过多层CT的高清晰度，又能显示病变的精细结构特征，就诊断而言，有研究显示，在单纯采用PET或CT检查的肿瘤病人中，PET/CT平均提高确诊率25%～30%。在肿瘤临床实践中发挥着越来越积极、有效的作用。

四、影像技术与治疗相结合

功能影像本身并不限于诊断。使用PET/CT制定放疗计划就是一典型范例。由于肿瘤病灶形状的不规则，病灶内肿瘤细胞分布的不均匀性及细胞分化不同而产生对射线敏感性差异，发明了能够达到生物适形目的的放疗计划，即三维适形放疗和调强放疗。CT能够精确显示肿瘤病灶的解剖形态和结构，PET通过代谢显像剂、乏氧显像剂等，可以确定肿瘤组织和正常组织及病灶周围的非肿瘤病变组织的界限、病灶内肿瘤细胞的分布及其代谢、乏氧程度，为三维适形调强放疗的计量设计提供可靠依据，因此PET/CT真正做到了以生物靶区为基础制定放疗计划。

9.1 流行病学

根据Parkin等报告，2000年全球新发肿瘤病例1 010万，死亡620万，肿瘤现有患者2 240万。我国目前恶性肿瘤年发病例约160万～200万，现有患者约260万，年死亡人数约130万，恶性肿瘤在我国城

市居民死因中居首位，在农村居民死因中继呼吸系统疾病后居第2位。在过去的30年间，我国恶性肿瘤流行趋势的特点是：1. 肿瘤死亡率呈明显上升趋势，在未来的20～30年，我国肿瘤死亡率将继续上升，并将成为疾病防治中的主要问题。2. 我国高发癌谱呈明显变化趋势：20世纪70年代主要肿瘤位次为胃癌、食管癌、肝癌、肺癌及宫颈癌；20世纪90年代初，胃癌死亡率仍居肿瘤之首，以下依次为肝癌、肺癌及食管癌。2000年主要肿瘤位次演变为肺癌、肝癌、胃癌、食管癌及结直肠癌。截至2001年，我国男性肿瘤发病率前10位的是肺癌、胃癌、肝癌、（结）直肠癌、食管癌、胰腺癌、膀胱癌、脑瘤、淋巴瘤、鼻咽癌。女性前10位的是肺癌、乳腺癌、胃癌、（结）直肠癌、肝癌、食管癌、卵巢癌、宫颈癌、胰腺癌、脑癌。

一、肺癌

肺癌是全球最常见恶性肿瘤。近20年内，发病率正以每年2%～3%的速度增长。患者发病多在40岁以后，高峰年龄在60～79岁之间。死亡率为39.9/10万，占恶性肿瘤死因的29.1%，为恶性肿瘤首位死亡原因。2000年肺癌新发病例123.9万，占全球恶性肿瘤新发病例13.92%，死亡110万例，死亡率与发病率大致相同。我国历年发布的统计资料表明，我国肺癌的发病率、死亡率均呈逐年上升趋势。其流行病学特点是：1. 年轻肺癌病例增多。2. 腺癌发病率在女性持续增多，其中肺泡细胞癌在老年女性中增多，男性鳞癌病例减少，小细胞肺癌病例增加。3. 混合型即多种病理类型癌细胞组成的肺癌病例增加。肺癌早期诊断是提高疗效的有效途径，但近10年中治疗效果没有显著提高，总的治愈率为10%左右，小细胞肺癌5年生存率最低。

二、肝癌

我国原发性肝癌发病率在全球最高，平均为34/10万人口，并有逐年上升趋势，其死亡率在消化系统恶性肿瘤位居第三，仅次于胃癌和食管癌，每年有10多万人死于肝癌。我国肝癌发病率的地理分布有三个特点：沿海高于内地；东南和东北高于西北、华北和西南；沿海、江河、海口或岛屿又高于沿海其他地区。我国江苏启东和广西扶绥发病率最高。值得注意的是，世界各地肝癌发病率有上升趋势。本病可发生于任何年龄，以40～49岁为最多，男女之比为2～5：1。临床表现以肝区疼痛、消化道症状、消瘦、乏力、发热等症状为多见。具有起病隐匿、潜伏期长、高度恶性、进展快、侵袭性强、易转移、预后差等特点。导致肝癌的危险因素主要有：乙型肝炎或丙型肝炎病毒感染、黄曲霉素、家族聚集性、低硒、酒精性、营养性肝硬化等。

三、胃癌

胃癌是消化道最常见的恶性肿瘤之一。世界胃癌的年发病率为17.6/10万人口。近30年来，胃癌在全世界发病率有所下降，尤以发达国家如美国等为明显，但我国胃癌的发病率与死亡率均无下降趋势。本病任何年龄均可发生，以50～60岁居多，男女发病率之比为3.2～3.6：1。胃癌一般可分为腺癌、髓样癌、鳞癌、粘液癌四种类型。早期仅浸润粘膜层内及粘膜下层内，进展期则浸润到粘膜下层以下。胃癌具有起病隐匿，易转移与复发，预后差等特点。临床早期70%以上患者毫无症状，中晚期出现上腹部疼痛、消化道出血、穿孔、幽门梗阻、消瘦、乏力、代谢障碍及癌肿扩散转移而引起相应症状。胃癌的发生有两大危险因素：一是个体因素如家庭聚集性、慢性胃部疾患、精神因素；二是环境因素如真菌、细菌污染等。

四、食管癌

我国是世界上食管癌的高发国家，也是目前死亡率最高的国家之一，年平均死亡率为14.59/10万，世界标化死亡率为23.40/10万。我国食管癌的流行病学特点有：1. 地区性分布，如在河南、河北、江苏、山西、陕西、安徽、湖北和四川等省，其发病率、死亡率在各种肿瘤中高居首位，并且在同一省的不同地区存在迥然不同的发病情况，如河南林县、河北磁县、江苏相中、山西阳城和四川盐亭等高发地区年平均死亡率达到（69～166.22）/10万，与低发区之间的发病率相差数十倍到二三百倍。2. 发病的男女之比为1.3～2.7：1，高发区的男女性比例有所降低。3. 食管癌的发病随年龄增加，80%的患者发病在50岁以后，死亡构成最高是50～69岁组，占全部的60%以上。高发区的患病年龄约比低发区提前10年。4. 种族差异，如新疆哈萨克族居民食管癌死亡率比其他少数民族地区高2～31倍，比全国平均死亡率高2.3倍。5. 高发区一般位于较贫困、经济水平低、饮食缺乏营养的地区。6. 具有家族史和家族聚集性的特点。进行性吞咽困难为食管癌最典型的临床症状。

五、鼻咽癌

我国鼻咽癌发病率居世界之首，尤其我国广东、广西、湖南、福建等省，特别是广东中西部的肇庆、佛山、广州地区更为高发，居住在广东中部及使用广东地区语的男性发病率高达（30～50）/10万人口。全国鼻咽癌的发病率由南到北呈逐渐下降趋势，最北方的发病率低于（2～3）/10万人口。鼻咽癌发病率随年龄的增长而增高，一般20～40岁开始急剧上升，40～60岁为发病高峰，男女之比为3.5：1。目前认为鼻咽癌病因可能与血缘、遗传、地理环境、生活习性、饮食习惯等因素及EB病毒感染有关。

六、大肠癌

大肠癌包括结肠癌和直肠癌，在经济发达的欧美等国家占全部内脏恶性肿瘤的第1～2位。世界不同地区发病率差异很大，以北美、大洋洲最高，约24～34/10万；欧洲居中，约17～23/10万；亚非地区较低，香港为12～15/10万，日本为10/10万；印度为3/10万；我国南方，特别是东南沿海城市明显高于北方。近20多年来，世界多数国家大肠癌发病率呈上升趋势，我国大肠癌发病率上升趋势亦十分明显，可能与生活水平改善、饮食结构西化有关。

国外报道本病男女差别不大，但在我国男女之比约2：1。我国发病年龄多在40～60岁，发病高峰在50岁左右，但30岁以下的青年大肠癌并不少见。大肠癌的中位发病年龄在我国比欧美提前约十年，青年人患大肠癌比欧美多见，这是我国本病的一个特点。大肠癌起病隐匿，早期常仅见粪便隐血阳性，随后出现排便习惯与粪便性状改变、腹痛、腹部肿块，晚期患者有进行性消瘦、恶病质、黄疸和腹水等。

七、恶性淋巴瘤

我国淋巴瘤占成人恶性肿瘤的8%，儿童的10%，死亡率为1.5/10万，居恶性肿瘤死亡的第11～13位。城市的发病率高于农村，经标化后淋巴瘤的总发病率男性为1.39/10万，女性为0.84/10万，均明显低于欧美各国及日本。发病年龄最小3个月，最大82岁，以20～40岁为多见，约占50%左右。

临床上淋巴瘤通常以实体瘤形式生长于淋巴组织丰富的组织器官中，淋巴结、扁桃体、脾及骨髓是最易受累部位。患者多以无痛性的浅表淋巴结肿大为特点，其中尤以颈部淋巴结肿大为多见，可伴发热、消瘦、盗汗及瘙痒等全身症状。晚期因全身组织器官受到浸润，可见到肝、脾大及各系统受浸润的临床表现，最后可出现恶病质。淋巴瘤组织病理学上分为霍奇金病（HD）和非霍奇金淋巴瘤（NHL）两大类。我国HD仅占淋巴瘤的8%～11%，国外HD占25%。男性发病率稍高于女性，21～30岁和61～70岁是两个高发年龄段。HD的治疗和预后主要取决于其分期。准确分期以及选择合适的治疗手段可获得较高的治愈率。早期化疗后5年无复发生存率可达80%以上。NHL为起源于造血系统的恶性肿瘤，多发生于50岁以上的患者，男女发病率相同。NHL的治疗和预后主要取决于其组织学特征。决定预后的非治疗性因素有年龄、组织分级、肿瘤团块及淋巴结外受累情况等，有高达40%的患者骨髓受累，内脏受累常为消化道，主要是胃；10%的患者肝脏受累。在过去10年，与HD相比，NHL的5年生存率无明显变化。

八、脑肿瘤

脑肿瘤发病率约为4/10万～14.7/10万，约占恶性肿瘤的1%～3%。85%是成人，以20～40岁者最多，除脑膜瘤外，均以男性发病略多于女性。脑肿瘤分原发性和继发性两大类，原发性脑肿瘤主要有胶质瘤（占40%）、脑膜瘤（15%～20%）、垂体瘤（5%～15%）、听神经瘤（10%）和其他脑瘤，虽多数属良性肿瘤，通常不转移至中枢神经系统以外的部位，但后果常较严重。

1997年WHO对脑胶质瘤的病理分级标准为：Ⅰ级：良性纤维型星形细胞瘤，好发年龄为8～13岁；Ⅱ级：低度恶性星形细胞瘤（LGA），好发年龄为30～40岁；Ⅲ级：退变型星形细胞瘤（AA），易转化为Ⅳ级；Ⅳ级：多形性胶质母细胞瘤（GBM），好发年龄为45～60岁。恶性星形细胞瘤（MA）主要包括AA及GBM，治疗难度高，手术常不能完全切除，预后较差，中位生存期（MST）分别为18个月及12个月。GMB的5年生存率为5%～20%，低度恶性星形细胞瘤，预后与年龄、手术切除情况及术后治疗措施等有关，5年生存率为10%～60%。脑肿瘤治疗首选手术切除，术后进行综合治疗。其中放疗的作用已较明确，运用各种放射性核系治疗，可清除术后残留肿瘤组织，防止复发和转移。

九、胰腺癌

胰腺癌约占消化道恶性肿瘤的10%，是消化系统比较常见的恶性肿瘤之一，在全身恶性肿瘤位居第九。在西方国家的致死性癌症中，居第四位。近年来，在我国及欧美国家，发病率呈明显上升趋势。我国农村为高发区。发病年龄以45～65岁最多见，男女之比为1.8∶1。临床上主要表现为腹痛、食欲不振、消瘦和黄疸等。该病恶性程度高、发展较快、预后较差。早期诊断十分困难，治疗效果也不理想，死亡率很高，各国统计5年生存率仅为2%～10%。

十、乳腺癌

根据WHO公布的统计资料，2000年全世界女性乳腺癌的新发病例超过100万，标化发病率为35.66/10万，标化死亡率为12.51/10万。乳腺癌已成为全球妇女最常见恶性肿瘤，但世界各地发病率存在显著差异：北美、西欧、北欧、大洋洲和以色列犹太人居住区为高发地区，东欧、南欧及拉丁美洲其次，亚洲和非洲发病率最低。我国农村地区乳腺癌发病率位于女性恶性肿瘤第5位，而在上海、北京、天津等大城市则占妇女恶性肿瘤发病率之首。我国港、澳地区也属于乳腺癌相对高发地区，据2000年香港癌症资料统计中心报道，乳腺癌的标化发病率为34.42/10万，是妇女第一大常见恶性肿瘤和第三大恶性肿瘤死因。中国抗癌协会的最新数据显示：中国主要城市近10年来乳腺癌发病率增长了37%，死亡率增长了38.9%，农村死亡率增长了39.7%。我国乳腺癌的高发病年龄为45～64岁之间。近20年来，乳腺癌发病率在世界范围内以每年2%的速度递增，我国发病率每年以3%的速度递增，并具有年轻化趋势。乳腺癌具有侵袭性强，但病程进展相对缓慢，自然生存期较长等特点。预后主要取决于淋巴结状态、肿瘤分化程度、雌/孕激素受体状态和肿瘤的DNA倍数等因素。

十一、甲状腺癌

甲状腺恶性肿瘤约占全身恶性肿瘤的1.5%，发病率受地理环境、人种、诊断标准等因素的影响而不同。由于甲状腺隐匿癌有时可终生不被发现，所以实际发病率会更高。一般女性发病率高于男性，比例约为2～4∶1，从儿童到老年人都可以发生，但青壮年居多，发病高峰为21～40岁。在儿童甲状腺结节中甲状腺癌的比例可达50%～70%，发病年龄与病理类型有关，20岁以下发病者大多数为乳头状癌，而老年患者中未分化癌或分化差的滤泡状癌较多。多发性甲状腺结节中癌的发生率为10%左右，单发性甲状腺结节中癌的发生率明显升高，约为15.6%～28.7%。甲状腺癌按病理类型可分为：

1. 乳头状癌　约占成人甲状腺癌的60%和儿童甲状腺癌的全部。多见于30～45岁女性，恶性程度较低，患者较早出现颈部淋巴结转移，但预后较好。

2. 滤泡状腺癌　约占20%，常见于50岁左右中年人，肿瘤生长较快，属中度恶性，且有侵犯血管倾向，33%可经血运转移到肺、肝和骨及中枢神经系统。颈淋巴结侵犯仅占10%，病人预后不如乳头状癌。

3. 未分化癌　约占15%，多见于70岁左右老年人。发展迅速，高度恶性。约50%早期便有颈淋巴结转移，除侵犯气管和（或）喉返神经或食管外，还能经血运向肺、骨远处转移。预后很差。平均存活3～6个月，1年存活率仅5%～15%。

4. 髓样癌　仅占7%，可兼有颈淋巴结侵犯和血行转移。预后不如乳头状癌，但较未分化癌好。

9.2 肿瘤诊断方法的比较

目前常用的无创性诊断肿瘤的方法主要有在体的医学影像学检查与离体的肿瘤标志物检测和分子生物学基因芯片技术两大类。PET是目前惟一可在活体上显示肿瘤细胞功能、代谢、受体分布、乏氧及凋亡状态等的影像技术，已得到临床确认。CT、MRI及B超等传统影像技术以显示精细的解剖结构为特征，具有图像清晰、扫描速度快、分辨率高、定位准确等优势，国内普及程度最高，应用最多。近年来，也开始向功能和分子诊断方向发展，其中MRI功能成像在脑肿瘤诊断及术前功能区定位等方面的优势已有较多研究，其应用价值令人瞩目。肿瘤标志物检测正从半自动化的放射性标记免疫分析向全自动化非放射性标记免疫分析方向普及，并已从分子水平提高到基因水平，除测定肿瘤基因表型标志物的各类标记免疫分析技术乃至蛋白质芯片技术已用于临床外，直接测定肿瘤基因标志物的基因芯片技术也正迅速发展，为肿瘤的基因诊断和基因治疗奠定了基础，展示了重要的应用前景。以下对这些诊断方法的特点及应用进行简述。

一、PET/CT 技术

（一）PET 肿瘤显像的特点

1. 功能、代谢性显像

PET 对恶性肿瘤的诊断是基于显像剂以特定细胞或其生物靶点为目标的示踪原理，利用不同显像剂揭示肿瘤细胞代谢、受体、乏氧、增殖或 DNA 合成、凋亡乃至基因等分子水平的变化，而这些往往是肿瘤早期形态结构尚未改变，或处于亚临床阶段仅有的表现。因此 PET 能早期诊断疾病。而且，PET 与现有各种分子生物学体外分析技术相比，克服了其脱离活体内环境、体内调控和不同组织间相互作用的局限性，具有在体、实时检测，更接近人体的生命本质的特征，能更准确诊断疾病。

2. 定量显像

PET 除可进行二维的断层显像及获得三维影像外，尚可进行定量分析。能依据一定时间内不同组织中核素分布量的不同进行量化检测（时间-放射性曲线，标准化摄取值即每克肿瘤组织放射性（MBq/g）/注入放射性［MBq/体重（g）］。测量葡萄糖代谢率、蛋白质合成率、DNA 合成率、氧代谢率、受体密度和亲和力测定等生理参数。

3. 全身显像

PET 通过全身显像，可直观地看到疾病在全身的受累部位，而 CT、MRI、B 超为局部检查，难以全面评价。PET 在寻找全身转移病灶、为不明原因肿瘤标志物持续增高的病人寻找原发病灶、定性和鉴别诊断疾病方面具有重要意义。由于全身显像也为诊断癌症赢得了时间。

4. 安全性高

PET 显像剂尽管有一定放射性，但正电子核素半衰期很短（几分钟～数小时），经过物理衰减和生物代谢作用，远远小于一个部位常规 CT 的辐射量，因此，短时间内可多次重复检查，一般对儿童或孕妇患者同样适用和安全。而且 PET 使用的化学量极微，不良反应率低，不需皮试。

但是 PET 也存在一定局限性：特异示踪剂不能显示靶分子以外的组织；放射性核素引入体内量有一定限制，图像空间分辨率不及 CT、MRI，一般也不能保证显示 5～10 mm 以下的病变，在病变定位、微细结构显示方面远不如 CT 和 MRI；PET 应用最广泛、最成熟的显像剂^{18}F-FDG，由于对包括肿瘤在内的任何葡萄糖代谢增高病变均可显示，其他良性病变可能造成假阳性，如结核、炎症、感染、外伤、结节病、肉芽肿、寄生虫病和自身免疫疾病，治疗性改变如手术切口、穿刺、活检、放疗导致的组织增生和炎症、化疗后的骨髓增生等；某些葡萄糖代谢增高不明显的低度恶性肿瘤，又有可能导致假阴性，如：有 30％～50％的高分化肝细胞癌、22％～50％的高分化甲状腺癌、6％～23％的肾透明细胞癌、33％～100％的前列腺癌、33％～60％膀胱癌、41％的粘液腺癌、38％的胃印戒细胞癌及部分细支气管肺泡癌、类癌、神经内分泌肿瘤。详细了解病史、结合其它影像学图像，有助于提高诊断的准确性、减少假阴性；化疗结束 2 周、手术后 1 个月或放疗结束 3～6 个月后^{18}F-FDG 显像，有助于避免治疗导致的假阳性。

近年来 PET/CT 的临床应用，新的更多的正电子显像剂的开发、运用，为解决^{18}F-FDG PET/CT 的这些不足提供了长远、有效的途径，进一步提高了 PET 的诊断性能及临床实用价值，具有更广阔的应用前景。

（二）PET/CT 肿瘤显像的特点

PET/CT 与常规 PET 相比，具有以下优点。

1. PET/CT 两者信息相互补充、相互印证，使肿瘤定位准确、诊断灵敏度、准确性更高。PET/CT 的 CT 具有对 PET 放射性摄取异常病灶进行精确定位、区分正常生理性 FDG 摄取及诊断性 CT 的价值，如静脉注射造影剂可以增加病变组织和正常组织间的密度差别，提高对小病灶的检出率，并可显示病变组织的血供情况，有助于诊断和鉴别诊断；可显示肿瘤与周围血管以及邻近器官的关系，有助于术前判断肿瘤的可切除性。多层螺旋 CT 的多期增强扫描对^{18}F-FDG PET 阴性肿瘤的诊断价值尤为明显；多层 CT 灌注技术与 PET 乏氧、代谢和受体显像等并用，可为治疗提供更有价值的信息。

2. 用 PET/CT 制定放射治疗计划，可使治疗辐射剂量分布的物理适形和生物适形紧密结合，达到在肿瘤组织形态学和分子生物学水平上的精确定位、精确计划和精确照射的目的。显著提高疗效，减少复发，降低放疗反应发生程度。

3. 以往采用放射性^{68}Ge或^{137}Cs线源对PET图像衰减校正，全身检查时间约1 h，其中衰减校正时间占据一半以上，而且衰减校正所用透射源需定期更换，成本较高。采用CT值经过特定的数学模型转换，对PET图像进行衰减校正，可使检查时间大为缩短，设备工作效率大大提高，此外可使校正图像分辨率由10～12 mm改善为1 mm。

4. CT引导下对PET异常放射性浓聚灶进行穿刺活组织检查和介入治疗，可进一步提高诊断准确性和治疗效果。

(三)^{18}F-FDG肿瘤显像的临床应用

目前^{18}F-FDG在肿瘤学的应用日益广泛，世界各地PET及PET/CT临床检查的85%以上为肿瘤患者，其诊断恶性肿瘤的机制在于：肿瘤组织具有细胞快速增生、细胞葡萄糖载体增多和细胞内磷酸化酶活性增高等生物学特征，使肿瘤细胞的糖酵解代谢率明显增加，^{18}F-FDG是葡萄糖的类似物，进入肿瘤细胞的量明显增加，但在己糖激酶作用下变成的6-磷酸-^{18}F-FDG不再参与进一步的代谢过程，因此6-磷酸-^{18}F-FDG在细胞内的浓聚程度与细胞内葡萄糖代谢水平正相关，与肿瘤的恶性程度正相关。SUV是衡量病灶摄取^{18}F-FDG程度的最常用的半定量指标，多数学者认为SUV＞2.5考虑为恶性肿瘤，SUV介于2.0～2.5之间为临界范围，SUV＜2.5考虑为良性病变。现已知^{18}F-FDG可以显示约20余种肿瘤，尤其在肺癌、脑肿瘤、结肠癌、直肠癌、肝癌、胰腺癌、乳腺癌、淋巴瘤的应用较多，主要临床价值如下：

1. 肿瘤的早期诊断和鉴别诊断

绝大多数肿瘤经过CT、MRI可以确定位置、大小、形态，但对部分病灶的良、恶性鉴别有困难。对于肺部肿瘤，^{18}F-FDG显像特别适用于以下情况鉴别良恶性：① 原因不明的肺不张（见彩图9-1）；② 可疑恶性胸腔积液（见彩图9-2）；③ 胸片和CT不能定性的肺结节（见彩图9-3）。^{18}F-FDG PET对单发肺结节良恶性鉴别的平均灵敏度、特异性均达到90%，优于CT，可以避免20%～40%不必要的开胸手术。脑胶质瘤Ⅱ～Ⅳ级为恶性，其治疗方案和预后与恶性程度密切相关。PET定性和定量分析判断其恶性程度的准确性为75%～96%（图9-4）。对于乳腺癌，X线钼靶和MRI敏感性高，但特异性低，对致密型和结构异常乳腺组织易漏诊或误诊。针吸活检特异性高，但敏感性不佳。^{18}F-FDG PET对原发性乳腺癌诊断的灵敏度为82%～100%，特异性为68%～100%，且诊断效能不受乳腺组织密度影响，对于不能触及的小病灶尤有帮助。PET/CT可提高定位的精确性，特别是腹部及头颈部病灶的确定。正常胰腺很少摄取^{18}F-FDG，轻度灶性集聚或SUV＞1.53～2即可诊断为癌灶，诊断阳性率为92%～95%，特异性为82%～90%；对转移性肝癌诊断灵敏度为92%～100%，特异性为87%～100%；对结直肠癌肝转移灶诊断正确性可达98%；对活动性淋巴瘤的诊断优于^{67}Ga；对卵巢癌诊断的灵敏度、特异性分别为89%、92%，同期CT分别为72%、43%。PET/CT的功能与解剖的融合图像，能够显示肿瘤最活跃的部位，为穿刺活检进一步明确诊断提供依据。

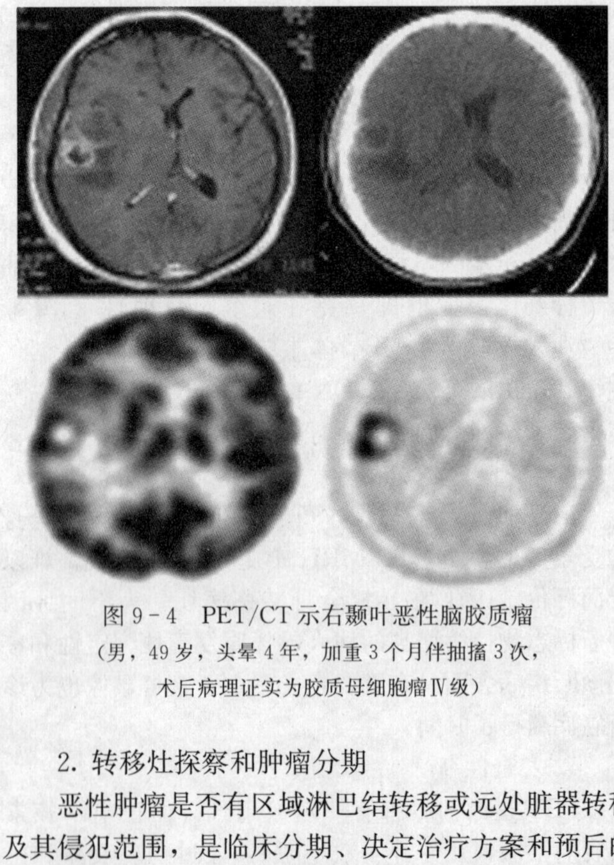

图9-4 PET/CT示右颞叶恶性脑胶质瘤
（男，49岁，头晕4年，加重3个月伴抽搐3次，术后病理证实为胶质母细胞瘤Ⅳ级）

2. 转移灶探察和肿瘤分期

恶性肿瘤是否有区域淋巴结转移或远处脏器转移及其侵犯范围，是临床分期、决定治疗方案和预后的重要依据。^{18}F-FDG PET显像具有一次性全身显示恶性肿瘤细胞分布的独特优势，能在检测肿瘤原发病灶的同时，了解全身脏器转移情况，使20% ～ 30%传统分期结果被改变。对于甲状腺癌转移，^{18}F-FDG PET 显像比^{131}I 显像能发现更多的转移灶。判断淋巴结有无转移，PET 是依据淋巴结对 FDG 的摄取程度，而 CT 是根据淋巴结是否肿大，因此，后者存在一定比例的假阳性（见彩图 9-5）和假阴性。PET 对诊断纵隔淋巴结转移和远处转移的灵敏度、特异性分别为 83%、94%，而 CT 分别为 63%和 73%；PET 对诊断乳腺癌腋窝淋巴结转移的灵敏度、特异性分别为 79%～100%、66%～100%；对于微小的皮肤黑色素瘤及其浅表正常大小淋巴结转移和小至 0.5 cm 的腹部内脏转移灶均可被识别，准确性几乎 100%。但单纯 PET 难于对淋巴结准确定位，如肺门区的异常放射性浓聚的淋巴结很难区分究竟是 N1 还是 N2，对伴有肺不张或术后解剖结构改变的患者淋巴结的准确定位就更为困难。PET/CT 可以对淋巴结精确定位，提高对 N1、N2 的分辨力，使分期更准确。

3. 肿瘤放疗或术后复发与瘢痕组织的鉴别

鉴别肿瘤手术、放疗或化疗后是否有残留、复发和转移病灶，对于判断疗效及预后十分重要，但治疗后常形成纤维组织化、坏死及瘢痕组织，CT、MRI 对两者的区别比较困难，PET 利用肿瘤代谢显像可见残余肿瘤部位呈异常放射性增高，坏死、纤维化组织呈放射性减低的特点，可以鉴别诊断，准确率在 80%以上。如^{18}F-FDG 显像诊断头、颈部癌症复发的灵敏度、特异性分别为 88%、100%，而 MRI、CT 合计分别仅为 25%、75%；PET 对结直肠癌复发诊断的灵敏度、特异性和正确性分别为 93%、97%和 95%，CT 分别为 60%、72%和 65%。若使用 PET/CT 则更具优势。有报道 PET/CT 诊断非小细胞肺癌的灵敏度、特异性、阳性预测值和阴性预测值分别达 96%、82%、89%、93%，而 PET 联合 CT 的诊断结果分别为 96%、53%、75%、90%。

4. 疗效监测和预后判断

早期了解肿瘤对治疗的反应，对及时调整治疗方案、免除无效并具有副作用的治疗，赢得治疗时机具有重要意义。肿瘤对放、化疗有效的反应首先表现为代谢降低或完全受抑、细胞增生减缓或停止，随后才出现肿瘤容积缩小或消失等形态学变化。PET 显像提供的是功能代谢信息，因此可在早期评价疗效。有报道，乳腺癌化疗后 8 天，^{18}F-FDG 显像即可探测到肿瘤代谢活性的降低，1 疗程化疗后即可鉴别是否有组织学反应，对化疗无反应者，3 个疗程后也无代谢活性的改变。对于甲状腺癌转移灶，^{18}F-FDG 摄取量反比于^{131}I，不摄^{131}I 的^{18}F-FDG 阳性病灶比摄^{131}I 的^{18}F-FDG 阴性病灶更具侵袭性，因此对这类病灶应考虑^{131}I 以外的其它治疗方法。另外 PET 在基因治疗中，能显示转基因的表达水平及其定位分布图像，为临床基因治疗的监护提供有用的信息。除此之外，由于^{18}F-FDG 尚可观察肿瘤播散范围和侵犯的器官，反映肿瘤细胞恶性程度，因此可估计预后。

5. 寻找转移瘤原发灶

不少肿瘤患者以其转移灶侵袭症状首诊，或是体检发现肿瘤标志物异常增高，而原发灶比较隐蔽，此时一般检查缺乏针对性，往往需重复检查，定期观察。^{18}F-FDG PET 显像可全身探查，及时寻找到肿瘤原发灶，提高了临床检查效能（见彩图 9-6）。此外也由于 PET 显像能在肿瘤早期探测到葡萄糖代谢异常，比临床提前数月以至数年发现肿瘤病变，因此可用于肿瘤高发人群的体检。

6. 指导制定放疗计划，提供最优化的放疗剂量

肿瘤放疗的目的在于给肿瘤区域足够高的治愈剂量而使周围组织和器官接受的剂量最小。PET 显示肿瘤的活性区域可以指导、优化放疗照射野及放射剂量分布的设计，提高肿瘤放疗效果。PET/CT 技术将肿瘤容积、肿瘤代谢的活跃程度、肿瘤周围组织及体表的解剖结构结合起来，用于设计放疗计划，进一步优化肿瘤靶区的剂量分布，达到肿瘤靶区剂量分布最佳，对周围正常组织损伤最小。前瞻性和回顾性研究显示，功能性图像能够帮助放疗医生通过生物靶区确定临床靶区，进而改善三分之一以上患者的放疗计划。

（四）其它正电子肿瘤显像剂的临床应用

近年来，肿瘤氨基酸、脂、核酸代谢、受体、药物等其它正电子显像剂的临床研究及应用不断发展，不仅有效地弥补了^{18}F-FDG 显像的不足，而且更丰富地反映了肿瘤不同的生物学特征，为提高肿瘤诊断的灵敏度、特异性，指导个性化治疗创造了条件。

氨基酸是蛋白质合成的前体，目前最常用的氨基酸代谢显像剂为^{11}C-蛋氨酸（^{11}C-MET），其在脑及肺部位的肿瘤/正常组织摄取比值高、图像清晰，在炎症部位不浓聚，放化疗后摄取率普遍迅速降低，并且比^{18}F-FDG 下降更快，在头颈部鳞状细胞癌中，^{11}

C-MET 摄取与肿瘤增生程度也比^{18}F-FDG 更具相关性，因此可用于肿瘤和炎症、肿瘤复发与坏死的鉴别诊断及疗效监测；正常脑组织的能量来源于葡萄糖，^{18}F-FDG 在正常脑组织中本底高使得病灶检出率较低，^{11}C -MET 被正常脑组织摄取低，肿瘤/非肿瘤比值高，尤其适用于脑肿瘤的诊断及预后评价。Tang 比较了 33 例垂体腺瘤患者术后 PET 与 MRI 检查结果，发现^{11}C -MET 探测到 30 例局部异常高代谢，其中 14 例 MRI 无法鉴别残余或复发肿瘤与瘢痕组织，并发现^{11}C -MET 检出全部 8 例促肾上腺皮质激素分泌腺瘤，而 MRI 只检出 1 例。

乙酸盐是氨基酸合成的前体，对于葡萄糖代谢低下的恶性肿瘤可显示良好的鉴别能力。有研究用^{11}C-乙酸盐对 513 例肿瘤行 PET 显像，诊断以下肿瘤的灵敏度分别为：脑膜瘤 97%、鼻咽癌 93%、胶质瘤 91%、淋巴瘤 85%、非小细胞肺癌 81%、直肠癌 78%、肾细胞癌 80%、卵巢癌 76%、肝细胞癌 87.3%，被认为是继^{18}F-FDG 后又一广谱类 PET 肿瘤显像剂。

胆碱为合成卵磷脂的前体，甲基-^{11}C 胆碱主要用于前列腺癌、膀胱癌、脑瘤、肺癌、食管癌、结肠癌等的代谢显像。胆碱代谢显像的优点是不经肾脏排泄，对泌尿系统肿瘤的检出不受尿液中放射性的影响，探测敏感性高，并对临床活检具有指导作用。Yamaguchi 比较了 20 例原发前列腺癌的检查结果，发现^{11}C-胆碱 PET 的敏感性为 100（20/20），MRI 波谱分析为 65%（13/20）。

胸腺嘧啶脱氧核苷（FLT）是合成胸腺嘧啶脱氧核苷酸的前体，而后者又是 DNA 合成的前体。因此^{18}F 标记的 FLT 如 3′-脱氧-3′-^{18}F-氟代胸苷（^{18}F-FLT）在肿瘤中的摄取可评估肿瘤细胞 DNA 合成，可比^{18}F-FDG 更直接反映肿瘤增殖活性，在^{18}F-FDG 无法鉴别炎症区域的摄取性质时，应用 FLT 可得到准确判断。而且由于细胞毒性化学治疗对细胞分裂的影响比对糖代谢更早、更显著，因此能较^{18}F-FDG 显像更好地显现化疗的早期效果和影响。

内分泌肿瘤往往高表达特定受体，正电子核素标记的配体与肿瘤组织中某种受体特异性结合，可使高受体表达的肿瘤显影。^{18}F-nor-双氢睾酮和^{18}F-双氢睾酮与雄激素受体有很高亲和力，可用于诊断前列腺癌、预测抗雄激素及其受体治疗的敏感；^{18}F-16α-氟雌二醇（FES）与雌激素受体（ER）亲和力高，肿瘤对 FES 摄取量与肿瘤内 ER 浓度正相关，可用于 ER 阳性乳腺癌预测、监测和评价抗雌激素疗效。^{18}F-16β-氟-11β-甲氧基-17α－乙炔基雌二醇与 FES 相比，非特异结合率更低，代谢稳定性更高，子宫摄取率是其 4 倍，预示有更好的应用前景。目前 FES、^{18}F-21-氟乙基 16α-去甲孕酮（EENP）已用于乳腺癌原发及转移灶探测。

细胞凋亡是细胞内死亡程序活化导致的细胞自杀。凋亡早期级联反应过程中，细胞膜内的磷脂酰丝氨酸（phosphatidylserine，PS）外翻，暴露于细胞表面，Annexin V 是一种能与 PS 高亲和力结合的人体蛋白质，利用放射性核素标记 Annexin V 可早期显示凋亡的部位。化、放疗机制之一是诱导肿瘤细胞凋亡，肿瘤 Annexin V 摄取增加预示对化疗有反应（敏感），肿瘤坏死时，Annexin V 摄取减少，凋亡显像可用于预测和评估放、化疗疗效。研究显示 4-^{18}F-氟苯酰胺-annexin（^{18}F-FBA）是一有潜力的细胞凋亡显像剂。目前，^{18}F、^{11}C 或^{99m}Tc 标记天然或 DNA 重组技术制备 Annexin V 的凋亡显像研究不断深入。

多数实体肿瘤生长迅速易出现乏氧，乏氧细胞对放化疗不敏感，是肿瘤难以治愈且易复发的重要原因。^{18}F-fluoromisonidazole（^{18}F-MISO）是一种硝基咪唑类化合物，进入细胞后，在硝基还原酶的作用下，有效基团（$-NO_2$）可发生还原，细胞氧含量正常时，还原基团可重新被氧化成原有物质，细胞乏氧时则不能发生再氧化，还原物质即与细胞内物质不可逆结合，滞留在乏氧组织中而显影，其浓聚程度与乏氧程度成正比。因此乏氧显像可为肿瘤选择放射性增敏剂和化疗药物提供参考。目前^{18}F-MISO 主要用于头颈部肿瘤等如鼻咽癌放疗效果的预测。

利用核素标记人工合成的反义寡核苷酸作为显像剂，通过体内核酸杂交可显示特异癌基因过度表达的癌组织，称反义显像。如已有使用^{111}In 标记 c-myc、$cerbB_2$的反义寡核苷酸进行淋巴瘤和乳腺癌显像的研究报道，但寡核苷酸的修饰、标记、稳定性以及仅有少数的癌基因参与肿瘤的发生过程等都使其与临床应用有一定距离，尚待继续深入研究。将功能基因转移至异常细胞而赋予新的功能，再以核素标记来显示其基因表达称为基因表达显像。如在胶质瘤、原发性肝癌和黑素瘤等的基因治疗中，单纯疱疹病毒胸腺嘧啶核苷激酶基因（HSV1-tk）是一种应用较广的自杀性基因制剂，将该基因通过载体转染靶细胞，在靶细胞内 HSV1-tk 基因转录成 mRNA，在核糖体上转译成蛋白（酶）HSV1-tk，^{18}F 标记的无环尿苷衍生物 FIAU 或 FHBG 进入细胞后，在 HSV1-tk 作用下磷酸化，磷酸化的标记探针不能通过细胞膜，在细胞内积聚。其在细胞内积聚量可反映 HSV1-tk 的酶活性以及 HSV1-tk 基因表达水平。为评估及指导肿瘤基因治疗提供依据。

5-FU 是常用的肿瘤化疗药物，通过抑制胸苷酸合酶的作用，阻断 DNA 合成而抑制细胞的增殖。^{18}F-5-FU 的 PET 显像已成功地用于探测肿瘤，而且可测量 5-FU 在肿瘤和正常组织中的药物动力学，为临床确定治疗方案提供依据。

二、传统影像技术

（一）基本原理和特点

CT 是将高度准直的 X 线束围绕靶器官作断层扫描，由于人体各种组织或病变的密度差，导致靶器官内不同部位和深度的各个点的 X 线吸收系数值不同，经计算机处理，用不同的灰阶表示，形成靶器官的横断层解剖结构图像。其主要特点是图像解剖分辨率高，能准确测出某一平面各种不同组织之间的放射衰减特性的微小差异，极其精细地分辨出各种软组织的不同密度，尤其显示钙化能力远高于其他成像技术。增强扫描还可进一步提高病变组织显示率，了解病变的血液供应特征，对于血管解剖结构显示 CT 优于 MRI。但是 CT 造影剂含碘，有碘过敏危险；检查所需 X 线剂量对婴幼儿、孕妇危害较大，一般不用或慎用。

MRI 是利用人体内氢原子核固有的自旋特性，在外界射频场的作用下产生磁共振现象，停止发射射频脉冲后，发生变化的质子又恢复至原来的初始状态，质子所吸收的能量又以电磁波的形式释放出来，这种电磁波即为 MRI 信号。由于人体组织或病变的成分、分子结构和质子含量不同，所释放的 MRI 信号强弱不一，接收这些信号并经过一定的计算机处理即可得到有黑白灰阶组成的 MRI 图像。

MRI 具有无辐射危害的显著优点，与 CT 比较，显示解剖结构更逼真，软组织分辨率更高，而且可以通过磁信号微小差异进行病变组织特征分析，但对钙化敏感性不高。MRI 可获得多参数成像和多方向切层成像，而 CT 成像只有密度参数一个。MRI 也是目前唯一的能与 PET 一样可以进行容积采集的成像技术。但心脏起搏器在磁场内可磁化，失去正常功能，对患者有生命危险；血管夹、节育环等磁铁性物资，可形成大面积伪影，因此对带有这类物资的患者严禁 MRI 检查。

超声影像是应用超声波在人体组织中传播并与其发生相互作用，将人体不同形态、结构及其功能的声学信息，如反射、散射、衍射、衰减及多普勒效应等经过声能和电能的互相转换，经计算机处理后获得不同类型特点的声像图。

恶性肿瘤血流丰富，血管数目、形态、分布、结构有其自身特点，如与代谢旺盛相适应，肿瘤组织内有大量新生的不成熟血管，其动脉管壁往往缺少平滑肌，管腔相对宽，有时形成动静脉瘘等，这些构成了超声多普勒诊断肿瘤血流的病理基础。彩色多普勒血流显像能有效反映肿瘤内血管的解剖和功能特征，更清晰客观地显示肿瘤内血管数目、分布及形态；能量多普勒超声不受流速、血管方位、声束探测角度的影响，对较长血管及低流速血流的显示率明显高于彩色多普勒；三维彩色血管能量成像技术能够检查到肿瘤血管形态方面的异常，如动静脉短路、微血管瘤、肿瘤湖、不成比例的管径、血管的卷曲和分支等，大大提高了彩超的诊断价值。此外，采用超声引导下穿刺活检，既可避免损伤大血管及重要器官，取材安全，又提高了诊断准确率。

（二）功能成像方法

1. 磁共振弥散成像

磁共振弥散成像（diffusion weighted imaging，DWI）主要通过探测水分子的自弥散的大小来反映受检组织的结构特性。通过施加弥散敏感梯度前后组织信号强度的变化可以得出组织的弥散系数 D。实际应用中常用表观弥散系数（apparent diffusion coefficient，ADC）表示水分子弥散度。影响组织内水弥散的主要因素有：组织分子粘滞度、细胞膜通透性、细胞主动转运和内流、组织方向性及细胞构成。其中最主要的是组织的细胞密度。有效的抗肿瘤治疗往往导致细胞膜通透性的改变和/或细胞溶解，导致瘤体内细胞密度下降，表现为水分子运动将随之增加，因此其改变的幅度与治疗的有效性相关。有报道对胶质瘤患者放化疗前后行 DWI 检查，发现 ADC 值的变化能够反映肿瘤的治疗效果，对治疗不敏感者 ADC 升高不明显或无变化。

2. 磁共振灌注加权成像及磁共振血管成像

磁共振灌注加权成像（perfusion weighted imaging，PWI）是反映肿瘤组织微血管分布和血流灌注情况。目前最常用方法为动态对比增强磁敏感加权灌注 MRI。评价微血管形成有直接法和间接法：直接法即测量微血管密度，间接法可通过 DWI 综合分析局部组织血流量、脏器血流量、血流平均通过时间。由此可鉴别良恶性肿瘤、确定肿瘤确切的侵犯范围、评估放化疗疗效或术后残留、复发的肿瘤组织。

血管造影剂能增强血管和周围组织、肿瘤和正常组织的对比。MRI 也可行血管造影，原理与 CT 血管造影相同。近几年来，随着磁共振成像技术的发展，三维对比增强的血管成像技术日益成熟。该成像技术是通过静脉注射少量磁共振造影剂，增加血流 T1 弛豫时间的方法来显示血管腔的解剖，为无创性、高分辨率的血管成像技术。此法无需动脉插管，造影剂用量少，且无肾毒性，可克服传统磁共振非造影剂增强血管成像（如 TOF 法）层内血流信号丢失及扫描范围窄、扫描时间长等许多缺点，主要用于体部的动脉成像。

3. 磁共振波谱分析

磁共振波谱（magnetic resonance spectroscopy，MRS）主要是利用核磁共振现象和化学位移作用，对一系列特定原子核及其化合物进行分析。与 PET 不同的是，MRS 可显示胆碱、肌酸、乳酸、NNA（N-乙酰天冬氨酸）、谷氨酰胺和谷氨酸、脂质等多种物质。目前，在肿瘤研究中应用较广的是^{31}P MRS 和^{1}H MRS。

在^{31}P MRS 中，信号可来自低能磷如磷酸单酯（PME）、无机磷（Pi）、磷酸二酯（PDE）及高能磷如磷酸肌酸（PCr）、三磷酸核苷（NTP-α、β、γ）。肿瘤组织含有较高的 PME 和 PDE。PME 信号主要来自磷脂（PL）的前体物质磷脂胆碱（PC）和磷脂乙醇胺（PE）。PC 和 PE 峰的升高表明细胞增殖和组织生长旺盛。PDE 包括甘油磷酰胆碱（GPC）和甘油磷酰乙醇胺（GPE），是细胞膜分解的最终产物。细胞成熟时，GPC 水平明显下降，是细胞分化的标志。高能磷如 NTP 常常随着肿瘤的增大而降低，可能和缺氧有关。

^{1}H MRS 主要用于颅内肿瘤。其主要的代谢物信号有 N-乙酰天冬氨酸（NAA）、肌酸和磷酸肌酸（Cr）、胆碱复合物（Cho）、肌醇（Ins）、谷氨酸和谷氨酰胺（Glu+Gln）、γ-氨基丁酸（γ-GABA）、乳酸（Lac）、脂质（Lip）。NAA 仅存在于正常功能的神经元中；Cr 在能量代谢中非常重要，在正常脑组织中比较恒定，而肿瘤中常常缺乏；Cho 与细胞膜的合成及代谢密切相关，肿瘤组织的含量较正常组织增高；Lac 为无氧代谢的标志，通常仅存在于肿瘤组织中。Lip 的存在通常表示肿瘤的分化级别较高、是细胞凋亡的标志，具有监测肿瘤治疗疗效的作用。

目前三维（3 D）波谱采集已应用于临床肿瘤的定性诊断和分级、肿瘤复发判断等研究，对前列腺癌的早期诊断、临床分期和脑胶质瘤术后及放疗后复发的鉴别诊断价值肯定。对部分肿瘤如低度恶性的星形细胞瘤，MRS 检测的灵敏度优于^{18}F-FDG PET。但 MRS 尚存在下述问题：（1）探索的兴趣区有限，受容积效应的干扰大，对于肿瘤治疗后反应的不同一性无法全面评价。（2）现有的研究瘤谱较窄，大部分尚停留在动物研究阶段，也缺少大宗的多中心研究实例。

4. 磁共振靶向对比剂

MRI 靶向对比剂仅被靶器官特异性摄取，不参与组织的代谢过程，突出了肿瘤与正常组织的对比度，有利于提高诊断灵敏度。目前正研究应用的 MRI 对比剂有细胞外液对比剂、血池对比剂、肝胆对比剂、网状内皮系统对比剂、受体对比剂、抗体对比剂等。锰二吡多醛二磷酸（M_n-DPDP）是肝脏阳性 MRI 对比剂，由肝细胞摄入经胆汁排出，使正常肝组织呈阳性增强并与肿瘤组织间形成对比。超顺磁性氧化铁颗粒（superparamagnetic oxide iron particle，SPIO）可以被肝脏单核吞噬细胞系统的 Kupffer 细胞吞噬，亦可由脾、骨髓和淋巴结等单核吞噬细胞系统摄取，静脉注入 SPIO 后使 MRI 检出的小肝癌和转移癌的直径可达 3 mm；肝胆、单核吞噬细胞系统对比剂已进入临床研究；其它抗体、受体型或新型纳米类 MRI 对比剂尚处于动物实验阶段。合成具有高弛豫效率、对组织或器官有靶向性的造影剂、减小用药剂量、降低造影剂的毒性和制备成本是今后 MRI 靶向对比剂研究的主要方向。

5. 磁共振解剖影像与代谢产物影像融合技术

在常规 MRI 图像上显示代谢产物的分布状况，用于局部组织病理活检、肿瘤生物靶区的精确适形放疗和疗效观察，如对脑肿瘤和前列腺癌有胆碱聚集的局部进行活检或定向治疗。

6. CT 灌注成像

CT 灌注成像的基本原理是核医学的放射性示踪剂稀释原理和中心容积定律。造影剂经静脉注入，具有与放射性示踪剂相同的药物动力学，因此放射性核素的示踪原理可用于动态 CT 的研究。注入造影剂后动脉及组织的时间-密度曲线的横坐标为时间，纵坐标为注药后增加的 CT 值，其变化反映的是该器官中对比剂浓度的变化，即碘聚集量的变化，从而反映了组织灌注量的变化。肿瘤 CT 灌注成像的目的是研究各种肿瘤的血流特点和微血管密度。常规 CT 增强扫描对于显示肿瘤内血管的丰富程度（在脑内还有血脑屏障的完整性）和判断病变的性质不够完善，多层 CT 灌注技术可更详细地反映良恶性肿瘤的生物学特征，包括肿瘤血管生成状况（微血管密度、新生血管通透性）、血流特点（血流速度、血流量、平均通过时间等）、有无双重供血，肿瘤与周围正常组织的血管沟通与病理性动静脉瘘等，这些参数对肿瘤诊断、分期、预后判断、治疗方法选择和疗效评估具有重要的临床价值。

7. 多层 CT 表面渗透成像

表面渗透成像系一种新的多层 CT 信息显示技术，常规的 CT 增强检查显示的是组织或病变的血管结构内对比剂的流入与廓清信息，表面渗透成像采用延迟扫描的方法，对照不同时相的影像，反映对比剂在组织或病变的表面渗出状况，若与核素动态和延迟显像结合起来分析有较大临床诊断价值，但该技术尚处于开发阶段。

8. 肿瘤靶向声学造影剂

常用的普通声学造影剂特异性不强，只能对病变进行非特异性显影，无法判断病变性质。目前已开始研究肿瘤特性靶向声学造影剂，以发展其介导的靶向声学造影显像技术。然而，目前肿瘤靶向声学显像多以单克隆抗体修饰声学微泡，利用抗体与抗原特异性结合，使微泡选择性浓聚于肿瘤局部而产生靶向增强。但仍有很多技术难题亟需解决：造影剂分子量过大，难以穿透血管，实现声学造影剂的靶组织特异性分布，显像效果不理想。生物纳米技术的迅猛发展开启了纳米级造影剂在分子影像学与治疗学的应用前景。利用单链抗体修饰纳米声学造影剂有望研制出一种穿透力强的小型化靶向声学造影剂。

三、肿瘤标志物分析

现已发现 100 多种肿瘤标志物，主要包括肿瘤特异性抗原及相关抗原、激素、受体、酶、异位蛋白、癌基因、抗癌基因、肿瘤相关基因及其产物等。运用体外分析技术检测存在于肿瘤患者血清及其他体液中的肿瘤标志物，具有简便、快速优点，特别是采用蛋白质芯片技术高通量、微型化及自动化的蛋白质分析，检测效率进一步显著提高。对肿瘤普查、诊断、疗效监测、随访等具有重要的临床意义。但是临床常规肿瘤标志物测定也存在以下不足：

（一）有绝对定位意义

目前只有 AFP 和 PSA 等几个极少数的肿瘤标志物和特定的器官相关联，大多数肿瘤标志物在某一组织类型的多个癌症上呈阳性，表现为广谱标志物，缺乏脏器定位特异性。

（二）假阳性

引起假阳性的常见因素有：良性疾病如炎症性疾病等；生理变化如妊娠、经期等；治疗措施如手术、放化疗等使肿瘤组织破坏、坏死；自身免疫性疾病患者血清中的免疫球蛋白可与分析试剂特异性抗体结合，使测定结果增高。

（三）假阴性

引起假阴性的因素主要有：肿瘤处于早期，产生肿瘤标志物的肿瘤细胞数目少；肿瘤细胞分化程度低；肿瘤细胞或细胞表面被封闭；机体体液中一些抗体与肿瘤标志物形成免疫复合物而不被测量；肿瘤组织血循环差，所产生的肿瘤标志物不能分泌到外周血中。

由于上述原因，肿瘤标志物测定很难单独用于临床诊断，需动态追踪观察和多种标志物联合检测，并紧密结合临床表现，特别是影像学检查综合分析判断。另外，这类肿瘤标志反映的是肿瘤基因产物表达、调控异常和癌基因编码表达产物合成紊乱，一般变化出现较晚；而从基因水平分析基因标志，反映基因本身突变和表达异常，即癌前启动阶段的变化，对于早期发现肿瘤更具有重要意义。

肿瘤的发生是多基因、多步骤的过程。传统的生物技术如检测、杂交、分型和 DNA 测序等以一个或几个基因为目标进行研究的方法难以适应，基因芯片技术的诞生是一重大创新和飞跃。它将大量靶基因或寡核苷酸片段有序地、高密度固定（包被）在固相载体（玻璃、硅等）上与探针杂交，经激光共聚焦显微镜扫描，以计算机系统对荧光信号做出比较和检测，可以高通量分析数千种基因表达情况，从而观察肿瘤发生过程中不同基因变化，具有高灵敏度、高特异性、高效能、大通量分析的特点，为肿瘤病理基因分类，肿瘤早期发现，预测疗效、指导特异性靶向治疗创造条件。但是基因芯片技术目前仍不完善，例如没有一种芯片能够包含所有人类基因，还未出现专门针对某一特定肿瘤的芯片，也尚未成熟到在临床广泛应用的程度。

9.3 存在的问题及对策

PET/CT 是 PET 与 CT 优势的互补，具有 1+1>2 的功效，但目前 PET/CT 在临床应用中还存在以下局限性，需继续深入研究，得到更好的解决。

一、呼吸运动对图像融合或病灶定位的影响

PET 和 CT 是非同步采集，由于多层螺旋 CT 扫描速度快，呼吸、心跳、胃肠蠕动和吞咽等生理性运动几乎对图像质量不造成影响。但 PET 一个床位的信息采集至少需几分钟，易受生理性运动影响，特别是肺下野、胸膜下肺内小病变和肝实质内近膈顶处病变，可出现 PET 与 CT 影像病变定位不一致及衰减校正后病灶活性区与体积的偏差。为减少生理性运动的影响，相继提出了各种 PET/CT 检查时的呼吸控制模式。目前效果较好的方法是呼吸门控（spirometrically controlled）（四维扫描）。Nehmeh 提出四维 PET/CT 的概念：将一个呼吸周期分为 10 个时相，先后行 4D-CT 和 4D-PET 呼吸门控，按时相融合相应 CT 和 PET 数据，使得 4D-PET-CT 的融合图像精确率比 4D-PET 融合普通 CT 提高 41%，4D-CT 精确的衰减校正使得病灶 SUV 值比临床测定值提高 6%，比普通 CT 提高 36%，4D-PET-CT 定位、定量水平的提高，对肿瘤诊断和精确放疗具有重要价值。但该方法仍不能完全避免呼吸运动的影响。在图像判读过程中需注意结合上下连续的几个层面，病灶定位诊断一般以 CT 为可靠，定性诊断以 FDG 显像为准。在作精确放射治疗计划时，因 PET 信息采集过程与患者放射治疗的实际过程相似，用显示病变的 PET 图像来勾划肿瘤或病变的生物靶区为好。

二、CT 扫描伪影对 PET 衰减校正的影响

应用 CT 数据进行 PET 图像的衰减校正（attenuation correction，AC）比用铯［^{137}Cs］衰减校正所得 SUV 增高，特别是体内高密度组织如骨性结构，CT 衰减校正后放射性分布假性增高更明显；体内高密度的结构或异物如体内的金属（心脏起搏器、关节假体、术后金属银夹、植入性心脏除颤器、中心静脉导管等）、高密度物质（胃肠道残留的钡剂等）、钙化灶或皮质骨与极低密度的含气脏器间，在其交界面附近会产生伪影，这类伪影可影响 CT 图像及局部 CT 值的准确性，用此 CT 数据对 PET 作衰减校正，会造成 PET 图像局部出现假阳性，带来 PET/CT 定量和定性分析诊断过度的问题。有研究者建议使用分割 CT 透射数据对 PET 衰减校正，既能保证图像质量又能消除非分割 CT 数据校正时的伪影，适用于避免所有类型的金属伪影。此外，最终诊断需结合非衰减校正的 PET 图像予以确认或更正，尤其对肿瘤术后复查和再次制定放疗计划者更要慎重。

三、CT 造影剂所致伪影

常规应用的 1% ～ 1.3%CT 造影剂一般不会影响 PET 图像的衰减校正与定量分析，但胃肠道钡餐检查后，短期内有高密度钡剂残留，会导致 FDG 摄取假阳性。有文献报道，由于“弹丸”法早期血管内高浓度对比剂，可造成衰减校正过度致血管结构出现 FDG 浓聚的假阳性，因此对血管内对比剂的使用，建议在 PET 采集完成后再行 CT 增强扫描。当需要对病变进行精确定位如制订放疗计划、穿刺活组织检查等，以及肿瘤或其转移灶^{18}F-FDG 呈假阴性时，主张完成常规 PET/CT 采集后再进行多层螺旋 CT 的多期增强扫描（口服或静脉用造影剂），以获得诊断意义的 CT 图像。此外，为了避免泛影葡胺为代表的阳性增强剂产生的伪影，口服阴性增强剂正在研究中。

四、不同 CT 扫描参数对 PET 定量分析的影响

肥胖患者由于低能 X 线衰减吸收明显，CT 图像的信噪比差，用信噪比较差的 CT 信息作 PET 衰减校正，会使 PET 图像质量也受到一定的影响，因此需改变 CT 扫描的条件，如增加管电压和 X 线曝光剂量等；此外，4 ～ 16 层 CT 扫描时采用了多种降低剂量的措施，如智能滤过技术、自动毫安调制和设置等，而这些条件的改变对 PET 显像和定量分析有何影响需进一步研究。

五、融合图像不能完全反映 PET 和 CT 的诊断信息

在一定情况下，CT 或多层 CT 起到诊断的主导作用；单一的 PET/CT 的融合图像难以同时表达 CT 或多层 CT 和 PET 的全部诊断信息，甚至会掩盖部分有价值的信息。如锁骨上脂肪组织在 FDG PET/CT 显像时可呈对称性放射性摄取增高而非病理性改变。再如 CT 影像采用不同的窗宽和窗位观察病变会出现不同的效果，病灶增强与否也有鉴别诊断价值。

除以上不足外，PET/CT 检查费用昂贵，给推广普及带来困难，也是突出的问题。如何挖掘 PET/CT 的潜力，进一步提升 PET-CT 技术的综合优势，更好地为临床及人类健康服务，是摆在我们面前的重要课题，需要我们做深入细致的大量工作。应注意：

① 加速研发诊断性 CT 的应用，特别是多层容积 CT 的 CT 动脉血管造影、气肠造影等检查技术和容积再现、最大密度投影、最小密度投影、仿真内镜等展示技术的综合应用以及 PET-CT 的 4D 图像融合。充分发挥好利用 CT 强大的后处理功能，采用多平面重建、最大密度投影、容积显示、表面遮盖显示及 CT 仿真内镜等可以对病变进行二维及三维多方位显示，提高对病变的精确定位能力。

② 加速研发新型正电子标记的的肿瘤特异性显像剂，如神经递质、肽类显像、受体（配体）或抗体显像、抗肿瘤药物显像、凋亡因子或抑癌基因表达显像等，并进一步使显像剂生产正规化、商品化、多元化。

③ 进一步拓宽核医学功能代谢显像的方式和方法，如多种显像剂联合应用，生理性、药物性的介入或干预显像，定量方法的进一步完善，介入核素显像与治疗等。充分发挥 PET/CT 在引导肿瘤放疗计划的制订与实施、穿刺活检或介入性治疗等方面的临床应用。

④ 努力提高我国 PET/CT 临床应用及研究水平，加强包括放射、核医学、物理师和药学方面专门人才的培养，加强学术交流和协作，提高 PET/CT 临床应用的效价比，真正为人民的健康提供优质的医疗服务。

（关晏星）

参考文献

1. 林祥通．我国 PET 医疗质量保证的几个问题．中华核医学杂志，2003，23（5）：261 - 262
2. 田嘉禾．正电子发射体层成像术——分子影像学的新进展．人民军医，2004，47（4）：229 - 533
3. 王荣福．核医学．北京：北京大学医学出版社，2003
4. 陈盛祖．PET/CT 的若干技术问题．中华核医学杂志，2005，25（2）：72 - 72
5. 李立伟．PET/CT 技术与综合影像诊断．中华核医学杂志，2003，23（6）：371 - 373
6. 蒋宁一．肿瘤核医学．北京：人民卫生出版社，2002
7. 范廷勇，李建彬，于金明．图像融合技术在精确放疗中的作用．国外医学·放射医学核医学分册，2004，28（4）：163 - 165
8. 杨晓诚，胡怀湘，霍力．放射性标记氨基酸的肿瘤基础研究．国外医学·放射医学核医学分册，2003，27（1）：25 - 27
9. 巩合义，于金明．^{18}F-FDG PET 指导功能影像预测肿瘤疗效的研究现状．中华肿瘤杂志，2004，26（10）：577 - 580
10. G. P 墨菲，W. 劳伦斯，R. E 伦哈德．肿瘤学手册．上海：上海科学技术出版社．1998
11. 许川山，王志刚，扬春江，等．肿瘤靶向声学造影剂的研究现状及发展构想．中国影像技术，2005，21（11）：1176 - 1777
12. 徐宁志，董志伟．中国肿瘤流行状况与防治对策述评．肿瘤防治杂志，2003，10（1）：5 - 8
13. Parkin DM，Bray F，Ferlay J，et al. Estimating the world cancer burden：Globocan 2000. Int J

Cancer，2001，94（2）：153－156

14. Pelosi E，Messa C，Sironi S，et al. Value of integrated PET/CT for lesion localization in cancer patients：a comparative study. Eur J Nucl Med Mol Imaging，2004，31（6）：932－939

15. Bossche BVD，Wiele CV. Receptor imaging in oncology by means of nuclear medicine：current status. J Clin Oncol，2004，22（17）：3593－3607

16. Townsend DW，Jonathan P. Carney J，et al. PET/CT，Today and Tomorrow. J Nucl Med，2004，45：4S－14S

17. Hara M，Oshima H，Suzuki H，et al. The frontiers of diagnostic radiology—PET/CT，3DCT. Nippon Geka Gakkai Zasshi，2005，106（11）：677－684

18. Smith SV. Challenges and opportunities for positron-emission tomography in personalized medicine. IDrugs，2005，8（10）：827－833

10 PET/CT在颅内及头颈部肿瘤的应用

在现代肿瘤的分类中，颅内肿瘤与头颈部肿瘤分属不同的范畴，头颈部肿瘤通常不包括颅内、颈椎及眼内肿瘤。头颈部肿瘤的范围包括自颅底到锁骨上、颈椎以前这一解剖范围的肿瘤，以恶性肿瘤为主，详细可分为：头面部软组织、耳鼻咽喉、口腔、涎腺、颈部软组织、甲状腺等部位的肿瘤。为了叙述方便我们在本章节中将颅内肿瘤和头颈部肿瘤归于一章。

10.1 颅内肿瘤

一、概述

颅内肿瘤包括原发和继发两大类。原发性肿瘤来源于颅内的各种组织结构：脑、脑膜、血管、颅神经及胚胎残余组织等；继发性肿瘤以转移瘤为主，也可见于侵入瘤。

（一）发病率

据统计资料显示，颅内肿瘤在我国的总发病率约为4～9/10万。颅内恶性肿瘤约占儿童全身恶性肿瘤的7%，仅次于白血病；占成人全身恶性肿瘤的1.5%，居第11位。85%的颅内肿瘤病人为成人，颅内肿瘤可发生于任何年龄，其中以20～50之间多见，男性多于女性，男女之比约为1.2～1.5∶1。

颅内肿瘤中原发肿瘤占80%，继发性肿瘤占20%。根据颅内肿瘤的生长部位不同，患者的早期临床表现不一，一般表现为惊厥、头痛及性格变化，肿瘤体积过大时可以产生高颅压表现，或者压迫脑及颅神经产生相应的症状和体征，少数高度恶性颅内肿瘤可引发脑出血，其临床表现与脑卒中相同，称为“瘤卒中”。由于颅内肿瘤位置特殊，一般不允许手术探查，因此及时而准确的定位、定性诊断意义非常重大。CT、MRI是常用的颅内肿瘤首选检查手段，结合造影剂注射后的增强扫描能够准确地确定肿瘤的位置、大小、形态、数目以及周围组织反应、继发颅内改变等等，结合典型的好发部位、特殊的发病年龄，观察肿瘤的形态、瘤内成分和质地，对比增强前后的密度改变，80%以上的颅内肿瘤能够得出正确的定性诊断。

（二）病理分类

颅内几乎每种组织都能产生肿瘤，病理分型及命名比较复杂和混乱，病因目前尚不完全清楚。如视网膜母细胞瘤、脑膜瘤及神经纤维瘤病支持癌基因学说，此外尚有多种颅内肿瘤的发生可能与癌基因有关。损伤、射线、化学物质和病毒可能也与颅内肿瘤的发生有关。

目前国内外较常用的分类方法是WHO 1977年提出的方法，1990年WHO又提出了一个新的分类方法（可参阅有关专著）。这两种分类方法都概括了颅内各类肿瘤的起源、组织学和细胞学的特点，但实际临床应用相当繁琐，而且对个别肿瘤的分类尚存在争议。

从颅内肿瘤发生的部位分析以大脑半球最多，其次分别是蝶鞍和小脑、脑桥小脑角、脑室、脑干。幕上肿瘤是指位于小脑幕以上的肿瘤如颅前窝、颅中窝、大脑半球、鞍区、侧脑室、第三脑室区域的肿瘤；幕下肿瘤是指小脑幕以下如小脑半球、小脑蚓部、第四脑室、脑桥小脑角、脑桥延脑等处的肿瘤。

（三）诊断与治疗

颅内肿瘤的诊断手段有多种，随着新技术与新方法的使用，过去在颅内占位病变诊断中起重要作用的X线头颅平片、血管造影、核素脑扫描等方法已渐次退到次要地位，以CT、MRI、PET/CT为代表的新技术成为颅内肿瘤诊断的主要手段，我们将在以后的章节中详细阐述PET/CT技术的临床应用。

颅内肿瘤的治疗目前仍然以手术切除为最基本的治疗手段，手术切除虽然最直接、最有效，但不能彻底解决问题，目前来说神经外科认为的全切有相当部分只能是近全切除，即切除肿瘤的90%以上。对手术不彻底的病人，术后放疗能减少复发，延长患者的生存期；对肿瘤位于敏感部位手术切除困难或肿瘤浸润重要功能区不能手术的可实行根治性放疗。立体定向放射神经外科（stereotactic radioneurosurgery，SRS）和立体定向治疗（stereotactic treatment，SRT）技术近年来发展很快，其技术核心是以钴[^{60}Co]为放射源的γ-刀和以直线加速器为放射源的χ-刀。一般情况下，直径≤30 mm、个数在1～2个、非敏感区和非功能性部位的类圆形实质性病灶（良性和恶性肿瘤），使用γ-刀和χ-刀治疗可大大提高肿瘤部位的照射剂量，从而提高局部控制率，对于恶性肿瘤配合以常规外照射有助于提高治疗效果。

在颅内肿瘤的治疗上由于血脑屏障的原因，一般化疗药物不能进入脑组织，因此化疗方法并不普遍使用，目前最常使用的化疗药物是亚硝基脲类药物。其它见诸临床的如放免疗法、光动力学疗法等治疗颅内肿瘤的方法其疗效仍有待进一步确认。

二、常用的正电子显像剂

1. 葡萄糖代谢类

^{18}F-脱氧葡萄糖（FDG）是目前最常用的正电子显像剂，反映了组织细胞的糖酵解状况。肿瘤细胞内葡萄糖转运蛋白（Glt）表达和转运蛋白数量增加，导致细胞内^{18}F-FDG高摄取。但是由于正常大脑皮层葡萄糖代谢旺盛，^{18}F-FDG摄取明显增高，甚至高于部分颅内肿瘤对^{18}F-FDG的摄取。高度恶性肿瘤的无氧糖酵解高于低度恶性肿瘤，肉眼观察高度恶性胶质瘤的代谢常高于或等于灰质，低度恶性胶质瘤常接近或略高于白质，当肿瘤的代谢介于两者之间时，则较难分辨。

2. 氨基酸和胆碱类

目前应用较多的氨基酸转运类正电子显像剂有^{11}C-蛋氨酸（^{11}C-MET）、^{18}F-氟代乙基-L-酪氨酸（^{18}F-FET）、^{11}C-胆碱（^{11}C-CH）、^{18}F-氟代胆碱（^{18}F-FCH）、^{18}F-氟代苯丙氨酸（^{18}F-FPA）等。MET为大分子中性氨基酸，其摄取机制尚不明，可能是因为肿瘤蛋白质合成增加，载体介导的氨基酸转运增加，血脑屏障破坏等。^{11}C-MET是目前应用最多的氨基酸类正电子显像剂之一，^{11}C-MET显像能反映体内氨基酸的转运、肿瘤氨基酸的代谢及蛋白质的合成，其最大优点是正常脑组织摄取少，脑本底低，脑瘤高摄取的影像显示清楚，明显优于^{18}F-FDG图像。^{11}C-MET显像对胶质瘤的诊断、区分肿瘤复发与坏死，早期评估治疗效果，尤其是对肿瘤周边组织及低度恶性胶质瘤的诊断要优于^{18}F-FDG显像。^{11}C-胆碱（CH）是目前应用最多的胆碱类显像剂，能够反映胆碱在肿瘤内的代谢情况。^{11}C-CH显像可获得比^{11}C-MET显像更高的肿瘤与周边组织摄取比，因而可获得比MET显像更好的脑瘤图像，脑瘤中^{11}C-CH代谢简单，而^{11}C-MET代谢复杂，因而解析^{11}C-CH PET图像更容易。但是，^{11}C-CH是一种非特异性肿瘤显像剂，对脑瘤检查可能产生假阳性或假阴性。例如结核性脑膜炎会出现^{11}C-CH阳性显像；某些低级胶质瘤会出现^{11}C-CH阴性显像。因此，使其应用受限，往往需结合其他显像方法进行鉴别诊断。由于^{18}F比^{11}C具有较长的半衰期，^{18}F-FCH比^{11}C-CH更具临床应用前景。

3. 细胞增殖类

反映细胞增殖活跃程度的正电子显像剂有^{18}F-脱氧尿苷（^{18}F- fluorodeoxyuridine）、^{18}F-胸苷（^{18}F - thymidine）、^{18}F-脱氧胸苷（^{18}F-FLT）、^{18}F-胸嘧啶（^{18}F-FMAU）等，主要是测定胸嘧啶核苷的转运和磷酸化活性，反映DNA复制状况。

三、颅内肿瘤的PET/CT征象

PET显像反映了肿瘤的生化、代谢和功能状况，而CT扫描可得到很好的解剖信息，PET/CT同机融合则可提供真正的解剖代谢图像。

PET/CT检查中主要利用CT的良好空间分辨优势，以往通常只采用CT平扫技术进行空间定位，然而CT增强扫描对颅内肿瘤的诊断明显优于平扫。

PET图像可通过目测和半定量方法进行比较，近年来国内外研究者使用多项半定量指标用于颅内肿瘤的诊断分析，如标准化摄取值（the standardized uptake value，SUV）和肿瘤/白质（T/WM）、肿瘤/对侧相应组织（T/CCR）、肿瘤/对侧皮层（T/CTX）、肿瘤/平均皮层（T/MCU）、肿瘤/小脑（T/Ce）比值等。由于白质半卵圆中心的FDG摄取相对大、小脑FDG摄取稳定，所以，现在一般采用T/WM作为半定量分析指标分析FDG显像。

颅内肿瘤种类繁多，大约90%的颅内肿瘤经CT、MRI检查后已完成定位、定性诊断而不需PET/CT检查，因此在以下的内容中我们主要叙述颅内肿瘤中的胶质瘤、脑膜瘤、淋巴瘤及转移瘤的PET/CT征象。

（一）脑胶质瘤

脑胶质瘤（neurospongioma）约占全部颅内肿瘤

的40%～50%，其中恶性发生率约为50%～60%。在各型胶质瘤中，以星型细胞瘤最多，其次是胶质母细胞瘤，往后依次为髓母细胞瘤、室管膜瘤、少枝胶质瘤、松果体瘤、混合性胶质瘤、脉络丛乳头状瘤、未分化类胶质瘤和神经元性肿瘤。不同类型胶质瘤好发部位不同，星型细胞瘤成人多见于大脑半球，在儿童则多发生于小脑；胶质母细胞瘤几乎均发生于大脑半球；髓母细胞瘤多发于小脑蚓部；室管膜瘤多见于第四脑室。

组织病理学上可以将脑胶质瘤分为四级，一般认为Ⅰ、Ⅱ级为良性或低度恶性，Ⅲ、Ⅳ级为高度恶性。分化程度越差，分级越高，则恶性程度越高，预后越差。颅内肿瘤的组织学分级并不完全代表其生物学特点，Ⅰ、Ⅱ级颅内肿瘤常出现浸润性生长、术后早期复发等特征，而高度恶性的Ⅲ、Ⅳ级胶质瘤却极少发生颅外或远隔转移。

CT平扫脑胶质瘤多为以低密度为主的混合密度病灶，但亦可表现为均匀低密度、等密度或以低或等密度为主的混合密度病灶，极少数病例表现为高密度。均匀低密度病灶多为实质性肿瘤本身含水分较多（81%～82%）之故，也可以为肿瘤大部分或完全囊变。在混合密度病灶中低密度区多为肿瘤本身所致，更低密度者则为囊变、坏死或陈旧性出血所致；等密度区常为肿瘤的实质部分，而高密度者多与肿瘤内的新鲜出血或钙化有关，肿瘤内出血多表现为肿瘤内不规则的高密度，肿瘤内出现钙化约占20%，呈点状、斑片状或弧线状。多数肿瘤呈现浸润性生长，导致肿瘤边界模糊不清。增强后扫描，多数肿瘤出现不同程度的强化，多为不均匀性强化，少数为均匀性强化。在不均匀性强化的病灶中，可表现为病灶大部分增强，内部见斑片状不强化或低强化区，也可表现为明显单环状或多环状强化。脑胶质瘤出现强化的机理一般认为与肿瘤内血管情况有关。脑胶质瘤周围水肿程度轻重不一，部分肿瘤周围无明显水肿，轻度水肿者仅表现为肿瘤周围薄层低密度带，小于2 cm，中度水肿带超过2 cm，重度水肿大于半球最宽径。脑胶质瘤一般可伴有不同程度的占位征象，当病灶较小而位于大脑深部时占位征象很轻，容易疏忽。

张福林法在Kernohan法的基础上根据肿瘤内异型细胞所占的比例将肿瘤分为四级：即Ⅰ级，肿瘤内异型细胞＜25%；Ⅱ级，肿瘤内异型细胞在25%～50%之间；Ⅲ级，肿瘤内异型细胞在50%～75%之间；Ⅳ级，肿瘤内异型细胞＞75%。其中Ⅰ级为良性，Ⅱ级为良、恶过渡性，Ⅲ、Ⅳ级为恶性。低度恶性脑胶质瘤CT平扫表现为等或低密度，局灶性或弥漫浸润性生长，出血、坏死少见，周围无水肿，增强扫描无强化或轻度强化。高度恶性脑胶质瘤CT平扫多呈现片状略高混杂密度影，多见出血、坏死，增强扫描见中等程度强化。

不同恶性程度的脑胶质瘤^{18}F-FDG摄取表现不同，一般低度恶性胶质瘤^{18}F-FDG摄取常等于或略高于白质，高度恶性胶质瘤^{18}F-FDG摄取常高于或等于灰质，^{18}F-FDG显像是鉴别胶质瘤恶性程度的有效手段（彩图10-1）。Di Chiro等用绝对定量法测定了23例脑胶质瘤的葡萄糖代谢率，对其进行分级，结果示低度恶性胶质瘤的葡萄糖代谢率为4.0±1.8mg/（100g·min），高度恶性胶质瘤的葡萄糖代谢率为7.4±3.5mg/（100g·min）。Delbeke等以肿瘤/白质（T/WM）比值1.5为阈值，大于1.5为高度恶性胶质瘤，小于1.5为低度恶性胶质瘤，结果灵敏度和特异度分别为95%和77%。Padma报道在^{18}F-FDG低摄取的脑胶质瘤中，86%为WHO分级的Ⅰ～Ⅱ级低度恶性者，高摄取中94%为Ⅲ～Ⅳ级高度恶性者。在观察^{18}F-FDG PET图像时，不仅要观察放射性浓聚区，也要注意观察放射性分布减低区，即使是低于正常大脑皮层放射性强度的减低区都应该视为高代谢病灶，提示恶性可能。CT扫描显示的密度差异对这类病灶的观察有很大的帮助。值得注意的是个别低度恶性颅内肿瘤，如毛细胞型星状细胞瘤，或者伴有其他疾病，如靠近皮层的低度恶性颅内肿瘤引起的癫痫并有亚临床癫痫发作，可以引起局部^{18}F-FDG高摄取，容易与高度恶性颅内肿瘤混淆。

利用^{11}C-MET行脑胶质瘤PET显像，90%以上可获得阳性结果，低度恶性原发性脑瘤都可见^{11}C-MET明显浓聚，与正常脑组织分界清晰，而且高度恶性胶质瘤^{11}C-MET的摄取明显高于低度恶性胶质瘤。^{11}C-CH脑胶质瘤PET显像具有同样的优点，甚至可以获得比^{11}C-MET更好的脑瘤显像图像（见彩图10-2），但是对于低度恶性与良性肿瘤的鉴别却存在困难。

（二）脑膜瘤

脑膜瘤（meningothelioma）是仅次于脑胶质瘤的第2位原发性颅内肿瘤，大多数为良性，恶性罕见。通常脑膜瘤被认为是起源于蛛网膜颗粒的脑膜细胞，多发生在硬脑膜静脉窦附近，多具有完整包膜，可呈球形或扁平状。

CT 平扫，脑膜瘤边界清晰，宽基底附着于硬膜表面，与硬膜呈钝角，约 75%表现为均匀高密度，25%表现为等密度，低密度少见。15%～20%的脑膜瘤可见瘤内钙化，钙化灶大小不一、形态各异，可整个瘤体均匀性钙化。瘤体周围可见低密度环，临近骨质破坏是其常见的特征性征象。增强扫描 90%的脑膜瘤呈明显均匀性强化，10%的呈轻度或环形强化，密集钙化者可不强化。

组织分化程度不同，脑膜瘤的^{18}F-FDG 摄取不同，李德鹏等总结 25 例脑膜瘤的^{18}F-FDG 显像结果发现，与对侧正常脑灰质比较，良性脑膜瘤呈^{18}F-FDG 摄取减低、与对侧白质近似，恶性脑膜瘤^{18}F-FDG 摄取增高，高于对侧正常白质、与对侧正常灰质近似。17 例良性脑膜瘤的 T/WM，T/GM，T/Ce 的均数范围分别为 0.59～1.12，0.09～0.56，0.28～0.92；8 例非典型、间变型脑膜瘤的 T/ WM、T/GM、T/Ce 均数的范围分别为 1.27～1.81、0.78～1.34、0.69～1.56。^{18}F-FDG PET 是一种鉴别脑膜瘤良恶性的有效方法。利用^{11}C-MET，PET 可以得到对比度高的脑膜瘤显像图像，但是在反映肿瘤的良恶性程度上不如^{18}F-FDG。

（三）颅内淋巴瘤

原发性颅内淋巴瘤（intracalvarium lymphoma）一般不累及全身，多发生于免疫能力减弱的病人，AIDS、先天性免疫缺陷综合征或者器官移植后长期接受免疫抑制治疗的病人是脑淋巴瘤的易感人群，这些人群中的淋巴瘤 55%发生在中枢神经系统，约 98%是 B 细胞淋巴瘤，T 细胞淋巴瘤仅占 2%。

原发脑内淋巴瘤好发于额叶、颞叶、基底节区、胼胝体区、脑室周围白质和小脑，可单发或多发。CT 平扫多呈等或者较高密度，在 AIDS 病人可呈低密度灶，病灶边缘相对锐利呈圆形或卵圆形，周围水肿及占位效应相对较轻，增强扫描常见均匀强化。^{18}F-FDG 显像，未经过治疗的脑内淋巴瘤表现为边界清晰的放射性浓聚灶，浓聚程度常较高，结合 CT 征象与颅内常见占位性病变易鉴别，但需注意与单发的颅内转移瘤进行鉴别。^{11}C-MET 显像也可显示清晰的浓聚，浓聚灶范围常大于 CT 所示范围。

（四）脑转移瘤

脑转移瘤（brain metastases）是成人常见的颅内肿瘤，占 20%，儿童罕见。80%的脑转移瘤发生于幕上，灰白质交界区为好发部位，60%～85%为颅内多发。

CT 平扫，脑转移瘤可呈等密度、低密度和高密度，其密度改变决定于肿瘤细胞成分、肿瘤组织有无坏死、囊变、出血、钙化等。肺癌、乳腺癌、肾癌及结肠癌的脑转移瘤多为低密度，黑色素瘤转移则表现为高密度或等密度。脑转移瘤出血常见于肾癌、乳腺癌、黑色素瘤和绒毛膜上皮癌，脑转移瘤出血后近期检查一般呈高密度。脑转移瘤钙化常见于骨、软骨肉瘤转移，其他肿瘤少见脑转移瘤钙化。绝大多数脑转移瘤的血供丰富，因此 CT 增强扫描明显优于平扫，实质性转移瘤呈均匀性强化、而坏死囊变者则呈环形强化。脑转移瘤的^{18}F-FDG PET 显像表现不一，^{18}F-FDG 代谢可高于或近于正常灰质，也可低于正常灰质（见图 10-3、彩图 10-4 和彩图 10-5）。Griffeth 等发现约有 1/3 病人的脑转移瘤^{18}F-FDG PET 不能清晰显示，特别是位于灰质的小转移瘤。赵军等总结 MRI 发现的 124 个脑转移瘤中^{18}F-FDG PET 检出 102 个，76 个呈球形浓聚，^{18}F-FDG 代谢高于或相当于正常灰质，21 个呈环形浓聚，5 个呈低于正常灰质的轻度高代谢。

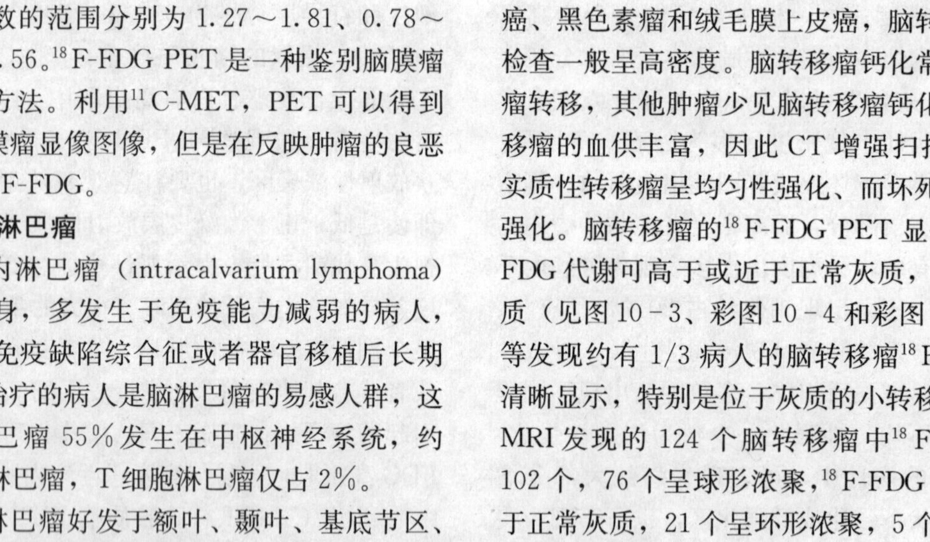

图 10-3 MRI 显示颅内多发异常信号，提示多发脑转移瘤；
PET/CT 显示颅内占位呈现 FDG 高代谢，颅外未发现其他高代谢灶，手术证实为弥漫大 B 细胞型非霍奇金淋巴瘤

四、颅内肿瘤的 PET/CT 显像的临床价值

CT 的分辨率高，对颅内肿瘤的诊断比较敏感，检出率达到 95%以上，偶尔较小的肿瘤特别是与正常脑组织密度近似的颅内肿瘤 CT 难以发现，颅骨的伪影或部分容积效应也会导致部分颅内肿瘤的漏诊，CT 增强扫描能够明显提高颅内肿瘤的检出率。根据颅内肿瘤的部位、临床症状和体征、发病年龄以及平扫和增强特征，CT 不仅可以进行准确的定位，也具有比较高的定性诊断价值，但是对于颅内肿瘤治疗后复发与坏死水肿等的鉴别诊断，CT 扫描即使是增强扫描也显得非常棘手。PET/CT 有机融合了 CT 提供的高分辨的解剖信息和 PET 提供的组织生化信息，不仅可以帮助进行颅内肿瘤的诊断，对颅内肿瘤放射治疗方案的确定及治疗后的评估也具有相当重要的价值。

1. 判断颅内肿瘤的恶性程度，预测患者预后　高度恶性肿瘤的无氧糖酵解高于低度恶性肿瘤，^{18}F-FDG 显像可以探测肿瘤的生理生化过程，^{18}F-FDG 高摄取与肿瘤的高侵袭性相关。Di Chiro 等认为用肿瘤的糖代谢活力判断肿瘤的生物学特点及病人的预后比形态学分级更好，病理诊断只观察到肿瘤细胞的分化程度而不能说明它们是否已经丧失了增殖能力。Barker 随访了 55 例恶性胶质瘤患者，发现 FDG 摄取高于或者近似于正常皮层的患者的生存期中值为 10 个月，而低于正常皮层的患者的生存期中值为 20 个月。Ericson 等研究了 31 例脑转移瘤复发并接受过适形放疗的病例，肿瘤呈高代谢的 14 例患者的平均存活期为 12.3 个月，然而呈低代谢的 17 例患者的平均存活期为 19.9 个月。反映氨基酸代谢的显像剂^{11}C-MET，能够提供对比度较好的颅内肿瘤显像图像，有学者认为肿瘤组织摄取^{11}C-MET 的量与脑肿瘤恶性程度的相关性差，不宜用来鉴别颅内肿瘤的良恶性鉴别诊断，但是也有研究^{11}C-MET 显像对不同分级的胶质瘤的鉴别诊断也有帮助。Ⅱ级少突神经胶质瘤的^{11}C-MET 摄取明显高于Ⅰ～Ⅱ级胶质瘤，且与Ⅲ～Ⅳ级恶性胶质瘤没有显著差异。

2. 制定放疗计划，进行疗效评价　^{18}F-FDG 显像可用于脑胶质瘤的放、化疗的疗效评价和指导放疗计划系统（TPS）的制定。治疗评估一般认为在治疗结束后数月行 PET 显像比较合适，如果颅内肿瘤的 FDG 摄取下降则提示肿瘤对治疗有良好的反应，如果 FDG 摄取较基础水平升高或者持续存在 FDG 摄取，则提示仍然存在肿瘤的残余或复发。Gross 等通过与 MRI 对比研究认为^{18}F-FDG PET 比较能准确地勾画脑胶质瘤放疗野，对于调强放疗具有重要的指导意义（图 10-6）。

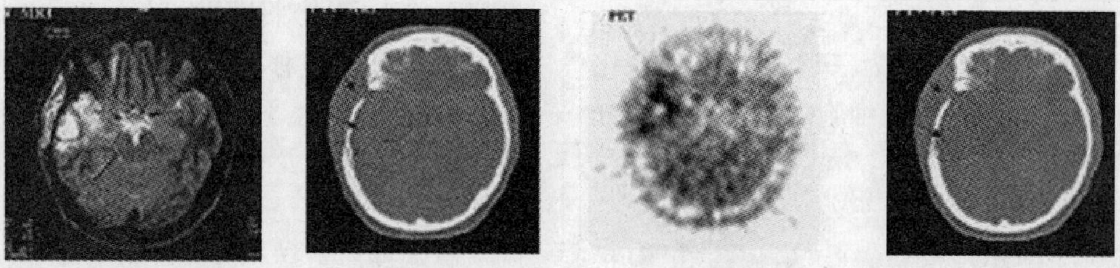

MRI　a　PET　b

图 10-6　由 MRI 制定的脑瘤放射治疗几何靶区（a）及由 PET 制定的生物适形放疗靶区（b）

3. 颅内肿瘤放疗后复发和坏死灶的鉴别　脑放射损伤是颅内肿瘤放疗的主要并发症，如前所述 CT 和 MRI 对二者的鉴别非常棘手（见彩图 10-7、彩图 10-8）。对于肿瘤复发的探测，MRI 有较高的敏感性，而 PET 具有较高的特异性，因为肿瘤复发与坏死组织间存在明显的生化差异，PET 能够反映二者间的生化差异，为鉴别诊断提供了重要信息。脑胶质瘤复发在^{18}F-FDG PET 图像上表现为不规则片状、环状、局灶性或点状浓聚，近似或者高于正常脑皮层。相反坏死灶则表现为无^{18}F-FDG 摄取。目前将颅内肿瘤的^{18}F-FDG 摄取分为 4 级：0 级为病灶未见放射性摄取，1 级为病灶放射性摄取低于同侧邻近皮层，2 级为病灶放射性摄取等于或高于同侧邻近皮层，3 级为病灶放射性摄取等于或高于对侧邻近皮层。2 级和 3 级诊断为颅内肿瘤复发。但是需要注意的是复发的低度恶性胶质瘤也多表现为低的^{18}F-FDG 摄取，只有当低度恶性向高度恶性转化时，才表现为^{18}F-FDG 摄取增高，因此在^{18}F-FDG 显像判断低度

恶性胶质瘤是否复发时要特别注意，^{11}C-MET、^{11}C-CH、^{18}F-FET 或^{18}F-FLT 等能够弥补^{18}F-FDG 显像在这方面的不足。Nitzsche 等发现近距离放疗后^{18}F-FLT 探测脑肿瘤复发要优于^{18}F-FDG，对于 18 例复发患者中的 9 例，^{18}F-FLT 发现复发的时间早于^{18}F-FDG，对于另外 9 例患者，二者同时检测到复发。

10.2 鼻咽癌

鼻咽癌（Nasopharyngeal carcinoma，NPC）是头颈部恶性肿瘤中的主要肿瘤之一，它的发病具有明显的地域及种族差异，并存在家族高发倾向。在我国华南、西南高发，如两广、海南、江西、福建、四川、云贵等地，其中又以广东珠江三角洲及西江流域一带高发，最高达到 30.96/10 万，女性 15.45/10 万。在种族易感性方面，以蒙古人种高发，达到男 10/10 万，女 4/10 万；移居欧美大陆多年的华侨及欧美出生的华裔后代发病率仍明显高于当地人群。多个院所研究机构流行病学调查显示鼻咽癌存在某些家族高发倾向。鼻咽癌男女发病率之比约为 2.5：1～4：1，年龄分布在 3～86 岁，其中以 30～60 岁多见，40～59 岁最多。

鼻咽癌的病因目前尚未完全明了，可能的相关因素有：EB 病毒感染、化学致癌因素、遗传因素、癌基因与抑癌基因等。

一、病理学类型及其生物学特性

WHO 1978 年把鼻咽癌分为三型：Ⅰ型为角化鳞状细胞癌；Ⅱ型为非角化鳞状细胞癌；Ⅲ型为未分化癌。我国目前则采用如下分类：

1. 原位癌。

2. 浸润癌：① 微小浸润癌；② 鳞癌；③ 泡状核细胞癌；④ 未分化癌；⑤腺癌；⑥ 其它类型癌。它们都具有局部扩展及转移的共性，但在其发展过程中又各有不同的生物学行为特征和放疗敏感性。

鳞状细胞癌占鼻咽癌的 95%左右，按分化程度不同可分为高分化鳞癌及中低分化鳞癌，前者常称“上行型”鼻咽癌，以局部侵蚀为主，常早期侵犯颅底、副鼻窦、颅神经等周围结构，较少淋巴转移，放疗敏感性差，易复发，约占 NPC 的 10%左右。中低分化鳞癌以低分化癌更多见，较早出现淋巴结转移，放疗敏感性好，预后较好，约占 NPC 的 80%左右。

泡状细胞癌属低分化鳞癌范畴，癌细胞核大空泡状，间质中淋巴细胞多，患者常在早期出现多而大的淋巴结转移而颅底侵犯相对较少，故称为“下行型”鼻咽癌，对放疗敏感，预后好。

未分化癌占 NPC 为数不足 10%，实质上是分化极差的鳞状细胞癌或带有腺状分化的分化极差的腺鳞癌，临床上常具有明显的颅内外侵犯扩展及广泛的淋巴结转移，更倾向于高发的血行转移，即所谓的“上下行型鼻咽癌”。对放疗敏感，局部控制满意，但常失败于远处转移，预后差。

腺癌及其它类型恶性肿瘤。

包括小涎腺来源的腺癌、囊腺癌、粘液表皮样癌、基底细胞癌，多形性腺瘤、恶性混合瘤等，总数不足 2%～3%。此类肿瘤对放疗多抗拒，需综合治疗，但预后仍属不良。

二、临床表现

早期局限在鼻咽腔顶壁、顶后壁的小病变可能毫无症状。临床上患者的主诉主要是耳鼻症状（耳鸣、耳聋、听力下降、鼻塞、鼻出血）、头痛、面神经麻痹、复视、颈部肿块等。由于癌肿的原发部位、大小、外侵及转移部位不同临床上可见不同程度、复杂多变的症状。

鼻咽部淋巴管网丰富，左右交叉，鼻咽粘膜下淋巴管网汇集后顺流而下到达颈部淋巴结，因此鼻咽癌最多见的是上颈深淋巴结转移，局限于鼻咽一侧的原发癌可有双侧或对侧颈淋巴结转移。临床检查中鼻咽癌颈部淋巴结转移达 70%以上，但颏下、颌下淋巴结转移少于 2%。颈淋巴结转移一般无明显症状，若转移病变巨大侵及包膜并与周围软组织粘连固定则可引起局部血管神经受压的表现。

鼻咽癌血行转移发生率高，初治患者中占10%～13%，死亡患者中远隔转移达 45%～60%。远处转移以骨转移最多见，其中又以扁骨系统高发；肺及肝转移次之，脑实质转移罕见。多脏器转移时除系统症状外常伴有发热、贫血、消瘦和恶液质。

B 超检查价格较低廉，无损伤性可在短期内重复检查，主要用于颈部检查，便于动态观察，有助于检出临床触诊阴性的深部的肿大淋巴结；可判断颈部肿块的囊实性；多普勒彩超可协助鉴别手术后或放疗后颈部肿块的良恶性。

MRI 检查对鼻咽癌的诊断与分期具在重要价值，可清楚显示鼻腔内病变大小、部位及腔外侵犯累及的部位及范围、肿大淋巴结、颅底各天然孔道肿瘤侵犯情况，颅神经受侵的增粗，脑膜受侵的增厚，椎体转移脊神经受压改变等。肿瘤早期在 T1 加权像上为信号稍高于周围肌肉组织的边界不规则肿块，在 T2 权重像上肿瘤信号强度明显增多，周围边界不整齐，代表着肿瘤的侵犯生长。颈部转移性淋巴结 T1 加权像为稍高于肌肉信号的边界清楚的圆形、卵圆形结节影，T2 加权像转移淋巴结信号强度亦增高，超过肌肉信号强度。

三、鼻咽癌 PET/CT 特征

在阐述鼻咽癌的 PET/CT 特征内容时，我们首先详细叙述鼻咽癌的 CT 征象，CT 诊断在内容中占相当大的比例，也是我们需要掌握的诊断技术。

1. 鼻咽癌的 CT 征象

正常成人鼻咽顶壁软组织厚度为 4～5 mm，后壁厚度为 3～4 mm，顶后壁交界处最厚达 12～15 mm。鼻咽癌早期多局限于咽隐窝处，表现为咽隐窝变浅、两侧咽隐窝不对称，咽壁或咽旁软组织增厚、局限性隆起等，而无其他改变，CT 显示病变可早于内镜。当病变进一步发展时，鼻咽侧壁上的咽隐窝和咽鼓管咽口消失，鼻咽局部粘膜肿胀增厚，形成软组织肿块，肿块大小不一，边缘不规则，密度低于肌肉，其间可有坏死，并有不同程度强化。

咽旁间隙受侵机率达 65%～90%，一旦肿瘤累及咽旁间隙，CT 可显示茎突前、后间隙、咽后区受累，脂肪间隙消失，颈动脉鞘被包埋、推挤、移位，咽后头长肌被包埋、移位等改变。

鼻咽部上方紧邻颅底，颅底骨受侵为肿瘤的上行性生长所致，颅底骨以蝶骨破坏最常见，蝶骨各部位发病率从高到低依次为翼突根部、蝶骨体、大翼、翼突。蝶骨根部是成骨性肿瘤最好发的部位。冠状位扫描能显示轴位难以显示的颅底骨细微变化，如颅底骨缝的破坏和增宽，是轴位扫描的重要补充。

鼻咽癌向颅内侵犯一般经颅底自然孔裂或者直接破坏颅底骨侵入颅内。海绵窦位于垂体和蝶鞍两旁不规则扩大的静脉间隙，紧邻鼻咽顶部、颅中窝与破裂孔、卵圆孔紧密相邻，其内有许多神经血管与颅外相通，因此海绵窦是颅内侵犯最多的部位。海绵窦受侵常由肿瘤经卵圆孔直接侵犯。

中颅窝由蝶骨体、蝶骨大翼和颞骨岩部的前面构成，鼻咽癌不仅可以侵犯中颅窝的中部，也可以侵犯其外侧部，常累及硬脑膜和颞叶的脑实质，表现为蝶窦和鞍区有骨质破坏和多为中心等密度软组织块。

前颅窝由颅骨眶板、筛骨筛板以及蝶骨的一部分组成。鼻咽癌前颅窝受侵时，中颅窝大多数已经受到侵犯。

后颅窝由颞骨岩部的后面与枕骨内侧面组成，而与后颅窝相通的自然通道有内耳道、舌下神经管、颈静脉管和枕骨大孔。鼻咽部及周围间隙相邻的主要为枕骨的斜坡和颞骨岩部，因此，鼻咽癌可以通过直接破坏枕骨的斜坡和颞骨的岩部、自然的孔道侵犯后颅窝。当中颅窝受侵以后，也可以再向后侵犯后颅窝，或经过血行转移侵犯后颅窝。CT 表现为同侧新月形或不规则形中等密度的软组织块，肿块较大时可将基底动脉推压后移，脑干受压向后及对侧移位，四脑室受压变窄，部分肿块可跨越中后颅窝。

颈淋巴结转移发生率较高，达 79%，为下行性生长所致。从解剖角度看，鼻咽癌的颈淋巴结转移按下述途径进行：鼻咽→咽后外侧淋巴结→茎突后间隙淋巴结→高位颈深上组淋巴结→颈侧上方的颈二腹肌或颈深上后组淋巴结→颈深下组或颈后三角内副神经链组淋巴结→锁骨上窝颈横动脉链淋巴结。鼻咽癌颈淋巴结转移与肿瘤原发部位及病变侵犯程度有密切关系。

2. 鼻咽癌 PET 影像特征

原发性鼻咽癌的^{18}F-FDG PET 影像特征大致分为两种类型：粘膜型和粘膜下浸润型。粘膜型的体积小，多为单侧，呈块状影和条索状（横断面），放射性聚集少，边界模糊；粘膜下浸润型以卵圆形的团块影多见，单侧或双侧性，双侧多相连一起，与转移的咽旁淋巴结影像相连则形成似“逗点”状，病灶内部放射性分布多均匀，但瘤体过大时也可见放射性减低的中央坏死区病灶。临床一般以 SUV≥2.5 作为阳性标准，值得注意的是鼻咽部炎症与鼻咽癌 SUV 无统计学差异，通过浓聚灶的 SUV 测定难以区别早期鼻咽癌和鼻咽炎症，但 CT 增强扫描有助于鉴别诊断。

鼻咽癌颈部淋巴结转移的 PET 表现为大小不一的点团状异常放射性浓聚影，可单侧或双侧，部分转移性淋巴结可融合成团，当转移性淋巴结较大伴坏死时可见团状放射性浓聚影伴中央或局部放射性分布减低区。有时单纯 PET 在鉴别口腔腺体、颈部肌肉的生理性摄取及颈部淋巴结转移方面有一定的困难，但借助

CT的精确定位功能在这一方面可以得到很好的鉴别。

除FDG以外，其他用于鼻咽部肿瘤的显像剂包括：① 测量蛋白质合成与氨基酸转运的显像剂，如^{11}C-蛋氨酸（MET）、^{11}C-亮氨酸、^{11}C-酪氨酸，恶性肿瘤细胞氨基酸的摄取和蛋白质代谢增加；② 测量DNA复制与合成，如^{11}C标记的胸腺嘧啶、^{18}F-FLT等，可反映肿瘤的增殖速率，是一项重要的预后指标；③ ^{11}C-乙酸盐是氨基酸合成的前体，用于鼻咽癌诊断的准确性可达93%，与^{18}F-FDG相互补充。

四、临床价值

1. 对原发肿瘤的诊断

以SUV≥2.5为阳性标准，FDG PET/CT显像对鼻咽癌原发灶的诊断具有较高的灵敏度（据有关文献报道在96%以上）和阴性预测值，在鼻咽癌的诊断上有重要价值（见彩图10-9），但也存在一定的假阳性率，假阳性的原因主要为鼻咽部的炎症，因此对于早期鼻咽癌患者，其最终诊断仍有赖于组织活检。鼻咽癌的不同分化程度与SUV具有相关性，未分化癌的SUV较低而分化鳞状细胞癌SUV较高。

2. 临床分期

^{18}F-FDG PET/CT显像在鼻咽癌的临床分期中具有明显优势，不仅可以明确CT和MRI不能明确的病变，并且可以克服单纯PET因龋齿、涎腺、扁桃体、脂肪等吸收FDG而导致的假阳性判断，对于临床合理分期和制定个体化的治疗方案具有重要价值（见彩图10-10）。据吴湖炳等报道33例鼻咽癌患者的^{18}F-FDG PET显像结果，33例中有22例发生转移，PET检出20例（90.9%），较其他检查多发现5例；有13例PET显像多发现1处或多处转移灶。

3. 评价疗效

^{18}F-FDG PET可用于探测治疗后残留病灶及精确地评价治疗效果（表10-1）。Greven等对18例患者放疗后4个月的^{18}F-FDG PET显像结果提示，PET预测复发的阴性与阳性预测值分别为100%和80%。Mitsuhashi等应用^{18}F-FDG PET评价15例鼻咽癌患者的放疗疗效，目测法结果的灵敏度和特异性分别为92.9%和83.3%，提示^{18}F-FDG PET可有效评价鼻咽癌患者的放疗疗效。关于放疗治疗后多久进行PET显像最好，一般认为若为观察治疗反应，可以早作，若是看是否治愈，宜在放射治疗结束后3～4个月进行显像，以避免放射性炎症所致的假阳性结果。

表10-1

作者	病例数	治疗方式	显像时间	结果
Minn	19	放疗	放疗后不久	反应好者FDG摄取明显减低
Seifert	10	化疗	化疗后	FDG摄取与肿瘤生长率线性相关
Haberkorn	11	化疗	1疗程化疗后	FDG摄取与生长率相关
Greven	25	放疗	放疗后1月与4月	1月：不确定 4月：探测早期复发
Reisser	12	化疗	化疗1疗程后	能较好鉴别有反应和无反应者

4. 鼻咽癌复发和转移的诊断

外科手术引起广泛的解剖结构改变，放疗引起水肿和纤维化，都将使得临床检查或解剖影像检查探测肿瘤的复发变得困难。放射治疗对正常头颈部区域FDG的摄取影响较小，肿瘤的复发通常表现为明显的不对称摄取。当肿胀的软组织或增厚的粘膜内包含有小的复发灶或炎性肉芽肿、脓肿时，单纯依靠组织密度的改变以及增强CT很难鉴别，这种情况下PET具有明显优势。^{18}F-FDG PET是一种有效且可靠的探测治疗后肿瘤复发的手段，比CT、MRI具有好的灵敏度和特异性。吴湖炳等报道^{18}F-FDG PET检测26例鼻咽癌治疗后患者中，仅5例未见异常，其中有9例鼻咽部放疗后局部未见异常，但其他部位有转移，有3例鼻咽部肿瘤复发或残余，其他部位未见异常，有9例鼻咽部复发或残留且其他部位也有转移，提示^{18}F-FDG PET显像对早期复发和转移灶的检出有重要价值。

10.3 口咽癌

口咽是咽腔的中部，为口腔向后方咽部的延续部分，与口腔组成上消化道的起始部分。它介于软腭与会厌上缘之间，向上通鼻咽，向下通喉咽，向前经咽峡与口腔相通。其前壁主要为舌根（舌后 1/3），以舌腭弓及舌轮廓乳头与口腔为界，顶部为软腭，侧壁为舌腭弓与咽腭弓组成的扁桃体窝，其内可见腭扁桃体，后方是咽后壁，口咽后壁软组织覆盖于颈椎前，与椎前筋膜间有疏松的结缔组织间隙。口咽部淋巴组织丰富，除散在的淋巴结外，集中的淋巴组织集落形成扁桃体样组织，组成咽淋巴环，即韦氏环（Waldeyer's ring），包括鼻咽部的咽扁桃体，口咽两侧的腭扁桃体及舌根两侧的舌扁桃体。

口咽癌（oropharynx carcinoma）主要包括舌根部癌、扁桃体癌、软腭癌、口咽侧壁癌及口咽后壁癌，90% ～ 95%为鳞状细胞癌，占头颈部恶性肿瘤的 7%左右，由于其位置深在、侵袭性强、早期即有淋巴结转移，是一种预后较差的肿瘤。

以往口咽癌的治疗以放射治疗为主，较少采用手术治疗。近 20 年来由于外科修复技术的进展，各种带供应血管的组织瓣的应用，逐步形成了手术联合放射治疗的综合治疗方法。

一、临床分期

原发肿瘤的评估是根据口咽部和颈部检查和触诊做出的，常规的附加检查有 CT、MRI 和 B 超，影像学检查对原发灶和淋巴结受累程度的评估有重要意义，粘膜受累的范围和程度的临床评估比影像学评估更准确，而深部组织和区域淋巴结的受累范围和程度的影像学评估比临床评估更准确。

1. 临床分类

（1）原发肿瘤（T）：① T_X：原发肿瘤无法估计；② T_0：无原发肿瘤的证据；③ T_{is}：原位癌；④ T_1：肿瘤最大径≤2 cm；⑤ T_2：肿瘤最大径＞2 cm，但≤4 cm；⑥ T_3：肿瘤最大径＞4 cm；⑦ T_4：肿瘤侵犯周围组织。

（2）区域淋巴结转移（N）：① N_X：区域淋巴结转移无法估计；② N_0：无区域淋巴结转移；③ N_1：同侧单个淋巴结转移，最大径≤3 cm；④ N_2：N_{2a}同侧单个淋巴结转移，最大径＞3 cm 但≤6 cm；N_{2b}同侧多个淋巴结转移，最大径均≤6 cm；N_{2c}双侧或对侧多个淋巴结转移，最大径均≤6 cm；⑤ N_3：转移淋巴结最大径＞6 cm。

（3）远隔转移（M）：① M_X：远隔转移无法估计；② M_0：无远隔转移；③ M_1：有远隔转移。

2. 分期

（1）0 期：$T_{is}N_0M_0$；

（2）Ⅰ期：$T_1N_0M_0$；

（3）Ⅱ期：$T_2N_0M_0$；

（4）Ⅲ期：$T_3N_0M_0$；$T_1N_1M_0$；$T_2N_1M_0$；$T_3N_1M_0$；

（5）ⅣA 期：$T_{4a}N_0M_0$；$T_{4a}N_1M_0$；$T_1N_2M_0$；$T_2N_2M_0$；$T_3N_2M_0$；$T_{4a}N_2M_0$；

ⅣB 期：$T_{1-4}N_3M_0$；$T_{4b}N_{1-3}M_0$；

ⅣC 期：$T_{1-4}N_{1-3}M_1$。

二、口咽癌 PET/CT 征象

CT 扫描口咽癌绝大多数为单发肿物，常侵犯周围结构，边缘多不清楚，增强扫描多强化明显且不均匀。舌根癌可发生在舌根正中或两侧，向前侵犯口底，表现为口底脂肪间隙消失，舌动脉被推移包埋，向后上可延及腭舌沟，使腭舌沟变浅消失，进一步侵犯可累及腭舌弓和腭扁桃体，向上可延及鼻咽部。扁桃体区为口咽恶性肿瘤最常见的区域，扁桃体区恶性肿瘤可向前推移腭舌沟，并进一步侵犯舌根，CT 不能区分肿瘤的来源，扁桃体区肿瘤易侵犯邻近咽旁间隙，表现为咽旁间隙内脂肪层消失，向上还可直接延及鼻咽部，使咽隐窝消失，向前上则累及软腭，向外侵犯翼内肌，表现为翼内肌密度改变。软腭癌主要向口咽面生长，向前可破坏硬腭，向外、下累及腭舌肌并侵犯扁桃体区。口咽后壁癌少见。

口咽癌^{18}F-FDG 显像表现为边界清晰的团块状浓聚灶，内部放射性分布多均匀，但瘤体过大时也可见放射性减低的中央坏死区。PET 最高能分辨出 4～5mm 直径的病灶，对于直径更小的微小病灶，PET 不能检出。需要注意的是正常人舌根部、扁桃体部有较强的放射性分布，腺体、口腔内有 2～3 级的放射性分布，结核、炎性病灶的高代谢容易导致 PET 显像的假阳性，部分颈部肌肉的正常生理性显影会干扰对异常浓聚灶的识别。一般情况下，颈部肌肉的生理性影像表现为沿肌肉走行的梭形、条索形浓聚影，边界较为模糊，两侧多对称性显示，少数可不完全对称。

三、临床价值

PET/CT 将 CT 高分辨的解剖图像与 PET 高灵敏的功能代谢图像有机融合，兼具 PET 和 CT 的优势，在口咽癌的诊断、术前分期、疗效评价以及复发灶的鉴别等方面具有重要的临床价值。

1. 对口咽癌原发灶的诊断　由于口咽部的解剖结构相对复杂，单纯 PET 或者单纯 CT 都存在各自的缺陷。^{18}F-FDG PET 显像的主要不足是解剖结构显示不清、特异性不够高和空间分辨率低。高代谢灶提示恶性病变可能性大，但一些良性病变和生理性聚集也可以有相同的表现，CT 对高代谢灶的定位以及提供典型的解剖形态学特征对病灶的鉴别意义重大。PET 提供的功能代谢图像特征性强，易于检出，可以引导 CT 发现容易忽视的等密度病灶，也可以比 CT 更清晰、更准确地勾画出病灶的边缘和浸润范围。

2. 对颈部及远隔转移灶的诊断　口咽癌分化程度较差，颈部淋巴结转移率可高达 50%～70%，常规 CT 扫描以淋巴结最大径≥8 mm 作为诊断标准，但部分淋巴结转移早期可以不增大，因此仅以淋巴结的大小作为诊断指标不完全可靠，^{18}F-FDG PET 以是否存在糖代谢增高作为判断淋巴结转移的依据。王淑侠等利用 SUV≥2.0 为标准，发现 PET 与术后病理结果的一致率达到 93.8%，而传统的 CT、MRI 和 B 超对颈部淋巴结的误诊率分别为 30%、34%和 24%。

3. 疗效评价和复发病灶的鉴别　PET/CT 显像除可提供病灶大小信息外，还可提供病灶的功能、代谢信息。肿瘤细胞对^{18}F-FDG 的摄取率与细胞增殖率呈正相关，^{18}F-FDG 显像可在早期通过检测肿瘤组织代谢的变化判别坏死与存活瘤组织，从而判断疗效，坏死瘤组织的代谢明显低于存活瘤组织，而治疗后肿瘤的形态变化往往迟于代谢变化。Price 等认为，^{18}F-FDG 代谢水平对疗效评价有一定优势，化疗后瘤组织^{18}F-FDG 摄取减低最明显的病人，临床效果也最好。对于肿瘤复发的探测，因为复发与坏死组织的形态学差异不大，因此常规影像学检查显得非常困难。PET/CT 从细胞的生理生化上反应了复发灶与坏死组织间的差别，又可以比较准确地勾画出它们之间的分界，因此能够清晰地区分坏死、复发或残留。

4. 确定放射治疗生物靶区，指导治疗计划系统（treatment planning system，TPS）的制订　由于 CT 参与放疗计划的制订，放射治疗从大体肿瘤靶区（gross tumor volume，GTV）定位发展到临床靶区（clinical target volume，CTV）定位。PET/CT 能够更加灵敏地显示原发灶浸润范围以及转移灶的累及范围，使 CTV 更加准确。Nishioka 等报道了利用^{18}F-FDG PET 图像与 CT 或 MRI 图像非同机融合制定口咽癌患者的放疗计划，而 Scarfone 等利用 PET/CT 融合图像定义头颈部肿瘤的放射治疗靶区，成功避免了非同机融合对位繁琐的缺点，认为利用 PET/CT 显像可以指导头颈部肿瘤的调强放疗。

10.4　甲状腺癌

甲状腺位于气管两侧，由左右两个侧叶和连接两个侧叶的峡部组成，峡部常有一向上舌状突出的甲状腺组织称为锥体叶，少数人甲状腺可无峡部或锥体叶。甲状腺上极达甲状软骨水平，下极达第 6 气管环，长约 4～5 cm，成人甲状腺重约 20～30 g。每叶甲状腺血供有甲状腺上动脉和甲状腺下动脉，其中甲状腺上动脉是甲状腺的主要血供来源；甲状腺上动脉主要起源于颈外动脉，少数可起源于颈总动脉。甲状腺静脉有上、中、下三对。

甲状腺的淋巴回流分上下两部，甲状腺上部的淋巴回流注入颈深上组淋巴结，少数入咽后淋巴结；甲状腺中上部淋巴引流可以注入颈深中部淋巴结、喉前淋巴结、气管前淋巴结；甲状腺下部的淋巴的引流直接注入颈深下组淋巴结或气管旁淋巴结，或直接注入胸导管。

甲状腺癌（thyroid carcinoma）常见的病理分类有四种：乳头状癌占 60% ～ 80%，滤泡型腺癌占 10% ～ 14%，髓样癌占 3% ～ 10%，未分化癌占 5%。甲状腺乳头状癌是甲状腺癌中恶性程度较低的一种，乳头状癌的组织结构多数是乳头状和滤泡状结构混合在一起，仅少数病例是纯乳头状癌。

一、PET/CT 影像学特征

1. 甲状腺癌 CT 征象

CT 横断面图像上，甲状腺呈三角形均匀的高密度区，境界清楚；左右叶的前后径为 20.5～22.5 mm，最宽径为 18.5～20.0 mm，纵径为 40.0～50.0 mm。因甲状腺滤泡中储存的碘吸收 X 线量多，所以甲状腺在 CT 上显示的密度高于所有人体中所有软组织的密度，CT 值为 112±40 Hu。在不同年龄中甲状腺的密度也有所不同，一般成年人密度均匀增高，老年人密度稍低。若甲状腺组织发生癌变或其它病变，贮碘细胞被破坏，甲状腺组织中含碘量下降，在 CT

图像上呈低密度区，对比明显，故CT扫描是检查甲状腺病变的有效方法之一。有学者等认为甲状腺CT值的减低不仅和碘含量减低有关，还反映了滤泡细胞及间质结构的增加。甲状腺血供丰富，增强扫描正常甲状腺组织强化显著，密度明显增高。

甲状腺单发结节的恶性概率（10%～25%）明显高于多结节（4%～7.5%）。多结节病变最常见者为结节性甲状腺肿，恶性病变中表现为多结节者常见于淋巴瘤（15%～20%）和转移瘤，甲状腺癌很少呈多发结节表现。病灶大小对诊断并无明确意义。

CT值的测量对甲状腺肿瘤定性帮助不大，多数学者认为肿瘤组织的非均质性改变有助于恶性肿瘤的诊断，把肿瘤的密度或信号不均匀作为恶性肿瘤的一个征象。其病理基础是瘤组织继发性囊变、出血、坏死、钙化等，导致CT上可见密度不均匀和MRI信号不均匀表现。但由于甲状腺的良性病变也容易发生出血、囊变、钙化等，如结节性甲状腺肿的CT诊断就主要依赖于病变成分的不均一性。因此，不能仅就此作为鉴别肿瘤良恶性的依据。造影剂增强扫描可更好地显示出甲状腺内病灶密度的差异，实性部分有不同程度强化，而出血、囊变或坏死等区域无明显强化。甲状腺病变内的囊性区在CT上表现为腺体内的低密度区，密度均匀，囊内液体密度可高可低，甚至可与肌肉等密度。囊内成分的不同表现与甲状腺球蛋白含量及是否有出血有关。但病变的密度均匀表现及增强后无强化是诊断的关键。乳头状癌容易部分囊变，增强扫描呈一薄壁光滑强化环，内壁附有明显强化的乳头状结节，结节性甲状腺肿也有类似表现。若强化环不完整或囊壁厚薄不均匀，则可诊断为恶性。乳头状结节内有沙粒状钙化点或钙化斑也倾向于乳头状癌的诊断。

甲状腺肿物边缘规则与否是鉴别良恶性的重要指征。恶性病变倾向于边界模糊，与周围正常甲状腺组织分界不清，是肿瘤浸润性生长的特点。甲状腺癌虽很少有包膜，但周围组织受到肿瘤生长的不断刺激可发生反应性纤维增生，从而形成假包膜，假包膜在CT上表现为低密度带。假包膜外被压迫的正常甲状腺组织则存在完好的血供，在增强CT上形成瘤周“强化残圈征”。肿瘤周边呈完整的环状均匀强化，是腺瘤较为特异的表现，病理上强化环是肿瘤压迫周围正常甲状腺组织形成，其出现率在甲状腺良恶性肿瘤中差异有显著性，良性的特异率可达100%，是诊断良性肿瘤的特征性CT表现，恶性肿瘤极少表现为此。当伴有甲状腺弥漫性肿大时，病变中结节的边缘情况对良恶性鉴别而言就显得不太重要，鉴别良恶性病变的重点在于病变整体与腺体外结构的分界情况，如周围脂肪间隙存在与否等。

甲状腺癌肿倾向于呈不规则、分叶状，是肿瘤向各个方向的生长速度及外周阻力不同造成的，有学者认为瘤周“半岛样”瘤结节是诊断甲状腺癌的特征性表现之一，出现率约35%。影像上表现为瘤体内不规则低密度区，周边可见“半岛样”强化结节。

甲状腺病变的钙化出现率很高，钙化形态多种多样，针尖样、沙粒样、线状、蛋壳样、大颗粒状、块状及无定型钙化均可见。蛋壳样、大颗粒状、块状等较大钙化提示病变生长缓慢，多见于良性病变。细弧形钙化多位于囊性病变的囊壁上或病灶中的纤维隔带上，且多位于结节边缘。比较特殊的是≤2 mm细沙粒状钙化，是甲状腺癌的特征性表现，尤其是乳头状癌，其病理基础为典型的砂粒体，髓样癌也可见。

甲状腺癌病灶较局限时，肿瘤外的甲状腺组织表现基本正常。若有甲状腺组织弥漫性肿大并且其内有多发结节而呈不均质表现时，应首先考虑结节性甲状腺肿。需要引起注意的是，桥本甲状腺炎的病例中约有12%合并乳头状癌，CT上表现为肿块周围甲状腺组织弥漫低密度。诊断要结合临床，病变随激素治疗的反应以及颈部淋巴结是否有肿大等情况综合判断。从病变与周围正常甲状腺组织的关系来看，有学者提出良性甲状腺肿瘤膨胀性生长压迫边缘正常组织呈“鸟嘴征”，而恶性肿瘤由于其浸润性生长方式破坏周围组织而不形成此征。

肿瘤是否包绕侵犯周围结构对病灶分期及临床决定手术方式很重要。正常甲状腺表面有完整的双层被膜覆盖，边缘光滑完整，与邻近组织结构分界清楚。各相邻结构周围都有完整的脂肪层包绕，脂肪层在CT上显示为无强化的低密度带。甲状腺良性肿瘤对周围结构仅推移而无侵犯，两者之间的脂肪层存在。恶性病变外侵时，脂肪间隙消失。因此一般用甲状腺病变与气管、食管及颈血管等结构之间的脂肪层存在与否为诊断指标，提示气管、食管及颈血管等结构受侵可能。CT若因为部分容积效应影响观察时，薄层扫描有助于区分。气管壁为软骨环支撑，其内含气体与周围软组织对比明显。甲状腺三面环绕气管，出现病变时易于压迫、推移、侵犯气管，但气管的移位和狭窄不是诊断恶性病变的有力证据，影像学上用于判断气管有无侵犯最为可靠的征象是气管壁呈锯齿状或气管腔内出现软组织占位。喉返神经行于气管食管沟内，与甲状腺侧叶的内侧面相邻，也是甲状腺恶性病变时容易受侵的结构。

甲状腺具有丰富的淋巴结网，发生甲状腺癌时容易出现淋巴结转移（50%～75%），双侧转移率亦较高（25.9%），主要和肿瘤的病理类型及局部浸润程度有关。最常见转移部位为颈静脉链周围淋巴结。头颈部淋巴结一般以 5 mm 作为大小分界标准，越大的淋巴结提示转移的可能性越大。转移性淋巴结可有与原发病灶相似的表现，如乳头状癌的转移性淋巴结可以出现特征性的囊变区、内壁的乳头状结节和多发钙化。尤其是肿大淋巴结内见细沙粒样和斑块样钙化高度提示甲状腺内占位为恶性。淋巴结中央出现坏死区是转移性的特征表现。

2. 甲状腺癌 PET 影像表现

有相当部分的甲状腺良性病变可以浓聚 FDG，特别是甲状腺腺瘤，因此临床上一般不主张常规使用^{18}F-FDG 甲状腺 PET 检查诊断原发甲状腺癌，尤其是分化好的甲状腺滤泡癌和乳头状癌，但对甲状腺未分化癌、甲状腺髓样癌（medullary thyroid cancer，MTC），术前的^{18}F-FDG PET 检查则很有意义。甲状腺球蛋白（TG）水平测定、^{131}I 全身扫描和超声检查是确定甲状腺癌最常用的技术，^{18}F-FDG PET 主要用于 TG 水平升高但^{131}I 全身扫描阴性的甲状腺癌的随访。有研究报道 TG 水平升高而^{131}I 全身扫描阴性的病例中^{18}F-FDG PET 探测转移的灵敏度为 94%。甲状腺恶性肿瘤的 PET 表现为点团状或不规则团状异常放射性浓聚灶，多为单发，绝大多数甲状腺恶性肿瘤的 SUV≥2.5（见彩图 10-11），肿块较大时可压迫气管和临近周围组织。

二、临床价值

1. 甲状腺良恶性肿瘤的鉴别

^{18}F-FDG PET 显像正常甲状腺显影的发生率约为 5%，两叶甲状腺对称隐约显影，FDG 摄取分布均匀，无局部增高或减低病灶。一般甲状腺恶性肿瘤 SUV 值和 Kc 值明显高于甲状腺良性结节（thyroid benign nodule），但笔者也曾遇到有甲状腺腺瘤（thyroid adenoma）和结节性甲状腺肿明显摄取 FDG，SUV 超过 10.0 以上，而有的甲状腺乳头状癌可不摄取 FDG 呈假阴性，此外慢性甲状腺炎因为大量淋巴细胞浸润可以呈现假阳性结果。鉴于上述原因，由于 FDG 对甲状腺癌原发灶诊断特异性不高，加之价格昂贵，因此，它一般不作为甲状腺结节良、恶性鉴别诊断的首选方法，但结合 CT 影像可提高诊断的准确性。

2. 临床分期

1987 年，Joensuu 和 Ahonen 最早将^{18}F-FDG 用于甲状腺癌转移灶的探察，当时他们报道了 3 例转移灶摄取 FDG 而不摄取^{131}I 的甲状腺癌病例，并提出转移灶摄取 FDG 是因为它具有更大的侵袭性。国外有一项多中心研究观察了^{18}F-FDG、^{131}I-WBS、^{99m}Tc-MIBI 及^{201}TL 用于 222 例分化型甲状腺癌（DTC）患者的诊断，结果 FDG 对转移灶探察的灵敏度为 75%、特异性为 90%，而在^{131}I 显像阴性时其灵敏度为 85%（n=166）。WBS 的灵敏度和特异性分别为 50%和 99%。若将二者联合应用，则仅有 7%的病灶漏诊。据袁建伟等报道^{18}F-FDG PET/CT 用于 DTC 随访是一个灵敏、特异的手段，尤其在 TG 升高而 WBS 阴性时。由于^{18}F-FDG 在 DTC 分期诊断特别是 WBS 阴性时所体现出的临床价值，有人提出对 WBS 阴性伴 TG 升高的病例应首先推荐^{18}F-FDG PET 显像。

3. 甲状腺癌术后复发与转移灶的检测

Helal 等对 37 例经过甲状腺全部切除和^{131}I 治疗后而血清 TG 持续升高、高剂量^{131}I 全身显像阴性的分化型甲状腺癌病人进行^{18}F-FDG PET 显像。常规影像方法只发现 10 例阳性，27 例未发现病灶，而^{18}F-FDG PET 发现 28 例病人有病灶，阳性预测值为 89%。

4. 疗效监测及预后评价

甲状腺癌患者应用生长抑素类似物及维甲酸（RA）诱导分化治疗近年来备受关注，而^{18}F-FDG 显像则成为这些新兴治疗的监测手段。有研究对 12 例甲状腺癌患者进行了 RA 诱导治疗，剂量为（1.18±0.37）mg/kg 体重，疗程至少 2 个月以上。以病灶摄碘变化作为疗效评价，结果为 2 例显效、3 例有效、7 例无效。而 RA 有效的患者对 FDG 摄取减少，提示 RA 的疗效可通过病灶 FDG 摄取的变化来进行评价。Robbins 等对 2 例甲状腺乳头状腺癌伴广泛转移的患者进行了生长抑素类似物^{111}In-pentetreotide 显像，结果提示转移灶有生长抑素受体表达。随后对这些患者进行了生长抑素类似物奥曲肽治疗，并在治疗前后进行^{18}F-FDG 显像。他们发现，治疗 3～4 个月后，^{18}F-FDG 显像提示肿瘤体积和 SUV 均下降，并伴有血清 TG 明显升高。结果显示 FDG 能够用于肿瘤疗效的评价。其他研究者也尝试利用^{18}F-FDG PET 评价长效生长抑素类似物对 17 例甲状腺癌的治疗效果，表明^{18}F-FDG 显像在评价疗效方面有一定价值。对甲状腺癌伴远处转移患者，^{18}F-FDG PET 不仅能检出转移灶，而且可预测病人预后（见彩图 10-12）。虽然有学者认为 FDG 阳性尚不能作为病情预后不良的独立因素，但据王维平等对 125 例甲状腺癌术后病人进行了 41 个月随访，单因素分析表明，年龄超过 45 岁、远处转移、^{18}F-FDG PET 显像阳性、高 FDG 摄取、高容积（>125 ml）者，生存率低，而生存率与性别、是否摄取放射性碘、病理类型及分期无相关性。多因素分析表明，唯一的、最强的影响生存率的因素是高容积 FDG 摄取。FDG 摄取容积≤125 ml，3 年生存率为 96%；FDG 摄取容积>125ml，3 年生存率仅为 18%。

（冯彦林）

参考文献

1. Hara T, Ko saka N, Shinoura N, et al. PET imaging of brain tumor with [methyl-11C] choline. J Nucl Med, 1997, 38： 842-847
2. Ohtani T, Kurihara H, Ishiuchi S, et al. Brain tumor imaging with carbon-11 choline: comparson with FDG PET and gadolinium-enhanced MR imaging. Eur J Nucl Med, 2001, 28：1664-1670
3. 吴恩惠．头部 CT 诊断学．北京：人民卫生出版社，1996： 46-51
4. 沈天真，陈星荣．中枢神经系统 CT 和 MRI. 上海：上海医科大学出版社，1992： 175
5. 武忠弼．病理学．北京：人民卫生出版社，1989，478
6. Coleman R, Hoffman JM, Michael W, et al. Clinical application of PET for the evaluation of brain tumors. J Nucl Med, 1991, 32： 616
7. Di Chiro G, Delapaz RL, Brooks RA, et al. Glucose utilization of cerebral gliomas measured by ^{18}F-fluorodeoxyglucose and positron emission tomography. Neurology, 1982, 32： 1323-1329
8. Delbeke D, Meyerowits C, Robert L, et al. Optimal cut off levels of ^{18}F-fluorodeoxyglucose uptake in the differentiation of low-grade from high-grade brain tumors with PET. Radiology, 1995, 195： 47
9. 邵虹，Trampal C，吴靖川．^{11}C-蛋氨酸 PET 显像诊断胶质瘤的价值．中华核医学杂志，2003，23：75-76
10. Sasaki M, Kuwabara Y, Yoshida T, et al. A comparative study of ^{201}Tl SPET, ^{11}C-methionine PET and ^{18}F-fluorodeoxyglucose PET for the differentiation of astrocytic tumors. Eur J Nucl Med, 1998, 25： 1261-1269
11. Sato N, Suzuki M, Kuwata N, et al. Evaluation of the malignancy of glioma using ^{11}C-methionine positron emission tomography and proliferating cell nuclear antigen staining. Neurosurg Rev, 1999, 22： 210-214
12. 李德鹏，马云川，苏玉盛，等．良性与非典型、间变型脑膜瘤^{18}F-FDG PET 显像的对比分析．中国医学影像技术，2005，21：629-631
13. Hoffman JM, Waskin HA, Schifter T, et al. FDG-PET in differentiating lymphoma from nonmalignant central nervous system lesions in patients with AIDS. J Nucl Med, 1993, 34： 567-575
14. Ogawa T, Kanno I, Hatazawa J, et al. Methionine PET for follow-up of radiation therapy of primary lymphoma of the brain. Radiographics, 1994, 14： 101-110
15. Griffeth LK, Rich KM, Dehdashti F, et al. Brain metastases from non-centeral nervous system tumors: evaluation with PET. Radiology, 1993, 186： 37-44
16. 赵军，孙启银，王明芳，等．正电子发射计算机断层显像在脑转移瘤诊断中的应用．中华核医学杂志，1997，77：461-463
17. Di Chiro G, Hatazawa J, Katz DA, et al. Glucose utilization by intracranial meningiomas as an index of tumor aggressivity and probability of recurrence: a PET study. Radiology, 1987, 164：521-526
18. Di Chiro G, Fulham MJ. Virchow's shackles: can FDG PET challenge tumor histology?

AJNR, 1993, 14: 524-527
19. Barker FG, Chang SM, Valk PE, et al. ^{18}F-FDG uptake and survival of patients with suspected recurrent malignant glioma. Cancer, 1997, 79: 115-126
20. Ericson K, Kihlstreom L, Mogard J, et al. Positron emission tomography using ^{18}F-FDG in patients with stereotactically irradiated brain metastases. Stereotact Funct Neurosurg, 1996, 66: 214-224
21. Kaschten B, Stevenaert A, Sadzot B, et al. Preoperative evaluation of 54 gliomas by PET with fluorine-18-fluoro-deoxyglucose and/or carbon-11-methionine. J Nucl Med, 1998, 39: 778-785
22. Sato N, Suzuki M, Kuwata N, et al. Evaluation of the malignancy of glioma using ^{11}C-methionine positron emission tomography and proliferating cell nuclear antigen staining. Neurosurg Rev, 1999, 22: 210-214
23. 陈应瑞，李伟雄，林映如，等. ^{18}F-脱氧葡萄糖PET对判断脑胶质瘤手术并放疗后肿瘤残留的价值. 癌症，2004，23: 1210-1212
24. Gross MW, Weber WA, Feldmann HJ, et al. The value of F-18-fluorodeoxyglucose PET for the 3-D radiation treatment planning of malignant gliomas. Int J Radiat Oncol Biol Phys, 1998, 41: 989-995
25. Nitasche EU, Walter M, Schirp U, et al. Combined PET imaging of proliferation and glycolysis for follow up of brachytherapy in brain tumors. In: SNM 50th Annual Meeting 2003
26. 冯亮，陈君坤，卢光明，等. CT读片指南. 江苏：江苏科学技术出版社，2000，180-181
27. 潘中允. PET诊断学. 北京：人民卫生出版社，2005，276-289
28. 罗耀武，唐安戊，徐卫平，等. ^{18}F-FDG PET显像诊断原发性鼻咽癌的价值. 中华核医学杂志，2003，23: 271-272
29. 刘生，梁碧玲，蒋宁一，等. ^{18}F-FDG SPECT/CT显像在鼻咽癌诊断及分期中的价值. 中山大学学报（医学科学版），2005，26: 341-346
30. 吴湖炳，王全师，黄祖汉，等. ^{18}F-FDG PET显像用于鼻咽癌诊断及分期. 中华核医学杂志. 2002，22: 137-138
31. Chang JT, Chan SC, Yen TC, et al. Nasopharyngeal carcinoma staging by ^{18}F-fluorodexyglucose positron emission tomography. J Nucl Med. 2005, 46 (5): 770-774
32. Sakamoto H, Nakai Y, Ohashi Y, et al. Positron emission tomographic imaging of head and neck lesions. Eur Arch Otorhinolaryngol. 1997, 254 (Suppl 1): S123-S126
33. Becker M. Oral cavity, oropharynx, and hypopharynx. Semin Roentgenol, 2000, 35: 21-30
34. 方凤琴，李树春. 口咽癌的外科治疗. 耳鼻咽喉头颈外科，2000，7: 131
35. Greene FL, Page DL, Fleming ID, et al. AJCC cancer staging handbook. 6th ed. New York: Springer-Verlag, 2002, 35-46
36. Stoeckli SJ, Steinert H, Pfaltz M, et al. Is there a role for positron emission tomography with ^{18}F-fluorodeoxyglucose in the initial staging of nodal negative oral and oropharyngeal squamous cell carcinoma. Head Neck, 2000, 24: 345-349
37. 田嘉禾. 正电子发射体层显像（PET）图谱. 北京：中国协和医科大学出版社，2002，103
38. 罗德红，石木兰，徐震纲，等. 颈部转移淋巴结的CT、B超扫描与病理对照研究（Ⅰ. 转移淋巴结的诊断标准）. 中华放射学杂志，1997，31: 608
39. 王淑侠，唐安戊，乔穗宪，等. ^{18}F-FDG PET舌癌术前分期、颈部淋巴结转移判定应用评价. 中国医学影像技术，2003，19: 25-26
40. Hawkins RA, Hoh CK, Glaspy J, et al. The role of positron emission tomography in oncology and other whole 2 body applications. Semin Nucl Med, 1992, 22: 268-284
41. 李家敏，孙启银，杨乃明，等. ^{18}F-FDG PET显像鉴别肺部单发肿块性质及肺癌分期的价值. 中华核医学杂志，1997，17: 77-79
42. Price P, Jones T. Can positron emission tomography (PET) be used to detect subclinical response to cancer therapy? The EC PET Oncology Concerted Action and the EORTC PET Study

Group. Eur J Cancer，1995，31A： 1924-1927.

43. Nagata Y，Yamamoto K，Hiraoka M，et al. Monitoring liver tumor therapy with ^{18}F-FDG positron emission tomography. J Comput Assist Tomogr，1990，14： 370-374
44. Nishioka T，Shiga T，Shirato H，et al. Imaging fusion between [18]FDG-PET and MRI/CT for radiotherapy planning of oropharyngeal and nasopharyngeal carcinomas. Int J Radiat Oncol Biol Phys，2002，53： 1051-1057
45. Scarfone C，Lavely WC，Cmelak AJ，et al. Prospective feasibility trial of radiotherapy target definition for head and neck cancer using 3-dimensional PET and CT imaging. J Nucl Med，2004，45： 543-552
46. 马东白．甲状腺肿瘤．见：汤钊猷．现代肿瘤学．上海：上海医科大学出版社．1993
47. 曹昆，张晓鹏．甲状腺癌的 CT 和 MRI 诊断．中国实用外科杂志，2004，24：622-624
48. 谢榜昆，关玉宝，袁小平，等．甲状腺癌的 CT 表现与病理相关性研究．癌症，2003，22：192-197
49. 陈秋松，方佩华，高硕．FDG-PET 在分化型甲状腺癌诊断中的应用．国外医学·内分泌学分册，2005，25：140-142
50. 袁建伟，冯彦林，陆汉魁，等．[18]F-FDG PET/CT 显像诊断甲状腺癌复发和转移的价值．中华核医学杂志，2006，26：99
51. Schluter B，Bohuslaviki KH，Beyer W，et al. Impact of FDG PET on patients with differentiated thyroid cancer who present with elevated thyroglobulin and negative ^{131}I scan. J Nucl Med，2001，42：71-76
52. Bockisch A，Brandt-Mainz K，Gorges R，et al. Diagnosis in medullary thyroid cancer with [^{18}F] FDG-PET and improvement using a combined PET/CT canner. Otolaryngol Head Neck Surg，2003，128： 178-184
53. Lind P，Igerc I，Kohlfurst S，et al. Diagnosis，treatment and follow-up in the case of differentiated thyroid cancer. Surgery，2005，138：1166-1174
54. Helal BO，Merlet P，Toubert ME，et al. Clinical impact of ^{18}F-FDG PET in thyroid carcinoma patients with elevated thyroglobulin levels and negative ^{131}I scanning results after therapy. J Nucl Med，2001，42： 1464-1469

11 PET/CT 在肺癌的应用

国内外大量临床研究应用报道，PET/CT 影像技术在肺癌诊断与鉴别诊断具有重要临床价值，可为临床提供更可靠的定性定位诊断信息。

11.1 概述

原发性支气管肺癌（primary bronchiogenic cancer）起源于气管支气管粘膜或腺体的恶性肿瘤，简称肺癌（lung cancer），预后差，死亡率与发病率相近，居癌症首位，近年来发病率有逐渐增多的趋势。

一、流行病学

1990 年的统计显示，在世界范围内，肺癌已成为发病率和死亡率最高的恶性肿瘤。肺癌是男性最常见的恶性肿瘤，在世界范围内其发病率为 37.5/10 万；女性肺癌的发病率上升，达 10.8/10 万。在我国，北京、上海、天津等大城市，肺癌已跃居为恶性肿瘤死因的第一位。中国的肺癌发病率及患病绝对人数均占全世界的第一位。近 20 年来肺癌在我国城乡已成为上升幅度最大的肿瘤，调整死亡率从 20 世纪 70 年代的 7.17/10 万，上升为 20 世纪 90 年代的 15.19/10 万，上升了 111.85%。在农村，尽管肺癌在全部恶性肿瘤中的位次未变，仍为第 4 位，但其上升幅度高于城市。男女性别比例为 2∶1。近年来，由于女性吸烟者的不断增加，女性肺癌患者的比例相应上升。年龄特异性发病率呈指数性增长，直到平台出现，男性在 80 岁，女性在 70 岁以后才下降。50 岁以下被诊断出来的肺癌仅有 5%～10%。年轻成人的肺癌流行病学研究强调了腺癌占优势和阳性家族史的重要性。

二、病因

肺癌的病因较复杂，其发生与下列因素有关。

1. 吸烟　经过众多学者深入而广泛的研究，认为 75%～90%的肺癌与吸烟有关，尤其是长期吸用卷烟是肺癌发生的重要危险因素。吸烟发生肺癌的危险度符合剂量反应特性，与吸烟开始的年龄、持续时间、每日吸烟量和吸入深度等呈正相关。致癌过程与烟草燃烧过程产生的烟雾有关，烟草烟雾中含有 3500 多种化学物质，其中 55 种以上有潜在的致癌作用，如多环芳香烃、N-亚硝胺类、芳香胺、镍、联氮（偶氮）等。这些致癌物质被特殊的酶活化后，与细胞大分子产生共价化合物，这些活化的癌基因与抑癌基因（*p*53）、致癌基因（*K-ras* 等）相互作用产生多基因突变，最终发生癌变。其余 10%～15%的肺癌与吸入“二手烟”有关。

2. 空气污染　主要原因是与工业和交通发达地区中的石油、煤和内燃机等燃烧后及沥青公路上的尘埃产生的含苯并芘等致癌物质污染大气有关。调查表明，工业城市中肺癌的发病率与空气中苯并芘的浓度成正相关。

3. 职业因素　有多种物质（因子）与肺癌有关，包括砷、砷的复合物、石棉、氡、铬化物、煤焦油、含有石棉纤维的滑石、镍和镍的复合物等，其中以氡和石棉为首，氡与卷烟有协同致癌作用。

4. 饮食　一些研究表明，较少食用含 β-胡萝卜素的蔬菜和水果，肺癌发生的危险性升高。血清中 β-胡萝卜素水平低的人，肺癌发生的危险性也高。流行病学调查资料也表明，较多地食用含 β-胡萝卜素的绿色、黄色和橘黄色的蔬菜和水果，可以减少肺癌的危险性，这一保护作用对于正在吸烟的人或既往吸烟者特别有效。

5. 遗传因素　肺癌的许多特征提示可能与家族相关。如 *Rb* 基因与 *p*53 基因遗传突变可能发生肺癌。肺癌患者的一级亲属患肺癌或其他肿瘤的危险性增加 2～3 倍，且肿瘤的发生与吸烟并不相关。基因的流行病学研究也提出了 p450 酶或染色体脆性基因型与肺癌发生相关。

6. 基因改变　研究资料提示肺癌的发生与细胞

遗传物质的改变有关，包括显性癌基因的激活和抑癌基因或隐性基因的失活。如对显性基因 ras 癌基因家族编码区（尤其是 *K-ras* 基因）的点突变；*myc* 癌基因家族的扩增、重组和（或）转录控制丧失（*C-myc*、*N-myc* 和 *L-myc*）；在非小细胞肺癌（non small cell lung carcinoma，NSCLC）中发现 C-myc 改变，然而在小细胞肺癌（small cell lung carcinoma，SCLC）中发现所有的 myc 的家族成员都有改变；以及 bcl-2、Her-2/neu 和端粒酶基因的过度表达。这涉及两大类与癌变有关的基因，即原致癌基因的活化或抑癌基因的丢失或畸变。

7. 其他　某些肺部慢性疾病与肺癌的发病有关。如肺结核、矽肺等可与肺癌并存。这些病例中肿瘤发病率高于正常人。此外，肺、支气管慢性炎症以及肺纤维瘢痕病变，在愈合过程中可能引起鳞状上皮化生或增生，在此基础上，部分病例可发展成为癌肿。

三、病理

（一）大体分型

肺癌的大体类型（即肉眼形态）根据肿瘤发生的部位，经典地分为中央型、周围型和弥漫型，以前两者多见，弥漫型少见。尚有罕见的胸膜型、瘢痕癌和胶样癌。

1. 中央型肺癌

中央型（centre type）肺癌又称为肺门型（hilar type）肺癌。肿瘤发生于主支气管、叶支气管和段支气管。肿瘤可沿支气管壁蔓延及破坏支气管壁，浸润支气管周围肺组织，发生肺门淋巴结、支气管旁淋巴结，甚至纵隔淋巴结转移，肿大淋巴结与原发灶形成巨大肿块，故又称为肺门巨块型。可引起支气管狭窄或梗阻后发生阻塞性改变：阻塞性肺气肿、阻塞性肺炎、阻塞性肺不张、阻塞性支气管扩张。组织类型主要为鳞状上皮细胞癌、小细胞未分化癌、大细胞未分化癌及类癌，部分腺癌也可为中央型。

中央型根据肿瘤形态和生长方式，又可分为三个亚型：

（1）管内型　肿瘤局限于支气管内，沿支气管粘膜蔓延，支气管粘膜增厚；肿瘤呈颗粒状、乳头状或呈息肉状突向管腔，支气管壁虽有浸润，尚保持完整。

（2）管壁型　可能是管内型的扩展，病变处支气管管壁明显增厚，主要特征是癌组织破坏支气管侵入周围肺组织，在肿瘤切面上仍能清楚地辨认支气管，病变范围不超过 2cm，肺门等处的淋巴结未发生转移。

（3）管外型　肿瘤穿破支气管外膜向肺内生长，形成支气管周围肿块。

2. 周围型肺癌

周围型（peripheral type）肺癌起源于段以下的小支气管。肿块位于肺外围，胸膜下。多为单结节，亦可为多结节。可见于各种组织类型，其中主要是细支气管肺泡癌和腺癌，也见于鳞状上皮细胞癌、小细胞未分化癌、大细胞未分化癌及类癌。

根据肿瘤体积大小，周围性肺癌又可分为球型和块型。

（1）球型　体积一般较小，最大径不超过 3cm，与周围肺组织分界清楚，与支气管关系不明确，肿物边缘有时可呈分叶状。

（2）块型　肿块较大，最大径超过了 3cm，形状不规则，亦可见程度不同的坏死，瘤块与周围肺组织有时分界不清。

肺上沟癌是指发生在肺尖部的周围型肺癌，并与脏层胸膜接触，目前又称为肺上癌。

3. 弥漫型肺癌

弥漫型（diffuse type）肺癌多发生于细支气管或肺泡，可累及两肺。肿瘤占据大叶的大部分或整个大叶，弥漫浸润，似大叶性肺炎灰色肝样变期，故又称为肺炎型；少数病例瘤组织呈无数弥漫分布的小结节，累及双肺。主要是细支气管肺泡癌组织类型。

4. 罕见型肺癌

胸膜型（pleural type）肺癌中最为罕见。原发瘤可能起源于细支气管，体积小，不易发现。癌组织广泛浸润胸膜，引起脏层和壁层胸膜广泛粘连、融合，受累胸膜可厚达 1～2cm。

肺瘢痕癌（cicatricial carcinoma）继发于肺瘢痕的基础上。多位于肺尖部，靠近胸膜，病灶处胸膜常增厚或皱缩。

肺胶样癌（colloid carcinoma）是肺癌大体特殊类型。多发生于肺外周，边缘不清，半透明，胶胨样，其肉眼特征与乳腺和胃的胶样癌相似。

（二）组织学分类

根据 1999 年世界卫生组织 WHO 关于肺癌的分类，分为鳞状上皮细胞癌、腺癌、细支气管肺泡癌、小细胞癌、大细胞癌、腺鳞癌、肺癌伴肉瘤样变或肉瘤成分、类癌、涎腺型癌等组织学类型。肺癌的不同组织类型在临床表现、治疗手段的选择及预后上均不相同，组织分类与临床密切结合，具有较好的应用价值，另一方面，也反映了肺癌的组织学分型上表现出来的不同程度的异质性。

1. 鳞状上皮细胞癌　可发生在支气管的任何部位，但大多起源于叶及段以上支气管，常向腔内生长，因而可在早期引起支气管腔狭窄或阻塞，引起阻塞性肺炎或肺不张，属于中央型肺癌，癌肿形成的肿块一般较大，癌组织容易发生变性坏死形成癌性空洞。发生钙化少见。为肺癌中最常见的一种类型，约占肺癌手术切除病例的60%。患者绝大多数为中老年，男性占多数，有吸烟史。纤支镜检查易被发现，痰脱落细胞学检查阳性率高，大于88%以上。鳞癌的分化程度高低不一，但一般生长较为缓慢。病程较长，较晚发生转移，且通常首先经淋巴道转移，到晚期才发生血道转移。手术切除率较高，对放射及化学疗法的敏感度不及未分化癌。鳞状上皮细胞癌的组织形态学特征是细胞大，呈多边形，胞浆较多，核染色深。分化程度较高者癌细胞呈复层排列，可见到细胞间桥和角化珠；分化程度中等者细胞大，呈多边形，但无角化珠和细胞间桥；分化程度低者则癌细胞呈小圆形或梭形，排列无层次。电镜检查：见癌细胞具有束状张力原纤维和大量的桥粒等鳞状细胞的特征。免疫组化染色角蛋白（keratin）显阳性。

2. 腺癌　多发生于较小的支气管粘膜分泌粘液的上皮细胞，因此大多数腺癌位于肺的周围部分，呈球形肿块，靠近胸膜。男女之比以女性患者的比例较高，发病年龄亦较小。患者不吸烟但多有被动吸烟史。近年来的一些统计资料显示，肺腺癌的发病率有明显上升的趋势，甚至超过鳞癌跃居第一位。腺癌伴有肺纤维瘢痕形成者较多见。腺癌在早期一般没有明显的临床症状，往往在胸部X线检查时发现。癌肿生长较缓慢，但有的病例较早即发生血道转移，较常在呈现脑转移症状后才发现肺部原发癌肿。高分化癌可见癌组织形成腺管或乳头，并有粘液分泌。间质常有明显的纤维化。低分化者较多见，腺腔不明显呈筛状或实体状。腺癌细胞一般较大，胞浆丰富，含有分泌颗粒或粘液泡，胞核较大，癌细胞表面可见到丰富的微绒毛。根据上述分化特征表现的差异，可辨别出肺腺癌的分化程度的高低，根据其表现出的特征，分别称为腺泡性腺癌、乳头状腺癌和粘液性腺癌等。腺癌对放射治疗敏感度差。

3. 肺泡细胞癌　也称细支气管肺泡癌。过去把这类癌归于肺腺癌，近年来大量的研究资料证实，肺泡细胞癌与普通的腺癌在组织发生以及形态特征等方面有明显的不同。目前认为它是一种异源性肿瘤，可能起源于细支气管的Clara细胞，肺泡Ⅱ型上皮细胞以及化生的粘液细胞。有60%的病灶位于肺的周边，呈斑片状边界不清的孤立肿块影。约有40%的为多中心病灶，可见广泛结节状、片状或弥漫性肺浸润，可累及整个肺叶，或一侧全肺或双侧肺，其质地实，犹如大叶性肺炎，故有人称其为肺炎型肺癌。细支气管肺泡癌很少经淋巴或血道转移，但常侵累胸膜，产生胸水，或经气道广泛播散，引致呼吸功能衰竭。

4. 小细胞癌　是由一种小而均一的细胞构成的高度恶性的肿瘤，其组织发生可能来源于游走至肺的神经嵴源性细胞或起源于内胚层的支气管上皮细胞。未分化小细胞癌在肺癌中约占20% ～25%。发病年龄较轻，多见于男性，多数病人有吸烟史。一般起源于较大支气管，大多为中央型肺癌。小细胞癌分化程度低，生长快，较早出现淋巴道转移和侵入血管经血道广泛转移到身体远处器官组织，因此在各类肺癌中，小细胞癌的预后最差，一般不适合手术切除，但对放射治疗及化疗敏感。本型癌细胞小呈短梭形（燕麦型）或小圆形（淋巴细胞样），核浓染，胞浆稀少形似裸核。癌细胞常密集成群，有时围绕小血管排列成假菊形团样结构。癌组织常发生坏死。电镜下可见一部分癌细胞胞浆含有神经分泌颗粒，现认为小细胞癌起源支气管粘膜上皮的Kulchitsky细胞，是一种可产生多种异位激素的异源性神经分泌功能的肿瘤。

5. 大细胞癌　它是一种没有任何形态学特征的癌。此型肺癌不多见，约半数起源于较大支气管，癌肿体积较大。镜检癌细胞大，大小不一致，呈多边形、圆形或梭形。胞浆丰富，胞核大，常见分裂相，癌细胞排列不规则，呈片状或条索状。有的表现为胞浆空亮的透明细胞（透明细胞癌），也有的癌细胞在超微结构嵴免疫组化反应上显示神经内分泌特性（大细胞内分泌癌）。本型癌恶性度高，经淋巴道或血道转移发生较早，有时在发现脑转移后才被发现，预后差。

6. 腺鳞癌　是指在同一个肿瘤内有明确的腺癌和鳞癌的组织结构并存，而且在数量上大致相等。如果在鳞癌组织中偶见含有产生粘液的细胞，或是在腺癌组织中含有少量的鳞状分化灶，均不能诊断为腺鳞癌，应按其主要成分命名。多数腺鳞癌的病例为周围型肺癌。由于癌组织中常伴有瘢痕形成，故认为它与腺癌的关系较鳞癌密切。事实上腺鳞癌与腺癌有许多相似之处，均有明显的转移倾向。光镜下诊断的腺鳞癌约占肺癌总数的10%。有人报告在电镜下腺鳞癌的比例更高。

7. 肺癌伴肉瘤样变或肉瘤成分　主要包括癌肉瘤和肺母细胞瘤。癌肉瘤病理学特征是肿瘤包括了上皮及间叶（或间叶样）成分，间叶成分已经有较确切的特征性分化（如骨、软骨或肌肉等）。近年来的免疫组化研究和克隆分析表明，癌肉瘤更可能是癌向肉瘤化生（肉瘤样变），而不是癌与肉瘤的碰撞（邂逅）。肺母细胞瘤在显微镜下，表现为肿瘤由恶性间叶组织和上皮成分组成，但上皮成分与胚胎期2～3个月时的假腺期肺组织相似，有些当时诊断为肺母细胞癌的病例归入癌肉瘤更为准确。

8. 类癌　是由支气管粘膜上皮及粘膜下腺体中的神经内分泌细胞（K细胞）发生的一种肺癌。在原发性肺癌中仅占1%～2%。类癌一般认为是分化好的神经内分泌癌，恶性程度低。根据其发生的部位和组织特点，可分为中心型类癌，周围型类癌和微瘤型类癌三种。有些患者可有典型的类癌综合征，有的还可伴有其它部位的分泌肿瘤。光镜下可见癌细胞较小，细胞大小形态一致，核位于中央，圆形或卵圆形，染色质均匀分布，核分裂罕见，胞浆中等量，细胞排列呈小梁状或实片状、腺样及菊形团样。还有一些特殊组织形态的类癌：嗜酸细胞类癌、梭形细胞类癌、透明细胞类癌、印戒细胞类癌、乳头状类癌等，容易与其形态相似的其它肺癌相混，常需借助免疫组化神经内分泌标记和电镜观察来鉴别。类癌预后良好，很少发生局部淋巴结转移或远处转移。

9. 涎腺型癌　气管、支气管粘液腺不论其形态还是所发生的肿瘤都与涎腺相似，此类肿瘤称为涎腺样肿瘤，很少见，约占气管支气管肿瘤的0.1%～0.2%。由于粘液腺主要分布在气管和近端支气管，因此涎腺癌主要发生在这些部位，主要向腔内生长。不伴吸烟史，总的预后明显好于常见的气道上皮性肿瘤。主要亚型有腺样囊性癌和粘液表皮样癌，其它亚型极少见，包括腺泡细胞癌、多形细胞瘤、大嗜酸粒细胞瘤及粘液腺瘤。

10. 其它　除上述几种常见的肺癌类型外，还有少数的病例，在同侧肺或两侧肺内同时或先后呈现两个或多个原发性肺癌病灶，称为多发性原发性肺癌。这些癌灶组织学类型互不相同，或组织学类型虽同，但病灶的起源部位不同，病变范围亦各自独立存在。

根据肺癌的生物学特性和治疗方法的不同，临床肿瘤学家把肺癌分为两类：①小细胞肺癌（small cell lung cancer，SCLC）；小细胞肺癌占所有肺癌的20%～25%，其特点是恶性程度高，容易转移，临床上采用以化疗为主的综合治疗。②非小细胞肺癌（non small cell lung cancer，NSCLC）；除了小细胞以外的所有类型的肺癌，占所有肺癌的75%～80%，此类肺癌多采用手术治疗为主的综合治疗。

四、临床表现

约10%的肺癌患者无症状，而由胸片或痰细胞学筛查检出。肺癌的症状包括肺癌本身引起的局部症状，如咯血、刺激性咳嗽和胸痛，间断性出现的痰中带有少量血丝。肿瘤扩展的症状和体征：胸膜转移产生大量的胸腔积液，引起憋气、呼吸困难和胸痛；肋骨转移引起胸部疼痛；引起上腔静脉阻塞综合征时出现气短、头颈部水肿和颈静脉怒张；喉反神经受侵引起声音嘶哑；心包转移引起心悸、胸闷；肿大淋巴结压迫食管引起吞咽困难；肺上沟瘤侵犯臂丛神经出现肩背部和上肢疼痛及运动障碍；迷走神经受侵时出现同侧软腭瘫痪、咽喉部感觉丧失，呼吸及吞咽困难；交感神经受侵可使汗腺分泌减少或无分泌；颈上交感神经受侵后可产生霍纳综合征（Horner' syndrome）；脑转移引起头痛、恶心、呕吐及相应的定位体征；以及非特异性全身性症状如疲乏、体重下降等。胸外表现即伴瘤综合征可表现在神经、肌肉、皮肤、骨骼、内分泌或代谢、血液、心血管、肾脏等方面的异常。

五、肺癌的扩散和转移

肺癌的生长速度以及扩散和转移情况，决定于癌细胞的组织学类型和分化程度以及病人的免疫功能状态。肺癌通过淋巴管和血管发生远外转移，以及局部直接蔓延扩散和气道播散，可先于、后于或与肺癌同时发现。胸外转移部位常见于骨、脑、肾上腺和肝。腺癌的N_0患者多首先转移到脑，而在N_2患者由于纵隔转移的淋巴结侵犯上腔静脉，肿瘤细胞先进入肺循环，则多首先转移到肺，原发肺腺癌初诊时即有广泛转移者达 70%，同时伴有纵隔淋巴结转移者 41%，胸膜转移者 44%，仅 37%同时伴有胸外转移，以骨转移最常见，其生存期与其他Ⅳ期肺癌相仿。鳞癌则以胸内直接侵犯和纵隔淋巴结转移为主。小细胞肺癌的转移几率最高，Hirsch 于 1983 年总结 5 组 684 例小细胞肺癌的尸检结果，转移部位为纵隔或肺门淋巴结占 85%、肝 60%～80%、腹部淋巴结 50%～60%、肾上腺 40%～65%，骨髓 35%～60%、脑 30%～50%、胸膜 25%～40%、对侧肺 25%、胰腺 15%～50%。放疗和化疗可能会改变特定部位的转移几率。而在治疗前小细胞肺癌转移部位是骨髓15%～50%（中位数 30%）、肝 15%～50%（中位数 30%）、中枢神经系统约 5%。此外，肺癌偶尔可见于其他多个部位，有些极为罕见，包括皮肤、软组织、肠、甲状腺、卵巢、前列腺等。

六、肺癌 TNM 临床分期

目前国际上通用的肺癌临床分期体系是 TNM 分期体系，其中 T（primary tumor）表示原发的肿瘤，其后数字的增加表示肿瘤的大小、局部受累的范围和程度；N（regional lymph nodes）表示局部淋巴结，包括胸内、斜角肌和锁骨上淋巴结，其后数字的增加表示受累的水平；M（distant metastasis）表示有无远处转移。

（一）肺癌国际 TNM 临床分期系统中 TNM 的定义

1. T（原发肿瘤）

T_X：原发肿瘤不确定，或在痰液或支气管灌洗液中发现恶性细胞，但影像学或支气管镜检查未发现肿瘤。

T_0：未发现肿瘤证据。

T_{is}：原位癌。

T_1：肿瘤最大直径≤3 cm，周围为肺脏或脏层胸膜，纤支镜检查病变未累及叶支气管。

T_2：肿瘤的大小或范围具有以下任何一特点：①肿瘤最大直径>3 cm；②主支气管以内，距离隆突至少 2 cm；③侵及脏层胸膜；④有肺不张或阻塞性肺炎，其范围扩展到肺门区域但未超过全肺。

T_3：不论肿瘤大小，直接侵犯以下任何部位：如胸壁（包括肺上沟癌）、横膈、纵隔胸膜、心包壁，而不侵犯心脏、大血管、气管、食管和椎体。或肿瘤在主支气管内，距隆突<2cm，但未侵及隆突者。有肺不张或累及全肺的阻塞性肺炎。

T_4：不论肿瘤大小，侵犯以下任何部位：包括纵隔、心脏、大血管、气管、食道、椎体、隆突和恶性胸腔或心包积液，或有与原发灶同叶的单个或多个卫星灶。

注：（1）任何大小的表浅肿瘤局限于支气管壁者，即使累及主支气管仍属 T_1。

（2）大多数肺癌的胸腔积液是由肿瘤引起，但如果多次细胞学检查为阴性结果，既非血性又非渗出液，仍按原发肿瘤界定其期别。

2. N（区域性淋巴结）

Nx：区域淋巴结无法评价。

N_0：无区域淋巴结转移。

N_1：转移到同侧支气管旁或（和）同侧肺门淋巴结，及播散到同侧肺内。

N_2：转移到同侧纵隔淋巴结和/或隆突下淋巴结。

N_3：转移到对侧纵隔淋巴结，对侧肺门淋巴结、对侧或同侧的前斜角肌淋巴结或锁骨上淋巴结。

3. M（远处转移）

Mx：远处转移无法评价确定。

M_0：无远处转移。

M_1：有远处转移，包括同侧或对侧非原发肿瘤所在叶出现的转移性淋巴结节。

4. 病理学分类

pT、pN、pM 分类与 T、N、M 分类相对应。

pN_0 六个或更多个肺门和纵隔淋巴结切除标本的组织学检查阴性。

5. 组织病理学分级

G_X：无法评价分化程度。

G_1：高分化。

G_2：中分化。

G_3：低分化。

G_4：未分化。

（二）肺癌国际分期中 TNM 与临床分期的关系

为了识别具有相似预后和治疗的患者，将有相同预后的不同 T、N、M 组合起来可分成一系列的病期。共分四个期（表 11-1）

表 11-1 肺癌国际 TNM 分期

分期	T（原发瘤）	N（淋巴结）	M（远处转移）
隐性癌	T_X	N_0	M_0
0 期	T_{is}	N_0	M_0
Ⅰ$_A$期	T_1	N_0	M_0
Ⅰ$_B$期	T_2	N_0	M_0
Ⅱ$_A$期	T_1	N_1	M_0
Ⅱ$_B$期	T_2	N_1	M_0
	T_3	N_0	M_0
Ⅲ$_A$期	T_1	N_2	M_0
	T_2	N_2	M_0
	T_3	N_1，N_2	M_0
Ⅲ$_B$期	T_4	任何 N	M_0
	任何 T	N_3	M_0
Ⅳ期	任何 T	任何 N	M_1

临床通常意义上的早期肺癌是指Ⅰ期和部分Ⅱ期肺癌（即Ⅰ$_A$期：$T_1N_0M_0$；Ⅰ$_B$期：$T_2N_0M_0$；Ⅱ$_A$期：$T_1N_1M_0$；Ⅱ$_B$期：$T_2N_1M_0$）。Ⅱ$_B$期中 $T_3N_0M_0$ 不包括在早期肺癌的范畴内。

（三）小细胞肺癌的国际分期

目前，对于 TNM 分期是否适用于 SCLC，在国际肺癌界仍存在争议。原因在于，TNM 分期往往需要正确的淋巴结切除检查，但是 SCLC 极少考虑外科治疗。其次，SCLC 一般在就诊时有 80% 发生了转移，甚至患者表现为小的原发肿瘤而无淋巴结转移迹象时，即有远处转移。因此，目前大多数胸科肿瘤学家采用简单的二期分期法，即 Veterans Administration Lung cancer Study Group 于 1973 年制定的分期，简称 VA 分期。

1. 局限期（limited disease，LD）　肿瘤局限于半胸内及其引流的区域淋巴结，包括双侧的肺门淋巴结、双侧的纵隔淋巴结和双侧的锁骨上淋巴结。同侧的恶性胸膜腔积液、同侧上腔静脉阻塞和左喉返神经受累，也列为局限期。

2. 广泛期（extensive disease，ED）　肿瘤已超出胸腔的范围，包括对侧胸腔受累和远处转移。心包受累也属于广泛期。

（四）肺癌分期中区域淋巴结的分类

区域淋巴结的分类与国际肺癌分期系统一致，见图 11-1 和表 11-2。由 Mountain 和 Dresler 提出的淋巴结图解提供了一个融合通常使用的大多数淋巴结图解特征的简单分类系统——这一图解由 Naruke 根据数据提出，并由北美肺癌研究小组根据美国胸科协会的建议而推荐使用。这一图解也为国际抗癌联盟（Union Internationale Control Cancer，UICC）和美国癌症协会（American Joint Committee on Cancer，AJCC）采纳并推荐。

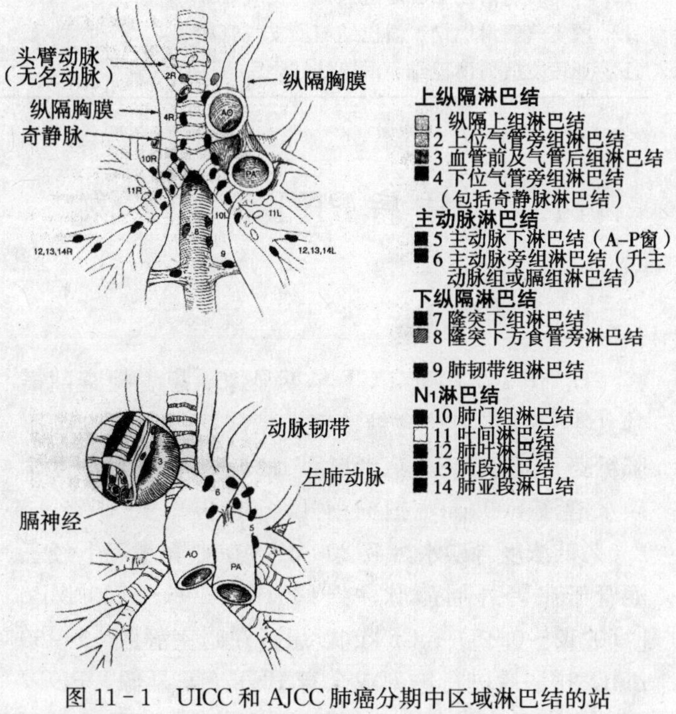

图 11-1　UICC 和 AJCC 肺癌分期中区域淋巴结的站

表 11-2 淋巴结图解的定义

淋巴结的站：解剖标志
N_2 淋巴结——所有淋巴结位于纵隔胸膜包围的范围内
1. 最高纵隔淋巴结：淋巴结位于头臂静脉（左无名静脉）上边缘水平线以上，上行向左，其中线穿过气管前面
2. 气管旁淋巴结群：淋巴结位于主动脉弓上边缘切线的水平线以上的区域，并低于＃1 结节的上界
3. 血管前和气管后淋巴结：气管前和后淋巴结分别定为 3A 和 3P。中线上的淋巴结被认为是同侧

续表

4. 气管旁淋巴结下群：右边的气管旁淋巴结群位于气管中线右边，在主动脉弓上边缘切线的水平线和从叶支气管上边界延伸穿过右主支气管的水平线之间，并在纵隔胸膜包围之内

左边的气管旁下淋巴结位于气管中线的左边，在主动脉弓上边缘切线的水平线和从左叶支气管上边界水平延伸穿过左主支气管之间，中间靠动脉韧带，并在纵隔胸膜包围之内

研究者们希望为研究目的将气管旁下淋巴结分为＃4s（上）和＃4i（下）两个亚型。＃4s淋巴结位于延伸穿过气管水平线和奇静脉头侧边缘切线形成的夹角区域内。＃4I淋巴结在＃4s下界和＃4下界之间，如上述描述

5. 动脉下（A-P Window）：主动脉下淋巴结外侧为动脉韧带或主动脉心左肺动脉，近侧为左肺动脉第一属支，并位于纵隔胸膜包围内

6. 主动脉旁淋巴结（升主动脉或横膈）：淋巴结前侧和外侧为升主动脉和主动脉弓或无名动脉，下方为经主动脉弓上边缘的切线

7. 隆突下淋巴结：淋巴结尾侧为气管隆突，但与叶支气管以下或肺内动脉无关系

8. 食管旁淋巴结（隆突下）：淋巴结邻近气管壁，并在中线左侧或右侧，不包括隆突下淋巴结

9. 肺韧带淋巴结：淋巴结位于肺韧带内，包括位于后壁和低于下肺静脉部位的淋巴结 N_1 淋巴结——所有 N_1 淋巴结远侧为纵隔反折处，并在脏胸膜内

10. 肺门淋巴结：近端为叶支气管淋巴结，远侧为纵隔胸膜反折处，淋巴结邻近右侧中间支气管。X线胸片中肺门阴影可能由肺门和肺内淋巴结共同所致

11. 叶支气管间淋巴结：位于叶支气管之间

12. 叶支气管淋巴结：邻近远端叶支气管

13. 段支气管淋巴结：淋巴结与段支气管相邻

14. 亚段支气管淋巴结：淋巴结转绕段以下支气管

11.2 肺癌PET/CT显像

一、肺癌PET/CT显像技术

1. ^{18}F-FDG PET/CT早期显像　患者检查前需禁食4～6 h，禁饮含糖饮料，糖尿病患者可继续服降糖药，显像前2 h患者口服1.5%～2.0%低浓度含碘水溶液800 ml，扫描前10 min再口服1.5%～2.0%低浓度含碘水溶液200 ml。在平静状态下经三通管于患者外周静脉注射^{18}F-FDG 296～560 MBq [（0.12～0.15）mCi/kg]，患者在暗室静卧50～60 min，排尿后进行胸部或全身PET/CT显像，PET/CT（以GE Discovery LS为例）显像包括CT透射扫描和PET发射扫描，CT透射扫描电压为120 kV，电流80～200mA，螺距为0.75，每环旋转时间0.8s；PET发射扫描3～5 min/床位，图像重建采用有序子集最大期望值迭代法（OSEM），具体技术参数因机器不同而变化。全身扫描范围为大腿上段至颅顶，胸部为胸锁关节至上腹部。PET和CT采集的图像传送到Xeleris工作站进行图像融合、图像分析；放射性浓聚灶感兴趣区（ROI）由计算机计算标准摄取值（SUV）、L/B比值计算以此作为半定量诊断分析参考。

2. ^{18}F-FDG PET/CT延迟显像　注射^{18}F-FDG显像剂约2～4 h后，对放射性浓聚灶进行局部PET/CT延迟显像，显像参数和图像融合及判断与早期显像一致。可计算滞留指数＝（延迟显像ROI的最大SUV－早期显像ROI的最大SUV）÷早期显像ROI的最大SUV×100%。以此作为半定量诊断分析参考。

3. 高分辨率CT扫描（High resolution CT简称HRCT）　^{18}F-FDG PET/CT显像后，对难判断肺部病灶（＜3 cm）进行感兴趣区单一MSCT薄层（1.5 mm或2.0 mm）扫描和利用高空间-频率（骨）算法重建图像的技术方法，并采用MPR或3D等多种后处理技术的应用。高分辨率扫描的主要作用在于优化地显示肺内细微结构（肺小叶气道、血管及小叶间隔、肺间隔、肺间质及毫米级的肺内小结节内部结构等）。

4. CT增强扫描及CT动态增强扫描　是在^{18}F-FDG PET/CT显像后，为诊断作佐证或了解胸部大

血管的解剖和确定血管是否受侵而进行的检查。增强扫描是从外周静脉注入含碘对比剂后再作一程胸部连续扫描的方法，通常分二期扫描：血管浸润期（或称动静脉期）及实质浸润期（或称平衡期）。前者一般在注射后一分钟内扫描，后者在注射后 2～5 min 内扫描。动态增强扫描是指以高速率（2～4 ml/s）注射含碘对比剂（约 100 ml）后，在 30～50 s 内注完，在注射开始后 30 s 起，每隔 30 s～1 min，在病灶同一层面连续扫描，连续扫描达注射对比剂后 7 min。增强的目的是明确病灶的性质（血管性或非血管性），病灶灌注的动态 CT 值的变化、观察病灶的涉及范围，以及胸部大血管的解剖。

二、肺癌 PET/CT 检查适应证

1. 肺癌的诊断与鉴别诊断；

2. 肺癌治疗前的分期与治疗后的再分期；

3. 指导肺癌治疗方案的制订与修改以及肺癌放疗生物靶区的勾画；

4. 评价肺癌的疗效和预后、监测肺癌术后残余与复发；

5. 远处转移，肺癌原发灶的寻找；

6. 穿刺活检定位。

三、肺癌 PET/CT 影像学表现

1. 中央型肺癌

（1）PET 表现　中央型肺癌早期 ^{18}F-FDG PET 显像表现为段以上气管支气管腔内结节状放射性异常浓聚灶（见彩图 11－2）。中晚期表现为肺门肿块状放射性异常浓聚灶，放射性异常浓聚病灶边界清楚，可呈分叶状。合并阻塞性肺不张时，实变肺代谢不增高（见彩图 11－3），阻塞性肺炎代谢呈片状增高（见彩图11－4）。肿瘤液化坏死可呈放射性缺损（见彩图11－5）。早期显像，病灶 SUV＞2.5。延迟显像，感兴趣区病灶滞留指数达 20%～30%以上多见。

（2）CT 表现　早期中央型肺癌在薄层或 HRCT 扫描上可发现肺叶支气管内的结节，肺叶及肺段支气管管壁增厚、管腔狭窄或阻塞。肺内有支气管阻塞性改变，可发生肺不张、肺炎及支气管扩张，其程度较轻。也可见肺气肿征象。

中、晚期中央型肺癌直接征象是肺门肿块和支气管狭窄、梗阻、管壁增厚及支气管管腔内结节。位于肺叶支气管周围的肺门肿块一般为管壁型肿块。位于肺段支气管周围的肺门肿块多为管外型肿块，沿肺段支气管长轴生长。肺门肿块边缘较为光滑清楚，可有浅分叶。其密度均匀，也有的肿块内有钙化，多为肺癌发生之前肺门淋巴结原有的钙化。支气管狭窄范围较局限，管腔不规则。支气管梗阻常合并管腔狭窄，或突然截断。支气管壁在狭窄、梗阻部位有不规则增厚。支气管内软组织结节常合并管壁增厚。

中央型肺癌的间接征象是支气管继发的阻塞性改变。阻塞性肺炎表现为小叶融合、肺段或肺叶实变影像。与一般肺炎不同的是肺门区密度增高，或有肿块。阻塞性肺不张的肺体积减小，密度增高。有的可见肺门部有肿块影突出肺不张的外缘。增强扫描可见肺不张内的肿块轮廓，其密度较肺不张增强的密度低。增强扫描还能显示肺不张内的“粘液支气管征”，即肺不张内有条状或结节状低密度影，为支气管内潴留有粘液因不增强而呈低密度，而周围不张的肺组织增强较明显。阻塞性肺气肿表现为肺叶范围的密度减低区，此征象常不易被发现。阻塞性支气管扩张为柱状或带状高密度影，从肺门向肺野方向分布。阻塞性支气管扩张常合并炎症，或轻度肺不张。薄层 CT 或 HRCT 扫描显示支气管的异常表现更为清楚。螺旋 CT 多平面重建（MPR）及三维（3D）立体重建图像可更好显示支气管肿瘤的部位、范围、程度、病变向管外生长的形态及支气管狭窄的情况。

2. 周围型肺癌

（1）PET 表现　周围型肺癌 ^{18}F-FDG PET 显像呈结节状或团块状放射性异常高代谢或低代谢浓聚，少数无代谢。结节或肿块可呈圆形或类圆形，边缘清楚、边缘可呈分叶形（见彩图 11－6）。少数较大的恶性肿瘤，中心可有坏死液化形成，呈中央放射性缺损，壁常较厚且浓聚程度高呈环状浓聚（见彩图 11-7）。早期显像，大多数病例病灶 SUV＞2.5 或＜2.5，延迟显像，感兴趣区病灶 SUV 增高，通常滞留指数大于 20%～30%。如果病灶的直径小于 7 mm，大多不表现为放射性异常浓聚。

（2）CT 表现　早期周围型肺癌：① 肿瘤的密度：肺癌的空泡征是指结节内的小的透光区，约 2 mm 左右。含气支气管像或细支气管像是结节内的纤细的条状含气影像。这两种征象多见于细支气管肺泡癌和腺癌。直径 2 cm 左右的肺癌很少有钙化，若有钙化则多呈斑点状，位于病灶中心或偏心性，这种肺癌一般认为是在肉芽肿基础上发生的瘢痕癌。② 肿瘤的

边缘：肺癌边缘毛糙为常见征象，表现为病变边缘有毛刺征（见彩图 11－8）。分叶征较多见。③ 肿瘤的周围征象：胸膜凹陷征是肿瘤与胸膜之间的线形或三角形影，以腺癌和细支气管肺泡癌多见。有的肿瘤的周围血管向肿瘤集中，在肿瘤处中断或贯穿肿瘤，称“血管纠集征”。④ 肿瘤倍增时间：是指肿瘤体积增长一倍的时间。周围型肺癌的倍增时间一般为 3～6 个月，少数病例可较短或较长时间。⑤ 肺癌的增强特征：增强扫描用于早期周围型肺癌的鉴别诊断。肺癌增强后的 CT 值比平扫增加 20～80 Hu 以上，最大达 100 Hu 以上，一般不小于 20 Hu。在 CT 强化的形态上，肺癌多表现为完全强化。在动态 CT 增强扫描检查中，肺癌的时间-密度曲线呈慢升慢降的形态，4～5 min达峰值。MSCT 的多平面重建便于膈上、纵隔旁及肺尖部肿瘤的定位。螺旋 CT 的三维立体成像可显示胸膜凹陷征、分叶征及肿瘤与周围结构的立体关系，如与血管及支气管、胸膜的关系。

中、晚期肺癌：① 瘤体的密度：多数肿瘤的密度均匀。肿瘤空洞的洞壁厚薄不均，内壁可有结节，外缘清楚，有分叶。较大的肿瘤可有钙化。钙化的形态为斑片及结节状。② 瘤体边缘：肿瘤分叶征较常见，少数肿瘤边缘光滑或呈多个浅弧形。分叶征与肿瘤各部位生长速度不同有关，并可在支气管、血管进出肿瘤及胸膜陷入的部位形成明显的凹陷。多数肿瘤边缘毛糙、有毛刺或模糊，但也可边缘清楚。

3. 弥漫型肺癌

（1）PET 表现　病灶表现为整个肺叶或整个肺段呈明显放射性弥漫性浓聚，或多个小结节状浓聚灶弥漫地占据 1 个或 1 个以上肺段，甚至 1 个肺叶。病灶 SUV＞2.5，有的结节病灶呈低代谢或不代谢，表现为假阴性。

（2）CT 表现　为两肺多发病灶及肺段、肺叶的实变影像。两肺多发病灶为结节或斑片状影像，结节大小不等，其密度相似，以两肺中下部较多，HRCT 有助于病变形态、分布的显示。肺叶、肺实变的密度不均，合并有小结节影像，有的可见空气支气管像，为肺泡实变而支气管内仍有气体。含气的支气管不规则狭窄、扭曲及具有僵硬感，细小分支消失截断。CT 增强检查时在肺叶及肺段实变病变中出现血管强化的影像，称为“血管造影征”（angiogram sign）。

4. 肺癌的转移

（1）胸部转移

① PET 表现　肺癌淋巴结转移可见肺内、肺门、纵隔单个或多个、较大的、同侧性或不规则分布、结节形或团块形放射性异常浓聚，放射性浓聚明显高于正常纵隔的血池（见彩图 11－9）。病灶直径＞7 mm，SUV＞2.5；病灶直径＜7 mm，SUV 可＜2.5，或无放射性异常浓聚。肺内血行、淋巴转移病灶可表现高代谢结节病灶或不能显示的粟粒样病灶和癌性淋巴管炎。胸膜转移可见条片状、整个胸膜状或结节状放射性异常浓聚，较小转移灶可无放射性异常浓聚。纵隔炎症增生性淋巴结可表现轻度放射性浓聚，延迟显像，病灶代谢可增高或减低，通常病灶多发，分布规则对称，需与肺癌淋巴结转移鉴别。

② CT 表现　胸内淋巴结转移引起肺门及纵隔淋巴结肿大。淋巴结短径＞1.0 cm。可发生于任何一组淋巴结，以气管分支下、主动脉弓旁、上腔静脉后、主肺动脉窗、气管旁及两肺门多见。可为一组或多组淋巴结肿大。增大的淋巴结可为单发，或数个淋巴结融合成较大肿块。增强检查淋巴结强化不如血管明显，可与血管鉴别。肿瘤在肺内血行转移形成多发结节，结节边缘光滑，或呈粟粒状（见彩图 11－10）。肿瘤经淋巴结转移形成癌性淋巴管炎，表现为支气管血管束增粗，有小结节及细线、网状影。胸膜转移的 CT 表现为胸膜结节和胸腔积液，胸膜结节为多发性，可发生于胸膜各个部位，胸腔积液以中等及大量积液多见。肺上沟癌易引起胸椎及肋骨破坏。CT 血管造影（CTA）可显示肿瘤对血管的侵犯，如肺静脉、上腔静脉及肺动脉受侵。

（2）胸外转移

① 骨转移瘤

PET 表现^{18}F-FDG PET/CT 显像显示溶骨型转移松质骨和皮质骨可呈^{18}F-FDG 异常浓聚（见彩图 11－11），坏死缺损区呈放射性低代谢或代谢缺损。成骨型转移通常为低代谢或不代谢（见彩图 11－12），少数表现^{18}F-FDG 高代谢（见彩图 11－13）。溶骨型转移病灶放射性异常浓聚高于成骨型转移病灶。混合型则呈^{18}F-FDG 异常浓聚介于上述两型之间多见（图 11－14）。肺癌以溶骨型和混合型多见。肺癌患者经造血生长因子治疗后，化疗后，特别是使用粒细胞生长因子后，骨髓代谢可明显增高（图 11－15）。注意与^{18}F 离子致骨显像，或肿瘤广泛转移致“超级骨髓显像”表现鉴别。

CT 表现　CT 扫描见溶骨性转移表现为松质骨

或皮质骨的低密度缺损区，边缘较清楚（见彩图 11-11），无硬化，常伴不大的软组织肿块。成骨型转移为松质骨内斑点状、片状、绵团状或结节状边缘模糊的高密度灶（见彩图 11-12、彩图 11-13），一般无软组织肿块，少数有骨膜反应。混合型则兼有上述两型病灶的表现（见彩图 11-14）。

② 脑转移瘤

PET 表现 ^{18}F-FDG PET 显像脑转移灶可以表现为高、低代谢活性或与正常脑皮质活性相同（见彩图 11-16）。病灶中央坏死呈代谢缺损区，可表现为环状高代谢灶。病灶周围水肿表现为低代谢或代谢缺损。可多发或单发。较小的脑转移灶（<5 mm）和部分病例呈等代谢或低代谢的转移灶，^{18}F-FDG 显像难以显示，应用 ^{11}C-胆碱、^{11}C-蛋氨酸显像剂进行 PET/CT 脑显像，有助于脑转移瘤的显像（见彩图 11-17）。

CT 表现　CT 平扫肿瘤密度不等，高、等、低混杂密度均有。60%～70%的病例多发，也可单发。肿瘤小者为实性结节，大者中间多有坏死，呈不规则环状。87%的病例有脑水肿，很小的肿瘤却有很大的水肿。CT 增强扫描，94.4%的病例有强化，多为环形强化。坏死、出血病灶不强化。

③ 肾上腺转移瘤

PET 表现 ^{18}F-FDG PET/CT 显像表现双侧或单侧肾上腺肿块状、结节状、类圆形、椭圆形或分叶状 ^{18}F-FDG 异常浓聚（见彩图 11-18），病灶 SUV>2.5，转移病灶代谢高于肝脏代谢。

CT 表现　CT 平扫表现为双侧或单侧肾上腺肿块，呈类圆形、椭圆形或分叶状，大小约为 2～5cm，也可较大。密度均一，类似肾脏；肿瘤内有坏死呈低密度区。CT 增强扫描，肿块呈均一或不均强化。

④ 肝转移瘤

PET 表现 ^{18}F-FDG PET/CT 显像显示为多发或单发孤立的 ^{18}F-FDG 浓聚灶，可呈圆形或类圆形，边缘清楚（见彩图 11-19）。

CT 表现　CT 平扫可见肝实质内小而多发圆形或类圆形的低密度肿块，少数也可为单发，肿瘤密度均匀，发生出血和钙化时，可见高密度灶，肿瘤液化坏死、囊变则肿瘤中央呈水样密度影。CT 增强扫描动脉期出现不规则边缘强化，门脉期可见整个病灶均匀或不均匀强化，平衡期强化消退。少数肿瘤中央见无强化的低密度，边缘强化呈高密度，外周有一稍低于肝密度的水肿带，构成所谓“牛眼征”。

11.3 肺癌 PET/CT 诊断与鉴别诊断

1. 中央型肺癌

(1) PET 诊断与鉴别　^{18}F-FDG 显像表现为肺门结节或肿块呈分叶状放射性异常浓聚，或并有远隔部位（如对侧肺、纵隔、锁骨上窝、骨骼、肝脏等）出现放射性异常浓聚转移灶，诊断相对容易。恶性肿瘤细胞中高表达的葡萄糖转运 mRNA、高水平的葡萄糖转运蛋白 Glutl 和 Glut3、高水平的己糖激酶和低水平的葡萄糖-磷酸化酶，这些因素导致 ^{18}F-FDG 高聚集并滞留在肿瘤细胞内而使肿瘤得以显像。鉴于此，在肿瘤良恶性鉴别诊断时，^{18}F-FDG PET 显像一般采用半定量的方法和目测定性，其中 SUV 和感兴趣区双时相显像（dual time point imaging）计算滞留指数是临床应用较为广泛的半定量方法。目前普遍接受 SUV 等于 2.5 作为良恶性的分界点。结节状或块状浓聚灶，SUV>2.5 者，一般考虑为恶性病变，SUV<2.5 者，一般考虑为良性病变。滞留指数高于 20%～30%的病灶恶性肿瘤多见。但须注意的是，SUV 只能作为一个重要的参考值，而不能绝对化。SUV 受显像时间、注射剂量、患者体重、感兴趣区的确定（包括大小和位置）、活度计校准是否精确等因素影响，实际应用时很难绝对标准化。目测定性时，以观察病灶浓聚程度与纵隔血池的比较，高于纵隔血池显像的病灶多见恶性病变。

(2) CT 诊断与鉴别　中央型肺癌的阻塞性肺炎在胸部 X 线片有时易误为一般肺炎或继发性肺结核。CT 检查时应注意所属支气管有无狭窄，薄层 HRCT 扫描可清楚显示支气管腔的狭窄与阻塞。同时再注意有无肺门纵隔淋巴结肿大。中央型肺癌引起的肺不张应与结核及慢性肺炎的肺叶实变区别。结核性肺不张内有含气支气管像，并常见支气管扩张，有钙化，周围有卫星灶，结核、肺炎所致肺不张均无肺门肿块，支气管通畅。中央型肺癌需与支气管结核区别。肺癌的支气管狭窄较局限，而支气管结核的狭窄范围较长，可累及主支气管及叶、段支气管。肺门肿块是诊断肺癌的重要依据。

(3) PET/CT 诊断与鉴别　中央型肺癌有肺门肿块放射性异常浓聚，支气管狭窄、阻塞中断，并发有阻塞性肺不张、阻塞性肺炎、阻塞性肺气肿，PET/CT 诊断不难，同时出现胸部及胸外转移灶的异常浓聚，诊断正确率达 100%（见彩图 11-20）。较大范围肺不张或同侧胸腔积液，特别是在胸膜影像中见到较明显的结节浓聚影应考虑肺癌伴胸膜转移。良性肺不张多表现为均匀分布的轻度放射性浓聚影或无浓聚影。肺炎症表现为片絮状轻度放射性浓聚。肺结核并发纵隔淋巴结、肺外结核引起的^{18}F-FDG 放射性异常浓聚，此时应用^{11}C 标记的胆碱、乙酸、蛋氨酸显像剂进行 PET/CT 显像无放射性浓聚，或进行 CT 增强扫描见干酪样病灶增强，结合临床结核中毒症状及实验室检查，可作出诊断与鉴别。肺癌鉴别诊断时，需将病灶 CT 征象和 PET 显像半定量结合起来分析，达到复合诊断，提高诊断的准确率。

2. 周围型肺癌

（1）PET 诊断与鉴别　PET 对周围型肺癌的诊断与鉴别，主要是对肺单发结节（solitary pulmonary nodule，SPN）及肿块的良恶性的鉴别。SPN 是一种孤立的、球形的、小于或等于 3.0 cm 的肺内占位性病变；病灶直径大于 3.0 cm 者多称为肿块。SPN 中有 20%～40%为恶性。诊断分析首先观察肺结节的数目、位置、形态、大小和放射性摄取情况，其中放射性摄取程度和结节形态是主要评价指标：一般以正常肺组织放射性摄取为本底，以正常纵隔为参照，若肺结节放射性摄取明显高于纵隔甚至高于肝脏（目测定性），半定量 SUV＞2.5，视为高代谢肺结节，恶性多见；若其高于本底但低于或略高于纵隔，SUV＜2.0，视为低代谢肺结节，良性病变多见；肺结节呈团块形、不规则形、分叶状多见于恶性病变；当肺内周围型结节的浓聚程度明显高于纵隔血池影，而 SUV 低于但接近 2.5 者，仍应考虑有恶性肿瘤的可能，特别当肺结节病灶≤7 mm 时，更应注意，因受部分容积效应的影响，小病灶测得的 SUV 一般偏低。恶性病变^{18}F-FDG 摄取随时间延长而增加，相反，良性病变^{18}F-FDG 摄取下降或保持不变。滞留指数高于 20%～30%恶性病变多见，良性病变滞留指数通常低于 20%以下。肺结节直径大于 4 cm 的高代谢结节，恶性病变可能性大。肺叶中央区或外周结节呈圆形、类圆形，或部分呈类条形、类片状多见于良性病变。非结节状或非块状病灶，如薄片状、条状、楔形或絮状病灶，特别是放射性分布明显不均匀或于薄片状病灶内见散在分布的多发放射缺损、边界模糊者，部分病灶的 SUV 可明显高于 2.5，一般为炎性病变。肺结节以外（如肺内、肺门、纵隔）单个或多个、较大的、同侧性或不规则分布、结节形或团块形、明显高于正常纵隔的放射性浓聚灶，远隔部位出现明显放射性浓聚灶是恶性病变的佐证，提示肺结节为恶性并伴有纵隔淋巴结转移或远处转移。若肺门、纵隔单个或多个、点状或小结节形、双侧性或规则分布的轻中度放射性摄取灶（SUV＜2.5），则纵隔结节多为良性，肺部结节需要结合其它形态学征象做出诊断。当肺结节本身代谢增高不明显，而同侧纵隔有明显高代谢结节时，SUV＞2.5 者，应考虑恶性病变。虽然极少数良性结节 SUV 也可大于 2.5，不过对于位于肺门的小结节浓聚影，须与支气管内炎症相鉴别，延迟显像支气管内炎症灶的浓聚程度常降低或不变。若出现双肺门、纵隔结节状浓聚灶，呈对称性分布，而身体其他部位未见异常浓聚者，应考虑为结节病的可能（见彩图 11-21）。纵隔内孤立性结节状或块状浓聚灶、SUV 高于 2.5、而全身其他部位未见异常者，一般考虑为纵隔型肺癌或淋巴结转移灶。肺结节代谢中度至明显增高，SUV 为 2.0～2.5，多是最难判断，有较多交叉情况。对于多发结节，要注意肺转移瘤的可能。已往研究显示，肺结节代谢水平与其病理性质关系密切，大多数鳞癌代谢明显增高，腺癌中度增高，小细胞癌不恒定，肺泡细胞癌、类癌代谢水平较低。

另一方面，炎症急性期、结核活动期、肉芽肿等良性病变可因代谢增高而呈放射性异常浓聚，纵隔内脂肪、胃底部等能够非特异性浓聚。利用^{18}F-FDG PET 鉴别肺结节性质既有代谢显像的优势，也有恶性病变、良性病变乃至正常结构都会放射性异常浓聚的交叉情况，存在着复杂性。值得重视的是，通过全身显像观察远隔部位有无异常代谢浓聚灶，这对于判断肺结节性质很有帮助。在整个分析过程中，应当特别强调 PET 影像密切结合临床。

（2）CT 诊断与鉴别　CT 对于早期周围型肺癌的诊断有重要意义，有助于肺癌与其它肺内≤3.0 cm 的孤立结节的鉴别。肺癌的特点是有空泡征，边缘毛糙、有分叶征，周围血管集中和胸膜凹陷等。结核球的特点为边缘光滑，分界清楚，无分叶或分叶较浅，可有点状或斑片状钙化及卫星灶；错构瘤边缘光滑，分界清楚，有浅分叶或无分叶，病变内有脂肪及钙化。根据病灶的 CT 特点，多数结节可作出正确诊断，正确率可达86.0%以上。然而肺癌所具备的绝大多数征象不是特异的，虽然有些征象肺癌较常见，但也可见于良性病变，因而在肺癌诊断中不能仅凭某一种征象作为依据，要仔细发现病灶所具有的征象，对其综合分析。根据CT病理对照观察，分叶征是周围型肺癌的基本征象，在此征象基础上再出现其他征象诊断意义较大，在诊断中注意病人的年龄、临床症状及以往的影像资料，这对鉴别诊断十分重要。对于中老年病人，如果以往胸片正常，肺内有新出现的孤立结节，应首先考虑肺癌的诊断。增强扫描用于CT平扫难以确诊的病例，病灶强化增加CT值20Hu为良恶鉴别的阈值。CT导向经皮穿刺活检对于肺癌诊断的敏感性可高达93%～96%，此种方法安全，是周围型肺癌定性诊断的可靠方法。

（3）PET/CT诊断与鉴别　PET/CT实现功能与解剖结构两者图像的同机融合，周围型肺癌的诊断需要^{18}F-FDG显像与CT征象相结合，得到复合性诊断。肺部^{18}F-FDG异常浓聚的结节，又具有恶性结节的CT征象，或并有胸部转移、胸外远处转移的异常浓聚灶，此结节诊断为肺癌（见彩图11-22）。细支气管肺泡癌、高分化腺癌、类癌在PET显像呈低代谢，易造成假阴性诊断；但在CT增强扫描中表现为病灶明显强化（CT值增高20 Hu为良恶性鉴别的阈值），且可显示恶性征像（见彩图11-23）。支气管肺泡癌在PET中表现的低代谢是由于它呈现弥漫性生长，组织密度相对较低，而这一病理学特征在CT上则表现为特征性的“毛玻璃样改变”。另一方面，活动期炎症或感染过程，如肺结核（见彩图11-24）、曲霉菌、炎性假瘤、炎性肉芽肿（见彩图11-25）等都可摄取^{18}F-FDG，从而导致PET的假阳性。而CT影像学与病理的对照研究证实，分叶、毛糙（毛刺、棘状突起与锯齿征）、密度不均（空泡、支气管充气、磨玻璃密度等），胸膜凹陷、血管聚集等征象与恶性结节有关。而边缘光滑、密度均匀、钙化灶与卫星灶等则与良性结节显著相关。PET与CT二者的相互弥补，可避免单独PET或单独CT诊断的假阳或假阴性，可提高良恶性病变鉴别的准确率。肺内病灶PET显像无代谢增高，CT又未见恶性征象，此时良性病变的真阴性诊断准确率高。此外，周围型肺癌的诊断需结合临床（病史、体检、血WBC、CEA、肿瘤标志物检测、PPD试验等），充分利用PET和CT的征象，相互佐证，对诊断与鉴别很有帮助。当PET/CT难以作出诊断时，建议临床CT引导穿刺活检或密切随访是必要的。

3. 弥漫型肺癌

（1）PET诊断与鉴别　对于双肺或一侧肺弥漫性分布的结节状或小块状明显浓聚灶，应考虑为弥漫型支气管肺泡癌（broncho-alveolar carcinoma），但须与粟粒性结核（miliary tuberculosis）相鉴别。后者病灶常较小，直径多在5 mm以下，以中上肺叶分布为主，并常有典型的结核中毒症状。结节型肺泡癌出现假阴性，与葡萄糖转运蛋白（Glut-1）表达阴性有关，诊断困难。

（2）CT诊断与鉴别　两肺多发斑片影及肺叶、肺段实变影与肺炎鉴别困难。病变经抗感染治疗不吸收，有淋巴结肿大，均有助于与肺炎区别。急性粟粒性结核病灶常表现为密度、大小、分布均匀；慢性粟粒性结核病灶多好发在肺上叶。间质性肺炎常表现为纤维网格影。

（3）PET/CT诊断与鉴别　双肺或一侧肺弥漫性分布的结节状或小块状明显浓聚灶是诊断弥漫型肺癌的主要征象，并有胸部及胸外转移灶的异常浓聚，是此型肺癌的重要佐证。PET征象与CT征象结合，可鉴别结核和炎症病变。PET假阴性肺泡癌，CT增强的“血管造影征”有助于肺癌诊断。诊断困难需穿刺活检诊断。

11.4 肺癌PET/CT显像与其他影像学的比较

1. 胸部X线片　优质的胸部正侧X线片仍是肺癌患者或肺癌筛查中最基本、最常见的方法。高千伏摄片及数字化摄片（DR、CR）能取得很好对比的胸片，但由于肋骨的遮挡肺野或结节边缘模糊，易引起肺部小病灶的漏诊，肺门、纵隔淋巴结转移诊断不如CT、MRI、PET/CT的敏感性，特异性也低。胸外转移的诊断受到很大的限制。X线胸片强调观察肺部病变的前后比较，尤其是原发病灶的倍增时间，纵隔、肺门淋巴结变化的观察。

2. CT　单独CT扫描已成为肺良性与恶性结节的诊断、肺癌分期、肺癌治疗后随诊最主要和常用的方法。通过高分辨率扫描及后处理技术的应用，可以精确地显示周围结节的边缘、邻近肺改变及部分支气管充气征、空泡征、病灶密度、钙化等。增强CT扫描可以量化病灶的强化程度，灌注扫描利用病灶增强后的时间一密度曲线有助于良、恶性结节（或肿物）的诊断与鉴别诊断。多层螺旋CT的应用，使肺部球形病灶的诊断准确性从以往的36%～58%增加到70%～80%。螺旋CT的后处理技术的应用，除轴位扫描外，还可多平面重建（MPR），容积再现技术（VRT）、支气管透明像、支气管仿真内镜（CTVE）、CT血管成像（CTA）等方法评价中央型肺癌对中央气道和大血管的侵犯更有重要意义，有助于判断肿瘤的可切性。研究显示，肺癌对气管支气管的肿瘤侵犯，MPR＋VRT的敏感性、特异性和准确性（93%、90.3%、92.4%）均高于轴位图像（82%、83.9%、92.4%）；在大血管侵犯方面，CTA的敏感性、特异性和准确性（97.3%、91.1%、94.7%）均高于轴位图像（84%、83.9%、86.3%）；胸以外的增强扫描，对肾上腺、脑、肝转移的诊断有一定意义。随着MSCT的应用，软件的改进，后处理技术的完善，MSCT有可能成为肺癌术前、术后的常规检查。

3. MRI　由于肺内含空气，信号少，MRI不是肺部病变的首选检查方法。然而，MRI的多方位扫描及较高的软组织分辨率可获得常规X线及CT无法得到的信息。是判断胸壁受侵和肿瘤与膈肌关系的可靠方法，尤其能很好显示肺上沟癌与壁丛神经及血管的关系；对于中央型肺癌MRI可更易发现肺门肿块和远处的肺实变并加以鉴别。MRI对于周围型肺癌的诊断仍主要依据病灶的形态学改变，如肿块分叶征、毛刺征及胸膜凹陷征以及肿瘤内部的变化如坏死液化、空洞征等。MRI不能分辨某些CT可见到的小的肺结节，甚至还可漏诊对侧肺的转移灶。对禁忌注射碘对比剂的患者，MRI是观察纵隔、肺门、腹内实质性器官和淋巴结的首选方法；同时MRI无法显示钙化的缺点，有时可将完全钙化的淋巴结误诊为增大的恶性淋巴结。因此，对于淋巴结转移CT与MRI诊断的准确度都不如PET或PET/CT高。MRI对脑、脊髓、脑脊膜转移以及肾上腺转移与腺瘤的鉴别应作首选；肺癌骨转移首先发生在骨髓，然后才累及骨小梁和骨皮质，MRI可先于X线平片和CT检出骨髓内的病灶，但特异性还较低。MRI对于肺癌放疗后纤维化与肿瘤复发均有重要价值，但需待放疗后6～12个月纤维成熟后才能比较准确地与肿瘤复发鉴别。相信随着全身MRI、定量MRI、弥散成像、灌注成像、MRI波谱分析及增强剂的研究，MRI定会对肺癌的诊断做出更多的贡献。

4. SPECT　^{99m}Tc-MIBI显像对肺癌诊断的灵敏度为85%～90%，特异性为70～85%，准确性为80%～85%。此外，^{67}Ga肺显像也可诊断肺癌，并发现纵隔淋巴结转移。^{99m}Tc标记的亚甲基二磷酸盐（^{99m}Tc-MDP）骨显像是肺癌术前的常规检查，对术后早期的骨转移灶可比X线平片提早3～6个月确诊。骨核素显像灵敏度高，大约为90%，但缺乏特异性，如外伤、代谢性骨病、骨质疏松、关节病、关节炎等均可出现骨显像的假阳性。文献资料显示^{18}F-FDG PET诊断肺癌骨转移的灵敏度与骨显像相似，但其特异性更高，可达98%。

5. PET/CT或PET　作为现代医学的最新影像诊断工具，既能显示肿瘤组织代谢，又具有明确的解剖定位，克服了单独PET定位不明确的缺点，在肺癌的诊断和鉴别诊断、肺癌的分期与再分期、肺癌治疗的决策、疗效与预后的评价、肿瘤残余或复发的监测以及肺癌放射治疗等方面有其独特的作用。目前，^{18}F-FDG PET/CT显像已成为肺癌诊断的重要方法之一，对肺癌诊断的敏感性及特异性均在90%以上。但是结核、炎症、结节病、霉菌球等良性病变可引起^{18}F-FDG的代谢增高，造成PET假阳性判断；另外，细支气管肺泡癌（结节型）、类癌或<7 mm的小病灶等引起^{18}F-FDG代谢减低或因容积效应，造成PET的假阴性判断。此时，MSCT高分辨扫描，CT增强扫描及CT灌注扫描等技术的应用，均有助于肺部良、恶性肿瘤的鉴别。研究表明，联合应用CT、MRI、PET的肺癌诊断的准确性相当高，其敏感性、特异性、准确性、阳性预测值和阴性预测值分别为97.7%、90.5%、95.4%、95.6%和95%。当然，实践中可能没有这么理想化，但这也说明了多种影像学手段互补后，其诊断的准确性有可能会得到很大的提高。PET/CT全身显像是发现NSCLC胸外转移的一种很有效的方法，在识别肾上腺、肝脏转移、胸膜腔转移上优于单独CT扫描，探测骨转移优于^{99m}Tc-MDP骨显像。脑转移不如MRI敏感性和特异性高。对于脑转移^{18}F-FDG PET/CT脑显像代谢不高的患者，^{11}C-胆碱、^{11}C-蛋氨酸PET/CT脑3D显像有助于脑转移的诊断。Marom等对20个月内新诊断的

100例肺癌以病理学分期作对照，比较[18]F-FDG PET和胸部CT、骨扫描、对比剂增强脑CT或MRI等常规影像学手段对肺癌全面分期的准确性，PET为83%，常规手段为65%；对纵隔淋巴结分期的准确性，PET为85%，CT为58%；对骨转移的灵敏度，PET为92%，骨扫描为50%。

PET/CT还能检测出不太被重视部位的转移灶，如常规CT隐匿部位的肺内小结节病灶、软组织内的病灶、腹膜后淋巴结或触诊阴性的锁骨上淋巴结转移灶。Steinert等报道PET/CT对29例肺癌术前分期的影响，与单独的PET和CT比较，PET/CT可以提供额外信息，对Ⅰ、Ⅱ期影响较小，改变了9例中1例（1/9），而对ⅢA、ⅢB、Ⅳ期病人的影响分别为5/6、6/6、8/8，Antoch等对27例NSCLC病人的研究显示，1例病人（5%）的分期上调，7例（26%）病人分期下调，这种分期的改变带来对5例（19%）病人治疗计划的影响。Keidar等研究也发现，PET/CT提高了对肺癌复发的检出率并能对发现的异常[18]F-FDG浓聚准确定性定位，最终改变了29%病人（12/42）的治疗计划。远处转移的优势也比较明显，研究发现，PET/CT检出远处转移灶的敏感性、特异性、准确性分别为100.0%、94.0%和96.0%，PET/CT更正了30.0%患者的临床分期，改变了20.0%的治疗策略。但由于PET/CT机器设备极其昂贵，检查费用高，不如CT、MRI那样应用广泛。

11.5 临床应用价值

一、PET/CT显像在肺癌诊断中的价值

对于中央型肺癌，行CT或纤支镜活检多可明确诊断，较少进行昂贵的PET/CT检查。单独CT或PET诊断的难点在于那些表现为孤立性肺结节的周围性肺癌。PET/CT显像的目的就是鉴别孤立性肺结节（SPN）的良恶性，从而使恶性结节尽快手术切除。SPN的定性诊断是影像诊断中的难点。国外学者报道：原发性恶性结节占33%，孤立肺转移5%，54%是炎性肉芽肿，6%为错构瘤，支气管腺瘤占2%。大部分病变通过平片及CT可做出正确诊断，但仍有部分病变定性困难。PET/CT的出现，弥补了单独CT和单独PET的缺憾，它从代谢和形态两方面来判断肿瘤的性质，为孤立性肺结节的诊断与鉴别诊断带来新的生机。Duhaylonsod等对81例肺内单发结节的PET/CT研究结果显示：恶性结节的平均标准摄取值（SUV）为5.9±2.7；良性结节的平均SUV为2.0±1.7。以大于2.5为判断标准，诊断恶性结节的敏感度为100%，特异性为79%。并且SUV的大小与病变的大小无关，而与结节的倍增时间显著相关。PET/CT的假阴性率低于5%。造成假阴性的主要原因是病灶小于7 mm引起的容积效应和分化程度较高的腺癌、类癌及部分细支气管肺泡癌中的葡萄糖转运蛋白含量较低。对这类病人应密切进行随访复查，及时诊断。PET/CT假阳性率可达10%左右。造成假阳性的主要原因是炎性肉芽肿，如结核、结节病、曲霉菌病、组织胞浆菌病等炎症细胞糖酵解明显增加，磷酸己糖旁路由于吞噬作用被激活，比基础值增加20～30倍，导致代谢增高。Demura等通过延迟显像的方法，即分别于注射[18]F-FDG后1 h和3h成像。对假阳性进行了研究，发现经病理证实的50例恶性结节中，3 h SUV高于1 h SUV，而良性结节SUV则相反。采用延迟显像的方法显著降低了假阳性率。

二、PET/CT显像在肺癌临床分期中的应用

无论SCLC还是NSCLC，精确分期不仅有助于制定合理的治疗方案，而且可以更好评价预后。PET/CT一次检查可获得全身的断层图像，其在肺癌中的临床应用价值已经得到肯定，不仅可以用于肺部原发灶的诊断，肺癌常见的纵隔及肺门淋巴结转移的判断同侧还是对侧，有否锁骨上淋巴结的转移，以及全身远处器官的转移（包括骨骼、脑、肾上腺、肝等）可以从不同的断面和角度进行观察，从而获得较准确的分期。Lardinois等报道应用PET/CT后可提高NSCLC分期准确性。Antoch等应用PET、CT和PET/CT对27例NSCLC患者进行疾病诊断和分期、敏感性、特异性和局部淋巴结分期的准确性。PET/CT分别为89%、94%和93%；PET分别为89%、89%和89%；CT分别为70%、59%和63%。

1. T分期

PET/CT中的CT扫描对T分期可以提供有价值的诊断信息。PET/CT根据CT的解剖信息评价肺

癌对胸壁、周围血管、支气管及纵隔的侵犯，又结合PET提供的生物学信息提高了对T分期的准确性。Lardinois等研究40例NSCLC患者，结果显示，对肿瘤原发病灶，CT、PET、PET和CT联合诊断、整合性PET/CT诊断正确率分别为58%、40%、65%、88%；分期不正确的比例前三者分别为22%、20%、22%，而PET/CT只有2%。另外，PET/CT对胸壁和纵隔受侵犯情况的检测也优于其它三种方法。Antoch等的研究结果也同样显示PET/CT对肺癌T分期的评价比单独的PET和CT更精确，PET/CT正确分期16例患者中的15例，而PET和CT均只正确分期12例。

2. N分期

肺癌淋巴结有无转移是确定肺癌分期、决定治疗方案和推测预后的重要因素。单独CT判断N_2阳性与否的主要依据是淋巴结肿大，即淋巴结短径＞1 cm。而良性淋巴结也可能由于反应性增生、阻塞性肺炎、原发肿瘤所致的肺不张而肿大，另一方面发生微转移的淋巴结大小可能是正常的，这可导致假阳性、假阴性，削弱了单独CT判断N_2敏感性及特异性。而PET对于阳性结果的判断标准不依赖于淋巴结的大小，而取决于其代谢强度，从而弥补了CT的不足。Gupta等总结了103例患者，单独PET探测纵隔淋巴结转移的灵敏度和特异性分别为93%和94%，而单独CT为63%和60%，在单独CT遗漏的18个转移淋巴结中，单独PET显示15个为阳性，单独CT发现增大淋巴结而PET排除转移的26个淋巴结，经病理证实确为阴性，从而对纵隔淋巴结分期起到了重要的指导作用。Romam等报道32例淋巴结分期病例中，组织学证实9例有淋巴结转移，单独PET正确识别8例，其中3例淋巴结短径＜1 cm，1例假阴性病例淋巴结短径仅1.5 mm，考虑为淋巴结太小超出PET的空间分辨力所致。PET/CT将功能图像与解剖图像融合，二者信息的互补能够明显提高肿瘤诊断和分期的准确性，改变了单纯PET或单独CT诊断中约30%患者的临床诊断分期结果，有效地降低了单纯PET或单独CT的假阳性和假阴性，使得肺癌的诊断和治疗上了一个新台阶。Cohade等报道，应用^{18}F-FDG PET/CT可以鉴别锁骨上区的脂肪、肌肉及心脏外的脂肪，单独PET误认为是纵隔淋巴结转移。

按国际肺癌TNM分期标准，肿瘤转移至同侧肺门淋巴结为N_1期，转移至同侧纵隔内淋巴结为N_2期。对T_1M_0病人来说，N_1、N_2的确定分别为肿瘤$Ⅱ_A$、$Ⅲ_A$期，两者决定的治疗方案不同，对病人预后的影响也有很大差异。PET/CT既可以发现异常的淋巴结又可以对淋巴结进行精确定位，这种精确定位可以提高对N_1和N_2的分辨力，使其对淋巴结的分期更准确。Magnani等对28例无远处转移的NSCLC病人的纵隔淋巴结分期进行评价，发现PET/CT对纵隔淋巴结的分期优于单独的PET和CT及PET和CT联合分析，分期的准确性依次为89%、79%、75%、86%。Lardinois等研究结果亦证实PET/CT对淋巴结的分期优于单独的PET、CT、PET和CT联合分析，准确性依次为81%、49%、59%、59%。

3. M分期

PET/CT全身显像是发现肺癌胸外转移的一种很有效的方法，既有功能显像又提供精确解剖结构，及二者的同机融合。可对PET发现的异常浓聚区进行准确定位，并结合CT对应部位形态的改变综合分析PET结果，减少PET的假阳性（如新鲜骨折或生理性摄取等）。另外有些转移灶PET阴性而CT阳性，PET/CT的应用可减少单独PET的假阴性。Antoch等研究结果显示，单独CT检测出4个病人的14个转移灶，单独PET检测出2个病人的4个转移灶，PET/CT检测出4个病人的17个转移灶。

胸外转移最常见的部位为骨骼、脑、肾上腺和肝。

骨转移：PET/CT诊断肺癌骨转移的灵敏度与骨核素显像相似，但其特异性更高，可达98%。但是通常意义的全身PET/CT显像并不包括下肢和颅骨，因此这些部位的转移病灶PET会遗漏。对于无症状和无生化异常的非小细胞肺癌不常规做核素检查。若^{99m}Tc标记的亚甲基二膦酸盐骨显像有怀疑PET/CT常规全身显像部位以外的骨转移时，应扩大PET/CT显像范围（包括下肢、上肢和颅骨）。Osman等报道84例非小细胞肺癌有25%的骨转移病灶位于常规采集视野之外（包括下肢16.6%、上肢4%和颅骨4.6%）。建议对晚期肺癌全身转移寻查应进行全身PET/CT显像。

脑转移：因为正常脑组织葡萄糖呈高代谢，PET检测脑内转移的灵敏度低，PET不太适合检测脑内的转移。对肺癌怀疑有脑转移患者，脑部PET显像建议在全身检查结束后进行3D采集，这样可提高脑转移灶的检出率。显像剂[11]C-Choline、[11]C-MET PET/CT 显像对脑转移诊断可能有帮助，特异性需进一步研究。对高度怀疑脑转移而 PET/CT 检查阴性者，建议增强 MRI 检查，MRI 被认为是脑内转移灶诊断的最佳方法。

肾上腺转移：尸检发现肾上腺是肺癌的常见转移部位。20%的 NSCLC 病人明确诊断时已有肾上腺肿块，其中 2/3 为无症状的肾上腺腺瘤。这种孤立的肾上腺肿块的性质决定肺部肿瘤的手术指征，常需进一步穿刺或活检（病理），PET 是一种评价肾上腺占位的有效方法，其对肾上腺转移的检出灵敏度高。CT 检查诊断不明确的病灶，如果 PET 检查为阴性通常不是转移灶。但对肾上腺的小病灶判断时要特别小心。PET 诊断肾上腺转移的特异性为 80%～100%，部分肾上腺腺瘤也有[18]F-FDG 的摄取。把肾上腺病灶的摄取程度与肝脏的摄取作比较分析，可提高诊断的特异性。腺瘤常是低摄取，等于或低于肝脏的摄取，而转移灶常是高摄取。但即使是后一种情况，如果要排除病人接受积极性治疗的可能性仍需对[18]F-FDG 摄取阳性的肾上腺病灶作病理证实。

肝转移：肺癌肝内转移通常为非孤立性病灶，而且多数病灶由 B 超、单独 CT 增强、MRI 检查可得到诊断。不过 PET/CT 对 NSCLC 分期的研究显示 PET 比单独 CT 扫描更准确，主要因为前者特异性更高。PET 价值在于能鉴别诊断常规显像诊断不明确的病灶，研究显示，PET 提示 11 例病人肝转移可能，其中 2 例常规显像阴性，9 例常规显像诊断不明确，另外 PET 也排除了 4 例常规显像可疑的病灶。值得注意肝脓肿、肝脏寄生虫病等可出现假阳性，但通过肝脏 CT 增强三期扫描可做出鉴别。

此外，肺癌偶尔可见于其他多个部位，有些极为罕见，包括皮肤、软组织、肠、甲状腺、卵巢、前列腺等。

三、PET/CT 显像对肺癌治疗的决策

对于 NSCLC 患者，其治疗原则根据 AJCC 分类，临床分期处于Ⅰ期～Ⅱ期者，首选根治性手术；处于ⅢA 期者，力争手术治疗，最大可能行根治手术；处于ⅢB 期～Ⅳ期，不宜手术。所以，对 NSCLC 的术前分期直接影响治疗方式的选择。而对 NSCLC 的分期，PET/CT 可以准确定位转移淋巴结，识别肿瘤对周围胸壁、血管或纵隔等的侵犯，鉴别肿瘤和瘤周炎症或肺不张等，使诊断分期更准确，可使一部分 NSCLC 患者的分期上调（发现单独 CT 未发现的转移病灶及单独 PET 假阴性病灶）或下调（排除单独 CT 上可疑的病灶及单独 PET 假阳性病灶）。Antoch 等对 27 例 NSCLC 患者的研究结果显示，1 例患者（5%）的分期上调，7 例患者（26%）分期下调，影响了 5 例患者（19%）的治疗计划。Keidar 等研究发现，PET/CT 提高了对肺癌复发的检出率并能对发现的异常[18]F-FDG 浓聚准确定性定位，最终改变了 29%患者（12/42 例）的治疗计划。25%～40%的 NSCLC 病例在初诊时即处于中晚期而失去手术治疗的机会，这部分病人只有接受放、化疗。由于不同类型肿瘤的生物学特性（如生长时相、体积大小、异质性、耐药性及放、化疗敏感性）不同，不同的病人对治疗的反应也不同。如果能早期发现疗效欠佳甚至无效的病人，便可及早改变治疗方法，对于减轻病人的经济负担、避免不必要的毒副反应、改善预后都是大有裨益的。

四、PET/CT 显像在肺癌放射治疗中的应用

PET/CT 在 NSCLC 放疗中的应用，提高了肿瘤分期精确性和靶区勾画的准确性，将肿瘤体积、代谢活性、周围组织及体表解剖及定位标志显示结合起来，进一步优化了靶区的剂量分布，为实现生物适形调强放射治疗奠定了基础。PET/CT 改变了既往影像图像中肿瘤靶区的边界难以确定的不足，从而保证了放射治疗计划对靶区体积的精确确定，增强了放射治疗效果。PET/CT 对治疗方法的影响体现在一次扫描可完成全身检查，避免了转移灶的遗漏，通过分析[18]F-FDG 在病灶的浓聚程度及延迟扫描后变化情况，结合 PET/CT 图像，排除或修正可疑诊断，鉴别组织坏死、瘢痕与复发病灶，使部分患者避免不必要的创伤性诊断，减轻痛苦，确定肿瘤的边界，准确的规划靶区，调整放射治疗剂量，使患者治疗不当比例降低，上述作用基础是 PET 提供的功能信息和 CT 提供的解剖信息互补，提高了诊断的准确性和定位的精确性。PET/CT 对临床分期与术后病理分期的符合率高，应用 PET/CT 勾画靶区，在伴有肺不张和阻塞性肺炎时可明显减小（见彩图 11－26），可更好地保护周围正常肺组织；PET/CT 检测纵隔淋巴结敏感性较高，可避免靶区遗漏；PET/CT 可明显减

小GTV和PTV，从而有效地减少放射性肺炎的发生，避免非肿瘤组织的照射。PET/CT可在保证和符合临床要求的前提下，更精确地确定放疗靶区和制定放疗计划。Ciernik等应用PET/CT对39例肿瘤患者制订放疗计划，结果显示PET/CT提供的代谢信息改变了56%的患者GTV，46%患者PTV的修订>20%。PET/CT已成为3D CRT和IMRT的理想工具。IMRT是根据肿瘤三维形状，采取在照射方向上照射野的形状必须与病变（靶区）的投影形状一致，同时要求每一个照射野内诸点的输出剂量率能按要求的方式进行调整，使得剂量分布与靶区形状一致。

PET/CT可以利用多种不同性质的显像剂，从肿瘤组织的血流灌注、代谢、增殖活性、乏氧、肿瘤特异性受体、血管生成及凋亡等方面进行肿瘤生物靶容积（BTV）的定位，根据边缘受累的体积增加放疗照射野，提高肿瘤靶区的剂量，降低肺及食管等正常组织的毒性反应。采用放射性核素标记的乏氧显像剂进行PET/CT显像可以确定乏氧体积及乏氧水平，有助于调强放疗生物靶体积的制订。氟硝基咪唑FMISO、^{60}Cu-ATSM是两种最常用的乏氧显像剂。Dehdashti等用^{60}Cu-ATSM对14例NSCLC病人行疗效观察，发现对治疗有反应的病人的^{60}Cu-ATSM的平均T/M（1.5±0.4）显著低于无反应者（3.4±0.8），提示^{60}Cu-ATSM对NSCLC可反应肿瘤的缺氧情况，预测肿瘤对治疗的反应。此外，^{11}C-胸腺嘧啶比^{18}F-FDG更早、更准确地反映肿瘤对放、化疗的反应。

PET/CT指导放射治疗计划的实施，肿瘤放射治疗计划的优化是PET/CT临床应用研究的热点之一，国内已有数家单位开展这方面的研究工作。值得提出的是要注意与之有关的技术环节：如PET/CT的激光定位系统（包括显像机房的激光定位）、专用平板床、计算机工作站硬盘容量足够大、PET/CT与放疗计划系统间图像传输及格式匹配、放射治疗机器本身的精确度等。

五、PET/CT显像在肺癌疗效判断、术后残留、复发和转移监测的价值

肺癌经过手术、放疗、化疗等各种治疗后是否有残留、复发和转移，对于判断治疗效果及预后十分重要，而肺癌经治疗后往往形成纤维化、坏死及瘢痕组织，依靠单独CT、MRI等很难从形态学上与肿瘤的残留、复发相鉴别。PET/CT利用肿瘤组织葡萄糖代谢旺盛，坏死纤维化组织葡萄糖代谢极低甚至没有的特点，能较好地进行鉴别，及时发现复发、转移，调整治疗方案。在部分小细胞肺癌，某些化学药物的治疗可导致癌细胞产生抗药性，这类患者在化疗后虽然X线胸片、CT、MRI可显示肿瘤范围的缩小，但如果^{18}F-FDG在肿瘤局部的摄取异常增高，常提示化疗无明显效果，并可能产生肿瘤的抗药性；相反，另一些患者在化疗后肿瘤范围未见明显变化，但局部^{18}F-FDG摄取明显减低，仍提示治疗方案有良好的效果；^{18}F-FDG PET/CT能从细胞代谢水平评价肺癌生物靶向治疗的效果（见彩图11-27）。在肺癌放射治疗后出现肺的纤维化时，单纯CT检查较难与肿瘤的残余或复发进行鉴别，^{18}F-FDG PET/CT有助于对两者的鉴别诊断（见彩图11-28）。

Akhurst等报道365例NSCLC患者经过多种治疗后，^{18}F-FDG PET显像判断治疗后原发灶残留、复发的阳性预测值为98%，对远处转移灶诊断灵敏度达100%。但是如果放疗后短期内即作PET/CT检查，由于放射性肺炎或肿瘤坏死组织中巨噬细胞糖酵解的影响，可能出现假阳性结果。故一般建议放疗后间隔2～3个月接受检查，以便可以正确分析肿瘤活性。Keidar等报道PET/CT对肺癌复发的价值，26例病人中，PET/CT对56%病人提供了额外信息，包括定位更精确、鉴别生理性和病理性摄取，发现一些单独CT会遗漏的病灶。他们另外报道PET/CT诊断肺癌复发的灵敏性、特异性、阳性预测值、阴性预测值分别为96%、82%、89%、93%，而PET联合CT诊断的结果分别为96%、53%、75%、90%。可见PET/CT在肺癌复发（见彩图11-29）的监测上具有重要临床价值。

六、PET/CT显像对肺癌预后的评价

SUV是一个病灶显像剂集聚程度的半定量指标，它是指病灶的放射性摄取量是全身组织平均摄取量的多少倍。SUV作为^{18}F-FDG PET/CT显像的一个半定量指标，在一定程度上反映肿瘤组织的葡萄糖代谢水平，即反映肿瘤组织生长、代谢旺盛程度，可及时反映肿瘤的生长、增殖状态，SUV是PET体内评价NSCLC的葡萄糖代谢率的预后指标，这可能由于NSCLC的^{18}F-FDG代谢与肿瘤细胞的生长率和增殖

能力相关。Schiepers 等评价代谢显像在肺癌分期和再分期的预后价值，对 148 例肺癌患者进行[18]F-FDG PET 显像，21 例死亡患者中，7 例 PET 阴性，14 例 PET 阳性，PET 阴性者无病灶生存的时间较 PET 阳性者要长，[18]F-FDG PET 阴性与低死亡率和无病灶生存时间长相关。Ahuja 等报道 155 例 NSCLC 患者，排除肺癌临床分期、病理类型、治疗方式等因素的影响，结果显示 118 例患者的 SUV<10，其平均中位生存期为 24.6 个月，37 例患者的 SUV>10，其平均中位生存期仅为 11.4 个月。D'Amico Thomas 等对 57 例 NSCLC 患者进行 PET 显像后 4 周内行手术治疗，I 期患者如 SUV<5.0，5 年生存率达 80%，若 SUV>5.0，5 年生存率为 17%，COX 回归分析证明 SUV 是影响患者生存率的一个生物学特异性指标。PET 对治疗后的病人也有评价预后的价值，研究认为对接受初期治疗后的病人，若 PET 结果阳性，其生存时间中位数为 12 个月，若 PET 阴性，则其存活率达 85%，随访时间中位数为 34 个月（$P=0.002$）。Patz 研究了 113 例 NSCLC 病人治疗后 PET 显像对预后的影响。结果显示：阴性与阳性结果对病人预后在统计学上有显著性差异。阳性病人的平均生存期为 12.1 个月，而 85%的阴性病人的平均生存期为 34.2 个月。Dhital 等还研究了术前的 SUV 值与病人预后的关系，认为 SUV≥2.0，病人预后的严重性是较小时的 4.7 倍。

11.6 PET/CT 显像对肺癌诊治上的不足、对策及前景

一、呼吸运动的影响

PET/CT 虽然可以提供精确的解剖定位，但是由于体内器官的生理性运动以及 PET 和 CT 的非同步采集，实际应用过程中尚可引起一定的融合误差，呼吸运动所致伪影是 PET/CT 常见的伪影之一。Goerres 等发现，呼吸伪影对肺外周和基底部病变的影响明显大于对肺顶部和肺中央病变的影响，还发现呼吸伪影的存在可能使邻近横膈的病变定位误差>10mm，从而导致把病变错误定位于肝脏，同样肝脏转移灶也可能被误定位于肺底。采用呼吸控制模式可以提高图像融合质量，目前研究认为用正常呼气末的吸气控制的模式效果最佳，不过对于不能配合的患者或重病患者这种呼吸模式的应用有困难，因此建议采用有限制的吸气。Osman 等报道，呼吸运动伪影虽然常见，但易于识别，一般不会影响临床诊断，例如[68]Ge 校正的图像没有这种伪影，参考非衰减校正的 PET 图像将有助于伪影的鉴别和结果的正确判断。Cohade 等 36 例肺部肿瘤 PET/CT 结果显示下肺融合的误差高于上肺，左肺的误差略高于右肺。Erdi 等报道呼吸运动对 PET SUV 定量结果的影响，吸气末与呼气末测定的 SUV 最大值可相差 24%。最近已有关于呼吸门控（四维采集）PET/CT 的研究报道，采用 4D（呼吸门控）技术进行 PET/CT 显像可以消除或减低呼吸运动伪影，改善 PET/CT 图像的分辨率，提高诊断精度，特别是对于肺内小病灶的检测具有特别重要的意义，同时也是采用 PET/CT 是测定肺功能的唯一方法。4D（呼吸门控）技术与放射治疗呼吸门控技术结合能进一步提高放疗的精度，改善肿瘤治疗效果。因此，4D（呼吸门控）技术在 PET/CT 诊断及放射治疗领域有着广阔的应用前景。

二、CT 对比剂的影响

临床上 CT 诊断通常使用静脉注射含碘对比剂增强，增强 CT 使血管和周围组织分界更清、肿瘤和正常组织的对比度更高，诊断更准确。PET/CT 使用对比剂同样有助于更好地诊断。Antoch 等在临床应用 PET/CT 中发现，11%患者的病变检测和定性因应用增强 CT 而得到提高。然而，由于应用 CT 作衰减校正，对比剂的使用会带来 PET 校正的误差。Nakamoto 等研究认为，对比剂浓聚的部位误差更大，因此增强的部位常会被过度校正。他们在 PET/CT 研究中发现，当对比剂在体内处于动脉时相和静脉时相的交界时相时行 CT 扫描，多数组织中对比剂对[18]F-FDG 浓聚校正的影响并不大，因此，临床可采用此方法减少对比剂对 PET 校正的影响，但是血液中对比剂的存在仍可使校正后肿瘤/本底比值减低，这可能会对肺部病变的诊断，特别是定量分析产生影响。Antoch 等报道 30 例肿瘤患者有 13%出现静脉或口服含碘的 CT 对比剂引起的 PET 伪影，这种伪影是由于静脉内未被稀释的对比剂血管内暂时性停留所引起，主要出现于胸部，而且可通过非衰减校正的

图像予以识别。

三、假阳性

^{18}F-FDG对肿瘤而言是一种非特异性显像剂，结核、炎症、结节病、寄生虫病（如肺吸虫）等均可引起PET显像的假阳性，在诊断时应引起足够重视，双时相显像或多种显像剂联合显像有助于良恶性病变的鉴别诊断。对于炎症、结核^{18}F-FDG显像呈高摄取，而^{18}F-FLT显像呈低摄取，显示^{18}F-FDG和^{18}F-FLT显像呈分离现象是炎症的特点。Hara等研究发现，14例结核患者^{18}F-FDG的SUV随着病灶体积的增大而增高，而^{11}C-胆碱的SUV一直稳定在2.0左右，但97例肺癌患者两种显像剂的SUV均升高。新近的手术切口、活检部位、胸腔穿刺处或病灶放疗后早期等，由于组织增生及炎症反应均可有^{18}F-FDG浓聚，详细了解病史有助于减少诊断的假阳性。放疗后患者一般建议放疗结束2～3个月后接受PET/CT检查，化疗患者建议化疗结束一周以上接受PET/CT全身显像，否则会引起假阳性的判断。

四、假阴性

有些高分化低度恶性的肿瘤、较小原发肿瘤或转移瘤、特殊类型的肿瘤在行^{18}F-FDG PET/CT显像时，肿瘤不一定引起异常代谢增高浓聚，可出现假阴性结果。如高分化腺癌、细支气管肺泡癌（结节型）、类癌或＜7 mm的小病灶等。Lardinois等的研究发现，有3例患者的2个微转移灶和一个小于5 mm的淋巴结未能被PET/CT检出。对于肺内散在多发的小结节，借助PET/CT中CT的图像可避免一部分漏诊，因目前临床使用的PET/CT中的CT都是MSCT，均可以完成独立的诊断功能，MSCT可以在屏气情况下非常容易完成肺部薄层扫描以达到对肺小结节早期诊断的目的。因此，在PET/CT显像诊断时需重视CT征象与PET征象的互补，以减少假阴性的结果，必要时可行增强CT扫描加以鉴别。新型PET显像剂的研发亦很重要，Pieterman等对17例胸部恶性肿瘤患者对比研究了^{11}C-胆碱和^{18}F-FDG这两种显像剂，结果显示，^{11}C-胆碱较^{18}F-FDG可检出更多的脑内转移灶（23/23 vs 3/23）。对于^{18}F-FDG PET检测灵敏度相对较低的类癌、小细胞性癌等神经内分泌肿瘤，受体型显像剂有可能会提高诊断的特异性。所以，充分发挥PET/CT中CT的独立诊断功能对于肿瘤早期诊断是极为重要的问题。另外，开发能够被分化好的肿瘤细胞摄取的正电子放射性示踪剂是提高PET/CT临床应用的当务之急。

五、PET/CT的发展前景

^{18}F-FDG PET/CT显像虽已取得了较好的临床效果，但PET/CT对于肿瘤的应用前景仍有赖于新型特异性更高的显像剂研发。O-（2-^{18}F-氟代乙基）-L-酪氨酸（^{18}F-FET）作为氨基酸的类似物，虽不参与蛋白质的代谢，但也可进入代谢旺盛的肿瘤组织，作为有效的肿瘤显像剂。而且在心、脑中的摄取不高，也不受血糖水平的影响，估计在人体的显像会优于^{18}F-FDG。^{11}C-胸腺嘧啶可比^{18}F-FDG更早、更准确地反映肿瘤对放、化疗的反应。因此，核苷类药物也可能成为很有价值的肿瘤显像剂。新型肿瘤更特异性的PET/CT显像剂正在进一步研究和探索中，如^{11}C-胆碱、^{11}C-蛋氨酸、^{18}F-氟-α甲基酪氨酸、^{18}F-FLT（3′-deoxy-3′-fluorothymidine）、^{18}F-FMISO等对肿瘤具有相对高的亲和力，而对炎症的亲和力相对较弱，是未来有希望的PET/CT肿瘤显像剂。

（李仲友）

参考文献

1. 陈灏珠．实用内科学．第十版．北京：人民卫生出版社，1999
2. 冯玉麟，刘春涛主译．肺癌．北京：人民卫生出版社，2002
3. 董志伟，谷铣之．临床肿瘤学．北京：人民卫生出版社，2002
4. 熊敏，吴一龙．现代肺癌病理与临床．北京：科学出版社，2003
5. 李甘地．病理学．北京：人民卫生出版社，2001
6. 毛伟征，苏东明，李雪萍，等．AJCC癌症分期手册．第6版．辽宁：辽宁科学技术出版社，2005
7. 石木兰．肿瘤影像学．北京：科学出版社，2003
8. 王荣福．符合线路探测正电子成像与临床．北京：北京大学医学出版社，2004
9. 丁虹，赵军，管一晖．PET临床病例精选．香港：雅艺出版设计公司，2002
10. 潘中允．PET诊断学．北京：人民卫生出版社，2005

11. 田嘉禾．正电子发射体层显像（PET）图谱．北京：中国协和医科大学出版社、科文（香港）出版有限公司，2002
12. 吴恩惠．医学影像诊断学．北京：人民卫生出版社，2001
13. 季仲友．PET-CT 中诊断性 CT 的必要性与临床应用．国外医学·放射医学核医学分册，2005，29：197-200
14. 崔勇，周存升．PET-CT 在非小细胞肺癌中的应用价值．国外医学·临床放射学分册，2004，27：361-363
15. 张雯杰，郑容．[18]F-FDG PET-CT 在肿瘤临床中的应用．国外医学·肿瘤学分册，2004，31：600-603
16. Patz EF, Connolly J, Herndon J. Prognostic value of thoracic FDG PET imaging after in non small cell lung cancer. AJR, 2000, 174 (3): 769-774
17. 刘素文，于金明，邢力刚．[18]F-FDG PET 显像在非小细胞肺癌临床分期中的价值．中华肿瘤杂志，2004，26：626-629
18. 张碧媛，付小龙．[18]F-FDG PET 在非小细胞肺癌诊断和分期中的应用价值．国外医学·肿瘤学分册，2004，31：525-528
19. 王全师，吴湖炳，王明芳，等．[18]F-FDG PET 对肺癌的诊断及鉴别诊断．中华核医学杂志，2003，23：11-13
20. 林祥通，赵军．PET 在肺癌诊断和分期中的应用．中国癌症杂志，2003，13：402-404
21. 冯鑫至，盛巍．PET/CT 在肺癌中的应用价值．临床肺科杂志，2004，9：503-505
22. 李松年．现代全身 CT 诊断学．北京：中国医药科技出版社，2001.
23. 潘纪戍，张国桢，蔡祖龙．胸部 CT 鉴别诊断学．北京：科学技术文献出版社，2004
24. 林祥通．关于[18]F-FDG PET 临床应用的几点意见．中华核医学杂志，2002，22：133-136
25. 赵军，林祥通，管一晖，等．双时相 PET 显像在肺癌良恶性病变鉴别诊断中的应用．中华核医学杂志，2003，23：8-10
26. Thomas DAA, Wong TZ, Harpole DH, et al. Impact of computed tomography-positron emission tomography fusion in staging patients with thoracic malignancies. Ann Thorac Surg, 2002, 74: 160-163
27. Demura Y, Tsuchida T, Ighizki T, et al. [18]FDG for differention between benign and malignant lesions in the thorax. J Nucl Med, 2003, 44: 540-548
28. 管一晖，何胜利，董竞成，等．[18]F-标记脱氧葡萄糖正电子发射计算机断层摄影术在非小细胞肺癌分期中的应用价值．中华医学杂志，2001，81：1180-1183
29. Gupta NC, Graeber GM, Rogers JS, et al. Comparative efficacy of positron emission tomography with FDG and computed tomographic scanning in preoperative staging of non small cell lung cancer. Ann Surg, 1999, 229: 286-291
30. Roman MR, Rossleibh MA, Angelides S, et al. Staging and managing lung tumor using F-18 FDG coincidence detection. Clin Nucl Med, 2001, 26 (5): 383-388
31. Lardinois D, Weder W, Hany TF, et al. Staging of Non-small-cell lung cancer with integrated positron-emission tomography and computed tomography. N Engl J Med, 2003, 348: 2500-2507
32. 陈明．非小细胞肺癌三维适形放射治疗研究进展．中华放射肿瘤学杂志，2002，11：262-265
33. 巩合义，于金明，付政，等．PET/CT 对非小细胞肺癌临床分期及精确治疗计划的影响．中华肿瘤杂志，2006，28：64-57
34. 刘建军，黄钢，万良荣，等．肿瘤放射治疗生物靶区轮廓确定的影响因素．上海第二医科大学学报，2005，25：1225-1228
35. 张中民，吕仲红，杨天恩．[18]F-FDG PET 在非小细胞肺癌三维适形放疗中的价值．临床肿瘤学杂志，2004，9：549-553
36. Duhaylongsod FG, Lowe VJ, Patz EF, et al. Detection of primary and recurrent lung cancer by means of [18]FDG-PET. J Thorac Cardiovasc Surg, 1995, 110: 130-139
37. Ciernik IF, Dizendor FE, Baumert BG, et al. Radiation treatment planning with an integrated positron emission and computer tomo-

graphy (PET/CT): a feasibility study. Int J Radiat Oncol Biol Phys, 2003, 57 (3) : 853-863

38. Dhital K, Saunders CA, Seed PT, et al. ^{18}FDG-PET and its prognostic value in lung cancer. Eur J Cariothorac Surg, 2001, 42: 1662-1629
39. Osman MM, Cohade C, Nakamoto YJ, et al. Clinically significant inaccurate localization of lesions with PET/CT: frequency in 300 patients. J Nucl Med, 2003, 44: 240-243
40. Cohade C, Osman M, Marshall LT, et al. PET-CT: accuracy of PET and CT spatial registration of lung lesions. Eur J Nucl Med Mol Imaging, 2003, 30: 721-726
41. Erdi YE, Nehmeh SA, Pan T, et al. The CT motion quantitation of lung lesions and its impact on PET measured SUVs. J Nucl Med, 2004, 45: 1287-1292
42. Nakamoto YJ, Tatsumi M, Cohade C, et al. Accuracy of image fusion of normal upper abdominal organs visualized with PET/CT. Eur J Nucl Med Mol Imaging, 2003, 30: 597-602
43. Nakamoto YJ, Osman M, Cohade C, et al. PET/CT: comparison of quantitative tracer uptake between germanium and CT transmission attenuation-corrected images. J Nucl Med, 2002, 43: 1137-1143
44. Cohade C, Osman M, Nakamoto Y, et al. Initial experience with oral contrast in PET/CT: phantom and clinical studies. J Nucl Med, 2003, 44: 412-416
45. Nakamoto YJ, Chin BB, Kraitchman DL, et al. Effects of nonionic intravenous contrast agents at PET/CT imaging: phantom and canine studies. Radiology, 2003, 227: 817-824
46. Antoch G, Freudenberg LS, Egelhof T, et al. Focal tracer uptake: a potential artifact in contrast-enhanced dual-modality PET/CT scans. J Nucl Med, 2002, 43: 1339-1342

12 PET/CT 在乳腺癌的应用

乳腺癌（breast cancer）为女性常见多发病，且发病率和死亡率仍呈上升趋势。目前，临床检查、胸征、乳腺钼靶 X 线照相、CT、单克隆抗体和雌激素、孕激素受体显像对筛选乳癌病人，尤其伴有腋下淋巴结转移（axillary lymph node metastasis）者的准确度仍不够理想。PET/CT 全身显像能探测原发乳腺癌和术后复发病灶，同时能发现腋窝、纵隔淋巴结和肝脏、骨等全身转移灶。因此，PET/CT 在乳腺癌的早期诊断（early diagnosis）、分期（staging）、疗效评价（therapeutic effective evaluation）和预后判断（prognosis assessment）等具有重要的临床意义。

12.1 概述

乳腺癌是女性最常见的恶性肿瘤，严重危害妇女的生命健康。全世界每年有几百万人发病。北美北欧是其高发区，我国虽然是低发区，但由于人口基数大，发病绝对人数庞大，尤其如上海、北京、天津等城市，乳腺癌已经跃居城市女性恶性肿瘤的 1～2 位。近年乳腺癌的死亡率已开始下降。文献报道，1991 年～1995 年美国乳腺癌死亡率下降了 6.3%，其中＜65 岁的妇女下降 9.3%，＞65 岁的妇女下降 2.8%。乳腺癌死亡率下降的主要原因是应用乳腺钼靶 X 线照相（MM）的普查，使早期病变得以发现，得到早期治疗。

一、乳腺癌的流行病学

1. 不同国家不同地区发病率不同。多数亚洲国家属低发区，南部欧洲和南美属中发区，而北美北欧属于高发区。

2. 发病以女性为主，是男性的 100 倍，未婚女性高于已婚女性，且随年龄增长发病率增高，55 岁稍有降低。

3. 种族之间存在着差异，美国白人较黑人发病率高，我国汉族较少数民族高。

4. 中国和日本人移居美国的第二代和第三代发病率与当地人相似，可以说明环境因素的重要意义。

5. 乳腺癌的发病正呈现不断增高和年轻化的趋势。

二、病因

尽管目前对乳腺癌确切病因的认识还较模糊，但对其危险因素（risk factor）已逐渐有了较为清楚的认识。多数学者认为月经初潮早，第一胎生育年龄晚，乳腺癌家族史，良性乳腺病病史及乳腺癌病人的对侧乳房是高危因素。与乳腺癌相关的其他因素有婚姻、哺乳、膳食、生活习惯，肥胖和某些药物、精神因素和病毒等。乳腺癌发病为多种因素作用的结果，任何单一因素均不能解释其发病原因，乳腺癌可能是多种因素在一定条件下综合作用的结果。

三、应用解剖

成年妇女乳腺呈圆锥形，两侧大小相似。乳腺附着于两侧胸大肌筋膜之上，一般位于第 2～6 前肋之间，内界为胸骨缘，外界达腋前线。乳腺由腺泡及乳管、乳腺小叶所组成，成人乳腺有 15～20 个乳腺小叶，其乳管系统开口于乳头。

四、乳腺的静脉回流

乳腺的静脉回流对乳腺癌的转移具有重要作用。乳腺静脉分深浅两组，乳腺浅部组织回流的血液经浅部的静脉汇入深部的静脉，深部静脉与同名动脉伴行。主要有乳内静脉、肋间静脉、胸外侧静脉，最后汇入上腔静脉，是乳腺癌发生肺转移和骨转移的主要途径。

五、乳腺的淋巴回流

乳腺癌细胞多沿淋巴途径转移，了解乳腺淋巴回流特点对乳腺癌的诊断和治疗具有重要意义。乳腺外侧的淋巴经胸大肌外侧的淋巴管注入腋淋巴结群，最后达锁骨下淋巴结；乳腺内侧的淋巴经肋间淋巴管注入内乳淋巴结群，而流入纵隔淋巴结；乳腺上部和深部的淋巴可注入锁骨下淋巴结。

乳腺癌在局部扩展可侵及皮肤，引起皮肤粘连，水肿（橘皮样症）、卫星结节或溃疡。向深部侵及胸壁肌肉、肋骨等，可与胸壁固定。向外扩散的主要途径为淋巴结转移及血行转移。

六、乳腺癌的病理

乳腺从表面的鳞状上皮到其内部的由内胚叶和中胚叶分化而来的组织均可发生肿瘤。据其来源可以分为上皮源性的和非上皮源性的肿瘤。而上皮源性当中的恶性部分即为乳腺癌。其分类如下：

1. 乳腺非浸润性癌

是指癌细胞局限于基底膜而无间质浸润，又称原位癌据其组织形态不同又分为：

a. 导管内癌，不侵犯周围间质的乳腺导管癌。

b. 小叶原位癌，累及小叶内末梢导管而未浸润间质的癌。

2. 乳腺浸润性癌

癌细胞穿破基底膜侵入间质生长者。

a. 浸润性导管癌。

b. 浸润性小叶癌。

c. 髓样癌

d. 粘液癌

e. 乳头状癌

f. 管状癌

g. 腺样囊腺癌

h. 大汗腺癌

i. 化生型乳腺癌，是非独立型癌，是各型乳腺癌的独特表现，如鳞状细胞癌和软骨样骨化型癌。

七、临床分期

目前常用的临床分期是按 1959 年国际抗癌联盟建议 UICC，并于 1978 年和 1988 年经修改的 TNM 国际分期法。

T（原发肿瘤）

T_{is} 原位癌、限于乳头的湿疹样癌

T_0 乳房内未扪及肿瘤

T_x 肿瘤已被切除

T_1 肿瘤直径小于 2 cm

T_{1a} 肿瘤与胸肌筋膜或胸肌无粘连

T_{1b} 肿瘤与胸肌筋膜或胸肌有粘连

T_2 肿瘤最大直径大于 2 cm，但小于 5 cm

T_{2a} 肿瘤与胸肌筋膜或胸肌无粘连

T_{2b} 肿瘤与胸肌筋膜或胸肌有粘连

T_3 肿瘤最大直径大于 5 cm，或肿瘤数为 1 个以上

T_{3a} 肿瘤与胸肌筋膜或胸肌无粘连

T_{3b} 肿瘤与胸肌筋膜或胸肌有粘连

T_4 肿瘤不论大小，已直接侵犯胸壁或皮肤

T_{4a} 肿瘤与胸壁（指前锯肌，肋间肌及肋骨）固定

T_{4b} 皮肤水肿、浸润，溃疡（包括橘皮样改变或局限于同侧乳房范围的卫星结节）

T_{4c} 包括 T_{4a} 和 T_{4b} 二类

注：皮肤凹陷、粘连、乳头回缩除在 T_{4b} 外，对 T_1、T_2、T_3 中不影响分期

N（区域淋巴结）

N_0 同侧腋窝未扪及肿大的淋巴结

N_1 同侧腋窝扪及活动的淋巴结

N_{1a} 估计淋巴结内无转移

N_{1b} 估计淋巴结内有转移

N_2 同侧腋窝淋巴结转移融合成团或与其它组织粘连

N_3 有同侧胸骨旁淋巴结转移

M（远处转移）

M_0 无远处转移

M_1 有远处转移（包括皮肤浸润超过同侧乳房）

临床病期：

Ⅰ期 $T_{1b}N_0M_0$

Ⅱ期 $T_{0\text{-}1}N_{0\text{-}1}M_0$，$T_2N_{0\text{-}1}M_0$，$T_3N_0M_0$

Ⅲ期 $T_{0\text{-}2}N_2M_0$，$T_3N_{1\text{-}2}M_0$，T_4 和任何 N M_0，任何 T N_3M_0

任何 T 和 $N_{2\text{-}3}M_0$

八、影像学检查

临床筛查和诊断乳腺癌主要包括身体检查、乳腺钼靶 X 线照相（MM）、超声（US）、计算机体层扫描（CT）和核磁共振（MRI）及雌、孕激素受体测定（receptor assay）等。乳腺癌的早期诊断与准确

分期能为临床制定合理的治疗方案提供客观依据，并使部分病人获得治愈或姑息治疗机会。乳腺钼靶X线照相是筛查和探测乳腺病变的常规影像方法，红外线照相有帮助，但因分辨率低而逐步淘汰。超声检查是钼靶的辅助检查，对发现的可疑病变进一步明确并指引经皮穿刺活检（biopsy）获取病理结果。动态增强核磁共振显像探测乳腺癌具有高度灵敏性，但也有较高的假阳性。

核素示踪技术（radionuclide tracing technique）在乳腺癌的诊断和分期中起着越来越大的作用。在过去，全身骨显像用于随诊乳腺癌病人，探测骨转移。在90年代初期，^{99m}Tc-MIBI应用于原发乳腺癌的探测和检测肿瘤复发。同时正电子发射断层显像（PET）开始应用于乳腺癌的良恶性诊断、临床分期和疗效监测等方面。PET是一种进行功能代谢显像的影像设备，通过病灶部位对示踪剂的异常摄取了解病灶功能代谢状态，从而更好地对疾病进行正确诊断。PET全身显像能探测原发乳腺癌和术后复发病灶（postoperative recurrent lesion），同时能发现腋窝、纵隔淋巴结和肝脏、骨等全身转移灶。但是PET解剖定位不如CT。CT可以清晰地显示人体的断层影像，准确描述病变（如肿瘤）的大小、位置、形态等解剖学特征，但仅靠病变的解剖学特征诊断疾病有一定的局限性。

PET/CT实现了分子影像与解剖影像的同机图像融合，有效地克服了CT与PET单独应用的不足，同机CT可以精确定位病变部位，准确判定PET显像的生理性和病理性摄取（physiological and/or pathological uptake），减少PET的假阳性（false positive）与假阴性（false negative）。

九、临床治疗

1. 手术治疗

对于能手术治疗的乳腺癌，手术的目的是获得对局部或区域淋巴结最大限度的控制，减少局部复发，同时得到必要资料以判断预后及选择术后的辅助治疗手段。在满足以上要求后再考虑外形和功能越接近正常越好。手术的适应证为国际临床分期的0、Ⅰ、Ⅱ期而无手术禁忌证的病人。手术方式主要包括：

（1）乳癌根治术。手术包括整个乳房、胸大肌、胸小肌、腋窝及锁骨下淋巴结的整块切除。

（2）扩大根治术。即在乳癌根治术的基础上同时切除胸廓内动静脉及周围的淋巴结（即胸骨旁淋巴结），目前已很少应用。

（3）改良根治术。包括保留胸大肌切除胸小肌和保留胸大肌、胸小肌两种常用术式。大量病例证明Ⅰ、Ⅱ期乳腺癌应用根治术和改良根治术的效果没有差异，且改良根治术术后外观较好，目前已成为常用的手术方式。

（4）全乳房切除术。切除整个乳腺。适合原位癌，微小癌及年迈体弱不宜手术者。完整切除肿块及腋窝淋巴结清扫。术后必须辅以放化疗。

（5）保留乳房的乳腺癌切除术，是目前早期乳腺癌的治疗趋势。

关于手术方式的选择目前尚有分歧，但没有一种术式能适合各种情况的乳腺癌。手术方式的选择还应该根据病理类型、分期及辅助治疗的条件而定。

2. 化学药物治疗

乳腺癌是实体肿瘤化疗最有效的肿瘤之一。在整个综合治疗中占重要地位。近年来，应用化疗药物治疗乳腺癌有了较大的发展，化疗的应用范围有所扩大，疗效也不断提高。

（1）辅助化疗即术后化疗。

（2）新辅助化疗即术前化疗。

3. 乳腺癌的放射治疗

放射治疗在乳腺癌的治疗中既可以作为根治乳腺癌的主要方法，也可以用于乳腺癌根治术后的辅助治疗。

（1）早期乳腺癌的放射治疗

目前欧美各国广泛采用的保乳手术和根治性放疗的综合疗法已成为早期乳腺癌的主要治疗方法之一。大量文献资料证明此法在长期生存率和局部控制率方面和根治术和改良根治术疗效相同。

（2）根治术或改良根治术后辅助性放疗

术后放射治疗的目的是降低局部和区域淋巴结复发率，提高治愈率。大量临床资料证实，术后放疗使局部和区域淋巴结复发率降低2/3。

（3）局部晚期乳腺癌的放射治疗。

（4）根治术或改良根治术后局部和区域淋巴结复发的治疗。

（5）远处转移的放射治疗。

4. 内分泌治疗

乳腺癌的内分泌治疗是一种姑息性治疗手段。如同甲状腺癌、前列腺癌等，乳腺癌的演变也受到人体内分泌变化的影响。对这种肿瘤来说，激素成为其特殊的营养，一旦阻断，肿瘤生长将会延缓甚至停止，从而达到治疗的目的。乳腺癌病人中有约三分之一的病人属于这类，称为激素依赖性乳腺癌。内分泌方法治疗乳腺癌的临床应用如下。

（1）去势治疗。

（2）肾上腺和垂体切除术。

（3）药物治疗。包括雌孕激素，雄激素和抗雌激素药物。药物治疗近年来一个重要的进展就是三苯氧胺（Tamoxifen）的应用。三苯氧胺系非甾体类激素的抗雌激素药物可与雌二醇争夺雌激素受体，形成的三苯氧胺-雌激素受体复合物能影响肿瘤细胞 DNA 的转录，从而抑制其生长。临床应用表明该药可以降低乳腺癌术后复发和转移。

十、预防

由于乳腺癌的病因问题尚未解决，目前尚难以提出明确的病因学预防（一级预防）。但是仍可以根据流行病学和相关的危险因素提出一些有意义的措施。重视乳腺癌的早期发现、早期诊断（二级预防），在高危人群中进行普查和自查，检出病例，尽早治疗，将提高乳腺癌的生存率。不过乳腺癌的普查是一项复杂的工作需要周密的计划，实施计划以及随访才能收到效果。目前一般认为乳腺钼靶摄片是最有效的检出方法。乳腺癌的三级预防是指对乳腺癌患者尤其是晚期患者进行积极的治疗以达到延长寿命，提高生活质量的目的。

12.2　PET/CT 影像特征

一、正常乳腺的生理性摄取

正常乳腺由多少不一的乳腺体、脂肪及纤维基质组成。在不同个体之间，乳腺结构存在广泛的变异性；即使在同一妇女中，因其年龄、激素水平的不同，乳腺结构也存在明显变化。乳腺实质随着月经周期而不断变化，在妊娠期乳腺实质也有明显改变。至绝经后逐渐发生导管和乳腺小叶的退行性变，最终乳腺实质将不同程度地被脂肪组织所置换。乳腺的密度不仅决定乳腺钼靶 X 线照相的表现，也同样影响乳腺组织对 ^{18}F-FDG 的摄取。即：正常妇女乳腺对 ^{18}F-FDG 的摄取与受检者的年龄和乳腺实质及激素水平有关。^{18}F-FDG PET/CT 显像在全身 PET 冠状断层图像上表现为两侧乳腺呈大致对称性放射性摄取，放射性分布较均匀，双侧乳头部位 ^{18}F-FDG PET 摄取可稍增高。在 PET/CT 显像中，正常乳腺组织对 ^{18}F-FDG 的生理性摄取随着乳腺实质的密度增加而增高，致密型乳腺的放射性摄取最高。同机 CT 平扫见两侧乳腺对称，两侧乳腺皮下脂肪组织呈明显低密度，腺体组织呈略高密度（图 12－1，见彩图 12－2）。

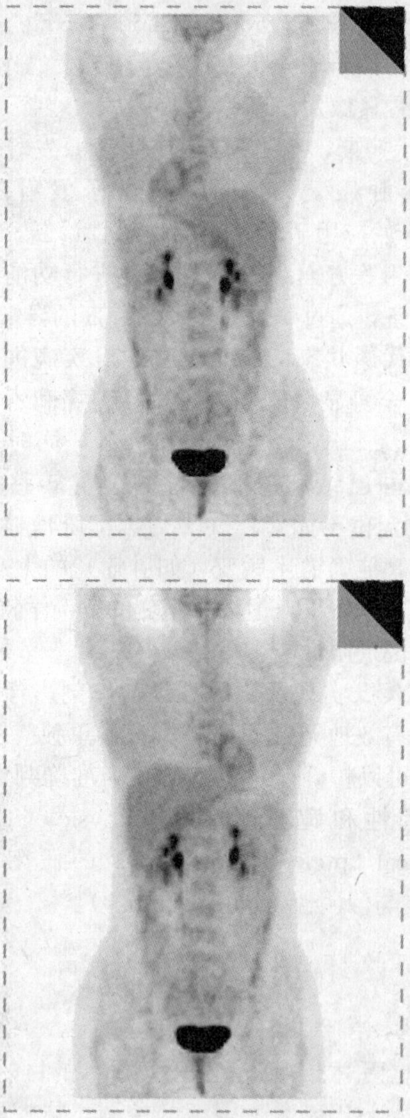

图 12－1　33 岁，正常人乳腺（较致密）^{18}F-FDG PET/CT 显像（前、后位）

二、乳腺 ^{18}F-FDG PET/CT 的异常影像

不同组织类型的乳腺癌对 ^{18}F-FDG 摄取程度不

同，但大部分恶性病变在 PET 显像均表现为^{18}F-FDG 摄取明显增高，临床上可通过对^{18}F-FDG 摄取增高判断乳腺癌的恶性程度、部位、大小、形态和病灶数目，同时还可以准确探测乳腺癌淋巴结转移及其它远处转移的病变。乳腺癌^{18}F-FDG PET 显像见肿瘤较周围正常乳腺组织呈局灶性放射性摄取增高，有时表现为一个或多个小片状或团块状放射性摄取稍高、增高或浓聚。目前，大多数研究将 SUV 高于 2.5 作为诊断乳腺癌的标准，但良恶性病变有明显交叉现象。国外文献报道乳腺良性病变 SUV 值在 1.5±0.9，恶性病变 SUV 值在 6.8±3.7。^{18}F-FDG PET 显像探测乳腺癌病变的灵敏度与病灶对^{18}F-FDG 的摄取程度和病变大小有关，研究报道恶性程度高的病变（SUV 6.2）要比恶性程度低的（SUV 4.9）摄取高。弥漫性生长的肿瘤其 SUV 值明显低于边界清晰的病变。浸润性导管癌的平均 SUV 值（5.6）高于浸润性小叶癌（3.8）。在致密乳腺腺体组织呈弥漫性放射性摄取增高的高本底中探测轻度或中度放射性增高的肿瘤有时比较困难。山东省立医院 PET/CT 中心推荐使用目测法来分析 PET/CT 图像，在放射性摄取稍高的病例中，加做 3 h 延迟显像可以有助于病变良、恶性的鉴别。若病灶放射性明显增高则支持乳腺癌；若放射性轻度增高要非常慎重，不易判断病变性质；若病灶放射性无明显变化或减低则支持良性病变。

同机 CT 平扫示乳腺癌病灶呈浸润性生长，形态不规则，境界不清，一般表现为类圆形或不规则肿块，多数可见边缘毛刺或分叶，少数乳腺恶性病变也可以表现为片状影。同时，同机 CT 还可以发现局部皮肤增厚、局限凹陷、漏斗征、肿块与皮肤或深部肌肉脂肪间隙消失等间接征象。而乳腺良性病变大多边缘光滑、分界清晰。同机 CT 不仅可以对 PET 图像准确定位，而且可以进一步提供乳腺肿块的大小、形态、数目及密度等精细的形态学信息。当病灶性质难以诊断时，增强 CT 扫描也可以提供一些更多诊断信息。大多数乳腺癌血管丰富，强化较明显。而良性病变主要由纤维组织组成，导管细胞成分较少且缺乏血供，所以强化程度较低（彩图 12-3，彩图 12-4）。

彩图 12-4 中可见^{18}F-FDG PET/CT 见右乳较对侧明显增大，其皮肤放射性稍高，内有多发大小不等的代谢活性增高病灶（SUV 为 4.9～7.2）；同机 CT 平扫相应部位示多发不规则结节影。

12.3 临床应用价值

乳腺癌是一种全身性疾病，单纯局部手术往往不能达到治愈乳腺癌的目的。所以，准确探测肿瘤的浸润范围、累及程度，是肿瘤治疗成功的前提。

^{18}F-FDG PET/CT 显像已经被证明是包括乳腺癌在内的许多恶性肿瘤早期诊断和临床分期及再分期的有效检查方法，对监测治疗反应和判断预后具有重要临床价值。

一、鉴别乳腺癌原发灶的良恶性

（一）常规影像学检查

1. 乳腺钼靶 X 线照相　由于价格低廉，照像简单、快速的优点，目前是检测早期乳腺癌的一种最基本、最有效的检查方法。但其灵敏度、特异性不尽如人意，对手术及放疗后肿瘤随诊、乳腺植入假体后的检查更具有局限性。MM 诊断乳腺癌的主要指征是有毛刺的肿物和微小钙化。根据不同年龄组、乳腺腺体致密程度和绝经期状态等不同，文献报道灵敏度为 54%～81%。当乳腺含脂肪较多时 MM 探测乳腺癌较灵敏，但以下情况探测乳腺癌的灵敏度会下降，如：乳腺腺体组织较致密时、手术后或穿刺活检后等。MM 特异性较低，对未扪及到结节的乳腺癌有较低的阳性预测值（PPV）10%～35%，甚至在可触及到的大于 1 cm 的结节中，仍有 10%乳腺癌不能确定。由于乳腺钼靶 X 线照相的低特异性，使得很多乳腺疾病病人要经过细针穿刺活检做最后诊断，穿刺活检的阳性率为 10%～50%。

2. 乳腺导管造影　正常乳腺导管造影见显影的导管各分支充盈良好，从粗到细，走向柔软、自然，未见狭窄或充盈缺损区。导管癌表现为导管扩张后狭窄、中断，呈刀切样或鼠尾状，导管内亦可见不规则充盈缺损。导管僵硬，局部见致密团块影，可伴精盐样或泥沙样钙化。

3. 超声诊断技术是 MM 重要的补充方法，进一步鉴别肿物的囊、实性的诊断准确率达 98%～100%，但对微小钙化的检出率低。由于超声是一个经验性很强的实时检查，诊断的准确性在极大程度上取决于检查者的技术和责任心。超声检查主要评估临床扪及乳腺异常而钼靶 X 线照相显示为致密的乳腺，确认有无肿物及鉴别囊性或实性，协助判断 MM 表现不能明确诊断其性质的病变，有利于做出更准确的判断。另外可以在超声的引导下介入细针穿刺活检操作。

4. 乳腺 MRI 不受乳腺致密度的影响。大多数乳腺癌在增强 MRI 显示为“速升速降”或“速升-平台-缓降”的强化曲线。MRI 检出浸润性导管癌的灵敏度可达 94%～100%，检出导管原位癌的灵敏度较低（77%）；但诊断的特异性低（37%～97%）。MRI 的阴性预测值高，达 93%。对临床及其他影像检查显示为可疑病变而 MRI 为阴性者可随诊观察，但应了解导管原位癌有时可以假阴性。

（二）^{18}F-FDG PET/CT 显像

PET/CT 一次显像可同时完成 CT 和 PET 检查，CT 本身足够清晰的解剖图像可提供诊断信息，有助于鉴别 FDG 生理性摄取与病变组织的摄取，能够提高探测和定位乳腺癌的早期病变。PET/CT 除了具备 CT 和 PET 各自的功能外，它还获得了两种设备原本不具有的功能，其独有的融合图像，可以同时反映病灶的形态结构和病理生理变化，明显提高了诊断的准确性。

1. 鉴别原发乳腺癌的良恶性 许多恶性肿瘤葡萄糖代谢率增高，而代谢活性的改变通常早于解剖结构变化之前。PET 显像最早用于原发乳腺癌的探测和鉴别乳腺肿块的良、恶性，特别应用在 MM 检查结果不确定或乳腺腺体组织致密或乳腺癌术后瘢痕或乳腺植入假体的病人。大多数文献报道^{18}F-FDG PET 显像探测原发性乳腺癌和鉴别乳腺良、恶性病变的灵敏度在 64%～96%，特异性在 80%～100%。这些研究结果的不同主要是病例的选择和判断标准及仪器设备的不同等有关。Rostom 等报道了 109 例乳腺癌的 ^{18}F-FDG PET 显像结果。其中^{18}F-FDG PET 显像诊断乳腺癌 93 例，诊断准确性为 89.2%，假阳性和假阴性率分别为 3.2%和 7.6%。Schirrmeister 等报道了 117 例原发乳腺癌良、恶性病变的^{18}F-FDG PET 显像结果。89 例病理为恶性病变，28 例为良性。^{18}F-FDG PET 显像诊断恶性 83 例，良性病变 21 例，假阴性 6 例，假阳性 7 例，诊断乳腺癌的灵敏度 93%，特异性 75%，准确性 89%，阳性预测值（PPV）92%。提示当乳腺原发肿瘤表现对^{18}F-FDG 摄取增高时，考虑恶性病变可能大。该研究对于鉴别诊断多中心性或多灶性乳腺癌的灵敏度和特异性为 63%和 95%，其灵敏度是乳腺钼靶照相和超声等常规传统检查（32%和 93%）的 2 倍。赵桐等在《PET/CT 在乳腺癌保乳微创治疗中的应用研究》中探讨了 PET/CT 在早期乳腺癌保乳微创治疗中可行性及其临床意义。该研究结果为：PET/CT 诊断原发肿瘤的灵敏性、特异性和准确性为 95.2%、50%和 88%，认为 PET/CT 在准确评估乳腺原发肿瘤大小、多灶性，特别是肿瘤浸润范围具有重要临床价值。Wang 等报道 15 例肿瘤大小在 3.1～8.0 mm 的原发乳腺癌 PET/CT 显像结果，诊断的灵敏度、特异性和准确率分别为 93.4%、90.9%和 100%；认为 PET/CT 在探测原发乳腺癌方面较单独 PET 或钼靶 X 线照相及超声检查等影像技术具有明显优势。Avril 等报道探测小于 1 cm 的乳腺癌灵敏性是 57%，大于 1 cm 的灵敏度为 91%，对于原位癌的探测灵敏度更低（25%）。浸润性小叶癌的假阴性率（65%）明显高于浸润性导管癌（24%）。^{18}F-FDG PET/CT 显像主要局限在于：① FDG 不是肿瘤特异性显像剂，炎症、肉芽组织均可表现为假阳性；② 生长缓慢和小的肿瘤可为假阴性；③ 肿瘤残留细胞密度低，对 FDG 的摄取减低，有时甚至不摄取，造成假阴性，使用对乳腺癌有更好特异性摄取的显像剂，如^{11}C 或^{13}N 标记的氨基酸、特异性抗体等，能更好地显示肿瘤本身的生物学特性，更准确地鉴别肿瘤的良恶性（见表 12-1）。

表 12-1 ^{18}F-FDG PET 或 PET/CT 显像对乳腺癌诊断结果

	病人数	病变数	灵敏性（%）	特异性（%）	准确性（%）	阳性预测值（%）	阴性预测值（%）
Schirrmeister	117	117	93	75	89	92	78
Avril	144	185	64～80	76～94	73～79	89～87	52～69
Scheidhauer	30	30	91	86	90	95	75
Dehdashti	32	32	88	100	91	100	73
Avril	51	72	83	84	83	87	79
Wang	15	15	93	90	100		
赵桐等	40	40	95	50	88		

二、诊断腋窝淋巴结转移

^{18}F-FDG PET/CT是探测腋窝淋巴结转移和术前分期较灵敏和特异的检查方法（彩图12-5，彩图12-6）。乳腺癌最常见的局部转移是腋窝淋巴结转移，腋窝淋巴结的状态是乳腺癌分期和判断预后的主要指征，也是术后放、化疗的重要参考因素。无腋窝淋巴结转移者十年生存率（65%～80%）高于有1～3个腋窝淋巴结转移（38%～63%）和超过3个腋窝淋巴结累及者（13%～27%）。过去对腋窝淋巴结的准确评价是通过对腋窝淋巴结的清扫组织的筛选和病理检查获得，而术后病理证实有腋窝淋巴结转移者仅占25%～30%。因此，如能在手术前对腋窝淋巴结状态作出相对准确的判断，可使无淋巴结转移的病人免于腋窝淋巴结清扫术而具有重要临床意义。^{18}F-FDG PET显像诊断腋窝淋巴结转移的灵敏度和特异性分别为79%～100%和75%～100%。PET诊断腋窝淋巴结转移的准确性与乳腺癌原发灶及腋窝淋巴结的大小有关。Avril等报告了51例^{18}F-FDG PET显像诊断腋窝淋巴结转移结果，其灵敏度为94%，特异性为100%；探测较小原发灶的腋窝淋巴结转移的灵敏度仅为33%，探测大于2 cm的原发灶淋巴结转移的灵敏度是94%。淋巴结转移的数目也影响PET探测的灵敏性，有文献报道探测只有一个淋巴结转移的灵敏度为25%，而探测5个以上淋巴结转移的灵敏度为100%。Schirrmeister等报道了^{18}F-FDG PET显像与临床常规影像检查（MM、超声和X线胸片）探测腋窝淋巴结转移的灵敏度和特异性，^{18}F-FDG PET是79%和92%，所有假阴性结果均为直径小于1cm的淋巴结，而临床常规显像分别是41%和96%。^{18}F-FDG PET/CT能够较其它影像学检查准确判断大于1cm腋窝淋巴结的转移情况。赵桐等报道了40例乳腺癌病人术前^{18}F-FDG PET/CT判定腋窝淋巴结状况与术后病理结果的比较，其诊断腋窝淋巴结转移的灵敏性、特异性和准确性分别是72.2%、94.4%和83.3%，诊断转移淋巴结的数目与病理诊断的数目符合率为41.2%。研究显示转移淋巴结的SUV值与原发肿瘤大小、组织学类型、腋窝淋巴结状态及组织学分级相关，假阴性与原发肿瘤代谢活性较低有关。Wang等报道了原发乳腺癌PET/CT显像判断腋窝淋巴结转移的灵敏性、特异性和准确率分别为80%、90%和86.7%，认为PET/CT在探测乳腺癌腋窝淋巴结转移较单独PET检查具有更高灵敏度和特异性，在术前评价是否需要做淋巴结清扫术和制定下一步治疗方案，具有重要临床价值（彩图12-7，彩图12-8，彩图12-9）。但^{18}F-FDG PET显像诊断腋窝淋巴结转移有时会出现假阳性，是由于静脉注射FDG到血管外时皮下外渗或局部肌肉非特异性摄取造成。所以，要求在乳腺癌病变对侧的前臂静脉注射^{18}F-FDG，并且使病人的体位处于舒适状态。

三、临床分期、探测远处转移和局部复发

乳腺癌在发展过程中常出现血行转移，好发部位依次为肺（63%）、骨（58%）和胸膜（44%）等。^{18}F-FDG PET/CT显像对肿瘤分期的准确性高于单纯PET或单纯CT。PET/CT一次检查能够分别获得全身PET、CT和两者的融合图像，同时提供功能、代谢和精细的解剖结构信息。

国外学者Antoch等报道PET/CT对诊断肺癌分期的价值，PET/CT显像结果与单纯PET相比26%病人改变了临床分期，与单纯CT相比改变了30%病人的分期。另外，同机CT的应用可避免一些FDG摄取假阴性的病变漏检。

与其他恶性肿瘤不同，乳腺癌可以从各种治疗方法中获益，包括手术（surgical operation）、放疗（radiotherapy）、化疗（chemical therapy）和激素及其它生物治疗（biological therapy），选择一个最适合的治疗方案，依赖于最初精确地确定疾病范围。PET/CT显像在判断局部复发和远处转移方面与单独PET和临床常规分期方法（查体、血清肿瘤标志物测定、CT和骨显像）相比具有一定优势。PET/CT较单独PET提高诊断准确性已得到广泛认可，PET/CT诊断准确性提高多少尚无一致意见，受多种因素影响。Lind等报道了41例乳腺癌切除术后临床可疑复发的PET/CT显像结果，发现22例（54%）恶性病变，其中5例为局部复发，7例淋巴结转移，10例包括骨、肺、肝脏和肾上腺等远处转移，其探测灵敏性和特异性分别为96%和89%。Buck应用PET/CT发现了77%的病变，使36%的病人改变了临床分期和治疗方案。Gallowitsch等应用^{18}F-FDG PET对62例乳腺癌病人的临床分期进行了研究，77.4%（48/62）的病人分期不受影响，14

例改变了临床分期。其中6例（9.7%）提高了临床分期，8例（12.9%）临床分期下调。这个发现改变了21%病人的治疗计划。另一研究对可疑复发的50例乳腺癌病人行^{18}F-FDG PET显像，结果使36%的病人改变了临床分期，58%的病人治疗计划受到影响。

Gallowitsch等报道^{18}F-FDG PET与其它常规检查对探测局部复发和转移的对比结果，PET的灵敏度、特异性、准确性、阳性预测值和阴性预测值分别为97%，82%，90%，87%，96%；较其它常规传统检查的84%，60%，74%，73%，75%明显好。认为^{18}F-FDG PET对局部复发和全身转移灶（除外骨转移）的探测较CT、MRI或其它常规检查具有较大优势（见表12-2）。

表12-2 ^{18}F-FDG PET和常规检查探测局部复发和全身转移灶的比较

	^{18}F-FDG PET	其他常规检查
局部复发	10	7
腋窝淋巴结	84	23
肺转移	26	24
肝转移	9	7
骨转移	61	97

骨转移（bone metastasis）是乳腺癌病人发生远处转移的常见部位，文献报道乳腺癌骨转移总的发生率是8%，而进展型乳腺癌骨转移的发生率可能达70%。发生骨转移的乳腺癌病人平均存活时间是24个月，5年存活率20%。一致认为^{99m}Tc-MDP骨显像是诊断乳腺癌骨转移的最灵敏方法，然而单纯溶骨性病变或有骨髓浸润时，骨显像是很难探测到的，这是因为缺乏足够的成骨性反应。有学者对23例乳腺癌病人同时进行^{18}F-FDG PET和骨显像探测骨转移，结果发现除成骨性转移组外，^{18}F-FDG PET探测骨转移明显较^{99m}Tc-MDP骨显像发现更多病灶，认为^{18}F-FDG PET探测溶骨性骨转移灵敏度高，对成骨性病变灵敏度低，有时颅骨和四肢的病变容易漏诊。^{18}F-FDG PET/CT探测乳腺癌骨转移的灵敏度和特异性明显增高，这是因为^{18}F-FDG PET探测溶骨性病变较灵敏外，同机CT具有对高密度的成骨性病变诊断及准确定位能力，PET和CT两者信息互补，进一步避免FDG摄取阴性病变的漏检。

早期探测乳腺癌的局部复发和转移，提供更有效的治疗方法，对提高病人的生存率有很大意义。乳腺癌局部复发的发生率7%～30%，有时局部复发的临床症状和体征不能有效地与治疗的副作用相区别，常规显像技术鉴别治疗后局部改变和复发也是困难的。局部复发的发生率与原发肿瘤的大小及分化程度、腋窝淋巴结是否转移密切相关。局部复发通常表现为一个或多个无症状的胸壁皮肤或皮下结节，典型结节位于手术瘢痕内或邻近瘢痕处，这就造成了传统影像学方法早期诊断复发的困难。而手术部位出现局部放射性浓聚是PET早期诊断复发的优势所在，随着应用能同时提供功能信息和精确解剖定位的^{18}F-FDG PET/CT显像，可进一步鉴别肿瘤病灶经治疗后瘢痕形成、坏死或复发，较其他仅依靠形态、大小诊断肿瘤复发更加准确和及时（彩图12-10，彩图12-11，彩图12-12和彩图12-13）。

在进展期和复发乳腺癌的病人，常发现有内乳淋巴结、锁骨上淋巴结和纵隔淋巴结转移。文献报道发生内乳淋巴结转移率在17.6%～22%，有内乳淋巴结转移的病人预后较差。与腋下淋巴结转移相比，内乳淋巴结和纵隔淋巴结转移的样本均不容易常规获得，过去通常是依靠胸部CT等常规分期方法，即用淋巴结大小的标准判定，内乳淋巴结转移对治疗效果反应差，容易发生远处转移。因此，对内乳淋巴结转移的临床诊断率极低，造成部分病例治疗失败及远处转移。而^{18}F-FDG PET/CT显像诊断内乳淋巴结转移，无疑是目前最好的诊断方法。FDG PET显像发现内乳及纵隔淋巴结异常比传统CT扫描提高了约2倍，提高了这些患者的术前分期，改变了她们的治疗方案。Schirrmeister等对117例乳腺癌患者的研究发现12例患者胸骨后有放射性浓聚灶而诊断为内乳淋巴结转移。^{18}F-FDG PET/CT显像是根据功能和代谢的变化从分子水平诊断，因为功能的变化早于解剖结构的改变，因此，它能早期探测到肿瘤细胞的代谢率的改变，更有助于乳腺癌的准确分期，为选择正确的治疗方案提供依据。有学者对73例可疑复发或转移的乳腺癌病人同时行^{18}F-FDG PET和胸部CT检查，结果显示^{18}F-FDG PET探测纵隔和内乳淋巴结转移的灵敏度、特异性分别是85%和90%，均高于CT的50%和83%。有作者对33例乳腺癌病人行^{18}F-FDG PET显像探测内乳淋巴结转移，发现10例病人有内乳淋巴结转移，特异性 90%，至少有 9 例病人提高了临床分期，对于病人的下一步治疗方案的安排具有重要影响：(1) 改变病人的局部治疗，扩大放疗照射野；(2) 改变了系统治疗方案；(3) 确定了疾病的范围。

四、监测治疗效果和判断预后

早期了解乳腺癌放疗和化疗疗效，对及时调整治疗方案，降低无效治疗费用和减轻病人痛苦都是非常必要的。由于治疗过程中肿瘤的代谢变化明显早于其形态、结构的变化，因此 PET/CT 显像对早期判断乳腺癌的治疗疗效具备明显优势，其功能与解剖图像的融合，可更好地确认病变组织、水肿、坏死等边界，精确制订治疗计划及疗效评估。一些研究显示，作为有效治疗的响应，化疗或放疗 一、二个疗程后，在常规影像技术发现肿瘤缩小之前，PET 能够探测到肿瘤的代谢减低，表现为肿瘤对^{18}F-FDG 摄取降低或完全被抑制；而 SUV 轻度升高或不变，则说明治疗无效。放疗后所致肿瘤坏死或纤维化，FDG 摄取减少；残余或复发的肿瘤，FDG 摄取增加。PET 定量分析（标准摄取值，SUV），广泛用于随访乳腺癌化疗或放疗的疗效。有作者对 11 例接受术前化疗的乳腺癌病人分别在化疗前和化疗中行 PET 显像，结果显示：8 例部分有效或完全有效的病人在开始化疗的第 8 天就表现为^{18}F-FDG 摄取降低，而 3 例化疗无效的病人在开始化疗后的第 63 天仍无一例表现为代谢活性降低。另有文献回顾性地分析了 16 例病人化疗前、后行 PET 显像结果，13 例病人在化疗第一程结束后行 PET 显像，14 例病人在整个化疗全部完成后行 PET 显像，结果显示，对化疗有效的乳腺癌病人在首程化疗结束后就表现为 FDG 的摄取明显减低。PET 评价化疗疗效的灵敏性和特异性分别为 85%～90%和 74%～94%。因此，^{18}F-FDG PET 对早期评价乳腺癌的化疗疗效具有显著优势。

PET 能够评定肿瘤的恶性程度和估测预后，一般地说，肿瘤恶性度高，其细胞增殖明显，^{18}F-FDG 的吸收和利用增高，预后较差。病灶 FDG 放射性浓聚程度与肿瘤恶性程度呈正比关系。乳腺癌对^{18}F-FDG 的摄取程度越高，表明其生物学行为越差。通过获得的这些信息，可以预测病人复发的危险性和治疗效果的好坏以及针对肿瘤的不同生物学行为采取不同的治疗方法。大多数研究认为，不同组织类型的乳腺癌对^{18}F-FDG 的摄取增高程度不同，浸润性导管癌摄取 18F-FDG 显著高于小叶癌的放射性摄取程度。另有报道，病人的年龄与^{18}F-FDG 的摄取呈负相关，说明越年轻妇女的肿瘤越是属进展型。一项包括 70 例原发乳腺癌病人的研究，将病人分成 FDG 高摄取和低摄取两组，并随诊 5 年，结果显示，FDG 高摄取组无论治疗效果或病人的存活率均较 FDG 低摄取组的结果差。

近 20 年来，人们对乳腺癌的内分泌药物治疗的兴趣与日俱增，无论是作为乳腺癌术后预防复发转移的辅助治疗，还是复发转移后的解救治疗，乳腺癌内分泌治疗都有十分重要的地位。

对乳腺癌内分泌治疗的作用机制目前还不十分清楚，主要的解释是某些乳腺癌的生长与激素，尤其是雌激素的刺激有关。通过应用某些药物竞争性抑制雌激素对乳腺癌细胞的刺激，从而抑制某些肿瘤细胞的分裂增殖，与化疗相比，乳腺癌内分泌治疗具有独特的优点，如急性和远期毒性低、疗效不比化疗差、治疗期间患者的生存质量较高、治疗效果以通过测定肿瘤细胞内雌激素受体（estrogen receptors，ER）及孕激素受体（progestin receptors，PR）水平而预测等。^{18}F 标记的雌二醇雌激素受体（ER）显像能很好地预测抗雌激素治疗的疗效。肿瘤对^{18}F-雌二醇摄取高者，说明肿瘤细胞表面 ER 高表达，适合行雌激素治疗，而阴性者说明肿瘤细胞表面 ER 表达程度不高或不表达，一般不适合雌激素治疗。

另有文献报道，PET 结合雌激素受体配体 FES 和孕激素受体配体 FENP 对诊断雌激素受体和孕激素受体阳性的原发性乳腺癌及检测肿瘤对三苯氧胺治疗的反应也是相当灵敏的，肿瘤对三苯氧胺治疗的反应在开始治疗后 7 天，PET 显像即可表现出代谢活性降低的影像特征。

总之，乳腺钼靶 X 线照相是目前最常用、最有效的筛查和诊断早期乳腺癌的方法；超声和 MRI 是较有帮助的辅助手段。随着 PET/CT 的问世，大大提高了核医学在影像医学和临床医学中的地位，作为集功能代谢与解剖形态影像于一体的高级影像设备，PET/CT 在乳腺癌的诊断和治疗中发挥着巨大的作用，其价值已经得到了广泛认可。PET/CT 可以发现一些常规影像学检查难以发现的乳腺癌原发灶，探测乳腺内是否存在多中心病灶；可以较为准确地诊断腋窝淋巴结的转移，对病人进行准确临床分期，进一步指导治疗；对于手术及放、化疗后的局部复发及探测远处转移，PET/CT 的准确性明显高于其它常规方法。^{18}F-FDG PET/CT 已经被证明是乳腺癌的早期诊断、鉴别良恶性和临床分期及再分期的有效检查方法，对监测治疗反应和判断预后具有重要临床价值。对于那些临床检查或常规影像学检查难以进行或无明确结论的病人，PET/CT 则应作为其乳腺肿块定性诊断的最佳选择，特别是那些不愿接受创伤性诊断的病人。

（韩丽君）

参考文献

1. 余子豪. 乳腺癌. 见：殷蔚伯，谷铣之主编. 肿瘤放射治疗学，第 3 版. 北京：中国协和医科大学出版社，2002：1059 - 1087
2. 武正炎. 乳房疾病. 见：吴在德主编. 外科学，第5版. 北京：人民卫生出版社，2000：350 -362
3. 石木兰. 乳腺恶性肿瘤. 见：石木兰主编. 肿瘤影像学，第 1 版. 北京：科学出版社，2003：364 -398
4. 廖海鹰，黎国屏等. 乳腺癌. 见：黎国屏，王松鹤主编. 实用临床乳腺病学. 第1版. 北京：中国医药科技出版社，2002：182 - 254
5. Carlos AP. Principles and Practice of Radiation Oncology. Philadephia：Lippincott Willimas and Wilkins，2004：1315 - 1553
6. Vincent TD. Cancer Principles and Practice of Oncology. Philadephia：Lippincott Willimas and Wilkins，2001：1633 - 1726
7. Antoch G，Stattus J，Nemat AT，et al. Non-small cell lung cancer：dural modality PET-CT in preoperative staging. Radiology，2003，229：526 - 533
8. 王荣福，冯彦林. 肿瘤. 见：王荣福主编. 符合线路探测正电子成像与临床. 北京：北京大学医学出版社，2004：163 - 169
9. Buscombe JR，Holloway B，Roche N，et al. Position of nuclear medicine modalities in the diagnostic work-up of breast cancer. Q J Nucl Med Mol Imaging，2004，48：109 - 118
10. Samson DJ，Flamm CR，Pisano ED，et al. Should FDG-PET be used to decide whether a patient with an abnormal mammogram or breast finding at physical examination should undergo biopsy? J Acad Radiol，2002，9：773 - 783
11. Rostom AY，Powe J，Kandil A，et al. Positron emission tomography in breast cancer：a clinicopathological correlation of results. Br J Radiol，1999，72：1064 - 1068
12. Wahl RL. Principles and Practice of Position Emission Tomography. Philadelphia：Lippincott Williams &Wilkins，2002：195 - 207
13. Schirrmeister H，Kuhn T，Guhlmann A，et al. Fluorine-18 2-deoxy-2-fluoro-D-glucose PET in the preoperative staging of breast cancer：comparison with the standard staging procedures. Eur J Nucl Med，2001，28：351 - 358
14. Wang Y，Yu J，Liu J，et al. PET-CT in the diagnosis of both primary breast cancer and axillary lymph node metastasis：initial experience. Int J Radiat Oncol Biolphys，2003，57（suppl）：362 -363
15. Pelosi E，Messa C，Sironi S，et al. Value of integrated PET/CT for lesion localization in cancer patients：a comparative study. Eur J Nucl Med Mol Imaging . 2004，31：1483 - 1484
16. Eubank Wb and Mankoff DA. Current and future uses of positron emission tomography in breast cancer imaging. Semin Nucl Med，2004，34：224 - 240
17. Avril N，Rose CA，Schelling M，et al. Breast imaging with positron emission tomography and [fluorine-18] -fluorode-oxyglucose：use and limitations. J Clin Oncol，2000，18：3495 - 3502
18. Avril N，Dose J，Janicke F，et al. Metabolic characterization of breast tumors with positron emission tomography using [F] -fluoro-2-deoxy-D-glucose. J Clin Oncol，1996，14：1848 - 1857
19. Dehdashti F，Mortimer JE，Siegel DD，et al. Positron tomography assessment of estrogen receptors in breast cancer：comparison with FDG-PET and in vitro receptor assays. J Nucl Med，1995，36：1766 - 1774

20. 赵桐，王永胜，杨国仁，等. PET/CT 在乳腺癌保乳微创治疗中的应用研究. 肿瘤研究与临床，2004，16：103－106
21. Scheidhauer K，Walter C，Seemann MD. FDG PET and other imaging modalities in the primary diagnosis of suspicious breast lesions. Eur J Nucl Med Mol Imaging，2004，31（Suppl 1）：S70－79
22. 张书文，丁勇. ^{18}F-FDG PET 显像在乳腺癌诊治中的应用. 中国医学影像学杂志，2002，10：207－209
23. 范岩，付占立，胡怀湘，等. 符合线路 SPECT ^{18}F-FDG 显像用于乳腺癌诊断及分期的初步结果. 中国医学影像技术杂志，2003，19（2）：192－194
24. Gallowitsch HJ，Kresnik E，Gasser J，Kumnig G，et al. F-18 fluorodeoxyglucose positron-emission tomography in the diagnosis of tumor recurrence and metastases in the follow-up of patients with breast carcinoma：a comparison to conventional imaging. Invest Radiol，2003，38（5）：250－256
25. Buck A，Wahl A，Eicher U，et al. Combined morphological and functional imaging with FDG-PET/CT for restaging breast cancer-imaging on patient management. J Nucl Med，2003，44S：78P
26. Zangheri B，Messa C，Picchio M，et al. PET/CT and breast cancer. Eur J Nucl Med Mol Imaging，2004，31（Suppl 1）：S135－142
27. Lind P，Igerc I，Beyer T，et al. Advantages and limitations of FDG PET in the follow-up of breast cancer. Eur J Nucl Med Mol Imaging，2004，31（Suppl 1）：S125－134
28. Eubank WB，Mankoff DA，Takasugi J，et al. 18fluorodeoxyglucose positron emission tomography to detect mediastinal or internal mammary metastases in breast cancer. J Clin Oncol，2001，19（15）：3516－3523

13 PET/CT 在消化系统肿瘤的应用

消化系统肿瘤（digestive system tumor）分为消化道和消化腺肿瘤，其中口咽部及唾液腺肿瘤在其他章节中讨论，本章主要对 PET/CT 在消化道中的食管、胃、大肠（结肠/直肠）、小肠肿瘤，以及消化腺中的肝脏、胰腺肿瘤中的应用进行探讨。

13.1 概述

在我国，消化系统肿瘤的发病率和死亡率很高，据李连弟等对中国 12 市县 1993～1997 年肿瘤发病和死亡登记资料统计分析表明，城市地区恶性肿瘤的发病与死亡排序为肺、胃、肝、结/直肠、食管，农村地区为胃、肝、食管、肺、结/直肠，其中肺、胃、肝、食管癌的死亡率均大于 10/10 万，占其所调查的所有恶性肿瘤死亡的 75.0%（男 80. 7%，女 64.9%），由此可见消化系统肿瘤是我国开展肿瘤防治和研究的重点。

消化道一般由粘膜、粘膜下层、肌层和浆膜层组成，各层内的组织细胞都可发生间变形成恶性肿瘤。消化道肿瘤的转移途径主要是淋巴道转移、血行转移、直接浸润，当肿瘤浸润到浆膜面后还常发生细胞脱落引起腹腔种植转移。消化道肿瘤的预后与肿瘤浸润深度有关，粘膜下层有丰富的血管、淋巴组织，当肿瘤浸润肌层后，常已发生淋巴、血行转移，即使有及时的干预措施，预后仍然很差。消化腺肿瘤主要起源于分泌消化液的腺体细胞和输送消化液的管道上皮细胞，同时也可以起源于消化腺体内少量的其他细胞，转移途径主要是淋巴道转移、血行转移和直接浸润。

消化系统肿瘤的治疗关键是早期发现。消化系统肿瘤随其发生部位的不同，出现的临床症状不同，早期发现率也不同，如十二指肠乳头部的肿瘤早期可能有黄疸的表现，容易去医院就诊后得到早期治疗，但有些消化系统肿瘤起病比较隐匿，早期常无明显症状，发现非常困难，出现症状后，病情常已进入中晚期，如发生在胰尾部的肿瘤，常无明显临床症状，出现临床症状后，即已发生转移，丧失治疗机会，预后很差，5 年生存率小于 8%。消化系统肿瘤的治疗主要以手术切除为主，辅以放化疗及其他治疗方法，术前准确分期、术后疗效观察直接关系到患者的预后，因此，选择敏感、准确、恰当的检查方法，是治疗消化系统肿瘤的关键。

消化系统肿瘤的检查方法主要有血清学检查、内窥镜检查、影像学检查［B 超、MRI、CT、MRI、SPECT、PET 和（或）PET/CT］等。

1. 血清肿瘤标志物

血清内肿瘤标志物（tumor marker）检测方便、灵敏，主要用于消化系统肿瘤的普查、筛选、诊断与鉴别诊断、疗效观察与预后判断，另外对不知来源的转移肿瘤推测其原发灶有帮助。常用的反映消化系统肿瘤的标志物有：癌胚抗原（carcinoembryonic antigen，CEA）、CA19－9、CA50、CA242、AFP 等。血清肿瘤标志物的检测的缺点是缺乏特异性，多种消化系统肿瘤可能使同一种标志物水平升高。另外一些非肿瘤因素，如发热、结缔组织病等，也可以引起上述标志物的变化，临床应用时，要结合其他检查结果综合判断。

2. 内窥镜检查

内窥镜检查是早期发现消化道肿瘤的重要方法之一，包括消化道内镜及腹腔镜检查，其突出优势是肿瘤病灶的检出率较高，定位准确。例如小肠肿瘤尽管发病率不高，但诊断及定位非常困难，近年随着技术的进步，胶囊内镜检查方法的发明，可以无痛苦地检查全小肠，提高了对小肠肿瘤诊断的准确性。内窥镜还可以对新生物直接取样活检得到肿瘤的病理分型，对一些微小肿瘤，还可以在内窥镜下直接切除，给患者减少手术痛苦，有利于患者的术后恢复。将诊断与治疗结合是内窥镜检查区别于其他检查方法的独特优点，其缺点是属有创检查，部分患者不能耐受；对病灶的深度及肿瘤与周围脏器之间的关系无法判断。

3. 影像学技术检查

影像学技术检查包括超声、CT、MRI、X 线、SPECT、PET 和/或 PET/CT 等检查。

(1) 超声检查

超声检查简便安全、实时成像、可多次重复，对实质性器官的敏感性强，准确率高。实际上大部分消化系统疾病首先由超声检出，其敏感性等于或高于常规 CT。超声可以观察病灶的起源、大小、形态、内部回声及浸润程度，另外可以对周围淋巴结的转移情况及病灶与周围脏器之间的关系有一个初步的印象。近几年来，超声检查也有了长足的进步，既可以显示病灶内、外血流信号的多少，还可确定血管的来源，为异常区域的病理定性诊断、正确的指导治疗及疗效评价提供可靠的信息。介入性超声除具有诊断作用，更多的用于微创性的治疗，如肝癌的治疗可部分替代外科手术，冷冻疗法、经皮碘油、无水酒精注射、微波、激光消融和射频消融等均已应用临床，并取得了可喜的疗效。超声检查的缺点是受检查者操作手法和经验影响很大；体表超声检查对腹部空腔脏器，如胃、肠道肿瘤的显示常不理想，缺少整体观，另外，肥胖患者、腹水、肠道积气等情况，往往影响对腹膜后脏器及淋巴结的观察。

(2) X 线

口服钡餐造影检查虽然传统但仍是理想的消化道肿瘤初选方法之一，具有其他先进检查技术所无法替代的作用，不但能观察胃肠腔、壁及其表面浅、小的器质性病变，而且对某些功能性病变也能做出评价。随着技术进步，新的检查方法不断应用于临床，使得消化道肿瘤的检出率得到进一步的提高，如动态胃肠道多相（充盈相、粘膜相、压迫相和双对比相）造影检查，可以像胃镜一样清晰显示粘膜浅表性病变，而且无盲区，操作简便。小肠钡剂灌肠检查能使全部小肠同时呈现充盈相，有利于显示肠腔的狭窄、扩张、充盈缺损、粘膜水肿、肠间距的增大及外压等改变，因其价格相对便宜，目前仍是诊断小肠病变唯一有效的方法。

(3) CT

CT 是对消化系统肿瘤进行诊断、分期及疗效观察的重要手段，它可以比较准确地反映脏器的解剖结构、周围淋巴结转移情况以及病灶与周围脏器之间的关系。近年来，随着 CT 技术的新突破，多层螺旋 CT 的出现，扫描速度大大提高，可以在极短的时间内严格把握动脉期的扫描，覆盖范围大，因此对多血供、小病灶的检出率，有突破性的提高，如在肝脏占位病变的诊断中，患者屏气一次即可完成全肝的单期、双期甚至多期扫描，对肝脏良性结节与早期小肝癌的鉴别诊断具有重要价值；在胰腺癌的诊断中，能较好地显示强化的胰腺实质及血管结构，获得高分辨率的图像和最大程度的胰腺肿瘤对比，提高了对小胰腺癌的检出率。CT 血管造影（computed tomographic angiography，CTA）技术的应用，可准确地预测胰腺癌的可切除性。胆道造影（cholangiography）可清晰显示肝外胆管、左右肝管及二、三级肝内胆管分支的形态及其解剖走行，手术结果表明胆道造影对病变检出的敏感性及定位、定性诊断的准确率明显高于其他影像检查，已达到与术中造影相等同的结果，与逆行胰胆管造影（endoscopic retrograde cholangiopancreatography，ERCP）、经皮肝穿刺胆道造影（percutaneous transhepatic cholangiobiopsy，PTC）相比，胆道造影具有无痛、无并发症等优点，对胆管、胰管和十二指肠接合区的肿瘤诊断起着十分重要的作用。胃肠道 CT 仿真内镜（CTVE）技术，既可显示内窥镜无法逾越的梗阻区域，又可显示难以发现的起源于结肠袋或结肠曲近侧面和盲肠内侧壁上的小病变，此项技术假阳性率少，诊断正确率比内窥镜高。CT 引导下的细针穿刺活检，减少了确诊时间，提高了诊断精确性。CT 造影剂使用方法的研究也在不断深入并取得了成功经验。

(4) MRI

既往磁共振成像术（MRI）在消化系统肿瘤诊断中的不足，如扫描所需的时间较长，对一些不配合的病人的检查常感困难；呼吸运动常引起伪影；对运动性器官显示不清楚；缺乏合适的对比剂，使其在消化系统肿瘤诊断中的作用受到很大限制，随着 MRI 快扫描或超快扫描序列的开发应用，可以在患者短暂屏气下获得腹部不同断面的清晰解剖图像，为动态观察脏器和病变情况及功能成像提供了条件。MRI 在胃肠道腔内引入阳性或阴性造影剂的条件，改变肠腔内的质子环境，使腹内正常器官与病灶得以清晰显示，如以气体或顺磁性、超磁性氧化铁微粒悬浮液来扩张、标记胃肠道并利用钆剂使静脉增强，这两种技术使胃肠道和肠腔外间隙关系可被良好地显现，再加上 MRI 自身所固有的多方位成像及较高的组织分辨力，使它更有利于病变的定位、定性的评判。

MRI 在消化系统肿瘤中的应用，主要表现在对肝胆系统、胰腺及大肠内肿物的诊断上。高场强、常规多序列与动态增强结合，使 MRI 对肝内占位病变检出的敏感性以及对病灶的鉴别能力高于 CT。此外，肝脏特异性造影剂的研究与开发已获重大进展，对肝脏占位病变的正确诊断具有重要价值。磁共振胰胆管成像（magnetic resonance cholangiopancreatography，MRCP）已成功地应用于临床，给胆道系统和胰腺疾病的正确诊断提供了可靠的信息，MRCP 的图像效果接近 ERCP，能更好地显示胆系的解剖部位及形态，无须造影剂，具有安全、无创、诊断准确性高的优点，是极为有效的影像检查手段。脂肪抑制和快速成像，在发现较小的胰腺病变方面有了新的进展，另外 MRCP 对胰头癌所致的胆胰管梗阻——“双管征”特异性的显示、对胰尾癌的占位效应及坏死区的显示都具有重要的价值。MRI 引导经皮活检也是近年来介入影像学中的先进技术之一。MRI 作为一种新兴的功能影像技术，虽已介入了胰腺及胆系疾病的诊断，但常规断面的影像优势并不明显，对解剖结构的显示也尚未超过 CT，因此对于较小、未引起形态学改变的肿瘤，常难以被 MRI 所发现。另外 MRI 对钙化和小囊性病灶的显示则难与 CT 比拟。

（5）PET 和/或 PET/CT

大部分消化系统恶性肿瘤对 ^{18}F-FDG 都有较高的摄取，表现为葡萄糖代谢异常增高，以 ^{18}F-FDG 做示踪剂的 PET 显像除可以对消化系统恶性肿瘤进行定性诊断外，其突出优势在肿瘤的分期、疗效评估、预后判断方面，优点是对肿瘤的定性诊断较 CT 敏感，但其缺点也很突出，就是不能准确提供病灶的解剖位置及其与周围组织之间的解剖关系，而这些信息对消化系统恶性肿瘤的分期及治疗方案的选择是至关重要的，另外，PET 图像很难区别异常病灶与正常组织变异，Shreve 等报道，腹部正常组织变异（肝脏的大小、肾脏畸形、输尿管内放射性尿液潴留、肠道的生理性摄取等）和伪影常引起假阳性诊断的发生，原因是正常肝脏、肾脏以及输尿管内常有放射性分布，其形态、大小、输尿管走行变异很大，会干扰腹部病变的判断。另外当肿瘤转移至紧临脊柱的部分腹部脏器及腹膜后淋巴结时，单纯依靠 PET 来判断是否发生骨转移常十分困难。

人们很早就用软件的方法将从 CT、MRI 获得的解剖图像与 ^{18}F-FDG PET 图像进行融合，以期得到解剖-代谢图像，这种方法在胸部病灶，如食管癌诊断中效果很好，因其位置相对固定，周围解剖结构清晰，图像融合相对简单。但是在对腹部及盆腔病灶进行软件基础上的异机图像融合时，却发现非常困难，主要问题是：腹腔及盆腔内脏器较多，不同时间内获得的图像，因生理和病理改变（呼吸运动、肠道内气体、饮食、排便情况等），病灶位置会发生很大变化，“锚点”确定困难，融合后的图像可能给出错误信息；CT 图像的像素与 PET 图像很难匹配；CT 扫描床与 PET 扫描床不同，身体轮廓存在差异，因此，研究者致力于将以功能显像为特征的 PET 扫描仪与可以准确显示形态学改变的 CT 在硬件上进行融合，使得同一患者一次检查完成 PET 显像和 CT 扫描，获得同一生理状态下的解剖和功能图像，为疾病的准确评估提供良好的方法。2001 年 PET/CT 开始在临床中广泛应用，美国约翰霍普金斯医学院是世界较早将 PET/CT 投入临床应用的医院，据统计，2001 年 6 月到 2003 年 9 月共做 PET/CT 检查 2 700 多人次，无论检查目的是胸部肿瘤还是腹部肿瘤，对腹腔内病变的诊断均需依靠 PET/CT 融合图像结果，这是因为其影像真正做到了代谢-解剖图像的融合。Cohade 等的研究表明，单纯使用 PET 对结肠癌进行分期时，准确率为 78%，而使用 PET/CT 则可以提高为 89%，因此 PET/CT 可以为消化系统肿瘤的诊断、分期和治疗方案的选择提供更加准确的资料。

近年大量的临床实践证明，^{18}F-FDG PET/CT 在鉴别肿瘤的良恶性、判断肿大淋巴结的性质、区分治疗反应、探测肿瘤复发或转移、评价治疗效果以及判断预后等方面均具有其独特优势，明显优于 B 超、CT 和 MRI 等传统的以解剖结构为基础的医学成像方法，其临床应用价值得到充分肯定。PET/CT 在消化道肿瘤中的作用主要包括治疗前的诊断和治疗后的病情监测，主要包括原发灶肿瘤的定性、定位，周围脏器侵犯程度，淋巴结转移情况，其他脏器转移情况，这些信息对患者治疗方案的选择至关重要。无论是 PET 图像中任何代谢活性改变的病灶，还是 CT 图像中解剖结构的异常，都可以在另外的图像中得到相互的印证和信息的补充，因此 PET/CT 对大部分消化系统肿瘤诊断的准确性要优于单独使用 PET 和

CT，如在结肠癌的诊断中，因定位准确，PET/CT对原发及转移病灶的诊断准确率与PET相比从78%提高到89%，根据PET/CT对病灶的准确定位诊断，为患者的治疗方案选择提供可靠的信息，文献报道，在结肠癌患者中，PET/CT因准确显示了一些不常发生转移部位的病灶，使得32%的患者结合PET/CT的结果而改变了治疗方案。PET/CT较PET的另一突出优势是对于生理性摄取与病理性摄取的鉴别诊断，由于CT图像的准确定位，克服了PET图像上常出现的一些影响因素，如输尿管内放射性尿液潴留、肠道的生理性摄取以及脊柱旁棕色脂肪的摄取，对一些转移病灶，特别是腹膜后及腹主动脉旁淋巴结的诊断准确率明显提高。

PET/CT在病情监测方面的作用是通过观察原发部位肿瘤的代谢活性变化以及淋巴结和其他脏器转移情况，对疗效以及预后进行准确的评估。一般消化系统肿瘤的病情监测主要是利用血清学检查和B超，因为这些方法廉价、简便，但如果条件允许，定期行PET/CT检查对于患者诊疗大有裨益。如反映大肠肿瘤复发的比较灵敏指标是血清CEA的变化，文献报道66%的CEA升高的患者在PET/CT上可以检测出复发病灶，而在单独使用CT时则为阴性，说明PET/CT可以作为观察肿瘤复发的手段。综合分析454例大肠癌术后患者的^{18}F-FDG PET/CT显像结果显示，对大肠癌肿瘤复发诊断的灵敏度、特异性和准确率分别为87%～100%、89%～100%和87%～100%，而单独CT检查分别为65%～90%、57%～72%和63%～82%，CEA检查分别为76%、90%和82%。

在疗效观察方面，PET/CT对病灶治疗前后的改变也较CT敏感。以前对实性脏器内的肿瘤，如肝癌、胰腺癌等，化疗疗效评定主要根据影像学肿瘤体积的改变来判断，以最长径和最大垂直直径的乘积计算，病灶完全消失4周时间称为完全缓解，肿块缩小50%以上为部分缓解，但这种方法可能产生误导作用，因为肿瘤的缩小需要一定长的时间，有些肿瘤虽然没有缩小，但肿瘤细胞开始变性坏死，或细胞代谢活动已被抑制，不再异常增生，这些均是治疗有效的标志。这种疗效评价方法对起源于空腔脏器内的肿瘤也不适用，原因是无法在两个垂直径线上准确测量肿瘤的大小，有研究者认为测量单一径线可以监测疗效，但消化系统肿瘤的特殊性在于食管和胃壁的伸缩性很强，不同生理和病理状态下，可比性很差，因此临床迫切需要一种方法能够早期、准确对疗效进行评价。^{18}F-FDG PET显像反映的是病变组织的代谢状况，对于评价肿瘤对治疗的反应具有重要价值。治疗后肿瘤对^{18}F-FDG的摄取程度与疗效明显相关，对治疗有响应的肿瘤组织，其细胞被抑制或杀死，增生减缓或停止，代谢明显降低，因而瘤灶的FDG摄取较治疗前减低。这种在治疗早期的反应可通过PET显像进行监测，为临床提供了疗效评价的客观依据，协助临床确定下一步治疗方案。在对结肠癌和食管癌疗效评价研究中发现，化疗早期，肿瘤病灶对^{18}F-FDG的摄取即呈明显减低。肿瘤对化疗反应的敏感程度与预后有明显的相关性，Young等对贲门癌的研究发现，化疗后14天行全身^{18}F-FDG PET显像，肿瘤病灶代谢活性明显减低患者的2年生存率是无明显变化者的5倍。PET/CT显像可以更早期地反映肿瘤代谢和形态变化，对病情监测和预后研究提供了更好的评价手段。欧洲肿瘤研究及治疗组织（European Organization for Research and Treatment of Cancer, EORTC）1999年制订了如下标准（表13-1），利用PET来监测放、化疗后疗效。

表13-1 化疗后疗效观察参考值

反应级别	PET图像变化
进展	SUV升高>25%，有或无新病灶产生； 肿瘤直径增大>20%
稳定	SUV下降<15%，SUV升高<25%
部分缓解	化疗1个疗程后，SUV下降>15% 化疗2个疗程后，SUV下降>25%
完全缓解	肿瘤未见明显显影

综上所述，PET/CT在消化系统肿瘤诊断及疗效观察中的临床价值很高，这主要表现在以下三个方面：（1）PET/CT提供的信息要明显多于单独使用CT或单独使用PET；（2）比较准确地鉴别PET图像中生理性与病理性放射性摄取，从而提高了病变的诊断能力；（3）对恶性病灶的准确定位，可以为治疗提供更准确的参考信息，对手术清扫范围、放疗照射范围的界定也有很大帮助。

13.2 PET/CT影像特征

一、扫描前准备

PET/CT扫描前患者的准备与PET显像基本相同，患者检查前需禁食4～6 h，血糖最好控制在120 mg/dl以内，这是因为显像前的患者血糖水平可能影响肿瘤病灶对^{18}F-FDG的摄取，直接原因是血糖增高直接抑制肿瘤细胞对^{18}F-FDG的摄取，间接原因是血糖增高，胰岛素水平增高促进肌肉和脂肪组织对^{18}F-FDG的摄取，使到达肿瘤病灶的^{18}F-FDG减少。对于胰岛素依赖型糖尿病患者，最好预先调整血糖，而不要在显像前注射胰岛素，以防止四肢肌肉组织的摄取增高，对于非胰岛素依赖型糖尿病患者，只需按平常控制血糖的方法即可。

^{18}F-FDG注射剂量为6～9 MBq/kg（0.16～0.22 mCi/kg）体重，注射前口服1.3%硫酸钡1L，注射后30 min再口服1 L，也可以在检查前让患者饮水500 ml，以便于观察胃部病变。患者在药物注射后要尽量安静休息，避免谈话、走动，以防止口咽部及全身肌肉内放射性摄取过高引起图像伪影产生。扫描前嘱患者排尿，去除身上金属物品，双臂尽量上举。日常临床工作中，^{18}F-FDG PET显像一般是在药物注射后45 min～1 h开始，必要时还可以加做延迟显像（静脉注射^{18}F-FDG 2～3 h后再次显像），以提高恶性病变靶/本比值，病灶显示更清晰，而炎症、肉芽肿等良性病变，病灶的靶/本比值随时间延长无明显变化或者有下降，对良恶性病变的鉴别诊断很有帮助，提高肿瘤诊断的准确率。延迟显像的另一重要作用是鉴别肠道生理性摄取和肿瘤病灶，正常肠影常随着显像间隔时间的延长，肠道蠕动，形态、位置发生变化，SUV值随之下降，而恶性病灶的表现则相反，形态、位置较固定，SUV可能有升高，并且随着周围肠道SUV的下降，靶/本比值提高，病灶往往显得更突出。

二、图像采集与处理

首先采集CT图像，然后用3D方法采集PET图像。CT的扫描范围为外耳道至大腿中上部，扫描时，患者只需平静呼吸，CT图像完成后即进行快速重建并完成衰减校正图。PET图像的重建方法与常规PET重建方法相同，只是利用CT图像来进行衰减校正。PET、CT及PET/CT融合图像分别输出。显示CT图像时，可选择不同窗宽，如肺窗、软组织窗、骨窗，有时可用脑窗来显示肝脏病变。增强CT扫描时，需放在PET扫描完成后进行，以免由于注射造影剂而产生伪影。

三、图像分析

1. PET图像分析

肿瘤病灶对^{18}F-FDG摄取增加是因为肿瘤细胞表面的葡萄糖转运蛋白（GLUT）呈过度表达，无须消耗能量即可将大量的^{18}F-FDG转运至肿瘤细胞内，通过磷酸激酶转换成6-磷酸-FDG“陷落”在肿瘤细胞内，从而使PET图像显示肿瘤细胞内的放射性活度明显高于周围正常组织细胞。肿瘤细胞对^{18}F-FDG的高摄取除与GLUT过度表达有关外，还与局部血流、脱氧葡萄糖转运速度、血浆/组织葡萄糖浓度以及肿瘤细胞类型、肿瘤内血管生长情况和乏氧情况、炎症细胞浸润等有关，因此在对^{18}F-FDG PET图像解释时，要综合考虑各种因素，如检查时患者的血糖情况、是否合并炎症以及肿瘤病理类型和分化程度等。

PET图像的分析包括对原发病灶及转移病灶的定性和定位诊断。原发恶性病灶发生部位和侵犯范围不同而形态各异，一般呈局部放射性摄取异常增高的结节、团块状影，边界不规则，伴肿瘤坏死时，病灶内放射性分布不均匀，可见局部放射性减低或缺损区。转移病灶包括对淋巴结和其他脏器内放射性分布情况的观察，淋巴结转移时，在其引流路径上，可见代谢活性异常增高的结节影，部分相互融合成团块状或相连成串。有其他脏器转移时，需注意观察消化系统肿瘤容易转移的部位，如肝脏、肾上腺、肺、骨等脏器是否出现代谢活性异常增高的病灶。

衡量肿瘤代谢活性高低的指标是SUV，SUV是一种半定量指标，反映的是肿瘤对^{18}F-FDG的摄取情况。有研究者认为SUV在2.2以上的病灶，恶性病变可能性更大，SUV数值的高低与一些肿瘤的恶性程度相关，一般分化程度差、恶性程度高的肿瘤，SUV数值也会明显增高，但是影响SUV的因素也很多，它会随仪器型号、显像时间、重建参数、感兴趣区的大小/形态、血糖浓度、患者体重/体形等因素的不同而有很大变化，因此对肿瘤良恶性及恶性程度的判断不能只依赖SUV数值的高低。

^{18}F-FDG PET 显像常有假阳性结果发生，主要是因为^{18}F-FDG 不是肿瘤的特异显像剂，一些急性炎症、脓肿、淋巴浸润和自身免疫性疾病也可以对^{18}F-FDG 有摄取，与肿瘤病灶一样表现出较高的代谢活性。炎症与肿瘤的鉴别是目前消化系统肿瘤诊断的一大难点，也是^{18}F-FDG PET 显像始终无法解决的问题，有作者曾提出用形态学的改变来对肿瘤与炎症进行鉴别，如肿瘤常表现为结节或团块状代谢异常增高病灶，而炎症则大部分呈弥漫性代谢增高表现，这种方法虽然直观、简便，但特异性不高，准确性差，而一些自身免疫性炎症患者也可显示局部结节或团块状代谢异常增高。另外，有些患者肿瘤病灶本身即常伴有炎症，Kubota 等的研究表明，在对^{18}F-FDG 有摄取的胰腺癌病灶中，24%的^{18}F-FDG 是被病灶中的炎症细胞摄取[8]。正常食管和肠道对^{18}F-FDG 的生理性摄取也是产生假阳性结果的一个重要方面，在图像分析时要注意与病灶进行鉴别。这种生理性摄取的表现各不相同，如口咽部的淋巴组织、唾液腺对^{18}F-FDG 有轻到中度摄取；食管内有炎症时，常有放射性分布；胃壁有时局部可有放射性摄取，可见胃型，贲门和幽门处放射性摄取局限性增高较常见，有研究认为可能与螺旋杆菌感染有关；小肠有时可见轻度显影；大肠显影较常见，呈条管状，走行自然，上下延续，有时可见结肠袋，回盲部、乙状结肠直肠部常可见局部放射性摄取增高，一般不呈结节状或团块状，如有，则需建议患者进行内窥镜检查，以免造成漏诊。

^{18}F-FDG PET 显像除有假阳性结果外，还有很多肿瘤病灶并无代谢活性增高的表现，呈假阴性结果。体内、体外研究表明，病灶对^{18}F-FDG 摄取差别与肿瘤细胞的病理类型有关，部分消化系统肿瘤，如肝细胞肝癌、畸胎瘤、粘液癌，肿瘤病灶代谢可能无明显异常表现。另外假阴性结果的发生，还与病灶中的肿瘤细胞数量有关，数量过少，摄取的^{18}F-FDG 浓度不够，也不能被 PET 识别出来，如临床比较常见的胰腺硬癌这种病理类型，常伴有明显纤维结缔组织增生，肿瘤体积很大，但所含的肿瘤细胞数量可能很少，同理胰腺囊腺癌病灶中的恶性细胞也比较少，这些病理特点是导致^{18}F-FDG PET 显像阴性的主要原因，德国一篇文献中曾报道一例 6 cm 大小的胰腺癌病灶未见明显显影，日本曾报道一例 3 cm 大小的浸润性导管癌病灶无显影。

2. CT 图像分析

CT 检查的目的是对肿瘤病灶的定位诊断，PET/CT 检查中，大部分患者不能做增强 CT 扫描，因此只相当于普通 CT 平扫，所给出的解剖定位及与周围脏器之间的关系的信息相对有限，如在胰腺癌诊断过程中，肿块是否侵及血管是决定患者能否手术的关键，但在 PET/CT 的图像中，因不能做增强，血管边界显示不清，很难判断二者之间的关系。另外，由于肠道蠕动持续存在，先期扫完的 CT 结果和 PET 图像在肠道肿瘤的诊断中，也常常存在对位不准的问题，CT 图像有时无法与 PET 图像完全对应，另外患者在做 PET/CT 检查时，常未进行肠道准备，因此在肠道肿瘤检查时，如发现问题，需建议患者进行进一步检查，如气钡造影、内窥镜检等。

CT 扫描的异常表现包括：

(1) 消化道壁增厚：食管和小肠壁超过 5 mm，胃和大肠壁超过 10 mm 为消化道壁增厚。炎症性疾病可引起肠壁的广泛增厚，肿瘤的壁内浸润多为局限性、向心性增厚，或呈团块状。

(2) 腔内肿块：恶性常呈不规则形态，并伴溃疡形成。

(3) 周围脂肪层变化：周围脂肪层的变化是确定肿瘤有无向浆膜层浸润，是否与周围脏器粘连的重要指征。脂肪层清晰有钙化，良性病变可能性大，脂肪层模糊、消失，常为恶性病变表现。

(4) 邻近器官浸润：胃体上部肿瘤多向腹主动脉周围及脾门浸润；胃角及幽门部肿瘤易浸润肝门及胰腺；小肠肿瘤多有肠系膜增厚；下部结肠癌可侵犯精囊、坐骨神经、前列腺、膀胱、子宫、卵巢、肾上腺及输尿管等，还可侵犯骨骼，呈溶骨性破坏。

(5) 淋巴结转移：肿瘤的部位不同，淋巴结转移范围不同，如胰腺癌肿首先播散到第一站淋巴结群，包括幽门组、胰头上或下组、肝总动脉旁组、胰十二指肠前或后组以及位于肠系膜上动脉起点的一组淋巴结，第二站淋巴结包括胰体组、胆总管组、腹腔干组和主动脉组。一般认为直径大于 1.5 cm 的淋巴结才是转移淋巴结。

(6) 远处转移：包括肝脏、肺、脾脏、骨骼等。

3. PET/CT 图像综合分析

需综合 PET 和 CT 图像结果，对肿瘤病灶进行定性和定位诊断，包括原发病灶和转移病灶，如原发病灶的定性、定位、与周围组织脏器的关系，转移病灶包括淋巴结和其他脏器转移情况。在对PET与CT图像进行综合分析时，仍然存在对位不良的情况，如肠道蠕动、呼吸运动等，因此在对融合图像进行判读时，仍需结合病史，必要时加做其他检查以资鉴别。

四、PET/CT图像的缺陷以及伪影

单独使用^{18}F-FDG PET显像时，由于胃肠道轻度摄取、泌尿系统内放射性滞留、睾丸/卵巢以及肌肉内有放射性分布，这些情况常对病变的诊断有干扰作用，曾是PET显像难以克服的问题，但在PET/CT中，根据CT提供的解剖定位信息，上述缺陷在PET/CT上很容易克服。但是在PET/CT上还有如下问题可能会对结果的判断有影响。

（一）疗效观察时间的选择

用PET/CT进行化疗疗效观察时，观察时间的选择非常重要。一般化疗1或2疗程后的2周内，一些肿瘤对^{18}F-FDG摄取明显减少或无摄取，肿瘤细胞的这种“顿抑”（stunning）期大概持续2周左右，然后对^{18}F-FDG摄取才逐渐升高，因此化疗后很短的时间内进行PET/CT显像并不能准确反映肿瘤对化疗的反应程度。这种“闪烁”现象（flare phenomenon）在乳腺癌激素治疗和脑瘤化疗研究中都有发现，机理目前尚不清楚，可能与肿瘤细胞被化疗药物杀灭后炎症细胞的大量浸润有关。因此，观察化疗疗效时，显像时间选择在化疗结束后5～6周，观察到的SUV变化能够更准确地反应化疗后疗效以及预后情况。一般来讲，最好化疗结束后10天和5～6周分别进行一次显像。

（二）呼吸运动与患者体位的影响

呼吸运动对肺部病灶的观察影响较大，在消化系统检查中，对肝脏病变的诊断有一定的影响，患者在CT显像时如采取深呼吸状态，用CT扫描图进行衰减校正时，常引起PET图像伪影，因此，PET/CT图像采集时，患者均应采用平静呼吸的状态。

目前PET/CT检查时，首先进行低剂量CT扫描，获取腹部平片和衰减校正图，然后进行PET显像。对于一些体重大的患者，CT剂量应适当增大以防止因射线能量不够引起CT伪影，进而影响到PET图像的质量。另外患者在采集时应双手上举，保持CT图像和PET图像采集时患者体位的一致性，减少伪影的产生。

（三）CT造影剂对PET图像的影响

CT造影剂分口服和血管造影剂。口服高浓度的造影剂以及脏器内留置金属，均可引起PET图像伪影的产生，原因是因为在PET/CT中，图像校正均使用CT扫描图，当脏器内含有造影剂和金属物质时，常引起PET图像的过度校正，表现为局部放射性摄取的“异常”减低，因此，目前所用的造影剂一般采用低浓度造影剂或水来增强肠道对比，另外，PET图像的计算方法也在不断改进，以期能解决上述问题。

腹腔增强CT扫描是目前临床常用的检查方法，注射血管造影剂后，可以更准确地反映病灶与血管的关系，对肿瘤的定位以及侵犯范围进行准确的判断，特别是在胰腺癌的诊断以及能否手术切除有重要的意义，但是，在PET/CT中，用静脉注射造影剂后得到的CT图像对PET图像进行校正时，引起PET图像的另一种过度校正，表现为局部放射性摄取的“异常”增高。目前的解决办法是，如果认为确实需要行腹部增强CT扫描时，应放在最后进行，检查顺序应该是，患者平卧于检查床上，先进行低剂量CT扫描，获取腹部平片和衰减校正图，然后进行PET显像，最后静脉注射CT造影剂后再行腹腔增强CT扫描。

13.3 临床应用价值

一、食管癌

（一）临床特点

食管癌（esophageal neoplasm）是由食管粘膜上皮或腺体发生的恶性肿瘤，占食管肿瘤的绝大多数。患者男多于女，发病年龄多在40岁以上，尤以60～70岁居多。本病在我国华北及河南地区多发，河南省林县是主要高发区，可能与该地区饮食因素有关。食管癌以食管中段最多见，下段次之，上段最少。根据食管癌的发展过程，可分为早期及中晚期食管癌。表13-2是1976年我国食管癌防治小组对食管癌进行的分期与TNM分期法的对比。

表 13-2 食管癌的临床病理分期与 TNM 分期方法的对比

分期	TNM 分期	病变长度	病变范围	转移情况
0	T_{is}，N_0，M_0	不规定	限于粘膜层	无转移
Ⅰ	T_1，N_0，M_0	<3 cm	侵入粘膜下层	无转移
Ⅱ	$T_{1\sim2}$，$N_{0\sim1}$，M_0	3～5 cm	侵入部分肌层	无转移
Ⅲ	$T_{3\sim4}$，$N_{0\sim1}$，M_0	>5 cm	侵透肌层或外层	局部淋巴结转移
Ⅳ	Any T，Any N，Any M	>5 cm	有明显外侵	远处淋巴结或器官转移

早期食管癌仅局限于粘膜或粘膜下层的癌，肌层未受侵，无淋巴结转移。按侵及的深度可再分为原位癌、粘膜内癌和粘膜下癌。几乎全是鳞状细胞癌。据肉眼形态特征可分为隐伏型、糜烂型、斑块型和乳头型。早期食管癌预后较好，5 年存活率达 90%以上，但本型发现较难。中晚期食管癌是指已侵及肌层或肌层以外的食管癌。髓质型、蕈伞型、溃疡型、缩窄型。镜下，中晚期食管癌的组织学类型主要为鳞状细胞癌，占 90%以上。少数为腺癌、未分化癌和腺鳞癌等。

食管癌患者常因吞咽困难就诊，此时大多（70%～80%）患者已进入中晚期，预后较差，5 年生存率仅为 4%左右。传统的食管钡餐造影、食管镜检查和拉网技术是诊断食管癌的最有效方法，多数病例由此可得到早期诊断，CT、B 超则可以很好地显示肿瘤浸润深度、对邻近结构的侵犯以及远处脏器和淋巴结的转移等情况，对制订合理的治疗方案和判断预后有着重要的价值。

食管癌的扩散主要包括：

① 直接蔓延（direct extension）：食管上段癌可侵入喉、气管及颈部软组织；中段癌可侵入支气管、胸导管、奇静脉及肺等；下段癌可侵及贲门及心包等。

② 淋巴道转移（lymphatic metastasis）：为常见的转移方式，沿食管的淋巴引流途径进行，与肿瘤部位有关。上段癌常转移到颈部及上纵隔淋巴结；中段癌常转移到食管旁及肺门淋巴结；下段癌常转移到食管旁、贲门旁及腹腔淋巴结。

③ 血道转移（hematogenous metastasis）：主要见于晚期，以肝和肺转移最为多见，也可转移至骨、肾和肾上腺。

手术是治疗食管癌的主要方法，由于能否将肿瘤或转移淋巴结完整切除是影响生存率的重要因素，故在初次手术前需对原发病灶的可切除性和转移情况进行准确评估。

(二)^{18}F-FDG PET/CT 显像在食管癌治疗前的作用

大部分的食管癌患者原发灶和转移灶对^{18}F-FDG 有较高的摄取，表现为食道局部代谢活性的异常增高，Yeung 等的研究表明，尽管约有 20%的腺癌对^{18}F-FDG无明显摄取，原发病灶对^{18}F-FDG 的摄取与病理类型（鳞癌和腺癌）并无明显相关性。Funaga 等在对 48 例食管癌进行研究时发现，原发肿瘤病灶的 SUV>2.0，平均为 6.99，远远高于食管的生理性摄取（SUV 1.34）。由于手术是治疗食管癌的主要方法，因此判断原发病灶与周围脏器之间的关系，对治疗方案的选择至关重要，单纯依靠 PET 检查时，只能根据其边缘情况来推断是否对周围脏器有侵犯，很难进行准确判断。PET/CT 融合图像可以为原发灶的定性诊断及与周围脏器之间的关系提供更可靠的信息。如果食管癌已突破浆膜层，在 CT 影像中表现为正常食管周围脂肪层界限模糊、消失。胸段中上 1/3 肿瘤常直接侵犯气管、支气管，CT 诊断的标准为：① 气道被肿块推移向前，背离脊柱；② 气管、支气管的后壁出现不同程度凸向腔内的切迹。胸主动脉与食管相伴行，食管癌可直接侵犯胸主动脉，表现为其周围脂肪层消失，但单纯据此判断尚不够准确，临床依食管癌与主动脉接触角度法判断：接触角大于 90°为受侵，45°～90°为可疑受侵，小于 45°为未受侵。下段食管癌常因邻近横膈的运动及心脏血管搏动而产生的容积效应，导致对肿瘤的局部侵犯诊断较难把握。需要注意的是，对于分化良好的以及早期局限在粘膜层的食管癌患者，病灶局部对放射性摄取较低，常难与食管生理性摄取相区别，造成假阴性结果的发生，在对早期食管癌患者 PET/CT 图像进行分析时，要注意结合其他检查的结果。另外，食管炎症与肿瘤的鉴别诊断在 PET/CT 上仍然很困难。

尽管早期食管癌患者发生远处转移的可能性较小，PET/CT不是常规检查项目，但由于大部分食管癌患者发现时均已处于中晚期，因此术前进行PET/CT检查对食管癌的诊断、分期及局部淋巴结转移情况的评估，对治疗方案的选择至关重要（见彩图13-1），因为淋巴结的清扫范围决定了远期疗效。食管癌患者一般行广泛的纵隔和上腹部淋巴结清扫术（两野淋巴结清扫术），这一术式可提高患者的生存率，但大量的随访资料表明，有高达30%～40%的病人，术后发生了颈部淋巴结转移，施行三野淋巴结（包括颈部、纵隔和上腹部淋巴结）清扫术，虽然患者的生存率高于两野清扫，但喉返神经损伤发生率为20%～50%，由于该并发症的发生率如此之高，致使部分西方国家外科医生不愿意选择此种术式，因此术前对转移淋巴结的诊断对患者的预后至关重要。

对食管癌治疗前淋巴结转移情况的评估，除与手术有关外，淋巴结转移的数目、部位可能与患者生存率有关，近期一组资料，分析了淋巴结转移数目和部位对生存率的影响，全组共216例病人，肿瘤旁有淋巴结转移的病人，其生存率明显高于有远处淋巴结转移的病人，后者包括了远处转移（即M期）的病人。淋巴结转移数目对生存率的影响各组报道相似，多数认为淋巴结转移数≤4个的病人的生存率优于淋巴结转移数≥5个的病人，说明转移淋巴结的部位和累及的数量与患者的预后有明显的相关性。

PET显像对食管癌病灶周围淋巴结转移诊断的灵敏度不高，约为22%，主要是因为转移淋巴结与原发癌块粘连在一起，PET很难区别开，但CT对食管癌病灶周围淋巴结转移诊断的灵敏度可达到83%，因此PET/CT的融合图像对病灶周围的淋巴结较单独使用PET显像准确度更高。由于食管癌远处淋巴结转移常表现为连续性和跳跃性，具有向上向下及双向转移的多方向性的特点，既往单纯依靠CT扫描对于预测淋巴结转移状况准确率仅为50%，单独使用PET显像诊断转移淋巴结的特异性为89%，可能与PET扫描一般为全身显像，而CT仅为局部扫描有关，另外CT对转移淋巴结的诊断主要依靠形态改变，食管旁淋巴结转移一般不大（约7 mm），CT的诊断有困难，而单纯使用PET显像对肿瘤的定位常常很困难，而PET/CT则可根据其代谢活性的高低将其从形态无明显变化的淋巴结中甄别出来，提高了诊断的特异性，同时准确的定位诊断，也为手术范围的选择提供了准确的信息，因此PET/CT图像对区域（纵隔）及远处淋巴结转移（N期）诊断的灵敏度和特异性较单独使用PET和CT显像高。

但是需注意的是，PET/CT的融合图像对体积小于1 cm的转移淋巴结诊断仍是假阴性结果发生的主要原因。另外病理上有坏死的食管癌旁常伴炎性肿大的淋巴结，难与转移淋巴结区别，因为二者在PET图像上均表现为代谢活性异常增高结节，易造成假阳性结果，如果结合CT图像发现有钙化现象，可以鉴别出炎性淋巴结。

发生远处转移的食管癌患者预后较差，常采用非手术疗法。食管癌的远处转移包括肝脏、肺，同时也可转移到骨和肾上腺。PET/CT在发现远处转移病灶并准确定位方面较其他影像学检查方法更有优势。临床研究也证实了上述观点，单纯PET图像对远处转移诊断的灵敏度即可达到69%～88%，特异性可达到83%～93%，有20%的患者根据PET结果改变了治疗方案，美国华盛顿大学的一项研究结果也表明，食管癌患者术前用PET检查来对患者全身情况进行评估，使那些已经失去手术指征的患者采用非手术治疗的方法，从而减少了患者的费用，并使手术死亡率降低。Flamen等的研究表明，术前CT和B超检查定为T_2和T_3期的11位患者，根据PET显像结果，分期从M_0提高到M_1的，新发病灶主要位于锁骨上、腹膜后、肝脏、胸膜、胸壁及骨骼。在转移灶诊断中，PET/CT也常有假阴性发生，一般都发生在肝脏和肺转移的诊断上，病灶体积均小于1 cm，另外，膈肌附近的淋巴结转移的诊断也较困难，但是对食管癌的分期又是十分重要的。

^{18}F-FDG PET显像对食管癌患者的预后评估有帮助。在PET显像中，如果病灶只局限于局部，则30个月的生存率为60%，如果为有远处转移的患者，生存率则降为20%。Fukunaga等的研究表明，原发病灶SUV大于7的患者的预后明显较小于7的患者差。因此，对于中晚期食管癌患者，术前应尽量行PET/CT检查，以明确全身情况。

（三）^{18}F-FDG PET/CT显像在食管癌治疗后的作用

^{18}F-FDG PET/CT显像对食管癌局部复发的诊断灵敏度高，治疗前后分别行PET/CT检查，对疗效的准确评估大有裨益，简单的视觉分析，即可对选

择治疗方案有指导作用。但要注意贲门腺癌的复发常无明显放射性摄取，表现为假阴性结果；对吻合口复发的诊断较差，因其周围常伴炎症或吻合口扩张后局部损伤及纤维结缔组织增生，表现为假阳性结果。文献报道，食管镜检及吻合口扩张术后 55 天，吻合口局部对放射性摄取都明显增高，可能与吻合口周围炎症细胞及纤维结缔组织增生有关，在对 PET/CT 图像进行分析时，要注意结合病史。另外 PET/CT 的另一优势是对患者全身情况都可以有一个准确的评估，研究发现，无淋巴结转移的食管癌患者（如 N_0M_0期）对化疗反应良好，而有淋巴结转移的患者（如 M_{1a}期）则化疗后 SUV 常无明显降低，前者的中位生存时间明显高于后者，说明淋巴结转移是食管癌患者预后的一个标志。治疗后病灶 SUV 的变化与预后有如此明显的相关性，这种现象只在食管癌患者中存在，在非小细胞肺癌和非霍奇金病中尚为发现。

部分食管癌患者术前常进行辅助化疗以提高手术成功率和延长患者生存期，用 PET/CT 对辅助化疗疗效观察时，要注意检查时间的选择，一般化疗后 1 周显像为早期疗效观察，主要观察病灶对化疗方案的反应如何，以早期甄别对化疗不敏感的患者；化疗结束后数周再次显像为晚期疗效观察，是观察残留病灶及瘤负荷情况，主要与预后有关。另外，病灶对 FDG 摄取的降低程度虽然不能准确预测病灶中残留的肿瘤数量，但与患者的预后相关，目前这些研究工作尚在进行中，Brucher 等对晚期疗效观察的研究表明，术前辅助化疗后 3 周原发病灶 SUV 的变化与肿瘤存活和患者生存期有关，当 SUV 下降 72％时，病灶中残存的有活性细胞不到 10％，而 SUV 下降不明显（42％）时，病灶中残存的肿瘤细胞高于 10％，如果以 52％为阈值，SUV 下降超过阈值者为有反应组，而下降不足 52％为无反应组，比较两组的生存期，前者中位生存时间（22.5±2.5 月）明显高于后者（8.8±2.7 月）。在对食管癌患者放疗效观察时，要注意病灶局部常可能伴有炎症反应，使得病灶对 ^{18}F-FDG的摄取可能明显增加，低估放疗疗效；同时，病灶局部治疗后如果残存肿瘤细胞数量过少，对 ^{18}F-FDG 的摄取过低，不能在图像中显示代谢异常，也可造成对疗效的高估，因此要对病情的变化进行动态观察。

二、胃癌

（一）临床特点

胃癌（stomach cancer）是消化道最常见的恶性肿瘤之一。在我国不少地区的恶性肿瘤死亡统计中，胃癌居第一或第二位。好发年龄为 40～60 岁。男多于女，男女之比约为（2～3）：1。流行病学调查发现日本、中国、冰岛及智利等国家的发病率远高于西欧和美国，故许多学者认为胃癌的发生与环境因素如水土成分、大气辐射和居民的饮食习惯有关。

胃癌好发于胃窦部，特别是小弯侧，约占 75％。95％的胃癌是腺癌，主要发生自胃腺颈部的干细胞，此处腺上皮的再生修复特别活跃，可向胃上皮和肠上皮分化，癌变常由此部位开始。

据胃癌的发展过程，分为早期胃癌和进展期胃癌两大类：

1. 早期胃癌

是指癌组织浸润仅限于粘膜层及粘膜下层，尚未侵及肌层者均属早期胃癌。早期胃癌术后五年生存率可达 85％以上。纤维胃镜的广泛使用，为胃癌的早期诊断提供了有效手段。早期胃癌的肉眼形态可分为三个类型：Ⅰ型（隆起型）、Ⅱ型（表浅型）、Ⅲ型（凹陷型）：癌灶凹陷，形成溃疡。癌组织不超过粘膜下层。镜下，以管状腺癌最多见，其次为乳头状腺癌。

2. 进展期胃癌（中晚期胃癌）

指癌组织浸润深度超过粘膜下层达肌层或胃壁全层。癌组织浸润愈深，预后愈差。目前临床上发现的胃癌绝大多数属进展期胃癌。其肉眼形态可分为息肉型、溃疡型、浸润型，以上三型中的任何一型，当癌细胞形成大量粘液时，可呈粘液样外观，半透明胶冻状，称胶样癌。镜下，根据癌的组织结构，进展期胃癌一般可分为腺癌、低分化腺癌、粘液癌、未分化癌。

淋巴道转移是胃癌的主要转移途径，首先转移至幽门下及胃小弯的局部淋巴结，其后可转移至腹主动脉旁、肝门或肠系膜根部淋巴结，晚期可沿胸导管转移至左锁骨上淋巴结。血道转移多发生在胃癌的晚期，常经门静脉转移至肝，亦可转移至肺、脑、骨等器官。胃癌组织浸透胃壁达浆膜层后，直接扩散到邻近器官和组织，如肝、胰腺及大网膜等。此外癌组织浸润至浆膜面时，可脱落至腹腔，种植于腹膜及盆腔脏器上，如在卵巢形成转移性粘液癌，称 Krukenberg 瘤。

胃癌原发灶的诊断主要依靠钡餐和胃镜检查，B 超可以提示肿瘤在胃壁中的浸润深度，CT 可以提示其与周围脏器之间的关系及远处转移情况。手术是胃癌治疗的主要方法，早期胃癌手术后 5 年生存率可达到 90%，进展期胃癌即使术后加化疗，5 年生存率也仅为 3%～13%。

(二)^{18}F-FDG PET/CT 显像在胃癌治疗前的作用

中晚期胃癌原发病灶对^{18}F-FDG 有较高的摄取，SUV 的数值高于 5，但 PET 在胃癌原发病灶的诊断及胃癌筛查中的作用十分有限，原因是正常胃壁对^{18}F-FDG也可有轻度摄取，SUV 一般小于 4，平均值在 2.6±0.8。胃壁代谢常呈不均匀升高，可能与幽门螺旋杆菌感染有关。另外，分化较好以及原发灶较小（小于 1 cm）的胃癌病灶在^{18}F-FDG PET 图像上常无明显显影，容易造成漏诊。同时 PET/CT 的分辨率为 4～5 mm，部分容积效应的存在也干扰了对局限于粘膜的小病灶的诊断。肿瘤的病理类型不同，对 FDG 的摄取也有差异，Stahl 等的研究表明，印戒细胞癌、粘液腺癌病灶常对 FDG 无明显摄取，原因可能与此类细胞膜表面 GLUT1 表达过低，及细胞代谢缓慢有关，以上因素都限制了 PET/CT 对胃癌原发病灶的诊断。

PET/CT 显像对胃癌的分期有一定的帮助，特别是对胃周淋巴结转移情况可以进行较准确的评估，为手术淋巴结清扫范围提供较准确的信息（见彩图 13-2）。以前，因为没有方法能精确评估胃癌患者淋巴结状况，故胃癌根治术常在没有精确的淋巴结状况的情况下施行，晚期的淋巴结比较固定、大，容易被检查到，但是早期的淋巴结转移用术中冰冻的方法不容易被检测出来，传统的方法是术中“盲目地”在靠近肿瘤的地方行淋巴结冰冻取样，但整个区域淋巴结转移的范围常被忽视，而达不到根治的目的，针对上述困难，根据术前 PET/CT 检查结果，除对常规淋巴引流范围内的淋巴结进行清扫外，对一些高跳跃性的、代谢活性高、高度怀疑转移可能的淋巴结也给予及时的清扫，既缩小手术切除范围，又达到准确清扫的目的。

既往单独依靠 CT 检查对胃周淋巴结转移情况、腹膜转移情况及小的肝转移病变诊断较困难，与 PET 图像结合后，对上述病灶的诊断既可以准确定性也可以准确定位，为手术方案的选择提供更准确的信息。单独依靠 PET 检查，有时胃周淋巴结与胃癌原发灶毗邻，常难分辨，造成漏诊，与 CT 结合后可避免。有文献报道认为，PET/CT 对胃癌转移灶的诊断率较单独使用 PET 检查略有提高，准确率由 80%提高到 90%，因为 CT 和 PET 检查可以相互印证，只要在 CT 或 PET 图像中有形态或代谢活性改变的病灶，就很容易被 PET/CT 甄别出来。值得注意的是，胃癌腹膜转移的病灶常较小，肿瘤散在并同时伴有大量纤维组织增生，在 PET 上有时也不一定有局部代谢增高的表现，因此 PET/CT 图像对一些胃癌腹膜转移灶也可能显示不清。胃癌肝转移并不十分常见，预后很差，但肝脏转移灶对 FDG 都有很高的摄取，在 PET/CT 上可有准确显示。

有关于 PET/CT 在胃癌治疗后的疗效评估、病情监测与预后判断方面的文章较少，样本量不多，有待进一步观察。

三、肝胆系统肿瘤

肝胆系统肿瘤（hepatobiliary system neoplasm）分为肝脏肿瘤和胆道系统肿瘤，又有良、恶性之分，其中原发肝脏恶性肿瘤主要包括肝细胞肝癌和肝内胆管细胞癌。胆道系统恶性肿瘤包括胆管癌和胆囊癌，胆管癌一般系肝外胆管癌，而胆总管下端癌或壶腹癌的临床表现和治疗方法基本上和胰头癌相同，常列为壶腹周围癌，不在本节叙述。

（一）肝脏肿瘤

肝脏良性肿瘤中以肝囊肿（hepatic cyst）多见，其次为肝巨大血管瘤（large hepatic caver nous hemangioma）。女性口服避孕药后，常发生局灶性肝结节增生及腺瘤。肝硬化患者则以脂肪堆积和肝结节再生多见。肝脓肿和血管平滑肌脂肪瘤为少见的肝脏良性肿瘤。肝脏恶性肿瘤分为原发和转移两类，以转移瘤多见，为肝脏原发肿瘤的 20 倍。肝脏转移瘤的特征为多发，容易发生肝脏转移的肿瘤有结肠癌、胃癌、胰腺癌、肺癌和乳腺癌。90%的肝脏原发肿瘤为上皮源性肿瘤，根据其起源不同可分为肝细胞肝癌，约占肝脏原发恶性肿瘤的 90%，另 10%起源于肝内胆道系统。^{18}FDG PET 显像对肝脏转移性肿瘤的检出率较高，但是对肝脏原发肿瘤，特别是肝细胞肝癌（hepatocellular carcinoma，HCC）的检出率较低。

1. 原发性肝癌

(1) 一般临床特点

原发性肝癌是由肝细胞或肝内胆管上皮细胞发生的恶性肿瘤，我国发病率较高，属常见的恶性肿瘤之一，发病年龄多在中年以上，男多于女。一般认为，丙、乙型肝炎，特别是肝炎后肝硬化与肝癌关系密切，另外，黄曲霉毒素和亚硝胺类、寄生虫感染等也与肝癌的发生有关。目前临床上将甲胎蛋白（alpha fetoprotein，AFP）检测用于肝癌的普查和辅助诊断，使早期肝癌的诊断率大为提高。

早期肝癌（小肝癌）是指瘤体直径在 3 cm 以下，不超过两个瘤结节的原发性肝癌，癌组织多呈膨胀性生长，球形或分叶状，与周围组织分界多较清楚，临床上常无明显症状或体征。晚期肝癌患者肝脏明显肿大，可达 2000～3000 g，癌组织可局限于肝的一叶(多为右叶)，也可弥漫全肝，大多合并肝硬化。肉眼可分为巨块型，瘤体周边常有散在的卫星状瘤结节，此型较少合并肝硬化；结节型最多见，常在肝硬化的基础上发生，癌结节多个散在，直径由数毫米至数厘米不等，有的相互融合形成较大的结节；弥漫型最少见，常在肝硬化的基础上发生，癌组织在肝内弥漫分布，无明显的结节或形成极小的结节。

镜下，按组织发生可将肝癌分成：① 肝细胞癌：最常见。由肝细胞发生，其分化好者癌细胞类似肝细胞，异型性小，呈巢状或小梁状排列，周围有血窦相隔。部分癌细胞能分泌胆汁，可有淤胆现象。分化差者异型性明显，细胞大小不等，核大，形态不一，可见瘤巨细胞或深染的小细胞；② 胆管细胞癌：较少见。由肝内胆管上皮发生。常呈腺管结构，癌细胞与胆管上皮细胞相似，腺腔内可有粘液。此型较少合并肝硬化。可继发于华支睾吸虫病；③ 混合细胞型肝癌：最少见。同时具有肝细胞癌及胆管细胞癌两种成分。

肝癌首先在肝内蔓延和转移，沿门静脉分支播散，在肝内形成多处转移结节，还可逆行蔓延至肝外门静脉主干，形成较大癌栓，堵塞管腔，引起门静脉高压。肝外转移常通过淋巴道转移至肝门淋巴结、上腹部淋巴结和腹膜后淋巴结。晚期，可通过肝静脉转移到肺、肾上腺、脑及骨等处。有时癌细胞可从肝表面脱落直接种植在腹膜及卵巢表面，形成种植性转移。

肝癌的早期诊断是治疗的关键，我国肝癌筛查发现，直径小于 5cm（小肝癌）的 HCC 手术切除后 5 年生存率为 50%，大于 5 cm，则 5 年生存率接近 0。诊断肝癌的方法有血清学检查和影像学检查两种。血清学检查主要有甲胎蛋白和 α-L-岩藻糖苷酶，甲胎蛋白检测在 HCC 的诊断及疗效观察中的作用已得到公认，如不伴 SGPT 明显异常的 AFP 上升达 500 μg/L 以上者应高度怀疑肝癌可能，但 AFP 检查缺乏特异性，且诊断小肝癌的敏感性不高，可能是肿瘤越大，产生 AFP 的细胞越多的缘故；α-L-岩藻糖苷酶在小肝癌的阳性率达 70.6%。影像学检查包括 B 超、CT、MRI、核医学（ECT、PET），超声显示有晕圈的实质性占位高度提示肝癌可能，B 超检查经济实用、操作简单，适合对病人进行动态系列跟踪观察及 B 超引导下结节穿刺活检。CT 可反映肿瘤的部位、大小、数目、门静脉有无癌栓、肝门淋巴结有无肿大等，注射造影剂后的增强扫描能更好地显示和鉴别病灶的性质，CT 血管造影对于发现 1 cm 以下的肝脏肿瘤有价值，随着螺旋 CT、薄层扫描、双期扫描等新技术的应用，增加了小肝癌的发现率，如 CT 示实质占位，注射造影剂无填充，肝动脉造影示肿瘤血管与肿瘤染色应高度怀疑肝癌可能。MRI 对于直径大于 2 cm 的肝癌检出率为 97.5%，2 cm 以下的肝癌检出率仅为 33.3%，增强多相动态 MRI 对小肝癌的检出率可达 89%，MRI 对肝癌的假包膜、肿瘤的内部结构、肿瘤对血管的侵犯方面优于 CT。

(2) ^{18}F-FDG PET/CT 显像在肝癌治疗前的作用

^{18}F-FDG PET 显像可以用于肝癌的诊断。肝细胞肝癌（HCC）在 PET 显像可有三种表现：与周围正常肝组织的代谢活性相等、增高和降低，分别占 30%、55%和 15%。这是因为代谢活性增高的那部分 HCC 病灶内，与葡萄糖酵解有关的 6-磷酸葡萄糖激酶活性（K_3）明显增高，而葡萄糖-6-磷酸酶（K_4）活性明显降低，从而导致葡萄糖类似物 ^{18}F-FDG“陷落”在肿瘤细胞中，在 PET 影像上显示为阳性病灶，但是还有一些分化好的 HCC 细胞代谢特征与正常肝组织基本相同，也含有大量葡萄糖-6-磷酸酶，^{18}F-FDG 被降解后排出细胞，无法在肿瘤细胞内滞留，使得 HCC 病灶对 ^{18}F-FDG 摄取程度与周围正常肝组织相同，PET 显像呈阴性或 SUV 不高而很难被检测出来。HCC 对 ^{18}F-FDG 摄取与肿瘤分化程度和大小有关，Trojan 等的研究观察了 14 例 HCC 患者，其中 8 例中、低度分化的 HCC 7 例呈阳性，阳性率达 87.5%，而 6 例高度分化的肿瘤无一例摄取增高。这

种由于肝脏组织本身对^{18}F-FDG代谢的特殊性使得PET显像对HCC诊断的假阴性率很高，约为43%～52%。肝脏良性肿瘤（局灶结节增生、腺瘤和再生结节）在PET图像中，表现为局限放射性缺失区或与周围正常的肝脏组织代谢活性基本相同，部分囊肿患者如合并感染或肉芽肿增生，可能表现为局部代谢增高，无特异性，由此可见^{18}F-FDG PET显像对诊断分化好的HCC原发病灶特异性不高，PET/CT也同样无法克服这个缺陷。

在肝癌诊断过程中，^{18}F-FDG PET显像除了对高分化程度的HCC的早期诊断存在缺陷外，对于慢性肝病基础上合并HCC的患者的诊断也存在困难。HCC常好发于慢性肝病基础上，如慢性乙型、丙型肝炎及各种原因所致肝硬化，有材料表明，70%的HCC患者有慢性肝炎及肝硬化病史。慢性肝病过程中的良性再生结节与HCC的鉴别，直接关系到患者的治疗方案的选择，特别是对于血清学检查基本正常，影像学检查又无特异表现的肿瘤，如何利用PET检查来早期发现，成为肝癌诊断的难点。

肝内胆管细胞癌对^{18}F-FDG均有摄取，在姚树展等的研究中发现，3例肝内胆管细胞癌病灶，2例均显影，在Young等的研究中，11例肝内胆管癌患者肝内病灶均明显显影，诊断阳性率很高。假阳性的发生主要是因为合并有炎症。在胆管癌转移灶中，Young等的研究发现，常规CT、B超等检查方法仅发现1例肺部转移病灶，而PET检查发现了4例患者共6处转移灶，其中3个肺转移病灶和3个腹腔外转移淋巴结。

除了诊断作用外，^{18}F-FDG PET/CT显像的另一个作用对肝癌的分期和预后评估有帮助。一般讲单个癌灶、直径≤5 cm、无癌栓、无肿瘤旁子灶及癌性坏死的患者，无瘤生存率明显高，是预后相对较好的因素。由于HCC对^{18}F-FDG摄取与肿瘤分化程度相关，在PET/CT图像中显影的肝脏原发病灶，一般恶性程度较高，坏死病灶在PET显像表现为环形放射性摄取增高。^{18}F-FDG PET/CT显像还可以发现肝外转移病灶，在姚树展等的研究中发现，13例HCC患者中，2例发现肺转移，3例发现腹膜后转移。另外，如有门脉瘤栓形成的患者，^{18}F-FDG PET/CT显像可显示该段门脉内放射性摄取增高，因此HCC患者的PET/CT显像结果可对患者的预后评估有一定的价值。

(3)^{18}F-FDG PET/CT显像在肝癌治疗后的作用

早期肝癌的治疗首选手术切除，晚期肝癌如不能切除还可采用术中肝动脉门静脉化疗并结扎，置入式注药泵输注化疗、微波辐射治疗；术中冷冻治疗、电化学治疗、灌注化疗、序贯治疗等。其次放疗、化疗、介入放射学治疗、免疫治疗、无水酒精注射治疗等都可延长晚期肝癌患者的生存期。由于肝癌复发的几率要高于正常人发生肝癌的几率，因此要监测肝癌治疗后肝脏局部情况。以往诊断肝癌复发的方法主要是AFP和B超，一般患者两月复查AFP和B超一次，半年复查胸片一次，有条件者每年行CT检查一次，但是由于部分患者AFP在治疗前后可能会发生变化，而且部分介入治疗后的肝癌患者病灶形态无明显变化，B超和CT均可能不能及时发现病情的变化，PET/CT显像可以更早地反映病灶局部的代谢变化，为治疗方案的选择提供准确的依据（见彩图13-3）。

2. 转移性肝癌

转移性肝癌主要来源于胃肠道原发癌，也可来自乳腺癌、肺癌和神经母细胞瘤等。在CT图像上，肝脏转移癌一般为多灶性，体积较大，散在分布，结节中央多发生坏死、出血；肝转移癌常侵入门静脉，造成肝内广泛播散和肺转移，^{18}F-FDG PET显像诊断肝脏转移瘤的灵敏度很高，可达到90%。Delbeke报道66例肝转移患者均高度摄取^{18}F-FDG，SUV＞3.5。Willkomm的研究发现，28例结直肠癌患者，9例肝转移全部被发现。Boyken对一组14例结直肠癌患者行^{18}F-FDG显像，20个肝转移灶中，PET检出17个。在Frohlich研究的168例胰腺疾病患者中，胰腺癌患者94例，肝内转移病灶66个。15例PET阳性，灵敏度68%，肝脏转移瘤直径大于1 cm时，^{18}FDG PET显像的检出率为97%，小于1 cm时，^{18}F-FDG PET的检出率下降到43%。但是当肿瘤恶性程度很高时，直径小于1 cm的转移灶也因对^{18}F-FDG摄取较高而被探测出来。姚树展等的研究中，8例肝脏转移癌患者共25个病灶，PET上均有显示，SUV 3.8～12.4。说明PET/CT可以准确显示肝脏转移情况。另外，同样在姚树展等的研究中，8例肝转移患者中，其中3例检查前未发现原发病灶者发现位于升结肠、结肠脾曲和降结肠的病灶，说明在肝转移癌寻找原发病灶中，PET/CT显示了良好的定位和定性作用。

（二）胆道系统肿瘤

早期胆囊癌临床表现无特征性，且常与胆石症并存，半数以上被误诊为胆囊炎、胆石症。B超为非侵入性检查方法，是目前唯一能早期发现胆囊癌的检测方法，应作为首选。经皮肝穿刺胆道造影（percutaneous transhepatic cholangiobiopsy，PTC）及逆行胰胆管造影（endoscopic retrograde cholangiopancreatography，ERCP）可能表现为胆囊底部不规则充盈缺损，或胆囊不显影，或胆总管、右肝管因外来压迫而狭窄或移位等。CT诊断率约60%。进行ERCP及PTC时，可同时收集胆汁做细胞学检查，在X线或B超导引下经皮肝穿作直接胆囊造影，成功率分别为85%和95%以上；此外尚可穿刺胆囊壁取活组织做细胞学检查，诊断正确率为85%左右。腹腔镜检查可发现肿瘤结节，并可活检作出细胞学或组织学诊断。腹腔动脉造影的诊断正确率约70%～80%，并有可能发现早期癌。其表现为胆囊动脉增宽，粗细不匀或中断现象。PET在胆囊癌诊断及分期中的作用尚未见报道。

胆管癌的发病率较胆囊癌低，约占胆系总恶性肿瘤的30%～40%。PTCA是诊断胆管癌的主要方法，确诊率可达94～100%。但不能了解癌肿近侧浸润的范围及其浸润邻近组织的程度。血管造影术，包括选择性肝动脉造影、脾门静脉造影和经皮肝穿刺门静脉造影术等可以较好判定胆管癌能否切除，但不能了解淋巴转移的情况，以及肝尾叶有否受侵。CT可能帮助判断癌肿是否已侵犯肝实质，如上述检查仍不能明确诊断，最后只能依靠手术探查，但有时亦会发生困难：首先由于癌肿常在胆管壁呈潜行性生长，故较难取到合适的标本，切片中镜检常呈现为一堆癌细胞被致密的纤维组织包裹，有时不易与原发性硬化性胆管炎鉴别，往往需要多次病理切片检查才确诊。胆管癌的预后较差，手术切除组的平均生存期为13个月，很少有5年存活者。

关于胆道系统肿瘤PET显像价值的文献较少，样本量很小，尚难得到明确结论，就目前研究结果来看，PET/CT在胆管肿瘤的良恶性鉴别诊断方面有一定作用，对周围淋巴结转移情况及远处转移情况的评估有较肯定的价值。

四、胰腺癌

（一）一般临床特点

胰腺肿瘤既可来源于外分泌细胞，也可来源于内分泌上皮细胞。原发于外分泌上皮的恶性肿瘤称为胰腺癌（pancreatic cancer），其大多数来自导管上皮，少数来自腺泡上皮，分为导管腺癌、囊腺癌、导管内乳头状粘液腺癌、腺泡细胞癌、胰母细胞癌、实性假乳头状癌。来源于内分泌细胞的肿瘤称胰岛细胞瘤，分功能性和无功能性两种。本节主要内容为PET/CT在胰腺癌诊断与治疗中的作用。

胰腺癌是恶性程度很高的肿瘤之一，发病率和死亡率很接近，主要是因为目前缺乏有效的筛查方法，不能早期发现胰腺肿瘤，患者出现症状就诊时，往往已处于病程的中晚期，晚期胰腺癌手术切除率平均只有15%，切除术后的平均生存时间也仅为15～19个月，5年生存率大约为10%～20%。胰腺癌的治疗和预后很大程度上取决于肿瘤浸润的程度、淋巴结和远处转移的出现。因胰腺本身缺乏被膜，肿瘤极易侵犯至周围组织（淋巴结、神经丛和血管）而出现“间隙浸润”。淋巴结转移的TNM分期为：长径≤2 cm、肿瘤局限于胰腺为T_1期；T_2期肿瘤仍局限于胰腺，但长径＞2 cm；T_3期肿瘤已扩展到胰腺外，但尚未累及腹腔干或肠系膜上动脉；T_4期肿瘤累及腹腔干或肠系膜上动脉。N_0无区域淋巴结转移；N_1有区域淋巴结转移。M_0无远处转移；M_1有远处转移。胰腺癌的转移途径除淋巴结转移外，由于胰腺的血供很丰富，常有不同程度的血行转移与腹膜播散。

根治性切除（radical resection）是胰腺癌唯一的治愈机会，很多胰腺癌无法行手术切除，即使术前检查认为可行手术治疗的患者，40%仍只能行姑息手术，原因是由于肿瘤超出外科术切除范围、肿瘤包绕血管和神经、广泛淋巴结肿大、转移至肝脏或腹膜表面，术前准确评估胰腺癌的可切除性，是胰腺癌治疗的关键。手术切除的标准：① 肿瘤局限于胰腺内，或仅侵犯胆总管、十二指肠、脾脏或胃（TNM分类的T_1、T_2，没有血管侵犯的T_3）；② 肿瘤没有侵犯周围的大血管（腹腔干、肝动脉、门静脉系统、腹主动脉、下腔静脉）；③ 没有明显的淋巴结转移；④ 没有腹膜的种植转移、肝脏或其他远处转移。

影像学检查及肿瘤标记物的检测在胰腺癌的诊断、疗效观察和预后评估中有很大的作用。CA19-9是胰腺癌的肿瘤标记物，早期就可能有明显升高，但CA19-9并不是其特异的肿瘤标记物，在慢性胰腺炎和其他一些疾病中也有可能升高，因此在用CA19-9作为胰腺癌患者术前诊断和疗效观察指标时。还需结合其他检查结果进行综合评价。影像学检查主要有

B超、CT、ERCP、MRI、MRCP、PET等，由于根治性切除是胰腺癌唯一的治愈机会，因此在术前诊断中，影像学检查的重点是对肿瘤的性质和可切除性进行准确判断，包括肿瘤对周围器官和血管的侵犯情况以及转移情况（淋巴结、腹膜种植转移、肝脏或其他远处转移）。在治疗中的作用主要包括疗效观察和预后评估，包括局部病灶的监测和是否出现新的转移病灶。

早在20世纪90年代就已经有关于^{18}F-FDG PET显像在胰腺癌诊断、疗效观察中应用的文献报道，虽然2002年日本已经批准了将胰腺癌患者的PET检查属保险报销范畴，但在美国，却始终未能纳入，最近一些文献也开始质疑^{18}F-FDG PET显像在胰腺癌诊断中的作用，问题的焦点在于：对于胰腺癌患者，^{18}F-FDG PET显像的作用究竟有多大？Kasperk等研究者认为与传统的检查方法比较，^{18}F-FDG PET显像并不能为临床提供更多、更可靠的信息来解决胰腺肿瘤诊断中的难题，如对胰腺肿瘤对周围器官和血管的侵犯情况，从效价比的角度看，对于预后很差的胰腺癌患者来说，不值得为昂贵的PET检查掏腰包。持上述观点的专家主要分布在拥有很多PET中心的德国和美国，因此他们的观点对^{18}F-FDG PET显像在胰腺癌诊断与治疗中的作用影响很大，但Tatsuya等的研究小组认为，^{18}F-FDG PET显像在胰腺癌患者的诊断和治疗中的作用还是十分有意义的。

（二）^{18}F-FDG PET/CT显像在胰腺癌治疗前的作用

1. 与胰腺炎的鉴别诊断

胰腺炎（pancreatitis）和肿瘤的鉴别诊断是胰腺诊断中的难点，既往^{18}F-FDG PET显像对炎症和肿瘤的鉴别主要依靠SUV和病灶的形态异常，而二者均非特异性的指标。还有研究者寻求用^{18}F-FDG PET延迟显像的方法对二者进行鉴别诊断，延迟显像或称双时相显像在肺癌、乳腺癌等恶性肿瘤和炎症鉴别诊断中的作用十分显著，但是在胰腺病变中，尚没有大样本研究，在Nakamoto等的研究中，共27例患者进行延迟显像，恶性病变在延迟显像中有明显升高，而炎症病灶的SUV呈下降趋势，认为延迟显像在胰腺炎症和肿瘤的鉴别诊断中可能有一定的作用，但是，也有研究者观察到，一些胰腺癌病灶对FDG的摄取在延迟显像中反而下降，而一些胰腺良性病灶，如自身免疫性胰腺炎，在延迟显像中SUV明显上升，因此目前延迟显像在胰腺炎症和肿瘤的鉴别诊断中的作用尚无定论，需要大样本研究结果来进一步证实。

病史采集和血清学检查在胰腺良恶性病变鉴别诊断中非常重要，如自身免疫性胰腺炎患者，单纯依靠^{18}F-FDG PET显像往往不能准确地与胰腺癌鉴别，特别是部分活动期的自身免疫性胰腺炎病灶对^{18}F-FDG有很高的摄取，而且在延迟显像中SUV还有明显的升高，如果综合病史及血清学检查指标综合判断，则往往很容易得到正确的结论。另外，在进行^{18}F-FDG PET显像之前是否有ERCP或PTCD等有创检查病史，对^{18}F-FDG PET显像结果的判断也很重要，因为这些有创检查常可引起局部胰腺或胆道系统炎症，表现为局部高代谢特点，可能会对胰腺肿瘤的诊断造成困难。

2. 小胰癌的诊断

直径小于2 cm并且没有淋巴结转移的胰腺癌称小胰癌，尽管小胰癌只占整个胰腺肿瘤的8%，但在胰腺癌的治疗中，早期诊断小胰癌无疑是提高疗效的最好方法，因为肿瘤病灶越小，意味着切除的可能性越大，预后越好。CA19－9是诊断胰腺癌的比较灵敏的血清学指标，但是只有50%的小胰癌患者血清CA19－9升高。目前^{18}F-FDG PET显像在小胰癌的诊断中的作用还没有正式的研究报告，Higashi等曾对16例小胰癌患者的^{18}F-FDG PET显像结果进行了初步的分析，认为灵敏度可以达到81%（13/16），检出的最小肿瘤直径为7 mm，未检出的3例中，1例直径4 mm，已超出PET的最小分辨率范围，另2例患者的图像未使用衰减校正，图像的分辨力下降。该16例患者大多数无明显症状，B超筛查仅发现胰管扩张而未发现肿物，^{18}F-FDG PET显像前所做的CT检查中有7例病灶显示不清晰。他们的研究提示^{18}F-FDG PET显像可能对小胰癌的诊断有很好的辅助作用。

小胰癌的诊断属于胰腺癌筛查范畴，那么^{18}F-FDG PET显像能否作为胰腺癌筛查的手段之一呢？日本曾有一个关于^{18}F-FDG PET显像在肿瘤筛查中的作用研究，受试者共3165人，共检出肺癌10例，胰腺癌未检出，如果按照胰腺癌在日本的发病率为0.3%计算，预期应筛查出3例患者，可能他们所做的受试者年龄段（40～60岁）非胰腺癌的高发年龄段（50～70岁）。如此低的胰腺癌检出率，从效价比角度来讲，^{18}F-FDG PET显像方法不适合做胰腺癌的筛查手段。

3. 胰腺囊性肿瘤的良、恶性诊断

胰腺囊肿一般无明显症状，大部分是良性，良性的囊肿可以不切除或部分切除，因此胰腺囊性肿瘤的良、恶性诊断对治疗方案的选择至关重要。有报道认为导管内乳头状粘液腺癌（IPMT）实际上是囊腺癌的主要成分，特点是局部或弥漫性胰管扩张，导管内上皮增生并伴有大量粘液分泌。CT、MRI 及 B 超对胰腺囊腺癌的诊断非常困难，目前^{18}F-FDG PET 显像在胰腺囊腺癌诊断中的作用的文献也较少，Sperti 等曾做过这方面工作，在他们 2001 年的研究中发现，^{18}F-FDG PET 显像可以从 17 例囊腺癌中检测出 16 例，而 39 例胰腺良性囊肿中 38 例显影未见明显异常，特异性和准确性分别为 97%和 96%；2003 年的后续研究工作仍然证实了上述结论，17 例囊腺癌患者中 16 例对^{18}F-FDG 有异常摄取，特别是 2 例在 CT 和 MRI 上无明显异常的 IPMT 肿瘤均对^{18}F-FDG 有很高的摄取，SUV 2.5～5.0。Higashi 等的研究工作也表明，^{18}F-FDG PET 显像对胰腺囊腺癌（如 IPMT、粘液囊腺癌）的诊断准确率可以达到 100%，SUV 1.5～3.9。^{18}F-FDG PET 显像在胰腺囊性肿瘤良恶性鉴别诊断中的作用，还需要大样本分析。

4. 胰腺癌的分期

术前胰腺癌分期，特别是对其可切除性的判断至关重要，而这也是^{18}FDG PET 显像的优势所在。接近 40%的胰腺癌患者行^{18}F-FDG PET 显像的目的是了解术前的转移情况，与其他检查方法比较，^{18}F-FDG PET 显像的优势就在于其为全身显像，对远处转移情况，如淋巴结、肝脏、腹膜播散转移、骨转移，以及是否合并其他脏器的恶性肿瘤有一个全面的了解，对治疗方案的选择，避免不必要的手术创伤有很重要的作用（图 13-4）。文献报道，约有 40%的胰腺癌患者根据^{18}F-FDG PET 显像结果调整了治疗方案。

胰腺癌患者出现肝脏转移后即失去了手术机会，因此对胰腺癌患者的肝脏占位病变性质要进行准确的判断。Frohlich 等的研究结果也表明，肝脏转移瘤直径大于 1 cm 时，^{18}F-FDG PET 显像的检出率为 97%，小于 1 cm 时，^{18}F-FDG PET 的检出率下降到 43%。但是当肿瘤恶性程度很高时，直径小于 1 cm 的转移灶也因对^{18}F-FDG 摄取较高而被探测出来。决定^{18}F-FDG PET 显像能否检测出小于 1 cm 肝脏转移瘤的

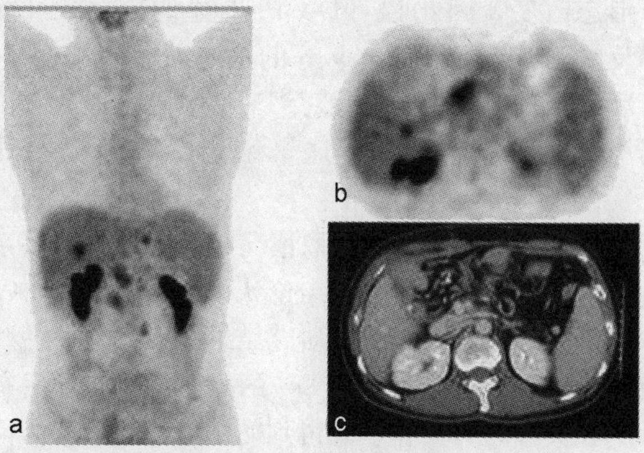

图 13-4 患者女，41 岁，CT 发现胰头占位 2 周余，CA19-9 明显增高

图 a、b 为 PET 冠状及横断位图，可见胰头部位放射性摄取异常增高灶，并伴肝脏、腹膜后淋巴结转移；图 c 为 CT 图像，胰头部可见一低密度灶

因素主要包括：① 肝脏组织对^{18}F-FDG 的摄取是否均匀，肝内^{18}F-FDG 分布不均匀，往往掩盖代谢活性低的转移灶；② 呼吸运动引起的接近肝脏边缘肝内伪影。出现的假阳性结果主要为肝脓肿和 PTCD 检查后引起的胆道系统感染。

淋巴结转移情况是判断胰腺癌预后的又一重要指标，但是^{18}F-FDG PET 显像对胰腺癌淋巴结转移情况的评估不如 CT、B 超，Bares 等的研究认为^{18}F-FDG PET 显像对胰腺癌淋巴结转移的探测准确率仅为 76%。Zimny 等则认为探测效率仅有 46%。^{18}F-FDG PET 显像对胰腺癌淋巴结转移探测效率低的原理目前尚不明确，原因可能是转移淋巴结中的肿瘤细胞含量过低和/或转移淋巴结体积过小。

（三）^{18}F-FDG PET/CT 显像在胰腺癌治疗后的作用

与血清 CA19-9 的监测是胰腺癌术后疗效观察相比，^{18}F-FDG PET 显像的优势在于对胰腺癌局部复发和全身转移的定位和定性诊断。

在用^{18}F-FDG PET 显像进行胰腺癌疗效评估时，要注意治疗与检查之间的间隔时间，影响疗效评价的准确性的原因一是放化疗过程中肿瘤的代谢活性会受到抑制，另外是因为一些治疗（如放疗）可能会引起局部继发炎症反应而造成误诊。由于胰腺癌患者的预后很差，因此有关疗效观察的文献很少，Higashi 等 1999 年发表文章认为，无法行根治性切除的胰腺癌患者用内照射治疗方法时，病灶代谢活性的改变要早

于形态改变，因此^{18}F-FDG PET显像比CT可以更早反映治疗效果。Maisy等的初步研究表明[30]，化疗后一个月，胰腺癌病灶对^{18}F-FDG摄取降低，预示着患者生存期的延长，这个结论还需多样本研究证实。

肿瘤对^{18}F-FDG的摄取情况与预后之间的关系成为目前研究的热点，一般结论认为肿瘤对^{18}F-FDG摄取越低，预后越好，但是研究结果存在差异，一些研究认为治疗前肿瘤对^{18}F-FDG的摄取情况与预后有良好的相关性，另一些研究得到的结论相反，认为治疗后有，而治疗前无。还有一项研究认为肺鳞癌与腺癌病灶的SUV值与预后之间的相关性是有差别的，所以，肿瘤对^{18}F-FDG的摄取情况与肿瘤预后之间的关系尚无定论，似随肿瘤来源和病理类型不同而不同。胰腺癌病灶对^{18}F-FDG的摄取情况与预后之间的关系研究目前还比较少，综合目前文献，研究者一致认为肿瘤的SUV、肿瘤大小与SUV关系是影响判断^{18}F-FDG的摄取情况与预后之间关系的重要因素。

综上所述，^{18}F-FDG PET显像在胰腺癌的诊断以及鉴别诊断上的作用虽然下降，但是其在术前对胰腺癌患者全身情况的了解以及可切除性评估方面的作用仍然是无可替代的，约有40%的患者根据PET显像的结果调整了治疗方案，另外其在疗效评价、复发的诊断、随访观察、预后判断、发现“可根治性切除”的胰腺癌以及胰腺囊腺癌的鉴别诊断方面作用十分突出。随着PET/CT在临床中的广泛应用，^{18}F-FDG PET显像在胰腺癌诊治中的作用会有新的发展。

五、大肠癌

（一）一般临床特点

大肠癌（colorectal cancer）在我国的发病率与欧美国家相比处于较低水平。但近年来由于饮食结构的改变，本癌的发病有增加的趋势。在消化道恶性肿瘤中，仅次于胃癌和食管癌，居第三位。此癌如能早期发现并及时治疗，其术后五年生存率可达90%。患者多为老年人，但中青年患者日渐增多。高营养而少纤维素的饮食与本病的发生有关，另外遗传因素、息肉癌变、慢性溃疡性结肠炎等也与结肠癌的发生有关。

大肠癌的好发部位以直肠最多见（50%），其下依次为乙状结肠（20%）、盲肠、升结肠、降结肠和横结肠。肉眼形态可分为隆起型（息肉型）、溃疡型、浸润型（环状型）、胶样型。左、右侧大肠有明显的不同：左侧多为浸润型，引起肠壁环形狭窄，早期出现梗阻症状；右侧多为隆起型，一般无梗阻症状。镜下，大肠癌主要以高分化管状腺癌和乳头状腺癌多见，其次为低分化腺癌、粘液癌和印戒细胞癌，未分化癌、鳞状细胞癌等少见。

当癌组织尚未穿透肌层时，淋巴道转移少见，一旦穿透肠壁肌层，则淋巴道转移率明显增加，通常最先转移至病灶附近的淋巴结，进而侵入肠系膜根部等处的淋巴结，部分可侵入胸导管而转移至左锁骨上淋巴结，血道转移多发生在晚期。大肠癌的血道转移主要通过门静脉系统转移至肝，亦可转移至远隔器官如肺、脑、肾、骨等处。分化高的大肠癌生长较缓慢，当癌组织浸润到浆膜层后，可直接蔓延至邻近器官，如前列腺、膀胱、子宫、肝、胰等。

临床常用Dukes分期法，主要根据大肠癌病变在肠壁的扩散范围以及是否转移到局部淋巴结而将大肠癌分为：A期：癌组织侵入粘膜下层或肌层，但未穿透肌层，无淋巴结转移；B期：癌组织浸润已超过肌层，并扩延至肠周组织，无淋巴结转移；C期：除有上述改变外，已发生淋巴结转移。A期经手术可以治愈；B期术后5年存活率为70%；C期降至30%。大肠癌的诊断主要依靠纤维结肠镜（colonofiberscope）和活检方法，影像学检查对大肠癌的分期的作用有限，因为大部分患者的分期情况在手术时方可进行准确评估。

（二）^{18}F-FDG PET/CT显像在大肠癌治疗前的作用

在^{18}F-FDG PET显像中，正常大肠显影较常见，呈条管状，走行自然，上下延续，有时可见结肠袋，回盲部、乙状结肠直肠部常可见局部放射性摄取增高，一般不呈结节状或团块状。大肠的这种生理性摄取的原因目前并不清楚，为了避免这种干扰对病灶的判断，采取了很多方法来减少这种生理性摄取，包括胃肠道肌肉松弛剂的使用和用灌肠减少肠内容物等方法，但都不能避免结肠显影，因此PET/CT的应用可以部分消除这方面的影响，利用PET图像与CT图像相互印证，必要时加用造影剂，功能影像与解剖影像相结合，使大肠病变的诊断更准确。

PET/CT显像在早期诊断大肠癌中的作用的研究主要包括以下几个方面：

1. 对于原发病灶的诊断

已明确诊断或高度怀疑为大肠癌的患者，原发病灶均对^{18}F-FDG有摄取。有一些癌前病变（precancerous lesions）则是在做^{18}F-FDG PET全身显像时偶然发现的，病灶的大小在5～30 mm，大于13 mm的病灶90%都有显影，尽管^{18}F-FDG PET显像过于昂贵，不适合做大肠癌筛查方法，但是在^{18}F-FDG PET显像过程中出现大肠部位的放射性异常浓聚情况时，仍应建议患者进行进一步检查，以排除大肠肿瘤的可能，或早期发现，早期治疗，延长患者的生存时间。

2. 对转移灶的诊断

术前对大肠癌全身扩散情况的了解决定了手术方案的选择和预后，CT与PET显像诊断淋巴结转移情况的灵敏度基本相同，均小于30%，但是对肝脏转移病灶的诊断，^{18}F-FDG PET显像的灵敏度和特异性要明显高于CT，分别为88%和100%，而CT为38%和97%。术前行^{18}FDG PET显像，约8%的患者根据显像结果更改了治疗方案，13%患者扩大了手术切除范围；Selzner等报道76例大肠癌患者在行肝转移灶切除术前接受了CT和PET/CT检查，并在术中和术后连续行CT进行验证，结果发现两种手段在判定肝转移灶方面并无差异，但PET/CT显示有15例患者原发灶局部复发，CT仅辨别出9例，敏感度分别为93%和53%；前者还提示34例患者有其它部位的转移，而后者仅24例，敏感度为89%和64%。总体来看，PET/CT使医师对16例患者改变了治疗策略（21%）：10例CT示可行肝转移灶切除术的患者经PET/CT证实已有广泛转移，成为手术禁忌；6例仅PET/CT有阳性发现的患者接受了肝脏及区域淋巴结的手术治疗。研究者们应用静脉造影剂以使PET/CT能更好地显示肝内的脉管系统。有报道认为，治疗后3周，^{18}F-FDG PET显像中，转移灶代谢活性消失，则治疗后16个月无复发，如果还有代谢活性，则复发的可能性为80%。但是目前大肠癌肝转移灶局部治疗疗效观察的文献中样本量很少，因此上述结论还需进一步观察。

3. 假阳性结果

除了大肠癌及癌前病变原发灶对^{18}F-FDG有明显摄取外，其他如大肠脓肿、肠瘘、大肠憩室及腺瘤也可对^{18}F-FDG有明显摄取引起假阳性结果，在对肠道有局部放射性摄取异常增高的图像进行判断时，要考虑到这些假阳性结果的可能。虽然^{18}F-FDG PET显像对大肠癌原发病灶、转移病灶的诊断效果比较好，但在术前肿瘤分期中的作用仍有争议。

（三）^{18}F-FDG PET/CT显像在大肠癌治疗后的作用

大肠癌患者术后复发转移的明确诊断一直是临床医生所关注的问题，传统的以解剖结构改变为基础的检查方法其自身的局限性，例如在手术瘢痕和局部复发的鉴别、肝转移、腹膜转移、肠系膜转移和淋巴结转移易发生漏诊，在漏诊的患者中，50%的患者剖腹探查时已无法手术切除。血CEA水平的监测灵敏度较低，有50%局部复发和转移的患者CEA仍处于正常水平。^{18}F-FDG PET/CT检查在发现大肠癌肝转移的灵敏度、特异性和准确率分别为100%、99%和99%，明显高于B超（分别为87%、96%和93%）和CT（分别为86%、76%和92%），因此^{18}F-FDG PET/CT对于大肠癌复发、转移随访中具有很高的实用价值。

70%的大肠癌患者可以行手术治疗，但是术后两年的复发率约为30%，其中大部分为肝转移，PET/CT对肝脏转移灶的诊断也很特异，特别是对小的、单独使用CT难以明确诊断的转移灶（见彩图13-5）。单个肝转移病灶可行手术切除，术后3年生存率约为77%，但是如有肝内多发转移或者肝外转移灶，则说明预后很差，不能进行肝脏转移灶的切除手术，只能采取导管内注射化疗药物、钇［^{90}Y］微球栓塞、病灶局部酒精栓塞等方法，这些介入治疗方法的疗效对患者的预后至关重要，^{18}F-FDG PET/CT对介入治疗疗效的观察要好于单独使用CT。

与早期大肠癌相比，PET/CT的作用在预后很差的进展期大肠癌治疗过程中的作用更明显，这是因为，进展期大肠癌的治疗方案常采用化疗和放疗等保守方法，而^{18}F-FDG PET/CT反映的肿瘤代谢活性改变的时间要明显早于肿瘤形态改变，可以更早为治疗方案的调整提供准确的信息。而在放疗后，局部瘢痕处有无复发，诊断也主要依靠^{18}F-FDG PET显像结果观察局部是否有代谢活性的改变。值得注意的是，在放疗的早期及放疗结束后数月内，局部常伴发放射性炎症，也表现为局部代谢活性的增高，因此，在对PET/CT图像进行判断时，要注意结合病史。目前对放疗后多长时间行PET/CT检查可以准确评估疗效还没有系统研究，有文献报道，直肠癌放疗后6个月行PET/CT检查时，盆腔内放疗局部高摄取提示局部复发可能的敏感性为84%，特异性为88%。

在用PET/CT对大肠癌进行诊断及疗效观察时，要注意假阴性结果的发生，如肿瘤体积过小、部分容积效应、病灶局部坏死及一些粘液性肿瘤，对FDG常无摄取或摄取很低，易引起漏诊。另外还有一些假阳性结果，如巨噬细胞、嗜中性粒细胞、纤维母细胞、粒细胞等炎症细胞对FDG有非特异摄取，这些炎症常发生在放疗后、活检部位、引流管及手术切口附近，肠道炎症也可以表现为局部代谢活性升高。肠道腺瘤是另一个常见的引起局部放射性摄取增高的原因，因此在对PET/CT结果判断时要慎重，必要时需行肠镜检查。

六、小肠肿瘤

小肠肿瘤（small intestinal tumor）的发病率占胃肠道肿瘤的2%，分为良性与恶性，恶性肿瘤占3/4。临床表现很不典型，诊断主要依靠临床表现及X线钡餐检查。良性小肠肿瘤的治疗，只做手术切除，恶性小肠肿瘤在做根治性手术（小肠、肠系膜及区域淋巴结）后，根据病人的情况选用化疗或放疗。

PET在小肠肿瘤中的作用只有个案报道，认为PET对小肠淋巴瘤的诊断作用独到，PET/CT尚未见报道。

（霍 力）

参考文献

1. 李连弟，饶克勤，张思维，等. 中国12市县1993年～1997年肿瘤发病和死亡登记资料统计分析. 中国肿瘤，2002，11（9）：497-507
2. 李吉昌. 消化系统疾病的影像诊断. 医学影像学杂志. 2003，13（1）：54-56
3. Shreve PD，Anzai Y，Wahl RL. Pitfalls in oncologic diagnosis with FDG PET imaging：physiologic and benign variants. Radio Graphics，1999，19（1）：61-77
4. Wahl Rl. Why nearly all PET of abdominal and pelvic cancers will be performed as PET/CT. J Nucl Med，2004，45：82S-95S
5. Cohade C，Osman M，Leal J，et al. Direct comparison of 18F-FDG PET and PET/CT in patients with colorectal carcinoma. J Nucl Med，2003，44（5）：1797-1803
6. Kinkel K，Lu Y，Both M，et al. Detection of hepatic metastases from cancers of the gestrointestinal tract by using noninvasive imaging methods（US，CT，MR，imaging，PET）：A meta-analysis. Radiology，2002，224（5）：748-756
7. Young H，Baum R，Cremerius U，et al. Measurement of clinical and subclinical tumor response using［18F］-fluorodeoxyglucose and positron emission tomography：review and 1999 EORTC recommendations. European organization for research and treatment of cancer（EORTC）PET study group. Eur J Cancer，1999，35（11）：1773-1782
8. Kubota R，Yamada S，Kubota K，et al. Intratumoral distribution of fluorine-18-fluorodeoxyglucose in vivo：high accumulation in macrophages and granulation tissues studied by microautoradiography. J Nucl Med，1992，33（8）：1972-1980
9. Tomemori T，Kitagawa M，Nakahara K，et al. Factors affecting non-pathological gastric uptake in whole body FDG-PET imaging. Eur J Nucl Med，2001，28（10）：1080
10. Sperti C，Pasquali C，Decet G，et al. F-18-fluorodeoxyglucose positron emission tomography in differentiating malignant from benign pancreatic cysts：a prospective study. J Gastrointest Surg，2005，9（1）：22-29
11. Cook GJR，Wegner EA，Fogelman I. Pitfalls and artifacts in 18FDG PET and PET/CT oncologic imaging. Semi Nucl Med，2004，34（4）：122-133
12. Dehdashti F，Siegel BA. PET imaging in esophageal and gastric cancer. In：Valk P E，Bailey DL，Townsend DW et al. Positron Emission Tomography.（Ⅱ）. London：Springer，2002：571-583
13. Stein HJ，Brucher BLDM，Sendler A，et al. Esophageal cancer：patient evaluation and pretreatment staging. Surg Onco，2001，10（3）：103-111
14. Flamen P，Lerut T，Haustermans K，et al. Po-

sition of positron emission tomography and other imaging diagnostic modalities in esophageal cancer. Q J Nucl Med Mol Imaging，2004，48（2）：96－108

15. Yeung HWD，Macapinlac H，Karpeh M，et al. Accuracy of FDG-PET in gastric cancer：preliminary experience. Clin Pos Imag，1998，1（4）：213－221
16. Salaun PY，Grewal RK，Dodamane I，et al. An Analysis of the 18F-FDG uptake pattern in the Stomach. J Nucl Med，2005，46（1）：48－51
17. Stahl A，Wieder H，Wester HJ，et al. PET/CT molecular imaging in abdominal oncology. Abdom Imaging，2004，29（3）：388－397
18. 贾继东，尹姗姗. 原发性肝癌的早期诊断与防治. 新医学，2003，34（5）：289－290
19. 姚树展，张成琪，陈静等. ^{18}F-脱氧葡萄糖结合PET-CT显像诊断肝恶性肿瘤. 第一军医大学学报，2003，23（11）：1214－1217
20. Kim YJ，Yun M，Lee WJ，et al. Usefulness of（18）F-FDG PET in intrahepatic cholangiocarcinoma. Eur J Nucl Med Mol Imaging，2003，30（11）：1467－1472
21. 尚玉锟，谢明壹，孔令山. PET在肝脏肿瘤诊断中的应用及研究进展. 中华国际医学杂志，2002，2（1）：76－78
22. Frohlich A，Diederichs CG，Staib L，et al. Detection of liver metastases from pancreatic cancer using FDG PET. J Nucl Med，1999，40（2）：250－255
23. Fritscher RA，Bohuslavizki KH，Broering DC，et al. FDG PET in the diagnosis of hilar cholangiocarcinoma. Nucl Med Commun，2001，22（11）：1277－1285
24. 田艳涛. 前瞻性评估胰腺癌可切除性研究进展. 中国肿瘤临床与康复，2004，11（2）：182－186
25. Higashi T，Saga T，Nakamoto Y，et al. Diagnosis of pancreatic cancer using fluorine-18 fluorodeoxyglucose positron emission tomography（FDG PET）-usefulness and limitations in "clinical reality". Ann Nucl Med，2003，17（4）：261－279
26. Nakamoto Y，Higashi T，Sakahara H，et al. Delayed FDG-PET scan for differentiation between malignant and benign lesions in the pancreas. Cancer，2000，89（9）：2547－2554
27. Yasuda S，Ide M，Fujii H，et al. Application of positron emission tomography imaging to cancer screening. Br J Cancer，2000，83（7）：1607－1611
28. Zimny M，Bares R，Fab J，et al. Fluorine-18 fluorodeoxyglucose positron tomography in the differential diagnosis of pancreatic carcinoma：a report of 106 cases. Eur J Nucl Med，1997，24（5）：678－682
29. Higashi T，Fisher SJ，Brown RS，et al. Evaluation of the early effect of local irradiation on normal rodent bone marrow metabolism using Fluorine-18-FDG，Preclinical studies for PET. J Nucl Med，2000，41（10）：2026－2035
30. Zimny M，Fass J，Bares R，et al. Fluorodeoxyglucose positron emission tomography and the prognosis of pancreatic carcinoma. Scand J Gastroenterol，2000，35（7）：883－888
31. Selzner M，Hany TF，Wildbrett P，et al. Does the novel PET/CT imaging modality impact on the treatment of patients with metastatic colorectal cancer of the liver. Ann Surg，2004，240（6）：1027－1034
32. Delbeke D，Martin WH. PET and PET－CT for evaluation of colorectal carcinoma. Sem Nucl Med，2004，34（7）：209－223

14 PET/CT在妇科肿瘤的应用

尽管PET或PET/CT在妇科肿瘤的应用非常有限，但是，目前的研究仍然显示用PET或PET/CT进行的^{18}F-FDG代谢显像对卵巢癌、宫颈癌等妇科肿瘤有很重要的临床价值，本章重点介绍PET或PET/CT在卵巢癌（ovarian cancer，OC）、宫颈癌（uterine cervix cancer，UCC）的早期发现、肿瘤的良恶性判断和恶性程度评价、肿瘤的临床分期、各种治疗后的疗效评估和复发的判定方面的临床价值。

14.1 概述

一、卵巢癌

（一）流行病学及病因、病理学

卵巢上皮癌源自与腹膜间皮相连续的卵巢表面上皮的恶性病变。卵巢癌患者的中位年龄是60岁，妇女平均终生危险发病率约为1/70，是妇科癌症死亡的首位原因，死亡人数多于宫颈和子宫内膜癌的总和，明确的卵巢癌家族史是最重要的危险因素，约有5%的受累妇女中可检出遗传易感性，由于连续排卵，未产妇卵巢表面上皮受到重复刺激使其易于发生恶变，故未产妇与卵巢癌危险增加相关；而口服避孕药、妊娠、哺乳与危险降低有关；接受输卵管结扎的妇女似乎比未手术的妇女发病危险低，尽管机理尚不清晰。3/4的卵巢癌患者于确诊后1年行手术治疗，其5年生存率仅为46%。

病理组织学将卵巢癌分为：表层上皮间质肿瘤，约占卵巢原发性恶性肿瘤的85%～90%以上，性索间质肿瘤、生殖细胞肿瘤、生殖细胞母细胞瘤、非卵巢特殊性组织来源肿瘤、组织来源未定肿瘤、类固醇细胞瘤、转移性肿瘤和瘤样病变。

卵巢癌的预后差，即使是早期的治疗患者，5年生存率也仅为30%左右。卵巢癌转移多见于腹膜种植、主动脉旁及腹膜后淋巴结播散，血源性转移不常见。

（二）临床表现及分期

卵巢癌的临床症状是非特异性的，由于卵巢位于盆腔深部，故早期较小时，多无症状，偶在妇科检查时发现，随着肿瘤逐渐长大，由于肿瘤本身的体积、重量及受肠蠕动及体位的影响，使肿瘤在盆腔内移动时牵拉其韧带，产生腹胀和不适感，有时常被误诊为内科疾病。由于累及卵巢的上皮性肿瘤并不破坏所有的正常卵巢组织，故多半并不引起月经紊乱，少数患者可出现月经改变，绝经后阴道出血。临床上大多患者早期并无明显症状，因此发现较晚，有70%的病人在最初确诊时已为晚期。但偶有早期卵巢癌患者因卵巢扭转而表现为盆腔痛。体检通常可触及卵巢包块，任何绝经前妇女卵巢不可解释地增大或绝经后妇女卵巢可触及时，应考虑到卵巢癌。

现采用国际妇产科协会（federation international of gynecology and obstetrics，FIGO）分期，这是目前普遍采用的分期标准。

Ⅰ期：肿瘤局限于卵巢。

Ⅰa：肿瘤局限于一侧卵巢，包膜完整，表面无肿瘤，腹水或腹腔冲洗液中未见恶性细胞。

Ⅰb：肿瘤局限于两侧卵巢，包膜完整，表面无肿瘤，腹水或腹腔冲洗液中未见恶性细胞。

Ⅰc：肿瘤局限于单侧或双侧卵巢，伴有以下任何一项者：包膜破裂、卵巢表面有肿瘤、腹水或冲洗液中查见恶性细胞。

Ⅱ期：肿瘤累计一侧或双侧卵巢，伴盆腔内转移。

Ⅱa：肿瘤蔓延和/或转移到子宫和/或输卵管，腹水或冲洗液中未见恶性细胞。

Ⅱb：肿瘤蔓延到其他盆腔组织，腹水或冲洗液中未见恶性细胞

Ⅱc：Ⅱa或Ⅱb病变，但腹水或冲洗液中可见恶性细胞。

Ⅲ期：一侧或双侧卵巢肿瘤，镜检证实盆腔外有腹膜转移和/或区域淋巴结转移。

Ⅲa：淋巴结阴性，组织学证实盆腔外覆膜表面有镜下转移。

Ⅲb：一侧或双侧卵巢肿瘤，有组织学证实盆腔外覆膜表面转移，直径＜2 cm，淋巴结阴性。

Ⅲc：盆腔外覆膜表面转移＞2 cm和/或腹膜后区域淋巴结阳性。

Ⅳ期：远处转移（胸水有癌细胞，肝实质转移）。

（三）卵巢癌的早期诊断

卵巢癌死亡率居高不下的主要原因，是因临床表现不明显导致诊断不及时和治疗后的高复发率。由于大多数卵巢癌的病人在确诊时已经有盆腔外转移，故对卵巢癌患者的早期诊断和精确分期对于卵巢癌患者的治疗方案的确定和转归具有重要意义，而对确诊和治疗后的卵巢癌病人进行不间断的妇科检查、影像学检查，以早期准确判断复发，同样具有重要的临床意义。

血清肿瘤标志物的测定、各种影像技术均可用于卵巢占位病变的术前检查，经腹部和引导的超声检查对盆腔肿物有着较好的空间分辨率，其它的影像检查如CT、MRI和单克隆抗体显像也取代了探查术而用于卵巢癌的诊断、分期和判断复发上，现分述如下。

手术探察是确定原发和复发卵巢癌的金指标，剖腹探查术和腹腔镜检查术均可揭示附件区病灶的形态、大小、结构及血流等特征，能在直视下观察肿瘤的性质，抽取腹水做细胞学检查，并可做活检。但剖腹探查术和腹腔镜检查术均为侵入性手段，特别是在肿瘤早期局部肉眼观察变化不明显时，两者并不能完全精确地确定肿瘤的存在，受部分粘连的肠系膜和腹膜的影响，其假阴性率通常在30%～35%。

血清肿瘤标志物检测的诊断价值较高，CA125升高提示为恶性肿瘤，但在早期、原发病灶的诊断方面灵敏度欠佳，早期卵巢癌病人只有近50%的病例CA125升高，而在晚期病例CA125升高的比例约80%。血清CA125水平的升高可能与妊娠、子宫内膜异位症、子宫肌腺病、部分良性囊肿等多种情况有关；另外，一些恶性肿瘤如：胰腺癌、乳腺癌、肺癌、胃癌和结肠癌等也会有血清CA125升高，但在已经诊断为卵巢癌的患者中，测定血清CA125水平有助于评估患者对术后化疗的反应及早期发现复发。

（四）传统影像学检查

由于B超对各层软组织有良好的分辨能力，不仅能分清脏器的位置、轮廓和形态，还能提供肿物的性质和大体结构，具有简便、完全、无痛苦的特点，故成为卵巢肿瘤检查最常用的方法之一。但B超成像影响因素较多，如患者体形、腹壁厚薄、肿块位置深浅、腹水的影响等，且常和肠腔混淆，易出现漏诊。

如果根据症状和体检疑诊卵巢癌时，通常行经阴道超声检查对盆腔进行进一步评估。经阴道超声检查对盆腔包块似乎比CT更为敏感，并且能提供有关包块的定性信息，有利于进一步确定治疗方案。特别是检查所见为混合性卵巢囊肿（mixed ovarian abscess）时，即同时存在实性和囊性成分，伴有分隔和内部回声时，高度提示卵巢癌。经阴道彩超是通过测定肿瘤内血管搏动情况来鉴别其良恶性。通常由于恶性肿瘤血管平滑肌减少或缺乏，因此血流阻力低为其典型症状。尽管其在探测肿瘤血流情况方面有明确优势，但不能提供被检肿物的结构，同时其血流参数尚未有统一标准，所以只能是一项辅助性诊断手段。

CT和MRI由于其技术的不断发展，使其具有精确的解剖定位的优势，同时，由于具有良好的灵敏性，使其在卵巢癌的早期诊断和分期上得到很好的应用。CT能清楚显示盆腔各器官的解剖结构，确定肿瘤部位及囊、实性特征，发现临近组织的侵犯及其它腹腔脏器、淋巴结转移，而且能在CT引导下进行针吸活检，因此是诊断卵巢肿瘤的重要工具。但除了在诊断卵巢囊性畸胎瘤（ovarian cystic teratoma）方面准确度高以外，CT对于其它卵巢肿瘤的良恶性鉴别准确度低于B超。

MRI有极高的软组织对比分辨率，能多方向、多层面成像，且不需注入造影剂就能显示血管，能显示卵巢的大小、形态和特征，尽管不能确诊肿瘤的组织学类型，但对恶性肿瘤的分期明显优于B超和CT，国外学者比较了MRI和CT在诊断卵巢癌中的价值，结果，MRI敏感性为90%，CT为66%（$P<0.001$）。

放射免疫显像（radioimmunoimaging，RII）是以放射性核素标记的抗肿瘤细胞及其相关抗原的抗体为肿瘤阳性显像剂，通过抗体与肿瘤细胞的特异性结合使核素浓聚于肿瘤，使肿瘤组织显像，主要优点是能无损伤的获得肿瘤灶大小、位置的直观图像。常用的放射性核素有^{99m}Tc、铟［^{111}In］、^{123}I和^{131}I，国外对卵巢癌的放射免疫显像研究较早，有学者评价了抗CEA单抗^{131}I-MN-14对上皮性卵巢癌的诊断价值，结果14例患者的48个原发瘤灶，SPECT放射免疫显像探查出46个，阳性率为90%，对盆腔及腹膜转移灶探查阳性率为100%，并且还检出3例隐匿性病灶。用放射性核素标记的单克隆抗体进行放射免疫显像也可对卵巢癌的复发进行特异性的影像学诊断，放射性核素标记的单克隆抗体进行放射免疫显像可以对卵巢癌早期诊断和对腹膜种植转移的精确定位，由于部分正常肝细胞对显像剂的生理性摄取、人类存在抗鼠抗体和注射到采集所需时间过长影响等因素，影响了对肝脏转移的诊断。尽管放射免疫显像在卵巢癌的临床应用还有限，但该方法仍将会在卵巢癌的临床应用方面起到很重要的作用。

(五) 卵巢癌的治疗

卵巢癌的治疗原则为以手术为主，辅以化疗、放疗及生物治疗的综合治疗。

一般一经确诊的Ⅰ期和部分Ⅱ期的卵巢癌即应尽早剖腹探察，对可疑病灶及易转移部位做活检，初步决定手术分期及手术范围，Ⅱ期以上的卵巢癌患者，只要患者情况允许均应行瘤体减灭术，同时行腹膜后淋巴结清扫，术后辅以化疗和放疗，以期延长生存率。化疗是卵巢癌综合治疗的重要手段之一，多数卵巢上皮癌对化疗比较敏感，卵巢上皮癌在腹腔内广泛种植，特别是细小的癌灶，很难在手术中切净，需依靠化学治疗。放疗对上皮性癌有一定的敏感性，主要适用于手术后的病人，其目的是继续杀灭肿瘤，特别是残存肿瘤直径小于2 cm时可提高疗效，随着化疗药物的应用，放疗多用于晚期的姑息治疗，以期杀灭肿瘤，延长生存期。生物综合治疗包括免疫治疗、基因治疗和生物反应调节剂的临床应用。

二、宫颈癌

(一) 流行病学及病因、病理学

宫颈癌是全世界妇女最常见的恶性生殖器官肿瘤。在经济欠发达国家和地区妇女中发病率居第一位，在我国近20年来由于肿瘤三级预防的广泛开展，妇女卫生状况的改善，发病率明显下降，但仍在女性生殖器官恶性肿瘤中居首位。由于治疗技术的提高，治疗方法的改进，宫颈癌5年总的生存率已达50%～55%。

宫颈癌的病因至今尚不十分清楚，但越来越多的证据支持HPV-16、HPV-18型病毒感染与宫颈癌的发生有关，疱疹病毒Ⅱ型（HSV-Ⅱ）、梅毒、淋病、滴虫、人巨细胞病毒（human cytomegalovirus，HCMV）、衣原体感染也与宫颈癌的发生有很强的相关性，性生活过早、性混乱、早婚、早育、多产、多次婚姻者、宫颈炎症和创伤、配偶的包皮过长以及包皮垢中存在致癌物质等因素均与该病的发生有较密切的关系。综上所述，宫颈癌的发生可能不是单一因素，而是多种因素综合作用的结果。

病理类型：宫颈浸润癌是指宫颈上皮细胞发生癌变，并穿透基底膜浸润间质组织。宫颈浸润癌以鳞状细胞癌多见，其次为腺癌。从目前临床资料分析：鳞癌占70%左右，腺癌占20%左右，腺鳞癌占10%左右，其他类型很少见。① 鳞状细胞癌：根据肿瘤细胞分化程度分为三级：高分化、中分化、低分化；根据癌细胞类型分为三型：大细胞非角化型、细胞角化型和小细胞型；② 在宫颈癌的比率中，由以往的5%上升到目前的20%左右，尤其在年轻女性中发病有所增高。宫颈腺癌包括从宫颈内膜上皮起源的腺癌、从苗勒管衍生的子宫内膜腺癌和透明细胞起源的腺癌，以及从中肾管起源的腺癌。在形态学上，既有腺细胞癌，也有腺细胞与鳞状细胞混合性癌；③ 其它类型：如未分化癌、恶性淋巴瘤、恶性黑色素瘤、宫颈肉瘤及宫颈转移性肿瘤等。

(二) 临床表现及分期

宫颈癌早期多无明显的症状或体征，随着病变的发展，主要表现为阴道分泌物增多，晚期合并感染时，分泌物恶臭味。阴道出血常为接触性或不规则性，一般出血量少，量较多时似月经量，亦有大量出血致休克者。晚期可出现下腹及腰骶部痛、尿频、肛门及会阴部坠胀，大小便不适。后期出现恶液质及下肢水肿等症状。

宫颈癌的分期，目前较普遍采用的是FIGO提出的宫颈癌国际临床分期标准，分期是基于宫颈癌临床特征而非手术范围而定。① 分期准则：分期必须在治疗之前确定，一经确立，其后不得更改。期别不决时，应列入较早期。淋巴造影、血管造影、CT、MRI、超声检查不能作为更改分期的依据。分期应当根据妇科检查。疑膀胱、直肠受累时，应依据膀胱、直肠镜检，并经组织学证实。② 分期标准：临床检查＋组织学检查＋辅助影像学检查。依据标准共分为Ⅰ、Ⅱ、Ⅲ、Ⅳ期。除上述FIGO分期法，尚有国际抗癌联盟（UICC）提出的TNM分期法。

（三）诊断及鉴别诊断

通过了解病史、全面查体、盆腔双合诊三合诊以及组织病理学检查，诊断并不困难。但微灶型宫颈癌和癌前病变往往无症状，妇科检查也很难发现，诊断较为困难，需借助辅助诊断方法，以免误诊。宫颈癌的最后诊断必须依靠活体组织检查的病理学诊断。

1. 临床症状：出现前述的主要症状以及宫颈重度糜烂、白斑或裂伤等应考虑有无本病的可能。

2. 妇科检查：① 视诊：观察外阴有无糜烂及结节，阴道受侵情况；利用窥阴器检查阴道穹隆的深浅，肿瘤浸润范围，宫颈是否光滑、有无糜烂、溃疡或结节，以及赘生物的大小、部位、类型、范围及宫颈口的位置等。② 触诊：双合诊和三合诊检查阴道壁、宫颈及宫颈管质地，有无赘生物，癌灶部位大小、浸润深度、范围、有无接触出血，宫体位置、大小、活动度、质地，附件及宫旁组织有无增厚，肿块、结节质地及活动度等，三合诊还可以了解盆腔后半部及盆壁情况。全面仔细的盆腔双合诊和三合诊检查，了解宫颈、阴道及盆腔邻近器官的受累情况，是确定宫颈癌分期的主要依据。

3. 辅助检查：① 宫颈刮片细胞学检查：宫颈刮片细胞学检查，是发现早期宫颈癌最有效的检查方法，阳性率可达 90%以上。应注意取材要从宫颈癌的好发部位宫颈鳞柱状上皮交界处取。② 碘试验：以 2%碘溶液，直接涂在宫颈或阴道可疑部位，不着色者为阳性，并在阳性部位取活检，以提高活检阳性率。③ 阴道镜检查：凡是细胞学巴氏Ⅱ级以上，临床有可疑症状和体征，有宫颈糜烂，宫颈癌术前了解宫颈病变及阴道受侵情况，都应进行阴道镜检查，阴道镜可将宫颈放大 6～40 倍，直接观察宫颈上皮及血管细微形态变化，并在可疑部位活检。④ 活体组织检查：活体组织检查包括宫颈活检、颈管内膜刮取和宫颈锥形切除。宫颈癌的诊断，不能仅凭肉眼观察和临床检查而定，必须依据活体组织检查来证实，是最后确诊宫颈癌和病理类型的可靠依据。

（四）传统影像学检查

1. B 超

只在宫颈的表皮内的原位癌和Ⅰ期的宫颈癌，超声表现不典型，但可以给临床医师提示，以便及早做活检，做到早期发现，早期治疗的目的，对于Ⅱ、Ⅲ、Ⅳ期的宫颈癌在超声下显示清晰，还可了解盆腔及腹腔脏器的情况，为宫颈癌的临床分期提供可靠依据。

明确淋巴结有否转移对宫颈癌的分期和制定治疗方案很重要，目前对转移淋巴结的诊断方法主要有淋巴管造影术、CT、MRI。

淋巴管造影术曾被广泛应用于淋巴结的评价，但由于技术相对复杂，同时存在高的假阳性率，以及因完全被肿瘤组织取代而未显影的淋巴结而造成的假阴性。

2. CT 和 MRI

用解剖影像评价淋巴结状态主要靠 CT 和 MRI 技术，如同对其它系统肿瘤的诊断，一个直径<1 cm 的淋巴结可能包含肿瘤组织，而一个直径>1 cm 的淋巴结也可能是治疗后反应所致，这使得用 CT、MRI 探测淋巴结的效率较低。但由于 CT、MRI 显像均为无创性检查方法，同时能提供一定的解剖改变信息，故仍有较大的临床应用价值。

CT 对宫颈癌的诊断价值在于观察子宫形态和密度改变，有无宫颈软组织肿块及侵犯范围，对宫旁结构、临近脏器、盆壁软组织及腹腔淋巴结的了解尤其具有重要价值。其准确性优于腹部 B 超，对病变的分期具有独到的价值，由此对术前方案及术后放疗化疗的选择有一定指导意义，并有利于了解病灶复发转移情况。据文献统计，CT 对宫颈癌的准确诊断率为 66%～80%，但 CT 对形态学改变不明显的Ⅰ期病变仍无法早期诊断。

MRI 呈像具有良好的软组织对比及多方位成像能力，能清晰显示肿瘤大小、位置及宫旁侵犯，对宫颈癌诊断和分期有较好的临床价值。

影像检查可提供肿瘤扩散的信息以帮助制订手术方案。但这些技术对于疾病的诊断、原发肿瘤的分期、残留及复发缺少灵敏度和特异性，尽管这些影像技术均有较好的对比度，但均不能对肿瘤的代谢过程有更高的了解。

（五）宫颈癌的治疗

宫颈癌的主要治疗方法是放疗和手术，标准手术包括根治性子宫切除及双侧盆腔淋巴结切除，手术主要用于Ⅰ期和Ⅱ期病人。各期的浸润癌均可采用放射治疗。根治性放疗包括阴道腔内放疗和盆腔外照射两部分。宫颈癌对化疗相对不敏感，主要用于晚期和复发、转移患者的治疗，近年来化疗也作为手术或放射治疗的辅助手段。一般主张在术前或放疗前先化疗，使大块肿瘤缩小后再手术或放疗。研究发现这样的综合治疗可提高手术的切除率，减少复发，提高生存率。由于宫颈癌较易检查和发现，初诊时Ⅰ、Ⅱ期病人可高达75%，因此预后相对较好。Ⅰ期的5年生存率为90%～100%，Ⅱ期为50%～70%。而晚期宫颈癌疗效差，5年生存率Ⅲ期为30%～50%，Ⅳ期仅为10%左右。总的5年生存率为50%～55%，说明宫颈癌如能早期发现、早期诊断、早期治疗，疗效理想，预后较佳。

14.2 PET/CT影像特征

目前，用于全身^{18}F-FDG PET、PET/CT的研究数量很少，原因主要有^{18}F-FDG PET、PET/CT显像设备数量少，检查费用昂贵，致使该项检查目前尚不能普及。

^{18}F-FDG PET/CT代谢显像是基于良恶性肿瘤或组织的代谢活性不同而产生的影像，在肿瘤影像诊断方面有非常广泛的应用，对全身的各系统的肿瘤组织均有较好的探测效率，这其中也包含对卵巢癌和宫颈癌的早期诊断，由于腹腔转移灶早期病灶小，故早期确定复发灶对卵巢癌和宫颈癌患者的治疗至关重要，小病灶的早期很难被解剖影像和血清肿瘤标志物确定，PET功能影像能发现小的复发病灶，但仅凭PET图像为外科手术定位是很困难的，PET/CT显像是集代谢显像和精确的解剖显像相结合的新的影像诊断方式，它能够增加放射影像对于微小病灶的诊断和定位的灵敏度和特异性，^{18}F-FDG PET或PET/CT可以对卵巢癌和宫颈癌的早期诊断和临床分期，复发及治疗效果的判断方面有非常重要的临床价值，优于任何单一的检查手段。

一、PET/CT影像与卵巢癌和宫颈癌

（一）PET/CT显像的检查方法

目前，用于卵巢和宫颈肿瘤PET/CT显像的放射性药物主要有^{18}F-FDG和^{11}C标记药物，其中，有关^{11}C标记药物显像的报道较少。

卵巢癌和宫颈PET/CT显像最常用的显像剂是^{18}F-FDG，使用剂量为185～740 MBq（5～20 mCi）。病人应在空腹（禁食6～12 h至少4 h）状态下注射示踪剂，同时在显像前24 h避免剧烈活动，以减少其它组织对葡萄糖的利用而影响了肿瘤组织对示踪剂的摄取，通常对患者注射^{18}F-FDG前不需使用葡萄糖或胰岛素来调整血糖，一般血糖水平应≤200 mg/dl，以保证图像的质量。Torizaka T等利用人卵巢腺癌组织体外培养研究表明：急性高血糖症会明显降低人卵巢癌细胞对^{18}F-FDG的摄取（减少76.7%），而慢性高血糖症则不会明显改变对^{18}F-FDG的摄取。因此^{18}F-FDG-PET检查前病人需禁食是很必要的。对于高血糖病人可采用^{11}C-蛋氨酸和^{11}C-亮氨酸替代^{18}F-FDG。

另外，由于^{18}F-FDG经由肾脏排泄，故膀胱和输尿管对显像剂的正常排泄也会对卵巢癌和宫颈癌的^{18}F-FDG PET/CT显像的图像造成一定的影响，为减少这种影响可让病人在上机前多饮水，也有建议在病人上床开始骨盆部第一个床位采集前45～60 min时静脉给予速尿，以加速聚集在泌尿系统的示踪剂，这种方法对多个床位的全身静态采集方式更为适合。用持续性膀胱灌洗有助于消除膀胱内的^{18}F-FDG活性影响，提高诊断卵巢恶性肿瘤的准确性。

卵巢癌和宫颈癌患者注射示踪剂后45～60 min即可开始上机，一般常规先由骨盆部开始，止于肩部；或由大腿中上部开始，止于颅部，一般为5～7个床位，以确保不遗漏病灶。在PET显像前或后进行的CT的穿透扫描，CT扫描的层厚约为5 mm。除用于病变部位的定位以外还可用于图像的衰减校正。经过衰减校正、示踪剂生物半衰期的校正、对由于“死时间”引起的丢失计数的校正，采用滤波反投影和/或迭代重建而产生轴向的断层图像。

随着代谢显像应用的不断扩大，放射性标记的氨基酸也越来越多地受到临床的关注，目前，无论是理论上还是临床前研究均显示氨基酸显像具有广泛的临床应用前景，尽管氨基酸显像对肿瘤的特异性较差，但受炎症的影响较小，这一点优于^{18}F-FDG PET显像，L-甲基^{11}C-酪氨酸MET、L-^{11}C-酪氨酸TYR目前已常规应用；^{123}I-碘-甲基-酪氨酸IMT目前处于研究阶段。Que等对10例宫颈癌TYR的研究显示，骨髓和肠道存在干扰性摄取，灵敏度在80%左右；Liu RS用^{11}C-乙酸盐对卵巢癌的准确性为76%，认为该方法可作为^{18}F-FDG的补充，其优势为检查时间短，无高血糖效应，但由于其生理聚积和方法学的限制，其在卵巢癌的分级中受到了局限；^{11}C蛋氨酸虽然有较高的生理性摄取，但在宫颈癌的临床诊断上也取得了较好的应用。

乏氧显像剂^{18}F-FMISO和反映肿瘤组织细胞增

殖的^{18}F-FLT 均应用于 PET/CT，乏氧显像剂^{18}F-FMISO 在 PET/CT 上的应用，能够帮助了解靶组织乏氧细胞的分布、代谢状况以达到正确选择放射治疗方案，了解^{18}F-FLT 的 PET/CT 显像肿瘤组织细胞增殖的状况，临床就可以按照增殖细胞分布正确选择放射治疗靶区，在放射治疗过程中动态观察细胞的增殖情况就能适时调节治疗剂量。目前已有采用^{18}F-FMISO 和^{18}F-FLT 进行临床并取得了满意的效果[8]。

（二）PET-CT 图像分析

大多肿瘤 PET 图像的判读均采用肉眼观察，可用不同的分值来表示病灶的情况，如：0 分（正常），1 分（大致正常），2 分（模棱两可），3 分（可疑不正常），4 分（异常）。其评定可参考正常组织如肝脏的摄取浓度而定。

动态的图像采集可以生成时间-活度曲线（TAC），以这种方法可以了解感兴趣区局部^{18}F-FDG 的摄取率，通常来说，局部组织^{18}F-FDG 的高摄取常提示恶性病变的可能性。

^{18}F-FDG PET/CT 的定量指标主要有标准化的^{18}F-FDG 摄取值 SUV 和靶与非靶比值 T/NT。

SUV 值的影响因素众多，包括患者的身高、体重、血糖及胰岛素水平、^{18}F-FDG 注射后的显像时间以及感兴趣区（ROI）的设置等，因此，临床应用过程中应注意对 SUV 测定的标准化。

$$SUV_{BW}=\frac{\text{ROI (cts/px)}\times\text{CF }(\mu\text{Ci/ml/cts/px})}{\text{Dose }(\mu\text{Ci})\text{ /BW (ml)}}$$

（ROI：感兴趣区；cts：每秒计数；px：像素；CF：校正系数；BW：体重）

在早期的研究中，建议对卵巢癌的 SUV-cutoff 值界定在 3.25 有助于良恶性病变的区分，后来的一些研究中，认为 SUV 值在恶性病变的平均改变为 5.32（4.3～6.8），也有报道在 6.12±3.53，良性病变在 3.08±1.68。但也有报道 SUV 值为 56.7 的一例患者最终的诊断为平滑肌肉瘤。

Lerman 等用 PET/CT 显像观察了 246 个绝经期前后妇女的子宫内膜和卵巢对^{18}F-FDG 的摄取，结果：对一个正常的月经周期中子宫内膜有两个 SUV 摄取高峰，分别在行经期和排卵期，SUV 摄取值分别为 5+/−3.2 和 3.7+/−0.9，在卵泡期和黄体期分别为 2.6+/−1.1 和 2.5+/−1.1，在绝经后未行激素治疗的妇女子宫内膜的 SUV 摄取值为 1.7+/−0.5。月经过少和良性子宫内膜病变的女性常伴有子宫内膜的^{18}F-FDG 的摄取的增高，而与口服避孕药与激素治疗无关；而在宫颈癌的摄取中可见明显增加，还可见子宫内膜周围有摄取增强；而在卵巢癌的摄取中可见明显增加，也可见子宫内膜周围有摄取增强，以 SUV 7.9 来区分良性和恶性病变灵敏度为 57%，特异性为 95%。在绝经前正常的子宫内膜的^{18}F-FDG 摄取呈周期性变化，在排卵期和月经期增加，在宫颈癌的病人子宫内膜邻近部位的摄取增加不能反映病变的受累程度，绝经后卵巢的摄取增加与恶性病变有关，而绝经前的摄取增加与生理有关。

Hubner 等证实，SUV 与肿瘤增值指数呈松散相关，SUV 反映肿瘤对葡萄糖的摄取情况，但也受病灶大小的影响。由于用于卵巢癌和宫颈癌^{18}F-FDG PET、PET/CT 显像中对 SUV 的研究数量较少，故在利用 SUV 时不应教条地套用具体数值，而应结合各种有用的临床信息，作出正确的诊断。

（三）假阴性和假阳性的问题

应用^{18}F-FDG PET、PET/CT 对卵巢癌和宫颈癌进行临床诊断时，要注意这种疾病本身固有的规律，同时还要特别注意假阴性和假阳性问题，以及正常组织摄取示踪剂的干扰，克服^{18}F-FDG PET、PET/CT 显像在肿瘤研究中的各种缺陷，才能得出高质量的检查结果。

了解了卵巢癌的转移规律，会有助于精确地诊断卵巢癌，了解了胃肠道的非特异性摄取、泌尿系统的正常排泄、手术后改变、切口位置、纤维性样改变和骨髓活性改变均有助于避免假阳性。一些良性病变有时常导致了一定的假阳性结果，如：囊腺瘤样病变、子宫内膜和卵巢滤泡囊泡、黄体囊泡、纤维瘤、囊腺纤维瘤、胃肠道非特异性摄取、输卵管炎、合并腹膜炎、畸胎瘤、皮样囊腺瘤、输卵管卵巢的脓肿、交界性囊腺癌、良性胞膜细胞瘤和神经鞘瘤等。另外，育龄妇女卵巢在月经末期的高浓度也可能导致判断的困难和失误。

PET 检查假阴性结果产生的原因：高血糖症所致的竞争抑制；高的周围本底信号（如膀胱内尿液的高放射性）；库欣综合征病人和临床采用激素治疗患者，因为激素可影响^{18}F-FDG 弥散至肿瘤细胞的过程；原发灶较小且位置隐蔽者可能被忽视、由于放疗或化疗使原发灶被抑制或消灭；某些类型的癌症（如分化较好的囊腺癌、边界癌；一些播散的病灶、生长速度慢）摄取^{18}F-FDG少，常见于交界性肿瘤、浆液性肿瘤和间皮瘤等，这些病灶可能由于稍低的摄取或较小的体积而被忽略。^{18}F-FDG-PET/CT对低分化卵巢透明细胞癌的检测相对不敏感。

一些假阴性和假阳性结果，如：肿瘤太小（5 mm以下）、手术近期切口等可以表现为局部的^{18}F-FDG摄取增高或明显的放射性浓聚，在检查中应结合其它检查结果判断，有条件者亦可采用^{11}C标记的示踪剂进行病变的氨基酸代谢显像以帮助诊断。

14.3 临床应用价值

一、卵巢癌

（一）早期诊断和分期

卵巢癌早期常侵犯周围组织，晚期常为腹腔种植转移、淋巴系统转移和血源性转移。这有助于我们在进行PET/CT显像时了解卵巢癌各阶段侵及的范畴，首先应在腹膜表面找有无种植转移病灶，其次是右侧结肠、右侧膈肌下、肝表面和肠系膜。脾脏受累和小肠也有受累可能，腹外部转移出现较少。卵巢癌血源播散可导致肝脏、肺、脾脏、胰脏和肾脏部位出现^{18}F-FDG PET、PET/CT异常摄取灶。肾脏的异常摄取常被泌尿系统的正常排泄所掩盖，可通过多饮水和使用利尿剂等措施实施校正。另外，仪器的分辨率直接影响了对微小病灶的探测效率。

PET从代谢的角度来研究肿瘤存在的优势，在肿瘤尚未出现结构改变前就能发现病变的功能改变。与良性病变和周围正常组织相比，恶性病灶的^{18}F-FDG明显增高，这种表达肿瘤代谢活跃的信息是用CT和MRI不易探测到的。

有研究表明，卵巢癌细胞株在乏氧条件下摄取^{18}F-FDG明显增加。国外学者对^{18}F-FDG PET在诊断原发性卵巢癌中的作用作了大量的研究，敏感性60%～85%，特异性54%～86%，其范围波动较大的原因是由于研究对象中炎症病变和低度恶性潜在性肿瘤（low malignant potential，LMP）数量不同而造成的。结果都表明所有恶性肿瘤^{18}F-FDG吸收率增强，LMP易出现假阴性，PET对腹膜转移和肝转移灶探查效果不佳，因此研究者认为，^{18}F-FDG PET在诊断卵巢癌方面虽然很有价值，但还受一些因素限制，仍需联合其它检测手段，以提高准确率。Pannu HK等研究表明：PET/CT显像较单纯的PET显像对卵巢肿瘤的探测效率有了极大的提高，11例/16病人术后复发的病人PET/CT显像灵敏度、特异性和准确度分别为72.7%、40%和62.5%。其中7例恶性腺样癌全部被探测到，腹部超过1 cm的病灶，有50%被探测到，PET/CT对小的病灶的探测灵敏度中等，其他的研究也证明了这一点。

Sironi S等对31例卵巢癌妇女使用肿瘤细胞减灭术及化疗后，进行2次探查术前均行^{18}F-FDG PET/CT显像检查，并以淋巴结受累、腹膜受累和盆腔受累为主要观察指标。所有病人的^{18}F-FDG PET/CT显像检查结果均与2次探查时的组织学结果对比。结果中17例/31（55%）的病人在2次探查后有病理检查结果，14例（45%）无组织学上的证实。经组织学证实的缺损的总数量是41例（淋巴结16，腹膜缺损21例，盆腔转移4例），缺损的最大直径为0.3～3.2 cm（平均1.7 cm），^{18}F-FDG PET/CT与病理检查结果相关（r=0.48）。所有病人^{18}F-FDG PET/CT的灵敏度、特异性、精确度、阳性预测率和阴性预测率分别为78%、75%、77%、89%和57%。对肿瘤大小的探测域值界定为0.5 cm。

Hubner等对51例盆腔病变患者探查术前行^{18}F-FDG-PET检查，将扫描结果、SUV、时间放射性曲线与CT技术后病理检查相比较后认为：^{18}F-FDG PET显像结果与术后病理有较好的符合性，可发现一些其他影像学检查不能发现的代谢活跃的肿瘤病灶，其评价盆腔病变的总灵敏度和特异性为83%和78%，33例疑有卵巢病变的患者其灵敏度和特异性为93%和80%，其阴性和阳性预测值分别为92%和83%，^{18}F-FDG PET/CT对无症状的卵巢肿物诊断的灵敏度和特异性分别可达50%～100%和60%～100%，尤其是区分卵巢良、恶性肿瘤的准确性比较高，PET对<1 cm的病灶识别能力不足，但PET/CT对识别小病灶的能力却明显提高（见彩图14-1）。

（二）对肿瘤复发的诊断

^{18}F-FDG PET/CT显像除在探测淋巴结转移和远端转移方面具有很高的临床价值，在评价肿瘤复发方面的应用也取得了较好的效果，在判断卵巢癌复发方面^{18}F-FDG-PET显像具有高的灵敏度和特异性，但在对缺损区的定位方面^{18}F-FDG-PET显像易受肠道正常摄取和膀胱内放射性的干扰，PET/CT显像可以很好地帮助定位及区分盆腔和腹部病理性或生理

性摄取。

PET/CT 对卵巢癌复发的诊断，特别是那些 CT 或 MRI 阴性、血清肿瘤标志物增高的病例有很高的意义，PET/CT 融合后的图像有助于病灶的定位，并与生理性摄取区分，功能和解剖融合图像能增加诊断的可靠性（见彩图 14－2）。2002 年 Makhija 首次用 PET/CT 探测卵巢癌复发发现：PET/CT 在输卵管肿瘤（fallopian tube tumor）复发诊断上也有着极高的灵敏度和特异性。

表 14－1 PET、PET/CT、CT 对卵巢癌的研究结果

检查方式	参考文献	例数	病灶大小	灵敏度（%）	特异性（%）
PET	Zlimny et al	54	83	83	
	Rose et al	22	<1 cm	10	42
	Cho et al	31	平均 1.1 cm	81.3	93.3
	Kubik-Huch et al	10	100	50	
	Yen et al	24	90.9	92.3	
	Torizuke et al	25	80	100	
PET/CT	Makhija et al	8	>1 cm	62	
	Present study	16	<1cm	72.2	40
CT	Cho et al	21	平均 1.1cm	100	90
	Prayer et al	24	66.6	93.3	

朱逊等对 13 例经手术和化疗临床上完全缓解的卵巢癌患者的随访过程中，进行了 13 例/15 人次的 PET 检查，将 PET 检查与手术病理检查及同期的 CA125、B 超、CT 检查进行了比较，结果：8 例（9 人次）PET 检查提示的 21 处盆腹腔内异常高代谢病灶经病理证实全部为卵巢上皮性癌的复发灶，阳性预测值为 100%。而同期 CA125 水平异常升高的 8 例（9 人次）患者中，盆腹腔 B 超、CT 检查发现占位病灶各 1 人次，PET 检查发现了多个 B 超及 CT 检查漏诊的 0.5～1.5 cm 的微小病灶。在 PET 检查阴性的 6 例患者中，1 例进行了二次探查术，盆腹腔中多点活组织检查未发现转移，5 例未手术患者中 4 例严密随访未发现复发，1 例于第 9 个月出现 CA125 水平升高，复查 PET 出现阳性病灶，经手术证实为复发。Makhija 等报道 8 例卵巢癌 5 例复发，CT 仅发现 1 例，而 PET/CT 无一漏诊。

对于≥1 cm 的复发病灶，PET/CT 的准确率为 82%，灵敏度为 83%，阳性预测值为 93.4%。单独使用 PET 对微小病灶的探测灵敏度仅为 60.5%左右，故可以认为对于≥1 cm 的复发肿瘤探测效率较好，而对<1 cm 的肿瘤单独使用 PET 不能保证其探测效率。

（三）对疗效的监测

在卵巢癌术后病情监测中，PET/CT 检查作为一种无创检查手段，成像清晰、定位准确，可能成为早期诊断和定位卵巢癌复发的重要手段，并能为再次探查术或肿瘤细胞减灭术提供重要的信息。

由于手术创伤，盆腹腔炎症、放疗、局部化疗都可影响非肿瘤组织的糖摄取率，根据 PET 检查的成像原理，不宜在短期内进行 PET 检查。

在卵巢癌的治疗中，对Ⅰ期和局限性Ⅱa 期的病例，优先考虑手术治疗，而大多数更晚分期（Ⅲa 或更高）肿瘤病例的治疗主要依靠放射治疗。

^{18}F-FDG PET/CT 显像可以精确地诊断或除外卵巢癌，PET 结果可以改变一些病例的手术方式，明确哪些不适合手术或需要再次手术，帮助明确一些需要继续接受化疗的病例，阴性的 ^{18}F-FDG PET、PET/CT 同时 CT 或 MRI 阴性的病例可以不必进行其他的检查。

^{18}F-FDG PET、PET/CT 显像对于卵巢癌的诊断、临床分期、复发的判断上具有良好的精确度和灵敏度，好的效价比，全身 ^{18}F-FDG PET、PET/CT 中有 30%～40%的卵巢癌患者出现盆腔团块状浓聚灶，另外，从全身的 ^{18}F-FDG PET、PET/CT 中还可及时发现转移病灶或其它部位的恶性病灶。

二、宫颈癌

（一）早期诊断和分期

^{18}F-FDG PET/CT 显像可用于多种肿瘤早期诊断和定位，同样也可用于宫颈癌的早期诊断，宫颈癌转移的主要方式是盆腔淋巴结、主动脉旁淋巴结、锁骨上淋巴结及远处器官如肺、肝和骨骼。^{18}F-FDG PET/CT 显像对于宫颈癌特别是受累淋巴结的诊断方面有独特的意义（见彩图 14－3、见彩图 14－4），目前两项用 ^{18}F-FDG PET 和 CT、MRI 对宫颈癌的诊断的研究结果显示：32 例手术前Ⅱb～Ⅳa 的 CT 检查阴性的宫颈癌患者，用 ^{18}F-FDG PET 对骨盆部位和主动脉旁淋巴结探测，在 17 个骨盆淋巴结清扫术

（pelvic Lymphadenectomy）患者中，用^{18}F-FDG PET 探测到 11/17 个转移的淋巴结，无假阴性和假阳性结果出现，^{18}F-FDG PET 对主动脉旁淋巴结探测的阳性预测值和阴性预测值分别为 75%和 92%，阳性预测与主动脉旁淋巴结转移的相关系数为 0.9。对 21 例Ⅰb－Ⅳa 的宫颈癌患者研究显示：^{18}F-FDG PET 对骨盆部位和主动脉旁淋巴结探测的灵敏度为 86%，CT 为 57%。Reinhardt 等比较了 PET 和 MRI 对宫颈癌淋巴结转移的阳性预测值分别为 100%和 67%。

由于对转移淋巴结的阳性探测率不同，^{18}F-FDG PET 可以为病人的进一步的治疗提供有用的信息，一些^{18}F-FDG PET 结果阳性的患者，无论其 MRI 检查是否阳性，均应依照^{18}F-FDG PET 提供的病变范围对阳性的淋巴结施行放疗或手术治疗，在这种意义上，更多的患者能从^{18}F-FDG PET 对疾病的分期上，分享到益处。

有研究对 20 例可疑宫颈鳞状上皮癌或只有血清肿瘤标志物水平增高并无其它影像学支持的病例行全身^{18}F-FDG PET 显像检查，所有 20 例鳞状上皮癌抗原（SCC）＞1.5 ng/ml，最终的诊断由外科手术/病理证实或在随后的超过 1 年的随访中由影像学证实，20 个病人中，最终诊为宫颈癌的 81 个病灶/19 个病人。^{18}F-FDG PET 精确的探测到 78/81 个病灶，结合无症状性的 SCC 水平升高，^{18}F-FDG PET 诊断的灵敏度和精确度分别为 97.5%和 94%。对于肿大的淋巴结，其它影像检查为阴性的，如果^{18}F-FDG PET 显像阴性，这对其临床分期也很有意义。

在一些研究中发现了由^{18}F-FDG PET 显像诊断阳性的，未被 MRI 发现的小的淋巴结（＜1 cm），这种发现对肿瘤的分期同样具有重大意义。也有一些研究发现由^{18}F-FDG PET 显像也可漏诊一些微小的转移病灶。

（二）对复发和疗效的监测

一项研究报道 1 例^{18}F-FDG PET 显像诊断宫颈癌复发，但其它影像检查均出现假阴性，同时在随后的化疗中^{18}F-FDG PET 显像较 MRI 更早发现治疗后的变化，故^{18}F-FDG/PET 显像能更早地诊断和了解治疗后的改变。另外 CT、MRI 对复发和手术或放疗后纤维化改变的鉴别远不及^{18}F-FDG PET/CT，PET 代谢阳性显像病灶结合 CT 精确的解剖定位可以为病理针吸精确定位。

Keys 等研究发现，PET 影像中完全正常的代谢反应灶可以预测有较好的 5 年存活率（92%），部分代谢增高反应（在放疗和淋巴结部位有持久的、异常^{18}F-FDG 摄取增高）和病情进展伴受照部位新的异常^{18}F-FDG 摄取增高灶患者的预后不好。Grigsby 等回顾性分析 76 例宫颈癌患者的 PET 显像结果，11 例病人发现了^{18}F-FDG 异常浓集的新病灶，2 年无病生存率与 PET 显像结果相关，无异常^{18}F-FDG 摄取的病人 2 年无病生存率为 86%，而持续有异常 FDG 摄取的病人仅为 40%；而有新的 FDG 异常摄取病灶出现的病人 2 年后无一存活。一项关于预后因素的多变量分析结果证实：任何治疗后持续或新发现的^{18}F-FDG 异常摄取是宫颈癌死亡的最重要的预后因素（$p<0.0001$）。因此，^{18}F-FDG PET 是宫颈癌和转移淋巴结治疗是否有效的评价手段，是初次治疗后病情监测的有效方法。

在放射治疗患者中，约有 20%的宫颈癌发生宫体受侵，临床检查不易发现，从而导致治疗的不彻底，影响疗效，而利用^{18}F-FDG PET/CT 显像对此会有帮助。近年来随着放疗技术的不断改进，PET 显像应用于确定肿瘤靶区，提高肿瘤照射量减少周围组织受量的研究也日益增多。Mutic 等对 4 例腹主动脉旁淋巴结转移（para-aortic lymph node metastasis of abdominal aorta）的宫颈癌病人行 CT 和 PET 显像并分别勾画靶区，确定肉眼肿瘤体积（GTV），调强放疗制订计划，结果表明以 PET 显像制定的放疗计划能够提高规定放射剂量对靶容积照射，并降低周围临近组织的受量。Malyapa 等比较传统的宫颈癌二维近距离放疗计划和基于 PET 显像的三维适形放疗计划。研究结果表明^{18}F-FDG PET 能对宫颈癌肿瘤体积和射野中肿瘤的三维空间关系提供准确的评价。由三维^{18}F-FDG PET 剂量-体积直方图计算的膀胱和直肠最大剂量高于用二维放疗计划计算的结果。可见^{18}F-FDG PET 显像应用于近距离放疗计划的设计是可行的，而且其结果与传统的二维放疗计划相比是准确的，为显示肿瘤确定近距离放疗计划的范围和评价正常组织的剂量提供了一个独特方法。这项技术对区分正常结构提高等剂量曲线的范围有潜在的价值。PET/CT 一体机的出现，使得 PET 图像和 CT 图像实现同机融合，能更清晰地显示腹盆腔的组织结构和代谢变化的关系，有利于诊断和放疗定位。

（黄建敏 马 莉 付 正）

参考文献

1. Botsis D, Kassanos D, Kalogirou D, et al. Transvaginal color Doppler and CA125 as tools in the differential diagnosis of postmenopausal ovarian masses. Maturitas, 1997, 26 (3) : 203 - 209
2. Juweid M. Prospects of radioimmunotherapy in epithelial ovarian cancer: results with iodine-131-labeled murine and humanized MN-14 anti-carcinoembryonic antigen monoclonal antibodies. Gynecol Oncol, 1997, 67 (3) : 259 - 271
3. 王淑贞. 实用妇产科学. 北京：人民卫生出版社，1998 : 646 - 655
4. 许达生，陈君禄，黄兆民. 临床 CT 诊断学. 广州：广东科技出版社，1998
5. Torizaka T, Nobezawa S, Kanno T, et al. Ovarian cancer recurrence: role of whole-body positron emission tomography using 2- [fluorine-18] -fluoro-2-deoxy-D-glucose. Eur J Nucl Med Mol Imaging, 2002, 29 (6) : 797 - 803
6. Que W, Rowlands JA. X-ray imaging using amorphous selenium: inherent spatial resolution. Med Phys, 1995, 22 (4) : 365 - 374
7. Liu RS, Chu LS, Yen SH, et al. Detection of anaerobic odontogenic infections by fluorine-18 fluoromisonidazole. Eur J Nucl Med, 1996, 23 (10) : 1384 - 1387
8. Bristow RE, del Carmen MG, Pannu HK, et al. Clinically occult recurrent ovarian cancer: patient selection for secondary cytoreductive surgery using combined PET/CT. Gynecol Oncol, 2003, 90 (3) : 519 - 528
9. Lerman H, Metser U, Grisaru D et al. Normal and abnormal ^{18}F-FDG endometrial and ovarian uptake in pre-and postmenopausal patients: assessment by PET/CT. J Nucl Med, 2004, 45 (2) : 266 - 71.
10. Hubner KF, Smith GT, Stephens TS, et al. Detecting recurrent ovarian cancer using F-18-FDG PET. J Nucl Med, 1995, 36 [Suppl] : 1479
11. Chen LM, Karlan BY. Recurrent ovarian carcinoma: is there a place for surgery? Semin Surg Oncol, 2000, 19 (1) : 54 - 61
12. Ak I, Stokkel MPM, Pauwels EKJ. Positron emission tomography with 2- [^{18}F] fluoro-2-deoxy-D-glucose in oncology. J Cancer Res Clin Oncol, 2000, 126 (10) : 560 - 574
13. Cohade C, Wahl RL. PET scanning and measuring the impact of treatment. Cancer J, 2002, 8 (2) : 119 - 134
14. Charron M, Beyer T, Bohnen NN, et al. Image analysis in patients with cancer studied with a combined PET and CT scanner. Clin Nuclear Med, 2000, 25 (11) : 905 - 910
15. Kluetz PG, Meltzer C, Villemagne VV, et al. Combined PET/CT imaging in oncology. Impact on patient management. Clin positron Imaging, 2000, 3 (1) : 161 - 174
16. Sironi S, Messa C, Mangili G, et al. Integrated FDG PET/CT in patients with persistent ovarian cancer: correlation with histologic findings. Radiology, 2004, 233 (2) : 433 - 440
17. Hubner Kf, Mcdonald TW, Niethammer JG, et al. Assessment of primary and metastatic ovarian cancer by positron emission tomography (PET) using 2- [^{18}F] deoxyglucose (2- [^{18}F] FDG). Gynecol Oncol, 1993, 51 (2) : 197 - 204
18. Kumar R, Alavi A. PET imaging in gynecologic malignancies. Radiol Clin North Am, 2004, 42 (6) : 1155 - 1167
19. Pannu HK, Bristow RE, Cohade C, Fishman EK, Wahl RL. PET-CT in recurrent ovarian cancer: initial observation. Radiographics, 2004, 24 (1) : 209 - 223
20. Bristow RE, Simpkins F, Pannu HK, et al. Positron emission tomography for detecting clinically occult surgically respectable metastatic ovarian cancer. Gynecol Oncol, 2002, 85 (1) : 196 - 200
21. Makhija S, Howdon N, Edwards R, et al. Positron emission tomography/computed tomography imaging for the detection of recurrent. Gynecol Oncol, 2002, 85 (1) : 53 - 58
22. Zimny M, Siggelkow W, Schroeder W, et al. 2-

[fluorine-18] -Fluoro-2-deoxy-D-glucose positron emission tomography in the diagnosis of recurrent ovarian cancer. Gynecol Oncol, 2001, 83 (2) : 310-315

23. Rose PG, Faulhaber P, Miraldi F, Abdul-Karim FW. Positive emission tomography for evaluating a complete clinical response in patients with ovarian or peritoneal carcinoma: correlation with second look laparotomy. Gynecol Oncol, 2001, 82 (2) : 17-21
24. Cho SM, Ha HK, Byun JY, et al. Usefulness of FDG PET for assessment of early recurrent epithelial ovarian cancer. AJR, 2002, 179 (2) : 391-395
25. Kubik-Huch RA, Dorffler W, von Schulthess GK, et al. Value of (^{18}F) -FDG positron emission tomography, computed tomography, and magnetic resonance imaging in diagnosing primary and recurrent ovarian carcinoma. Eur J Radiol, 2000, 10 (5) : 761-767
26. Yen RF, Sun SS, Shen YY, et al. Whole body positron emission tomography with ^{18}F-fluoro-2-deoxyglucose for the detection of recurrent ovarian cancer. Anticancer Res, 2001, 21 (5) : 3691-3694
27. Torizaka T, Nobezawa S, Kanno T, et al. Ovarian cancer recurrence: role of whole-body positron emission tomography using 2- [fluorine-18] -fluoro-2-deoxy-D-glucose. Eur J Nucl Med Mol Imaging, 2002, 29 (6) : 797-803
28. Prayer L, Kainz C, Kramer J, et al. CT and MRI accuracy in the detection of tumor recurrence in patients treated for ovarian cancer. J Comput Assist Tomogra, 1993, 17 (4) : 626-632
29. 朱逊，沈铿，郎景和，等. 正电子发射断层照相术在卵巢上皮性癌术后监测中的应用. 中华妇产科杂志，2002，37 (6) : 356-385
30. Casey MJ, Gupta NC, Muths CK. Experience with positron emission tomography (PET) scans in patients with ovarian cancer. Gynecol Oncol, 1994, 53 (3) : 331-338
31. Rose PG, Adler LP, Rodnguez M, et al. Positron emission tomography for evaluating para-aortic nodal metastasis in locally advanced cervical cancer before surgical staging: a surgicopathologic study. J Clin Oncol, 1999, 17 (1) : 41-45
32. Ryu SY, Kim MH, Choi SC, et al. Detection of early recurrence with ^{18}F-FDG PET in patients with cervical cancer. J Nucl Med, 2003, 44 (3) : 347-352
33. Havnlesky LJ, wong TZ, Secord AA, et al. The role of PET scanning in the detection of recurrent cervical cancer. Gynecol Oncol, 2003, 90 (1) : 186-190
34. Sugara Y, Eisbruch A, Kosuda S et al. Evaluation of FDG PET in patients with cervical cancer. J Nucl Med, 1999, 40 (7) : 1125-1131
35. Reinhardt MJ, Ehritt-Braun C, Vogelgesanh D, et al. Metastatic lymph nodes in patients with cervical cancer, detection with MR imaging and FDG PET imaging of the abdomen and pelvis. J Nucl Med Technol, 1997, 25 (2) : 115-119
36. Umesaki N, Tanaka T, Miyama T, et al. Early diagnosis and evaluation of therapy in postoperative recurrent cervical cancers by positron emission tomography. Oncol Reports, 2000, 7 (1) : 53-56
37. Keys HM, Bundy BN, Stehman FB et al. Radiation therapy with and without extrafascial hysterectomy for bulky stage IB cervical carcinoma. A randomized trial of the Gynecologic Oncology. Gynecol Oncol, 2003, 89 (3) : 343-353

15 PET/CT 在骨肿瘤的应用

随着 PET、PET/CT 正电子显像技术的发展和临床应用范围的不断拓宽，其在恶性骨肿瘤（malignant tumors of bone）中的价值日益彰显出来。本章节主要讨论 PET/CT 在骨肿瘤方面的临床意义和潜在价值，尤其是^{18}F-FDG PET 肿瘤代谢显像在对骨肿瘤的良恶性鉴别诊断、疗效评价、复发和预后判断、随访等方面具有重要的临床价值。

15.1 概述

骨肿瘤与瘤样病变比其它系统的肿瘤和瘤样病变发病率低，但其临床表现、病理和影像学表现复杂多样，影像学只对少数典型征象易于确诊，大多数病例的影像学及临床表现缺乏特异性，而病理学检查诊断某些病例亦有困难，因此需要影像学、临床和病理三者密切结合诊断骨肿瘤和瘤样病变。

一、骨肿瘤分类

临床上，骨肿瘤包括原发性骨肿瘤和继发性骨肿瘤。原发性骨肿瘤的分类主要根据肿瘤细胞的分化类型及产生的细胞间物质进行划分。在实际工作中，尚可见未分化的肿瘤，其瘤细胞及细胞间质无特征性。原发性骨肿瘤包括骨基本组织（骨、软骨和纤维组织）和骨附属组织（血管、神经、脂肪和骨髓）以及特殊组织来源如脊索瘤和组织来源未定的肿瘤如骨巨细胞瘤。骨的各种瘤样病变，其形态结构和临床表现，类似于骨肿瘤而并非真性肿瘤，但也具有骨肿瘤的某些特征如复发或恶变的一类疾病，或与骨肿瘤并存，或成为骨肿瘤发生的基础，例如骨纤维异常增殖症和畸形性骨炎等。颌骨肿瘤不包括在原发性骨肿瘤的分类中，继发性骨肿瘤包括：① 骨转移瘤；② 恶性肿瘤骨侵犯；③ 良性骨病恶性变。本章列出 WHO 1993 年第二版骨肿瘤分类（表 15－1）和长春骨肿瘤座谈会 1983 年制定的中国骨肿瘤分类（表 15－2），2002 年 WHO 新分类将软骨性肿瘤顺序提到成骨性肿瘤的前面，其余分类变化不大。

表 15－1 骨肿瘤的组织学分类（WHO，1993 年，第二版）

组织学分类
1 成骨性肿瘤
1.1 良性
1.1.1 骨瘤
1.1.2 骨样骨瘤与骨母细胞瘤
1.1.2.1 骨样骨瘤
1.1.2.2 骨母细胞瘤
1.1.3 良性骨母细胞瘤又称成骨细胞瘤
1.2 交界性
1.2.1 侵袭性（恶性）骨母细胞瘤
1.3 恶性
1.3.1 骨肉瘤
1.3.1.1 中心（髓内）骨肉瘤
1.3.1.1.1 普通中心性骨肉瘤
1.3.1.1.2 血管扩张型骨肉瘤
1.3.1.1.3 骨内高分化（低恶性）骨肉瘤
1.3.1.1.4 圆细胞骨肉瘤
1.3.1.2 表面骨肉瘤
1.3.1.2.1 骨旁（皮质旁）骨肉瘤
1.3.1.2.2 骨膜骨肉瘤
1.3.1.2.3 高恶性表面骨肉瘤
2 成软骨性肿瘤
2.1 良性
2.1.1 软骨瘤
2.1.1.1 内生软骨瘤
2.1.1.2 骨膜（皮质旁）软骨瘤
2.1.2 骨软骨瘤
2.1.2.1 单发性骨软骨瘤
2.1.2.2 多发遗传性骨软骨瘤
2.1.3 软骨母细胞瘤
2.1.4 软骨粘液性纤维瘤
2.2 恶性
2.2.1 软骨肉瘤
2.2.2 皮质旁（骨膜）软骨肉瘤
2.2.3 间叶性软骨肉瘤
2.2.4 去分化软骨肉瘤
2.2.5 透明细胞软骨肉瘤
2.2.6 恶性软骨母细胞瘤

续表

组织学分类
3 巨细胞瘤
4 骨髓肿瘤（圆形细胞肿瘤）
4.1 尤文肉瘤
4.2 骨的原始神经外胚层瘤
4.3 骨恶性淋巴瘤
4.4 骨髓瘤（浆细胞瘤）
5 脉管性肿瘤
5.1 良性
5.1.1 血管瘤
5.1.2 骨淋巴管瘤
5.1.3 血管球瘤
5.2 交界性或性质未定性
5.2.1 血管内皮瘤
5.2.2 血管外皮细胞瘤
5.3 恶性
5.3.1 血管肉瘤
5.3.2 恶性血管外皮细胞瘤
6 其它结缔组织肿瘤
6.1 良性
6.1.1 良性纤维组织细胞瘤
6.1.2 脂肪瘤
6.2 交界性
6.2.1 促结缔组织增生性纤维瘤（硬纤维瘤）
6.3 恶性
6.3.1 纤维肉瘤
6.3.2 恶性纤维组织细胞瘤
6.3.3 脂肪肉瘤
6.3.4 恶性间叶瘤
6.3.5 平滑肌肉瘤
6.3.6 未分化肉瘤
7 其它肿瘤
7.1 脊索瘤
7.2 长骨釉质瘤
7.3 神经鞘瘤
7.4 神经纤维瘤
8 未分类肿瘤
9 瘤样病变
9.1 孤立性骨囊肿
9.2 动脉瘤样骨囊肿
9.3 邻关节骨囊肿
9.4 干骺纤维性缺损（非骨化性纤维瘤）
9.5 嗜伊红肉芽肿
9.6 纤维结构不良与骨性纤维结构不良
9.6.1 纤维结构不良
9.6.2 骨性纤维结构不良
9.7 骨化性肌炎（异位骨化）
9.8 甲状旁腺功能亢进性“棕色瘤”
9.9 骨内表皮样囊肿
9.10 巨细胞（修复性）肉芽肿

表 15-2 中国骨肿瘤分类（骨肿瘤座谈会，1983 年，长春）

组织来源	良性	中间型（相对恶性，低度恶性）	恶性
骨来源	骨瘤 骨样骨瘤 良性骨母细胞瘤		骨肉瘤 皮质旁骨肉瘤 恶性骨母细胞瘤
软骨来源	骨软骨瘤 软骨瘤 良性软骨母细胞瘤 软骨粘液性纤维瘤	透明细胞软骨肉瘤	软骨肉瘤 间充质软骨肉瘤 未分化软骨肉瘤 恶性软骨母细胞瘤 恶性软骨粘液性纤维瘤
纤维来源	成纤维性纤维瘤 骨化性纤维瘤 非骨化性纤维瘤		骨纤维肉瘤
组织细胞或纤维组织细胞来源	良性纤维组织细胞瘤 骨巨细胞瘤Ⅰ级	骨巨细胞瘤Ⅱ级	恶性纤维组织细胞瘤 骨巨细胞瘤Ⅲ级
骨髓来源			骨髓瘤 尤文肉瘤 淋巴瘤 (1) 霍奇金病 (2) 非霍奇金淋巴瘤
脉管来源	血管瘤 淋巴管瘤 血管球瘤	血管内皮细胞瘤 侵袭性血管外皮细胞瘤	血管肉瘤 恶性血管外皮细胞瘤
神经来源	神经鞘瘤 神经纤维瘤 神经节瘤		恶性神经鞘瘤
脂肪来源	脂肪瘤		脂肪肉瘤
脊索来源			脊索瘤
“上皮包涵样”来源			长骨“釉质器瘤” 长骨“滑膜肉瘤” 长骨“基底细胞瘤”
间充质或混合间充质	良性间充质瘤		恶性间充质瘤
其它来源			骨的横纹肌肉瘤 平滑肌肉瘤 腺泡状肉瘤
瘤样病变	1 孤立性骨囊肿 2 动脉瘤样骨囊肿 3 纤维异常增殖症（单骨性、多骨性） 4 组织细胞增生症 (1) 嗜酸性肉芽肿 (2) Haud-Schuller-Christian 病 5 甲状旁腺功能亢进性“棕色瘤”		Letterer-Siwe 病

二、外科分期

骨肿瘤的分期具有重要的意义：① 准确了解患者病情、危险程度和预后；② 根据不同分期合理选择手术方案，确定手术范围；提出辅助性治疗的指导原则；③ 正确评价同一医学参数下的手术或非手术的治疗效果；④ 有利于国内外信息交流协作。

骨骼肌肉系统的分期方法很多，外科分期系统应用最多的是 Enneking 分期系统。Enneking 分期主要依据肿瘤外科分级（G），肿瘤侵犯部位（T），局部或全身转移（M）三种因素指导临床治疗。其中若肿瘤有天然屏障可防止肿瘤扩散，如骨膜、筋膜、滑膜及软骨等，为间室内（A），间室内的定位是骨内、骨旁、关节内、皮下、筋膜内。而间室外肿瘤（B）可以原发于间室外，也可以继发于间室外（手术、活检穿刺、间室内肿瘤穿过天然屏障），间室外的筋膜空隙均为蜂窝组织，不能限制肿瘤的扩散。判断间室内外对确定手术边界具有重要意义，需要通过多种影像学检查和临床分析方可确定。

良性肿瘤用阿拉伯数字 1～3 表示，1 期为静止病变，2 期为活动病变，1、2 期病变均位于囊内，无转移；3 期为侵袭性病变，有时扩散到囊外，偶有转移。恶性肿瘤用罗马数字Ⅰ～Ⅲ表示。Ⅰ期为低度恶性肿瘤，Ⅱ期为高度恶性肿瘤，Ⅲ期为所有区域性和远处转移性肿瘤。Ⅰ、Ⅱ期再分为间室内 A 和间室外 B，而不论分级高低、间室内外，如有转移均属于Ⅲ期。

三、临床表现

（一）发病率

原发性骨肿瘤占全部恶性肿瘤的 2%～3%，恶性骨肿瘤占全部肿瘤的 1%。刘子君统计国内骨肿瘤 12 404 例，其中良性肿瘤占 48.54%，以骨软骨瘤最多见，其余依次为骨巨细胞瘤、软骨瘤和骨瘤等；恶性肿瘤占 40.69%，以骨肉瘤最多见，其余依次为软骨肉瘤、纤维肉瘤、骨髓瘤和尤文肉瘤和恶性骨巨细胞瘤等；瘤样病变占 10.87%，以骨纤维异常增殖症占首位，其次为孤立性骨囊肿。1989 年黄承达统计国内骨肿瘤及瘤样病变 38 959 例，其中良性肿瘤占 55.7%，原发性恶性肿瘤占 27.7%，瘤样病变占 11.3%，转移癌占 5.4%。我国的良性骨肿瘤发病率明显高于其它骨肿瘤。

按照骨肿瘤总的发病率排列，我国最常见的骨肿瘤为骨软骨瘤，其次为骨肉瘤、骨巨细胞瘤、软骨瘤、骨瘤和软骨肉瘤。

（二）年龄和性别

骨肿瘤患者的发病年龄有相对的规律性。原发性良、恶性骨肿瘤中，男性发病率均略高于女性，其比率大约为 1.6∶1，性别对原发骨肿瘤的诊断意义不大。大部分良性骨肿瘤发病年龄高峰在 11～20 岁，恶性骨肿瘤好发年龄在 11～30 岁，婴儿期以急性白血病和成神经细胞瘤骨转移多见，少年以尤文肉瘤多见，青年好发骨肉瘤、骨瘤、骨软骨瘤和软骨母细胞瘤（成软骨细胞瘤），而转移瘤、骨髓瘤和软骨肉瘤多见于 40 岁以上。良恶性骨肿瘤均好发于股骨及胫骨，其次，良性骨肿瘤好发于手骨、颌骨和肱骨，恶性骨肿瘤好发于肱骨、骨盆、颌骨和脊柱，而巨细胞瘤常见于干、骺愈合后的骨端。

（三）症状与体征

良性骨肿瘤生长缓慢，很少引起疼痛，而恶性肿瘤疼痛常常为首发症状常伴有夜间痛和静息痛。骨髓瘤及广泛骨转移瘤常有全身性剧烈疼痛。轻微外伤引起病理骨折，是骨肿瘤的常见并发症，良恶性肿瘤均可发生。大多数骨肿瘤有明显的肿块，良性者境界清晰，压痛不明显，局部皮肤无变化；而恶性者多境界不清，可见皮肤红肿，常与深部组织粘连，皮温升高，血管扩张充血，病程短，进展快，晚期可出现恶病质（cachexia）。

（四）实验室检查

恶性骨肿瘤患者的血、尿和骨髓检查常有变化。血沉增快，常常在肿瘤生长加速和转移复发时明显增高，骨髓瘤患者由于相对球蛋白增高可导致血沉增快；淋巴瘤和骨髓瘤可出现高蛋白血症，恶液质可有低蛋白血症；碱性磷酸酶（alkaline phosphatase，AKP）增高可帮助诊断骨肉瘤及肿瘤切除后复发，血清酸性磷酸酶（acid phosphatase，ACP）增高对前列腺癌、乳腺癌的骨及软组织转移有意义。另外，治疗前血清 AKP 和乳酸脱氢酶（lactate dehydrogenase，LDH）水平可判断患者预后。尤文肉瘤患者白细胞增高而碱性磷酸酶不高。多发性骨髓瘤和骨转移患者可见贫血、血尿酸和钙磷增高。骨髓瘤患者血中可出现异常免疫球蛋白，尿中出现凝溶蛋白（Bence-Jones protein），骨髓穿刺（bone marrow puncture）可有骨髓瘤细胞。

现代肿瘤标志物对骨肿瘤的诊断缺乏特异性，但是高水平的 ki-67 和增殖细胞核抗原或周期素（proliferating cell nuclear antigen，PCNA）、有 *Rb* 基因、*p*53 基因和 *nm*23 基因变化的患者，其无病生存期短，生存率明显低于正常参考值的患者。

对肿瘤组织或者正常体细胞进行脱氧核酸（deoxyribonucleic acid，DNA）和核糖核酸（ribonucleic Acid，RNA）特异性分析以诊断某种疾病，我们称之为基因诊断（gene diagnosis）。Ewing 肉瘤患者 22 号染色体 EWS 基因和 11 号染色体 FLI 基因相互移位，产生新的融合基因，由于骨原始神经外胚层瘤也发现了相同的融合基因，目前认为二者同属于一种肿瘤。

（五）骨肿瘤病人的代谢改变

肿瘤的存在可改变患者的静息能量消耗（resting energy expenditure，REE），总的能量消耗呈现出多样性。荷瘤状态下，短期内促进营养物质向肝脏内转移，以促进合成，维持急性应答反应，长期则导致糖、脂肪、蛋白质代谢异常。首先，肿瘤患者由于：① 肝脏合成葡萄糖增加；② 骨骼肌利用葡萄糖下降；③ 骨肿瘤利用葡萄糖增加和乳酸生成增加；④ 葡萄糖 Cori 循环加快等因素，常出现葡萄糖耐量反应阳性，这种状况常与应激有关。其次，肿瘤有吸氮作用，肿瘤分解宿主体内蛋白来合成肿瘤本身的蛋白，骨骼肌蛋白合成速度下降伴全身肌肉消耗。另外，荷瘤状态下由于：① 肿瘤本身或髓样组织产生并释放脂肪因子；② 宿主利用脂肪酸作为主要能量物质，即使给予外源性葡萄糖，仍然不能抑制脂肪的持续分解和氧化，而导致癌性恶病质。还有，骨肿瘤患者常出现高钙血症，主要机制是由于局部溶骨和骨转移的多发散在破骨和溶骨性病变导致，临床常见症状为恶心、厌食、乏力、尿量增多、血压高、嗜睡甚至昏迷等。再有，骨肿瘤患者体内的细胞因子如 TNF-α、IL-1、IL-6、INF-γ、D 因子等增加，这些因子作用于脑引起厌食，作用于脂肪组织增加葡萄糖生成和急性反应物质的合成，可能是恶病质的主要效应分子。

四、骨肿瘤诊断

对骨肿瘤和瘤样病变的正确诊断需要结合临床、影像、病理全面考虑，三者结合是临床医师在诊断治疗骨肿瘤中必须严格遵守的原则。普通 X 线平片在骨肿瘤的诊断中仍然具有重要的作用，本章不赘述。组织病理学诊断通常起着决定性作用，病理取材包括活组织检查和手术后大体标本，活检有针吸活检和切开活检，活检部位的选择非常重要，通常需要在 X 线、CT 和超声引导下进行穿刺，这样针吸活检的成功率高，但是手术应该切除针刺通路，因为针刺通路可能被肿瘤细胞污染。切开活检所取组织以 5～10 mm^3为宜，并在肿瘤不同部位取材，有必要时送冰冻病理、石蜡病理、电镜标本并进行细胞学、分子遗传学诊断。

骨肿瘤的病理诊断方法有一些自身的特点：① 冰冻切片快速病理诊断通常在短时间即可得出组织学诊断，适合术中确定病变性质，确定手术边缘是否有肿瘤等病变残留，淋巴结是否转移等，但是病理诊断的准确性低于石蜡制片，对于难以确定性质的病变，应等待石蜡切片的结果；② 常规石蜡切片是经典的组织学制片方法，准确性高，但需要数日才能完成；③ 脱钙方法常常用于骨肿瘤的病理诊断，对于含骨质或钙化组织，需经脱钙才能制片，通常需几小时或 24 h，在脱钙过程中应防止过脱钙，否则影响制片质量，降低诊断准确率[2]。

五、骨肿瘤的治疗

骨肿瘤的治疗包括手术、放化疗、免疫基因治疗、介入治疗多种方法，主要以手术为主。临床医师根据肿瘤分期、解剖定位及良恶性选择手术界限，包括囊内切除术、界限性切除术、广泛性手术和根治性切除术，判断手术界限需要根据医学影像学方法。肿瘤手术分为两部分，即原发灶治疗和骨转移灶的治疗。原发灶治疗包括：① 截除和离断术；② 保肢术；③ 重建术。三种方法的选择需要根据术前各种影像学检查结果。

1977 年 Rosen 提出术前新辅助化疗概念，即术前化疗——手术——术后化疗。新辅助化疗的开展使骨肉瘤患者的五年生存率由过去只手术治疗时的 20%提高到 60%～70%，有报道截肢或加肢体骨代替加化疗，治愈率可达 70%。Ewing 肉瘤采用诱导化疗加放疗，治愈率可达 80%，若为长骨病变，其肢体功能还可保持良好。

15.2 PET/CT 影像特征

核医学是现代医学的重要组成部分，是诊断和指导治疗心、脑、肿瘤三大疑难疾病的最优手段之一。肿瘤代谢显像改变常早于形态和解剖的变化，PET 从分子水平反映肿瘤组织中早期生化和代谢状态的改变，这对肿瘤的定位、分期和鉴别转移部位、制定肿瘤放疗计划、评价疗效和判断预后具有很高的实用价值。

一、PET 影像特点

PET 是当今最先进的核医学显像设备，与 SPECT 比较，具有：① 空间分辨率高；② 探测效率高；③ 能准确地显示受检脏器内显像剂浓度提供的代谢影像和各种定量生理参数等优点。此外，在 PET、符合线路 SPECT 上加装 X-CT 球管、CT 和/或 MRI 成像系统，如目前推出的 PET/CT 和 SPECT/CT。符合线路 SPECT 是利用 SPECT 实现正电子符合探测成像的一种新的过渡技术，目前我国符合线路 SPECT 仪器达 120 多台，PET、PET/CT 出现后迅速投入临床使用，深受临床好评。

目前应用于恶性骨肿瘤显像的正电子显像剂主要有两大类：一类是广谱肿瘤代谢示踪剂，如目前临床应用最多的^{18}F-FDG，肿瘤对^{18}F-FDG 的摄取有赖于其对葡萄糖酵解率的增高和细胞膜葡萄糖转运蛋白过度表达；其它肿瘤显像剂如^{11}C-蛋氨酸（^{11}C-methionine，^{11}C-MET）等，可以提供肿瘤氨基酸代谢信息，但尚未广泛应用。另一类是非特异性骨示踪剂，如^{18}F-氟化物（^{18}F-Fluoride)。本文主要讨论^{18}F-FDG 在骨肿瘤方面的应用。

（一）定性

^{18}F-FDG PET 生理性摄取　全身^{18}F-FDG PET 显像中，脑部具有最高的放射性摄取，肝脏、消化道、纵隔、脊柱骨和肺放射性摄取从高到低放射性依次递减，心肌可以明显显影、轻度显影或不显影，由于^{18}F-FDG 从泌尿系统排泄，肾脏和膀胱明显显影。

^{18}F-FDG PET 病理性摄取　肿瘤和其它良性病变对^{18}F-FDG 均有异常放射性摄取，恶性肿瘤病灶部位出现异常放射性增高并持续存在，其增高程度与肿瘤的病理类型、大小、肿瘤增殖周期的不同阶段密切相关，骨肿瘤对^{18}F-FDG 的摄取程度亦各不相同。

（二）定量

^{18}F-FDG PET 在横断面、冠状面、矢状面上进行定量和半定量计算，用于分析、判断病变局部的^{18}F-FDG 摄取增高及增高程度。在实际工作中，通常应用感兴趣区（regions of interest，ROI）技术，在横断面勾画 ROI。

标准化摄取值（SUV）可以根据患者实际给药活度、体重、病灶局部的放射性活度计算 SUV。

肿瘤/正常组织摄取比值（tumor-to-background，T/B）通常以病灶对侧或邻近正常组织为参照，计算肿瘤组织和正常组织的^{18}F-FDG 摄取比值。

二、CT 影像特点

CT 在骨肿瘤的诊断中一般不作为常规的检查方法，但是对可疑软组织病变或骨骼解剖结构复杂的部位如脊柱骨盆等的检查首选 CT。其优点有：① 软组织对比好，可区别脂肪、肌肉和软骨等组织，显示微小病变或钙化；② 断面图像可消除重叠伪影，双窗图像清楚显示骨骼和软组织结构的解剖空间关系，确定病变的部位、范围、内部结构及形态等；③ 螺旋 CT（spiral CT）可行三维重建；④ 造影剂增强 CT（contrast enhanced CT）可观察病变的强化、血供，判断坏死及囊变等。

三、PET/CT 影像特点

PET/CT 和 SPECT/CT 图像融合（image fusion）既提供了病灶的血流代谢信息，又提供了精确的解剖定位，为临床手术切除病灶范围提供了全面的信息。医学图像融合是近年来随计算机技术发展起来的富有特色的信息融合技术，通过对多源图像信息，如 CT、MRI、SPECT、PET 等，进行综合处理和融合，获得新信息，为临床诊断和治疗带来新思维。图像融合技术比组成它的单一图像信息技术更加优越，其综合整体信息大于各部分之和：CT 和 MRI 以较高的分辨率提供脏器的解剖结构、电子密度或氢核分布等形态信息，而 SPECT 和 PET 的空间分辨率差，但提供了脏器的血流灌注、生化代谢或受体分布等功能信息。将功能图像和解剖图像有机地结合起来，可以弥补单个图像技术的信息不完整、部分信息不精确或不确定的缺陷，提高疾病诊断的准确率、稳定性和可靠性，进一步拓宽医学影像技术的应用领域。

PET/CT 中的 CT 作用有：① 穿透性衰减校正（attenuation correction，AC）；② 同机图像融合、解剖定位。PET/CT 的优点有：① 衰减校正可提高图像质量，减少假阳性和假阴性；② 同机进行解剖结构与功能代谢图像融合，对病灶进行精确定位诊断。通常对胸部、腹盆腔病灶需要作衰减校正。相对于骨关节系统而言，脊柱、骨盆、较大的复合关节部位空间解剖结构复杂，对这些部位病灶检查，最好进行CTAC及图像融合以提高定位定性诊断的准确性。

常规CT增强扫描对于显示肿瘤内血管结构或供血的丰富程度（在脑内还有血脑屏障的完整性）和判断病变的性质不够完善的，多层CT灌注技术可更详细地反映良恶性肿瘤的生物学特征，包括反映肿瘤血管生成状况的微血管密度、血流速度、血流量、平均通过时间等参数，这些信息对肿瘤的诊断分期、预后判断、治疗方法选择和疗效评估是有帮助的。若将多层CT灌注技术与PET功能代谢显像结合起来，如CT灌注结合^{18}F-FDG代谢显像、乏氧显像和受体分布显像等，可明显提高对肿瘤的诊断效能。例如，肿瘤CT灌注低下而^{18}F-FDG显像浓聚，反映肿瘤血供较差，处于乏氧状态，故葡萄糖酵解代谢增高；核素肿瘤乏氧显像能直接提供肿瘤组织低氧但存活的证据，特别有助于肿瘤放射与化学治疗后短期内^{18}F-FDG显像难以判断的部分残留病灶；分化较好的肝细胞肝癌常有^{18}F-FDG PET检查阴性结果，若结合CT灌注，特别是发现肝动脉期高血供的病变，可以避免早期小肝癌漏诊的可能性。这种功能代谢信息整合分析结果，对整体提高肿瘤诊断的特异性和准确性有较大临床价值。

PET/CT和SPECT/CT等组合一体化影像设备已经使核医学影像诊断进入一个复合影像诊断的新阶段。影像学诊断将由大体形态学为主的阶段，向生理、功能、代谢和/或基因成像过渡，影像对比增强由一般向组织和/或疾病特异性方向发展，图像分析由“定性”向“定量”发展，未来影像诊断的热点是功能、代谢与分子水平上的生物影像技术（biological imaging technique），分子核医学（molecular nuclear medicine）影像学要充分发挥“示踪”技术的独特优势，从器官水平、细胞水平向分子水平发展，使用X线、CT或MRI已成熟的诊断技术、标准和已知的诊断资料来补充核医学的诊断信息，PET或PET/CT技术、PET/MRI将发挥重要的作用。

疾病早期往往表现为代谢或功能异常，治疗后局部代谢的减低或停止也发生于解剖形态改变之前，因此，^{18}F-FDG PET可为临床提供早期诊断并更好地评估治疗效果。

四、^{18}F-FDG PET骨肿瘤代谢显像

（一）原发性骨肿瘤的^{18}F-FDG PET显像

中低分化和细胞丰富的肿瘤病灶摄取^{18}F-FDG明显增高，良性肿瘤和分化较好的恶性肿瘤摄取^{18}F-FDG低于中低分化的肿瘤病灶，但两者的^{18}F-FDG摄取程度在某一范围内重叠，有些良性肿瘤和分化较好的肿瘤的^{18}F-FDG摄取很高，例如骨巨细胞瘤和硬纤维瘤等。Ⅲ期良性肿瘤和高分化肉瘤的^{18}F-FDG摄取显著高于Ⅰ、Ⅱ期良性病变；有些良性肿瘤、瘤样病变及低度恶性肿瘤的复发灶不被^{18}F-FDG PET探测到，例如：① 骨内腱鞘囊肿、脂肪瘤、营养不良性钙化及术后瘢痕组织通常不摄取^{18}F-FDG；② Ⅰ期骨软骨瘤、胸椎退行性硬化、放疗后肱骨头坏死等未被^{18}F-FDG PET探测到；③ 低度恶性脂肪肉瘤的复发病灶和某些类型骨肉瘤的转移灶易被^{18}F-FDG PET漏诊，脂肪肉瘤的分化不同，其^{18}F-FDG摄取程度明显不同，脂肪肉瘤术后瘢痕组织内点状^{18}F-FDG异常浓聚通常是复发的征象。

2000年Schulte等分析202例骨肿瘤和瘤样病变的^{18}F-FDG PET的结果，202例骨肿瘤种类丰富多样，本文列出Schulte等文中的组织病理学诊断和^{18}F-FDG T/Bs分布（表15-3）。

表15-3 202例骨骼病变的组织病理学诊断和^{18}F-FDG T/Bs分布

诊断	*n*	范围	平均值	SD	中间值	*P*值*
骨肉瘤	44	3.3～33.3	11.1	7.2	9.1	<0.001
Ewing肉瘤	14	4.0～31.0	7.1	7.0	5.1	<0.001
软骨肉瘤	14	1.4～11.8	5.2	3.2	5.3	<0.01
恶性纤维组织细胞瘤	6	3.3～26.0	13.0	8.6	14.6	<0.001
血管肉瘤	4	3.5～31.0	16.2	13.6	15.2	<0.01
平滑肌肉瘤	2	27.2～73.0				
其它肉瘤	2	15.9～20.5				
脊索瘤	5	3.6～12.5	6.9	3.6	6.6	<0.01
巨细胞瘤	5	10.1～35.0	20.4	9.9	19.1	<0.001
动脉瘤样骨囊肿	15	1.1～5.9	3.0	1.5	2.3	NS
单纯骨囊肿	9	1.0～3.5	1.7	0.7	1.5	NS

续表

诊断	n	范围	平均值	SD	中间值	P 值*
软骨瘤	9	1.4～2.8	2.3	0.5	2.3	NS
骨软骨瘤	8	1.0～2.9	2.1	0.6	2.1	NS
纤维骨营养不良	4	5.2～11.5	7.4	2.8	6.5	<0.01
非骨化性纤维瘤	6	1.2～18.6	6.8	6.9	4.5	NS
硬纤维瘤	2	2.2～7.0				
成软骨细胞瘤	2	6.5～33.6				
骨样骨瘤	2	2.4～2.9				
软骨粘液性纤维瘤	1	3.0				
骨性纤维结构不良	1	2.8				
嗜伊红肉芽肿	2	4.4～4.7				
甲状旁腺骨病	1	5.1				
骨髓炎	11	1.1～24.1	5.6	7.3	2.4	NS
其它瘤样病变	9	1.0～2.3	1.6	0.6	1.7	NS
骨转移	12	4.6～34.0	15.2	8.6	14.2	<0.001
恶性淋巴瘤	6	3.5～49.2	21.9	16.5	18.7	<0.001
浆细胞瘤	6	1.3～1.5	8.4	5.6	9.5	<0.05

* 与1、2期良性病变比较；NS=not significant

本文将文献中出现的部分骨肿瘤及瘤样病变的 ^{18}F-FDG 摄取和 SUV_{max} 列举如下。

骨肉瘤和 Ewing 肉瘤的 ^{18}F-FDG PET 图像上，病灶处均可见 ^{18}F-FDG 明显或中度浓聚，但骨肉瘤的骨转移灶可以不摄取 ^{18}F-FDG，骨肉瘤的 SUV_{max} 通常在3.74～8.79，Ewing 肉瘤的 SUV_{max} 3.7。

软骨肉瘤的 SUV_{max} 2.4～8。与骨肉瘤相比，由于软骨肉瘤的代谢活性较低而具有较低的 ^{18}F-FDG 浓聚。

假间皮瘤样血管肉瘤弥漫、均匀摄取 ^{18}F-FDG，而原发恶性间皮瘤异常摄取 ^{18}F-FDG，其 SUV_{mean} = 7.6（3.33～14.85）。

多发侵袭性骨巨细胞瘤的 SUV_{max} 3.47～9.23。另外，SUV 低的骨巨细胞瘤通常不会复发。

颈部副神经节瘤的 ^{18}FDG 摄取明显增高。

在良性病变中，骨巨细胞瘤、硬纤维瘤、脓肿和骨髓炎及神经源性良性肿瘤的 ^{18}F-FDG 摄取显著增高，均有较高的 SUV 值。血管瘤和滑膜肉瘤的生长缓慢，有钙化，这2种病变对 ^{18}F-FDG 的摄取较低，血管瘤 SUV<1.4，滑膜肉瘤 SUV<2。

骨的残留病灶、复发及骨转移病变、淋巴结、肺转移结节的 SUV_{max} 3.3～20.38。

骨纤维结构不良和 Paget 病由于其生物活性复杂多变，有时很难与恶性病灶鉴别，相反，由于 ^{18}FDG 代谢较低，那些分化好、成熟、生长较慢的肿瘤也可能被误认为良性病变、瘢痕或坏死病变。

鉴别良恶性肿瘤病变的 SUV_{max} 域值文献中的报道各有不同，通常良性病变的 SUV_{max} 通常<2，但是也有例外：① 侵袭性骨母细胞瘤；② 多骨性纤维结构不良；③ 良性病变的病理性骨折也可能导致 SUV_{max} 的增高。滑膜炎，例如色素沉着绒毛结节性滑膜炎、狼疮性滑膜炎等的 SUV_{max}<2.0。

（二）^{18}F-FDG PET 显像对原发性骨肿瘤的转移性病灶的探测

原发性骨肿瘤的转移性病灶因病变不同而有所差异。与骨显像比较，^{18}F-FDG PET 对溶骨性转移灶敏感性高，而寻找成骨性病灶敏感性低。例如，^{18}F-FDG PET 寻找 Ewing 肉瘤的骨转移病灶比骨显像效果好，还可发现软组织等其它部位的转移灶，对38例 Ewing 肉瘤患者进行 ^{18}F-FDG PET 检查，其诊断骨转移灶的灵敏度、特异性、准确率为100%、96%、97%，而骨显像为68%、87%、82%。^{18}F-FDG PET 寻找骨肉瘤的骨转移病灶的敏感性低于骨显像，文献报道5处骨肉瘤的骨转移灶均未被 ^{18}F-FDG PET 探出，骨显像检出了所有病灶。此外，有研究显示，^{18}F-FDG 显像对前列腺癌骨转移灶和乳腺癌的成骨性转移灶检出率不及骨显像，但对乳腺癌溶骨性转移灶的检出优于骨显像。造成 ^{18}F-FDG 发现骨肉瘤和前列腺癌骨转移病灶少于骨显像的原因可能为：① 肿瘤细胞对 ^{18}F-FDG 摄取少；② 此类肿瘤多为成骨性转移，转移灶内肿瘤细胞较少；③ 成骨性转移灶对射线的衰减较严重。但是，大多数文献认为 ^{18}F-FDG PET 在探测恶性实体肿瘤骨转移灶或骨髓侵犯方面具有很高的临床价值并优于全身骨显像，而且，大多数骨显像的假阴性病变并非分布在中轴骨，而是位于四肢骨，这可能是由于骨骺生长活跃导致邻近干骺端的小病灶无法在骨显像显示。由于邻近脑组织生理性摄取^{18}F-FDG，骨显像探测颅骨转移灶要优于^{18}F-FDG PET。最后，^{18}F-FDG 摄取增高也可以是外伤、炎症或良性骨病，但是^{18}F-FDG PET 的假阳性低于骨显像。

(三)^{18}F-FDG 代谢显像对淋巴瘤骨髓浸润的诊断

淋巴瘤病变侵犯多处淋巴结及淋巴结外的部位，若累及肺、肝、骨髓、胸膜及皮肤等，临床分期即进入第Ⅳ期。NHL 患者在初诊时有 10%～30%骨髓受到侵犯。^{18}F-FDG 代谢显像能正确评价骨髓淋巴细胞浸润情况，比常规骨显像灵敏性和特异性高。Moog 等比较了 78 例患者的骨髓细胞学与^{18}F-FDG 显像的检查结果，二者符合率达 82%，^{18}F-FDG 显像与骨髓细胞学检查的准确率分别是 92%、87%。国内李培勇、华逢春等分别对 30 例和 59 例恶性淋巴瘤患者进行^{18}F-FDG PET 显像，研究淋巴瘤细胞骨髓浸润，利用灰度色标，视觉分析骨髓及肝脏内^{18}F-FDG 浓聚情况。当骨髓的^{18}F-FDG 分布不均，摄取高于肝脏时，判断为骨髓^{18}F-FDG 摄取异常；骨髓的^{18}F-FDG 分布均匀，摄取低于或等于肝脏，判断为骨髓^{18}F-FDG 摄取正常。^{18}F-FDG PET 显像结果与髂嵴的骨髓活组织检查对照。诊断符合率为 86.7%。假阴性率 10%，假阳性率 3%；国内外大部分文献报道肯定了^{18}F-FDG 显像在提示淋巴瘤骨髓浸润方面的作用。因此，^{18}F-FDG 显像是恶性淋巴瘤骨髓侵犯和分期的敏感、有效和无创检查方法，在检出病灶方面较 CT 和骨髓穿刺更加精确。

由于骨髓浸润可为弥漫性、局灶性，因此穿刺部位不一定是代表骨髓浸润部位，骨髓穿刺阴性也不能完全排除骨髓浸润，而^{18}F-FDG PET 对恶性淋巴瘤的骨髓浸润更有潜力。MRI 对淋巴瘤骨髓浸润的诊断要优于骨髓穿刺，是对局部骨髓浸润的评价的较好的影像学方法，对于全身骨髓浸润的评价 PET 可作为常规方法。^{18}F-FDG PET 出现假阴性的原因通常是由于肝脏及周围肌肉的摄取高而干扰了骨髓浸润的判断。另外化疗后短期内^{18}F-FDG PET 对骨髓浸润的误诊可能性大。

15.3 临床应用价值

^{18}F-FDG PET/CT 显像已经广泛应用于心、脑、肿瘤等多种组织系统疾病，并已显示具有很好的应用前景。但是，在骨关节系统的临床应用还没有得到广泛开发，其重要作用尚未被临床医师所充分认识，从临床外科的观点来看，骨关节肿瘤患者进行影像学检查主要用于发现病灶、鉴别良恶性、探测术后局部复发及寻找骨转移的原发肿瘤、活检部位的定位、判断新辅助化疗及其它治疗的效果。因此，本节主要介绍^{18}F-FDG PET、PET/CT 显像在骨骼系统的临床应用价值。

一、对良恶性病变的鉴别和病理学分级的预测

(一)^{18}F-FDG PET 对良恶性骨骼肌病变的鉴别

1. 以 T/Bs≥3 作为鉴别良恶性病灶的鉴别阈值

2000 年 Schulte 等前瞻性分析 202 例骨肿瘤和瘤样病变的^{18}F-FDG PET 的结果，评价了^{18}F-FDG PET 在骨肿瘤和瘤样病变分级、良恶性鉴别的价值。^{18}F-FDG PET 检查后 8 天进行穿刺活检或手术及病理诊断。其中 70 例低分化肉瘤，21 高分化肉瘤，40 例良性肿瘤，47 瘤样病变，6 例骨淋巴瘤，6 浆细胞瘤和 12 例原发灶不明的骨转移患者。应用 T/B=3.0 判断肿瘤的良恶性，^{18}F-FDG PET 的灵敏度为 93.0%，特异性为 66.7%，准确率为 81.7%，阳性预测值 78.7%，阴性预测值 87.9%。^{18}F-FDG PET 是评价骨肿瘤生物学行为的很好工具，可帮助临床医师选择手术方案。

2. 以 SUV>2 作为鉴别良恶性病灶的鉴别阈值

从良性骨病及非骨化性病变鉴别恶性病灶的灵敏度为 91.7%（22/24），特异性为 100%（11/11）准确率 91.7%，所有的侵袭性病变其 $SUV_{max}>2$。侵袭性、恶性病灶与良性病变鉴别具有统计学意义（$P<0.001$），但是侵袭性病变与恶性病变的鉴别没有统计学意义。^{18}FDG PET 可以提供独特的骨骼肌肉系统病变的代谢信息。为更多的临床治疗和处置方法提供生理学支持，以判断预后和生存，而且，残留病灶、复发或转移肿瘤可以同时在一次全身显像中得到证实。

3. ^{18}F-FDG 双时相显像

^{18}F-FDG 图像所反映的信息是肿瘤组织的代谢状态，为了鉴别良恶性病变，避免假阳性和假阴性，可利用^{18}F-FDG 双时相显像鉴别炎症等良性病变和恶性肿瘤。良性病变和恶性肿瘤组织对^{18}F-FDG 摄取的峰值不同，恶性肿瘤随着时间的延长，对^{18}F-FDG 的摄

取逐渐增加，通常认为随时间延长，恶性病灶对^{18}F-FDG 摄取逐渐增高，3 h 左右达到高峰，而炎性等良性病变摄取^{18}F-FDG 在注射后 30 min 左右达到高峰，之后随时间延长，病灶的放射性降低或保持不变[9]。当^{18}F-FDG 显像难以鉴别肿块的良恶性时，应采用多种显像剂联合应用或其它方法综合判断。

（二）^{18}F-FDG PET 预测骨、软组织肉瘤的病理学分级和其它预后变量

^{18}FDG PET 显像可以通过定量测定病灶 SUV 了解肿瘤代谢状况，而 SUV 与肿瘤的组织学分级相关。华盛顿医学中心 Andrew 等研究了 89 例骨及软组织肉瘤患者的^{18}F-FDG PET，其中包括骨肉瘤、软骨肉瘤、骨巨细胞瘤、PNET/Ewing、纤维肉瘤、恶性纤维组织细胞瘤、脂肪肉瘤、平滑肌肉瘤、恶性周围神经鞘瘤、滑膜肉瘤等。并与穿刺活检和术后组织病理学比较，包括肿瘤分级、细胞增生、细胞周期调整等与预测和治疗有重要关系的标志物，结果显示 SUV 与组织病理学分级、细胞结构、有丝分裂活动、Ki－67 标记指数和 *p*53 过度表达正相关，而与 p21^{WAF1}、mdm-2、S-期片断、肿瘤倍增无关。部分良性肿瘤例如 GCT、软组织肿瘤的葡萄糖代谢率可以辨别肉瘤分化的程度。

1. 细胞周期调控是肿瘤研究的热点。Ki－67 属于 g 家族，是独立于其它肿瘤特征的标记物。多用于判断肿瘤的良、恶性及恶性程度，也用于探讨细胞增殖活性、细胞周期与肿瘤的生长方式、复发、转移等生物学行为及预后的关系。Ki－67 阳性细胞＞20％的高表达组患者生存期短、肿瘤分化差、易发生远处转移并且死亡率高。骨肉瘤组的抗 Ki－67 蛋白单克隆抗体的阳性表达率为 66％～67％，骨软骨瘤组的阳性表达率为 10％。另外，Ki－67 蛋白在骨肉瘤与良性骨肿瘤中阳性表达率与染色强度差异有显著性，提示骨肉瘤具有较强的增殖能力，Ki－67 可作为骨肉瘤诊断的辅助指标。肿瘤细胞的无限增殖在一定程度上反映了肿瘤细胞的代谢和 DNA 的合成状态，其增殖活性与肿瘤细胞的浸润和分级有关。

2. *p*53 是一种抑癌基因，c-myc 是一种核癌基因蛋白，p53、c-myc 之间的协同作用在恶性肿瘤的发生、发展、复发及转移过程中起重要的作用。骨巨细胞瘤的 Enneking 外科分期则可较好地反映骨巨细胞瘤的恶性程度及预后。78 例骨巨细胞瘤中 *p*53 的阳性表达率为 28％，骨巨细胞瘤 *p*53 高表达，与骨巨细胞瘤的 Enneking 外科分期正相关，提示 *p*53 高表达与骨巨细胞瘤的恶性程度有关。*p*53 高表达还与骨巨细胞瘤的复发密切相关，*p*53 表达阳性组的复发率明显高于阴性组。研究还发现骨巨细胞瘤中存在 myc-c 的过度表达，其表达与肿瘤的分期相关，myc-c、*p*53 表达双阳性组复发率明显高于单一阳性组和双阴性组。

3. *mdm*-2 基因在骨肉瘤的发生中起着重要作用。p53 蛋白的衍生物（如，*p*53 基因为基础构建了一个变异体：chimeric tumor suppressor1，CTS1）在多种 *mdm*-2 过度表达的肿瘤包括骨肉瘤中能够不受 *mdm*-2 的抑制，能够抑制肿瘤生长。*mdm*-2 基因表达产物 *mdm*-2 蛋白能够与 *p*53 专一结合，抑制 *p*53 的活性，并且促进其在细胞内的降解，使肿瘤的发生成为可能。肿瘤的发生是细胞生物周期紊乱的生物学行为，细胞周期素（cyclin）和细胞周期素依赖性激酶（cyclin dependent kinases，CDKs）是细胞周期进程的核心元件，细胞周期素依赖性激酶抑制物可以使骨肉瘤细胞生长停止。

在低分化和细胞丰富的肿瘤病灶中^{18}F-FDG PET 的 SUV 值明显增高，在Ⅰ级和良性肿瘤的^{18}F-FDG PET 中，病灶的 SUV 没有显著性差异，而Ⅰ级分化肉瘤和Ⅱ、Ⅲ级分化的肿瘤^{18}F-FDG PET SUV 值有显著性差异，在中低分化肉瘤的平均 SUV 值分别为 6.05 和 6.85，而分化较好的肉瘤为 2.65。恶性骨和软组织肉瘤通常细胞含量丰富，每单位面积的代谢活跃细胞会导致较高的 SUV 值。细胞含量丰富、有丝分裂计数和/或 Ki-67 标记指数高的Ⅰ级和良性肿瘤，其^{18}F-FDG PET SUV 值显著增高，Ⅱ、Ⅲ级分化的肿瘤也具有这种趋势，但Ⅱ、Ⅲ级肿瘤的^{18}F-FDG PET SUV 值没有显著性差异。肿瘤代谢显像可以显示较大肿块生物代谢活跃的部位，指导活检穿刺取材，有助于保证活检对肉瘤患者进行精确的预测和病理学分级。

^{18}F-FDG PET 的应用仍有局限性，它不能很好地鉴别组织病理学的Ⅱ、Ⅲ级肿瘤，二者的^{18}F-FDG PET SUV 值在某一范围内重叠，有学者提出只有Ⅲ级分化的肿瘤^{18}F-FDG PET SUV 值＞20。另外，Ⅰ级分化和良性肿瘤与Ⅱ、Ⅲ级分化的肿瘤^{18}F-FDG PET SUV 值也有重叠，SUV 值＞7.5 的患者 93％为低分化恶性肿瘤，但只有 43％的低分化恶性肿瘤患者达到这个 SUV 水平。而良性肿瘤和分化较好的肿

瘤的 SUV 值也可以>7.5，例如骨巨性细胞瘤的平均 SUV 值约为 11.2，良性纤维瘤的 SUV 值也有中等程度的升高。因此^{18}F-FDG PET 不能代替活检，在处理患者和判断预后仍需结合其它影像学和病理检查。

二、骨肿瘤的治疗及疗效评价

（一）PET/CT 在治疗中的应用

^{18}F-FDG PET 可以指导临床制定或更改治疗方案。肿瘤^{18}F-FDG 的 SUV 值低，提示肿瘤为良性或分化较好，患者可以进行保守外科治疗，对于^{18}F-FDG PET 判断为中间和分化较差的肉瘤患者，应根据肿瘤的大小和部位进行术前新辅助化疗，通常Ⅲ级分化的肉瘤和较大的Ⅱ级分化的肿瘤术前需进行新辅助化疗和放疗。

PET/CT 和 SPECT/CT 技术结合多种正电子肿瘤显像剂（如反映肿瘤的乏氧代谢、蛋白质代谢、核酸代谢、受体分布和癌基因或抑癌基因表达等）的运用，可提供从宏观解剖形态结构到微观细胞分子水平多元化或多维的肿瘤生物影像学信息，这些信息包括肿瘤组织的空间位置与正常组织的分界、肿瘤的血管生成特点与侵袭性、癌细胞的异质性与细胞周期调控、靶区内肿瘤组织放射生物效应的差异、治疗过程中肿瘤残留和转移的根源等。① 利用 PET/CT 来制定精确放射治疗计划可以使辐射治疗剂量分布的物理适形和生物适形紧密结合，符合现代肿瘤精确放射治疗技术的要求；② 由于骨肿瘤复杂多样，肿瘤生物活性各异，利用 PET/CT 对骨肿瘤在组织形态学和分子生物学水平上进行精确定位，既可以保证最大限度切除肿瘤病灶，又可以最大程度避免病灶残留而导致术后复发，提高手术质量，在骨肿瘤手术治疗中具有重要的临床意义，但目前骨肿瘤关于这方面的文献报道很少。

（二）^{18}F-FDG PET 在骨肿瘤疗效评价的作用

疗效评价对于临床非常重要，准确及时的疗效评价可以提示临床及早更改治疗方案、增大药物剂量或提前手术，拯救组织反应不佳的患者。疗效评价的方法有：① 影像学评价：X 线平片显示肿瘤成骨或钙化增多，密度增加，是治疗有效的可靠标志；CT、MRI 可以显示肿瘤大小的改变，但对肿瘤坏死组织尚不能肯定；血管造影中肿瘤放化疗、动脉栓塞后肿瘤血管减少、变细也不能成为治疗有效的依据。② 病理学评价：病理可以判断肿瘤坏死多少，对疗效的观察较可靠，但光镜下的表现受取材部位影响会出现偏差。③ ^{18}F-FDG PET 显像。

1. ^{18}F-FDG PET 可以精确地预测多种恶性肿瘤的组织病理学反应　在骨肿瘤的治疗中，需要考虑是否手术，预测恶性肿瘤化疗后是否有足够的组织学反应，在手术前利用无创性方法预测新辅助化疗的疗效具有很高价值。有文献认为骨的放射学影像探测骨肿瘤大小和骨反应变化与化疗后组织学反应呈中度相关性，原因在于骨肉瘤或 Ewing 肉瘤在化疗后，其大小通常没有变化，CT 或 MRI 等形态学影像方法不能鉴别化疗后肿瘤有无反应，而^{18}F-FDG PET 利用葡萄糖类似物^{18}F-FDG，通过观察病灶葡萄糖代谢的变化，很容易观察到治疗后肿瘤代谢的减低和停止，这些变化也发生在肿瘤减小和坏死前，因而^{18}F-FDG PET 可以更好地评估疗效。与 CT、MRI 等进行图像融合，可以弥补^{18}F-FDG PET 空间分辨率的不足，提高诊断准确率。

2. ^{18}F-FDG PET 对骨肉瘤和 Ewing 肉瘤新辅助化疗的疗效评价　Douglas 等应用^{18}F-FDG PET 评价 32 例骨肉瘤和 Ewing 肉瘤对新辅助化疗的疗效，在化疗前后计算^{18}F-FDG PET 的 SUV1 和 SUV2 值，并计算 SUV1 和 SUV2 二者比值，分析其与组织学评价的相关性，肿瘤坏死率达到 90%以上为疗效满意，小于 90%坏死率为疗效欠佳。研究认为^{18}F-FDG PET 显像在化疗前后的变化与组织病理学反应有很好的相关性，^{18}F-FDG PET 是很好的无创性预测疗效的功能影像学方法。

（1）对骨肉瘤的疗效评价　骨肉瘤化疗前后的平均 SUV1 和 SUV2 分别为 8.3，3.3，27.7%的患者疗效满意（5/18）。

（2）对 Ewing 肉瘤的疗效评价　Ewing 肉瘤化疗前后的平均 SUV1 和 SUV2 分别为 5.3、1.5，92.86%的患者疗效满意（13/14）。应用 SUV2<2 进行判断的阳性预测值为 93%，阴性预测值为 75%；应用 SUV2∶SUV1<0.5 进行判断的阳性预测值为 78%，阴性预测值为 63%。

虽然上述 2 种定量判断疗效的方法与组织病理学都具有显著相关性，但对疗效满意的判断仍有 16%和 27%的误诊率。原因之一可能是由于治疗后肿瘤组织的炎性渗出和正在纤维化的肿瘤组织也会导致^{18}F-FDG 增高。另一个可能是由于组织病理学评价整个实体肿瘤的坏死率而^{18}F-FDG PET 反映的是整个实体肿瘤代谢最高的局部肿瘤代谢状态。当组织病理学评价整个肿瘤坏死率达到疗效满意的标准，而实际上代谢最高的肿瘤病灶仍然存活，此时需要组织病理学重新取材再次评价，可能会提高诊断的符合率。

3. ^{18}F-FDG PET 显像可以指导再评价治疗后低分化肉瘤的组织病理学反应　Cheryl B 等研究 1 例中等分化的多形细胞肉瘤，在化疗前后进行 MRI 和^{18}F-FDG PET 显像，比较二者对新辅助化疗的反应，治疗后 MRI 显示 T2 加权呈混杂信号的肿瘤明显增大，由治疗前的 6cm×10 cm 增大至 10 cm×18 cm。^{18}F-FDG PET 显像分别在治疗前、治疗中和治疗后进行了 3 次显像，治疗前^{18}F-FDG PET 显示了左大腿肿块放射性不均匀异常浓聚，肿块边缘可见结节状高代谢灶，其 3 次 SUV_{max}值分别为 14.2、12.4、12，肿块其它部位的治疗前后 SUV_{max}分别为 6.2、2.6，以代谢最高的部位评价疗效，^{18}F-FDG PET 显示治疗有效率 15%。最后病理组织学诊断表明疗效显著，肿块大部分纤维化，只有 5%的存活细胞。由于组织病理学疗效评价与^{18}F-FDG PET 和 MRI 二者结果相反，又进行了第 2 次组织学切片检查，结果表明了^{18}F-FDG PET 所示的肿瘤结节状高代谢病灶没有治疗反应，提示肿瘤组织出现化疗耐受细胞。^{18}F-FDG PET 的其它新价值体现在它能够提供另一个参数：即发现代谢活跃组织，并能够引导穿刺，当病灶的活检样本^{18}F-FDG 异常浓聚，却被认为是良性，或者^{18}F-FDG 减低却被认为是恶性病变时，应该引起临床/组织学的差异的怀疑，可能是由于活检的样本不具备代表性所致。

4. 肿瘤病灶的 SUV_{max}可以表现出肿瘤生长和转移扩散的特点　治疗后肿瘤病灶的 SUV_{max}高，提示疗效欠佳，术后易复发和转移。另外，^{18}F-FDG PET 显示肿瘤代谢的多样性也提示肿瘤对标准治疗反应的多样性。

5. 进一步探讨^{18}F-FDG PET 显像特点会提高^{18}F-FDG显像鉴别疗效是否满意的能力　在使用化疗药物 8 h 后，肿瘤病灶就可以发生^{18}F-FDG 代谢的变化，因此，化疗早期进行^{18}F-FDG PET 显像，通过测定 SUV 值快速监测疗效，是一种能够很好地预测治疗后肿瘤组织学反应的无创性方法。

6. 术前评价疗效对患者处理方案的影响　在化疗满意的患者，骨肿瘤专家更愿意完成保肢手术。准确的术前预测疗效会改变手术方案，术前对 Ewing 肉瘤患者进行放化疗，通过^{18}F-FDG PET 可以观察这 2 种术前处理方法对肿瘤产生的组织学变化，以确定是否需要改变术后化疗方案进一步改善患者的结局，目前，在笔者所阅读过的文献中，尚未见相关报道。另外，进一步研究^{18}F-FDG 最佳显像方法及显像特点将提高其预测骨肿瘤的能力。

三、^{18}F-FDG PET 监测肿瘤术后复发和淋巴结转移

（一）局部复发

局部复发意味着在手术切除肿瘤的部位或伤口近侧再次出现肿瘤，并且新生肿瘤与原有肿瘤有相同的组织学类型。局部复发主要发生在手术后一年内，以后的 24 个月出现下降，因此，恶性肿瘤需要随诊 2 年。^{18}F-FDG PET 可以监测肿瘤治疗后反应、临床无怀疑的局部复发病灶。对 81 例骨肉瘤患者，分别进行^{18}F-FDG、^{11}C-MET、MRI、CT，比较它们在鉴别复发（残留）肿瘤与术后改变的价值。^{18}F-FDG 价值最大（表 15-4）。

表 15-4　^{18}F-FDG PET、MRI、CT、^{11}C-MET PET 结果比较

	^{18}F-FDG PET (%)	MRI、CT (%)	^{11}C-MET PET (%)
灵敏度	93	93	77
特异性	97	70	87
准确率	94	88	82
阳性预测值	98	83	83
阴性预测值	87	74	82

^{18}F-FDG PET 显像对淋巴结的检出非常敏感，结缔组织肉瘤很少发生区域性转移，若淋巴结肿大并经活检证实阳性，则肿瘤已属Ⅲ级，Ⅲ级区域性转移的 5 年存活率只有 10%～15%。肺转移是肉瘤的最常见终末阶段，也是常见的转移部位，通常在手术后 6～12 个月出现。预防性化疗可延迟远处转移。另外，一些晚期或低分化肿瘤常伴有周围的淋巴结隐匿转移灶。^{18}F-FDG PET 显像对淋巴结的检出非常敏感（见彩图 15-1）。

（二）预后判断

对新辅助化疗的反应是判断骨肉瘤和 Ewing 肉瘤预后的重要因子，常规的影像学方法可以提供肿瘤的解剖定位、肿瘤范围、邻近组织是否受侵犯、肿瘤

新生血管等，这些方法虽然能提供恶性肿瘤的某些特征，但不是恶性肿瘤或生物侵袭性肿瘤的可靠征象，也不能鉴别骨肿瘤治疗后是否有反应，而^{18}F-FDG PET可以精确地预测多种恶性肿瘤的组织病理学反应，Douglas等利用^{18}F-FDG PET评价70例骨骼肌肉瘤患者，发现组织学肿瘤分级与治疗前病灶对^{18}F-FDG的摄取具有很好地相关性。但^{18}F-FDG PET不能精确地鉴别良性肿瘤和低度恶性肿瘤。

骨肿瘤以肉瘤多见，肉瘤是一组由较多不同成分组成的肿瘤，肿瘤的亚型、肿瘤分级、每组患者都有不同。每个患者肿瘤成分和生物学特性各不相同，是标准肿瘤治疗方法失败的主要原因。放射学显示的肿瘤大小和系列临床检查不能很好地评价肿瘤的生物学行为。肉瘤包含的间质性成分中，代谢不活跃的粘液基质、骨样组织、液体和坏死组织丰富，他们的细胞结构、分化水平和组织类型差异显著，因此，诊断和治疗的活检样本常常出现取材错误，尤其在大的肿瘤病灶容易出现这种情况。PET显像可以通过观察^{18}F-FDG代谢发现肿瘤的这种特点，根据^{18}F-FDG显示的肿瘤范围及代谢活跃的病灶位置，通过肿瘤^{18}F-FDG的3D图像定位可以避免或减少活检取材失误。

多变量分析表明，肿瘤基础SUV_{max}是生存的独立预测因子。Eary回顾性研究209例肉瘤患者行新辅助化疗或切除前进行^{18}F-FDG PET显像，平均随访19个月，其间47例死亡，38例局部肿瘤复发，53例出现远处转移。将治疗前和未行穿刺的肿瘤^{18}F-FDG PET中得到的SUV_{max}定义为基础SUV_{max}，多变量分析表明：基础SUV_{max}值是患者生存的独立性预测因素，有统计学意义。基础SUV_{max}越高，患者预后越差。为了判断肿瘤SUV_{max}值和生存的关系，Eary以$SUV_{max} \geqslant 6$为界值，将患者分成2组，$SUV_{max} \geqslant 6$者预后差。异质性肿瘤^{18}FDG分布不均匀，其中SUV_{max}最高的病灶反映了肿瘤代谢最活跃的特性，被认为最具有侵袭性。

化疗前后的系列SUV_{max}是预测无病生存期的独立因素，^{18}F-FDG PET显示肿瘤代谢的整体状态，在整个患者的检查和治疗中，可以多次重复进行，这些系列图像不易受到活检和组织病理学切片经常出现的样本问题的影响。

四、转移性骨肿瘤

骨是许多肿瘤远处转移的好发部位之一，有无骨转移对肿瘤分期、确定治疗方案和估测预后十分重要。^{99m}Tc-MDP全身骨显像一直是诊断恶性肿瘤骨转移的首选方法，其灵敏度高，但特异性低，假阳性发生率高；MRI对骨转移瘤诊断的灵敏度与特异性均较高，但受扫描视野的限制或植入金属替代物影响而常常无法进行检查或全身检查。随着正电子成像技术的发展与推广，正电子显像剂的提供，正电子显像在骨转移瘤诊断中的价值正逐步得到人们的重视。

临床研究表明，无论是^{18}F-FDG PET还是SPECT/PET显像对骨转移瘤诊断都有着较高的灵敏度和特异性。北京大学第一医院的一组55例临床研究表明，^{18}F-FDG SPECT/PET显像对骨转移瘤诊断的灵敏度和特异性分别为100%和93%，灵敏度与骨显像（95%）相似，但特异性显著高于骨显像（50%）。^{18}F-FDG显像对骨转移瘤诊断的高灵敏度和高特异性可能是与以下原因有关：① PET或SPECT/PET显像的空间分辨率较高，且二者均为断层显像，而骨扫描常规只进行平面显像，必要时才加作局部断层，其空间分辨率均低于PET或SPECT/PET；② ^{18}F-FDG显像从葡萄糖代谢变化的角度显示骨转移瘤，避免了许多良性骨病带来的假阳性，同时对那些仅限于骨髓内而尚未引起成骨或溶骨反应的骨转移瘤也可显示。因此，^{18}F-FDG显像可以比骨显像更早、更多和更特异地显示病变（图15-2）。

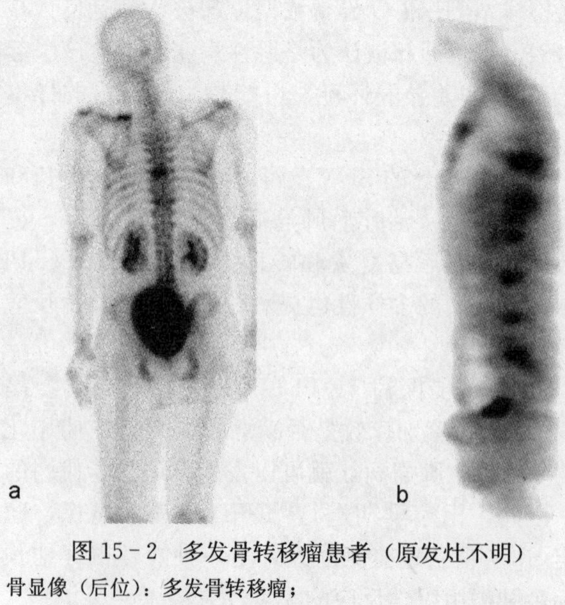

图15-2 多发骨转移瘤患者（原发灶不明）

a. 骨显像（后位）：多发骨转移瘤；

b. ^{18}F-FDG显像（矢状断面）：脊柱病灶明显多于骨显像

^{18}F-FDG显像与骨显像相比另一优势在于：前者

不仅能显示骨转移瘤，而且能够显示位于软组织、淋巴结以及脏器内的原发肿瘤或转移灶。北京大学第一医院 30 例骨转移瘤患者中，^{18}F-FDG SPECT/PET 显像发现 20 例有骨外原发或转移肿瘤。

总之，^{18}F-FDG 显像对骨转移瘤的诊断有着较高的灵敏度和特异性，并能发现骨外原发或转移性肿瘤。但是寻找其它肿瘤的骨转移灶时，单独应用^{18}F-FDG PET 效果不好，这是由于正常骨组织^{18}F-FDG 摄取很少，显影模糊，有时会给判断肿瘤是位于骨或临近软组织，以及软组织肿瘤是否累及骨造成困难。北京大学第一医院 10 例^{18}F-FDG 符合线路 SPECT 显像可疑原发肿瘤累及骨的患者中，仅 4 例被手术或病理证实有骨受累，其余 6 例均证实骨未受累，而骨显像对此 10 例患者有无骨受累均做出了正确判断。因此，对^{18}F-FDG 符合线路 SPECT 可疑肿瘤直接骨侵犯的患者，应结合骨显像或其他影像学检查（CT、MRI）做出判断，PET/CT 或 SPECT/CT 同机图像融合则可将此问题更好的解决。^{99m}Tc-MDP 骨显像对成骨性转移的灵敏度和特异性较高。^{99m}Tc-MDP 骨显像显示当前状态的成骨而不是静态的骨钙含量，其主要临床价值在于发现多骨病变，骨显像放射性摄取减低支持良性的、分化好的、或非侵袭性良性病变，而^{18}F-FDG PET 由于具有较高的空间分辨率和定量分析可更好地发现溶骨性病变。

五、PET 的不足与缺陷

CT、MRI 可很好地显示解剖形态结构，但是在鉴别放化疗后改变、手术后残留或复发，由于组织形态改变，出现水肿、纤维化而受到一定的限制。在探测小病灶（平均 2.5 cm）、早期复发或者转移，^{18}F-FDG PET 比 CT、MRI 的灵敏性更高，因此可以更好地评价治疗后反应和判断预后，保肢手术时意义尤其重大。必要时，^{18}F-FDG 等短半衰期的显像剂可以重复、连续进行检查，不同的显像剂能够发现肿瘤的不同生物生理特点。但是，^{18}F-FDG PET 不能代替解剖学影像方法，在恶性肿瘤危险度分级、大的异质性肿瘤的活检或手术后治疗评价方面，二者互相补充。

虽然组织学类型、病灶大小和肿瘤分化状况不同对 PET 的探测有一定的限制，但是 PET 的探测能力主要由放射性示踪剂浓聚程度、设备、检查规程、不同的注射后显像时间、分析方法、和患者状态都会导致^{18}F-FDG 的摄取和 SUV_{max}、T/B 等参数的改变，从而使得不同的临床情况难以比较。例如受系统空间分辨率限制，小病灶计数率低和部分容积效应会造成 SUV 明显减低而无法进行比较；随注射时间延长，SUV 值逐渐减低，因此，多次或延迟显像在临床可行性减低；^{18}F-FDG 注射剂量不足或溢出，不影响 T/B 值，但可能会低估肿瘤的 SUV，若发生在单纯的治疗后，会误认为治疗后改变；主观视觉影像评价相应的放射性摄取不够精确，而不恰当的 ROIs 也妨碍了定量和半定量分析的精确性。较大的 ROIs 反映了该区域的平均的或者中性放射性摄取值。而只有放射性浓聚最高的肿瘤病灶才决定肿瘤的分级。鉴于上述原因，要求：① 对 ROIs 进行对称、精确勾画；② 避免^{18}F-FDG 注射剂量不足或溢出影响 SUV_{max}；③ 避免注射显像剂后显像时间差异太大，保证显像时间相对稳定等主观因素，以提高^{18}F-FDG PET 诊断的准确性，为临床提供全面、准确的信息。

（张秀梅）

参考文献

1. 胥少汀，葛宝丰，徐印坎．实用骨科学．第 2 版．北京：人民军医出版社，1999：1275－1409
2. 方志伟，刘洪洪．骨肿瘤临床影像和病理．北京：北京大学医学出版社，2002：1－8
3. 吴恩惠．医学影像诊断学．北京：人民卫生出版社，2001：354－392
4. 蔡郑东，纪方．实用骨肿瘤学．北京：人民军医出版社，2004：83－85、113－161、184－189
5. 王荣福．核医学．北京：北京大学医学出版社，2003：1－15
6. 王世真．分子核医学，第 2 版．北京：中国协和医科大学出版社，2004：148－150
7. 王荣福．符合线路探测正电子成像与临床．北京：北京大学医学出版社，2004：281－292、332－341
8. Schulte M，Brecht-Krauss D，Heymer B，et al. Grading of tumors and tumorlike lesions of bone：evaluation by FDG PET. J Nucl Med，2000，41（10）：1695－1701
9. Feldman F，van Heertum R，Manos C，et al. 18FDG PET scanning of benign and malignant musculoskeletal lesions. Skeletal-Radiol，2003，32（4）：201－208

10. Chiara D F, Koenraad M, Romeo Z, et al. Pseudomesotheliomatous angiosarcoma of the chest wall and pleura. Journal of Thoracic Imaging, 2003, 18：200-203
11. Schnelder D B, Clary-Macy C, Challa S, et al. Positron emission tomography with F18-fluorodeoxyglucose in the staging and preoperative evaluation of malignant pleural mesothelioma. J Thorac Cardio Surg, 2000, 120 (1) ：128-133
12. Hideomi W, Tetsuya S, Takashi Y, et al. Glucose metabolic analysis of musculoskeletal tumours using 18fluorine FDG PET as an aid to preoperative planning. J Bone Joint Surg, 2000, 82-B：760-767
13. Bury T, Barreto A, Daenen F, et al. Fluorine-18 deoxyglucose positron emission tomography for the detection of bone metastases in patients with non-small cell lung cancer. Eur J Nucl Med, 1998, 25：1244-1247
14. Moog F, Kotzerke J, Reske S N. FDG PET can replace bone scintigraphy in primary staging of malignant lymphomas. J Nucl Med, 1999, 40：1407-1413
15. Christiane F, Joachim S, Heike E, et al. FDG-PET for detection of osseous metastases from mglignant primary bone tumours: comparison with bone scintigraphy. Eur J Nucl Med, 2000, 27：1305-1311
16. 张秀梅，王荣福. 符合线路SPECT[18]F-FDG显像诊断结外淋巴瘤. 中国医学影像技术杂志，2004，43：284-287
17. Andrew LF, Robert HL, Jason TS, et al. (F-18) fluorodeoxyglucose positron emission tomography as a predictor of pathologic grade and other prognostic variables in bone and soft tissue sarcoma. Clinical Cancer Research, 2000, 6：1279-1287
18. 王义生，张岩，许建中. 人骨肉瘤中P27、cyclin E和Ki-67的表达. 河南医学研究，2003，12 (04) ：289-293
19. 张其亮，杨述华，刘红云. 骨巨细胞瘤p53和myc-c表达. 中国肿瘤，2003，12 (12) ：746-748
20. 潘红芽. 骨肉瘤基因治疗的研究进展. 中国肿瘤，2002，11 (8) ：459-461
21. 顾军，尹大力. 抗肿瘤药物研制的新靶点mdm2、p53. 药学进展，2003，27 (1) ：1-5
22. Prabhu NS, Somasundaram K, Tian H, et al. The administration schedule of cyclin dependent kinase inhibitor gene therapy and etoposide chemotherapy is a major determinant of cytotoxicity. Int J Oncol, 1999, 15 (2) ：209-216
23. Douglas S, Joseph G, Ernest U, et al. Evaluation of chemotherapy response in pediatric bone sarcomas by [F-18] -fluorodeoxy-D-glucose positron emission tomography. American Cancer Society, 2002, 94 (12) ：3277-3284
24. Cheryl B, Vernon Janet F, Earu Brian P, et al. FDG PET imaging guided re-evaluation of histopathologic response in a patient with high-grade sarcoma. Skeletal Radiol, 2003, 32：139-142
25. Eilber FC, Rosen G, Eckardt J, et al. Treatment-induced pathologic necrosis: a predictor of local recurrence and survival in patients receiving neoadjuvant therapy for high-grade extremity soft tissue sarcomas. J Clin Oncol, 2001, 19：3203-3209
26. Eary J F, O'Sullivan F, Powitan Y, et al. Sarcoma tumor FDG uptake measured by PET and patient outcome: a retrospective analysis. Eur J Nucl-Med-Mol-Imaging, 2002, 29 (9) ：1149-1154
27. 徐承焘，曹成刚主编. 人体结构功能学. 北京：中国协和医科大学出版社，2003：73-132

16 PET-CT 在淋巴瘤的应用

淋巴瘤（lymphoma）是指淋巴器官及组织中的淋巴细胞发生恶性克隆性增殖形成的恶性肿瘤。根据淋巴结活检的病理检查，淋巴瘤可分为霍奇金淋巴瘤（Hodgkin's disease，HD）和非霍奇金淋巴瘤（non-Hodgkin's lymphoma，NHL）两种。淋巴瘤约占成人恶性肿瘤的8%及儿童恶性肿瘤的10%，因此，国内外有众多的学者均致力于研究淋巴瘤。在淋巴瘤的诊断、恶性程度的评估、临床分期、疗效监测及预后判断等方面，X线、CT、超声等解剖成像技术的作用并不令人满意。随着核医学PET、PET/CT等功能显像技术的快速发展，使淋巴瘤病灶的代谢发展与变化能够以图像的方式呈现出来，在图像上测定病灶的代谢率，实现了非侵入性检测疾病的生物特征、观察疗效及判断预后。PET、PET/CT^{18}F-FDG代谢显像为制定合理的治疗方案提供了理论上的支持，临床价值已得到肯定。本章主要讨论PET/CT^{18}F-FDG代谢显像在淋巴瘤的临床应用。

16.1 概述

淋巴瘤是指淋巴器官及组织中的淋巴细胞发生恶性克隆性增殖形成的恶性肿瘤，属血液系统的多发肿瘤，通常多原发于淋巴结，可分为霍奇金病（Hodgkin's disease，HD）和非霍奇金淋巴瘤（non Hodgkin lymphoma，NHL）两大类，都表现为滤泡结构破坏、被膜周围组织浸润、被膜及被膜下窦破坏。组织学可见淋巴细胞和（或）组织细胞的肿瘤性增生。临床上以进行性无痛性淋巴结肿大最为典型，肝、脾常肿大，晚期出现恶病质、发热及贫血。

一、流行病学

（一）HD

发病在世界各地差异较大，白种人最好发，占90%以上。欧美国家多发，占淋巴瘤的45%左右。我国的淋巴瘤发病率明显低于欧美和日本，城市高于农村，发病年龄最小3个月，最大87岁，以20～40岁为多见，约占50%。国内淋巴瘤死亡率为1.5/10万，占所有恶性肿瘤死亡位数的第11～13位。在淋巴瘤两大类型中，国内HD占所有淋巴瘤的8%～11%，而国外HD占25%。

HD好发的中位年龄为26～31岁，以硬化结节型最常见，淋巴细胞为主型、混合细胞型和淋巴细胞消减型少见，75%以上的患者在40岁以下，发病率随年龄而增长。目前认为有两个好发高峰，一个在20～29岁，另一个在60岁以上，现已知第二个峰值是因错误的病理分型所致。美国国立癌症研究院SEER的最新研究表明，这些病例主要是NHL，而不是混合细胞型和淋巴细胞消减型。男性发病率比女性高1.4倍，主要在10岁以下或50岁以上。10～40岁的患者以女性为主，并以NHL多见。

（二）NHL

大多数NHL为散发性，无特定的发病因素。美国每年约有50 000例NHL发病，占所有癌症的4%，其每年的死亡率也占癌症病例的4%。过去的几十年中，NHL发病率每年持续增长3%，比大部分癌症增长快，可能与AIDS流行等因素有关。种族差异在某些亚型中非常明显，如网状组织淋巴瘤在西方国家占比例大，而发展中国家少见。某些国家中好发的NHL与病毒感染有关，如EBV（南美洲和亚洲多见的NK-细胞淋巴瘤、非洲多发的Burkitt淋巴瘤）、HTLV-I（加勒比地区和亚洲常见的成人T细胞白血病/淋巴瘤）、肝炎病毒C（意大利北部和日本多见的B细胞淋巴瘤，尤其是免疫母细胞淋巴瘤）。

二、淋巴瘤的病因和发病机制

淋巴瘤的病因迄今不明。目前认为病毒病因学说、机体免疫异常、遗传因素和放射损伤等可能为重要的发病因素。

（一）病毒病因学说

主要指EB（Epstein-Barr）病毒，1964年Epstein 等首先从非洲儿童 Burkitt 淋巴瘤组织传代培养中分离得到了 EB 病毒，EB 病毒是一种 DNA 疱疹型病毒，可引起人类 B 淋巴细胞恶变导致 Burkitt 淋巴瘤的发生。这类患者的血清中 EB 病毒抗体的滴度明显增高，而 EB 病毒抗体滴度增高者日后发生 Burkitt 淋巴瘤的机率也明显增多。因此，EB 病毒可能是 Burkitt 淋巴瘤的病因。在部分 HD 患者的血清中，也发现了高价抗 EB 病毒抗体；在电镜下观察连续培养的 HD 患者淋巴结组织，可见 EB 病毒颗粒；在里-斯（Reed-Sternberg，R-S）细胞中亦可找到 EB 病毒。

（二）宿主的免疫功能对淋巴瘤的易感性

近年来发现遗传性或获得性免疫缺陷伴发淋巴瘤者较正常人多见，例如器官移植后长期应用免疫抑制剂患者、干燥综合征患者中淋巴瘤发病比一般人高。在免疫缺陷下，反复感染、异体器官移植、淋巴细胞对宿主的抗原刺激等均可引起淋巴组织的增殖反应、T 抑制性淋巴细胞的缺失或功能障碍，机体缺少自动调节的反馈控制，淋巴组织无限增殖，最终导致了淋巴瘤的发生。

（三）遗传因素

1. 遗传因素可能与 HD 发病有关　年轻 HD 患者的兄弟姐妹发病危险性增加 7 倍；同卵双生有成对发病。

2. 染色体异常　HD 常发现非整倍体、亚四倍体和 14 号染色体长臂附加片段等染色体异常。

3. 多发病例家族研究表明 HLA-A_1、B_5、B_{18} 可能与发病的高危险性相关。

4. 细胞癌基因 c-myc　在人类 Burkitt 淋巴瘤的细胞系中，发现第 8 号染色体长臂远端片段易位于 2、22 和 14 号染色体的一定部位。由于这些部位转录活跃，可以为易位的第 8 号染色体提供启动子而使其活化，而易位的第 8 号染色体已证明含有细胞癌基因 c-myc。组织学上可见淋巴细胞和（或）组织细胞的肿瘤性增生。

三、病理组织学分类

（一）HD 的病理组织学分类

1832 年 Thomas Hodgkin 首先描述了淋巴结肿大伴有脾肿大的病例，1895 年 Wiks 将其命名为 HD，HD 是一种恶性淋巴瘤，它在非肿瘤细胞的背景（多形性、炎症浸润性背景）下含有特征性 R-S 细胞中的一种类型；1965 年美国 Rye 会议根据 R-S 细胞的形态学和免疫表型及细胞背景的成分而区分亚型（见表 16-1），Rye 分类法较好地反映了 HD 与其病程、临床表现、疗效和预后的关系，因此，迄今在国际上仍被广泛采用。其病灶播散方式多为从原发部位向邻近淋巴结依次转移。

表 16-1　HD 的病理组织学分类（Rye 1965 年）

分型	相对发生率（%）		组织学特点	预后
	欧美地区	我国		
淋巴细胞为主型	10～15	25.3	大量淋巴细胞增生明显，R-S 细胞少见，淋巴结结构破坏	好
结节硬化型	30～70	13.3	胶原纤维将淋巴结分为若干结节，多数腔隙型 R-S 细胞	较好
混合细胞型	20～40	47.1	R-S 细胞较多，混有嗜酸性粒细胞、淋巴细胞、浆细胞、原纤维细胞等多种细胞成分，有坏死灶	差
淋巴细胞消减型	5～15	12.4	大量 R-S 细胞，淋巴细胞显著减少，纤维母细胞增生显著，坏死明显	最差

（二）NHL 病理组织学分类

与 HD 相比，NHL 的恶性程度较高，临床表现各异，预后差。既往 Rappaport 分类法和 1982 年国际专家组提出的国际工作分类应用比较广泛（表 16-2），按组织病理、细胞成分及分化程度将 NHL 分为低度、中度和高度恶性三类，低度恶性者以结节增生为主，高度恶性者呈弥漫浸润，而中度恶性者为混合型。由于目前 NHL 免疫学和治疗学的迅速发展，2000 年世界各地 50 多个病理学家在欧美淋巴瘤分类法（REAL）的基础上制订的 NHL 的 WHO 新分类（见下文）对 NHL 进行了新的分类和命名，1994 年修改的 REAL 分类从临床、形态学、免疫表型和基因型特征对淋巴瘤各亚型进行分类，并给予各亚型明确的生物学特征，在治疗上针对疾病过程中特异异常进行新的治疗策略。REAL 分类的重复性高达 85%。经 8 个国家中 9 个机构提供 1378 例病例资料复查研究，已证实 REAL 分类具有可重复性和临床相关性（表 16-3）。NHL 的 WHO2000 年新分类是 REAL 的当代分类，其中还包括了白血病、骨髓增生异常综合征和骨髓增殖性疾病等。是目前世界上唯一科学、合理的分类，但其中某些亚型重复性较差。

表 16-2 NHL 的国际工作分类（1966 年，国际专家组）

低度恶性
（1）小淋巴细胞型
（2）滤泡型小裂细胞为主型
（3）滤泡型小裂细胞与大细胞混合型
中度恶性
（4）滤泡型大细胞为主型
（5）弥漫型小裂细胞型
（6）弥漫型大小细胞混合型
（7）弥漫型大细胞型
高度恶性
（8）大细胞、免疫母细胞型
（9）淋巴母细胞型（曲核细胞和非核细胞）
（10）小无裂细胞型（Burkitt 或非 Burkitt 淋巴瘤）
杂类
复合型，蕈样霉菌病，组织细胞型，骨髓外浆细胞瘤，不能分类

表 16-3 REAL 分类临床预后相关性

	5 年 OS	亚型
A	＞70％	间变型大细胞、滤泡型、MZL、MALT 型
B	50％～70％	结性 MZL、B-CLL/SLL、淋巴浆细胞
C	30％～49％	Burkitt 样、Burkitt 淋巴瘤、纵隔大 B 细胞、弥漫性大 B 细胞
D	＜30％	T 淋巴母细胞、周围 T 细胞、套区细胞

NHL 的 WHO 新分类（2000）

前（B 或 T）原淋巴细胞淋巴瘤/白血病

成熟 B 细胞肿瘤

成熟 T 细胞和 NK 细胞淋巴瘤

成熟 B 细胞肿瘤

- B 细胞 CLL/SLL
- B 细胞幼淋巴细胞白血病
- 淋巴浆细胞淋巴瘤
- 滤泡型淋巴瘤
- 结外边缘区 B 细胞 MALT 型淋巴瘤
- 结性边缘区细胞淋巴瘤
- 毛细胞白血病
- 弥漫性大 B 细胞淋巴瘤（包括纵隔大 B 细胞淋巴瘤）
- Burkitt 淋巴瘤
- 浆细胞瘤、骨髓瘤

成熟 T 细胞和 NK 细胞肿瘤

- T 细胞幼淋巴细胞白血病
- T 细胞大颗粒淋巴细胞白血病
- 侵袭性 NK/T 细胞淋巴瘤鼻和鼻型
- 蕈样霉菌病
- Sezary 综合征
- 血管免疫母细胞性 T 细胞淋巴瘤
- 周围 T 细胞淋巴瘤（未特别分型）
- 成人 T 细胞白血病/淋巴瘤
- 间变型大细胞淋巴瘤（T 或 null 细胞）原发系统性
- 原发皮肤间变型大细胞淋巴瘤
- 皮下脂膜炎样 T 细胞淋巴瘤
- 肠病型小肠 T 细胞淋巴瘤
- 肝脾 T 细胞淋巴瘤

四、临床表现

在临床上，恶性淋巴瘤大多首先侵犯表浅和或纵隔、腹膜后肠系膜淋巴结，少数原发于结外器官，60％以上的淋巴瘤首发部位在表浅淋巴结。

（一）局部表现

1. 淋巴结肿大　淋巴瘤的首发症状常为颈部或锁骨上淋巴结无痛性、进行性无痛肿大，左多于右，其次是腋下淋巴结肿大。肿大的淋巴结可相互融合成块，其中 HD 有 60％～80％为颈部淋巴结肿，6％～20％为腋下，6％～12％为腹股沟，25％为腹膜后淋巴结肿，50％为纵隔淋巴结。并且 91％的 HD 和 55％的 NHL 侵犯淋巴结。HD 常从原发部位向邻近的淋巴结依次转移播散，而 NHL 常常越过邻近部位向远处淋巴结转移，NHL 还可以多中心起病，临床一旦确诊，常已播散全身。淋巴结压迫神经可引起疼痛，深部淋巴结肿大可产生压迫症状，例如纵隔淋巴结肿大可引起咳嗽、胸闷、肺不张和上腔静脉压迫症；腹膜后淋巴结肿大可压迫输尿管，引起肾盂积水等。

通常受侵的淋巴结区比临床发现的要广泛，常需要进行细致的X线、超声和CT检查，有时需要剖腹探查。

2. 结外淋巴瘤　淋巴瘤的原发病灶可位于淋巴结或结外淋巴组织。结外淋巴组织原发病变多见于NHL，累及胃肠道、骨髓及中枢神经系统为多。

（1）肝与脾　原发于肝脏的NHL少见，多为继发性，尸解发现60% HD和50% NHL侵犯肝脏，肝活检发现未治的NHL肝受侵为25%～58%，肝脏淋巴瘤大体形态可分为结节型和弥漫型，后者肝脏体积往往增大；脾脏淋巴瘤常见，可以是全身淋巴瘤脾脏的累及，NHL有30%脾脏受累，也可以是原发于脾脏器官的淋巴瘤，部分病例以脾肿大为首发症状，为淋巴结外最常受侵犯的部位。这些患者肝功能大多无明显异常，由于肿块弥散，肝内少有较大的占位。少数患者有脾功能亢进的表现。Ahman将脾淋巴瘤大体病理分为四型：① 脾均匀增大，肿瘤细胞弥漫浸润，病灶小于1 mm；② 粟粒性结节，病灶1～5 mm；③ 多发肿物，2～10 cm；④ 单发大肿块。前二者占70%，后二者占30%。而临床脾大疑有脾受侵者，68%剖腹为阴性；CT和MRI表现与肝、脾淋巴瘤的大体病理类型相关。一般情况下，均匀弥漫型和粟粒结节型由于病灶较小，在MRI上无法显示，仅表现为脾脏弥漫性增大，而多肿块型和巨块型还可见到病灶的信号改变，在常规的T1WI和T2WI上脾内肿块表现为等信号、等低混合信号或轻度高信号，因此对病灶的定性较困难。典型的脾脏淋巴瘤的可呈“地图”样分布，这是因为淋巴瘤的病灶多为不规则形或多个病灶相互融合。而在^{18}F-FDG代谢显像中，肝脾等部位的弥漫型和粟粒结节型淋巴瘤病灶通常可见放射性的异常摄取而表现为热区（图16-1）。

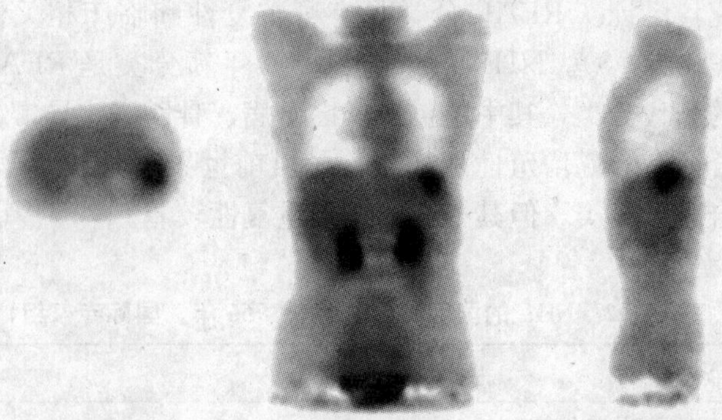

图16-1　NHL患者，女，43岁，临床以急性胰腺炎入院，抗炎对症无效，MRI、CT、超声均提示脾占位，不能定性。^{18}F-FDG显像可见脾区异常葡萄糖代谢旺盛灶，考虑为恶性病变。病理证实为淋巴瘤

（2）消化道淋巴瘤　消化道是恶性淋巴瘤的好发部位。约20%的患者以腹部症状（腹痛、腹部肿块）为首发症状，以胃、小肠受累最为多见，约占51%和25%，胰腺常受侵，均为继发性，而食管和直肠罕见。发生于消化道的恶性淋巴瘤以NHL多见。

（3）骨骼系统　发生于骨骼系统的恶性淋巴瘤常见于NHL，而其它部位的恶性淋巴瘤在病程发展的过程中常可有骨侵犯。骨恶性淋巴瘤的早期症状可为局部疼痛，但X线特征有时不明显，而此时全身骨显像对诊断有帮助。骨骼系统最常发生淋巴瘤的部位是股骨和骨盆，恶性淋巴瘤继发骨侵犯多见于脊柱、骨盆、股骨、肋骨等处。骨侵犯的X线表现为溶骨型、成骨型和混合型，其中以成骨型多见。骨髓累及者约占30%～70%，NHL易侵犯骨髓，以胸椎及腰椎为最常见。骨髓受侵后可发生骨髓硬化、出现贫血或全血细胞减少，骨髓活检可证实。

（4）原发脑淋巴瘤占脑肿瘤的1.5%，且绝大多数为NHL，位于胼胝体部，占55%。

（5）肺和其它胸部器官　恶性淋巴瘤约有2%可发生于肺，表现为肺野内边界清晰的圆形病灶或分叶状阴影，临床自觉症状很少。肺内侵犯也可继发于身体其它部位的淋巴瘤病灶。

胸部以肺门及纵隔受累最多，半数有肺部浸润或（和）胸腔积液。

（6）泌尿生殖系统　发生于泌尿生殖系统的恶性淋巴瘤常被忽视或误诊，泌尿系统以肾最多见，发生于生殖系统的恶性淋巴瘤男性以睾丸多见，女性主要见于子宫和卵巢。女性生殖系统的恶性淋巴瘤多在术后才能确诊，预后尚可。

由于肾脏缺乏淋巴组织，原发于肾脏的淋巴瘤通常起源于肾窦的淋巴组织，故极少见。临床上肾淋巴瘤基本属继发性，由肿瘤细胞血行播散或后腹膜淋巴瘤直接侵犯所致，多为NHL。目前，肾淋巴瘤大体形态可分为3种类型，分为：① 弥漫浸润型，累及肾髓质，肾外形增大明显；② 结节型，可单发或多发，主要位于肾皮质；③ 后腹膜淋巴瘤直接侵犯，

常经肾窦蔓延。

(7) 皮肤 恶性淋巴瘤可以原发或继发地侵犯皮肤，原发于皮肤的淋巴瘤罕见，治疗后预后良好。晚期恶性淋巴瘤侵犯皮肤时可有多发性皮肤病变或皮下结节，属Ⅳ期病变，是预后不良的标志。

(8) 乳腺 乳腺内没有淋巴结而存在淋巴组织，一般认为乳腺淋巴瘤系发生于乳腺导管和小叶周围的淋巴组织，因此把乳腺淋巴瘤归入结外淋巴瘤的范畴。原发乳腺霍奇金淋巴瘤甚为少见，绝大部分为非霍奇金淋巴瘤。文献报道原发乳腺的非霍奇金淋巴瘤多发生于女性，好发年龄为 40～60 岁，原发病灶多见于右侧乳腺，常为单发，偶可双侧同时发生。由于原发乳腺淋巴瘤临床表现与乳腺癌相似，缺乏特征性表现，在治疗前确诊者很少，均需局部切除活检后得以确诊。国外文献报道绝大部分患者初次就诊时病变属Ⅰ、Ⅱ期。影响原发乳腺非霍奇金淋巴瘤预后的主要因素是临床分期、病理类型及原发肿瘤大小。只要做到早期发现、正确诊断、积极治疗，则仍可取得满意的疗效。

(9) 原发于胰腺的淋巴瘤非常罕见，常为全身性 NHL 胰周淋巴结的受累或者极少数直接侵犯胰腺组织。由于 CT、MRI 对淋巴结浸润的诊断取决于所显示的淋巴结的大小，直径$>$1 cm 即为浸润的淋巴结，无法鉴别炎性反应性增大或转移，最后的诊断仍需结合临床表现、实验室检查及淋巴结活检的结果。

(10) 其它 恶性淋巴瘤还易侵犯的器官有胸腺、扁桃体、甲状腺、肾上腺和鼻咽部（见彩图 16－2）等，胸腺的淋巴瘤以 HD 多见，但与胸腺瘤或纵隔淋巴结肿大难以鉴别，少数患者可伴有重症肌无力。

(二) 全身表现

1. 初期尚有多数患者无全身症状。约 30%～50%的患者以原因不明的持续或周期性发热为主要起病症状，发热后部分患者有疲乏、盗汗、消瘦和瘙痒，全身瘙痒有时可为 HD 的唯一全身症状。

2. 贫血：约 10%～20%的淋巴瘤患者就诊时有贫血，进行性贫血是临床判断淋巴瘤发展与否的一个重要指标。

3. 合并白血病、肾病综合征等：低分化的 NHL 易合并白血病，大多数为急性淋巴细胞白血病，预后很差。

五、诊断和分期

1. 诊断及临床分期评估方法淋巴瘤的诊断主要依靠临床表现、X 线和病理学检查，但淋巴瘤的确诊主要依靠淋巴结穿刺物涂片、淋巴结印片及病理切片检查。影像学的主要任务不是肿瘤的定性，通常是在病理学确诊之后正确估价肿瘤的进展范围，即对肿瘤分期的判断。X 线检查（前后位胸片、消化道造影及静脉肾盂造影等）对恶性淋巴瘤的诊断有重要的参考价值，超声、CT、MRI 对发现纵隔、腹膜后及其它隐匿部位的病变很有帮助，而^{18}F-FDG 代谢显像能够发现正常大小的淋巴结被淋巴瘤浸润并能够检出淋巴结和节外的淋巴瘤病灶，显示肿块有无葡萄糖浓聚，被用于淋巴瘤的分期、疗效监测、复发或残留及纤维坏死病灶的鉴别和判断预后等。

2. 淋巴瘤的临床分期

淋巴瘤的临床分期，近年来已趋向统一，目前仍采用 1970 年 Ann Arbor 会议推荐的临床分期法。主要用于 HD，NHL 患者的病变比较广泛，Ann Arbor 分期不完全适合 NHL，但目前没有更合适的分期方案，仍沿用 Ann Arbor 分期。为了准确地进行临床分期，应进行各项必要的检查。一般影像学检查包括腹部和盆腔的超声、胸腹部 CT、核医学显像、MRI 等，其它检查有剖腹探查术、病理学检查、淋巴结和皮肤活检。必要时进行肝脏、骨髓穿刺活检确诊。

恶性淋巴瘤的 Ann Arbor 分期标准（1971）：

Ⅰ期 病变侵犯一个淋巴结区（I），或淋巴结外单一器官（IU）。

Ⅱ期 病变累及横膈同侧二个或更多的淋巴结区（Ⅱ），或局限侵犯淋巴结以外器官及横膈同侧一个以上的淋巴结区（ⅡE）。

Ⅲ期 横膈两侧淋巴结受侵，可同时伴有脾累及（ⅢS）或淋巴结外的某一器官或组织的局部侵犯（ⅢE）受累，或两者均受累（ⅢSE）。

Ⅳ期 病变侵犯多处淋巴结及淋巴结外的部位，如累及肺实质（L）、肝（H）、骨髓（M）、胸膜（P）、皮肤（D）等。

注：根据解剖部位，淋巴结区的确定如下：

膈上：咽淋巴环、颈部，纵隔或肺门、锁骨下、腋下胸部、滑车上与臂部。

膈下：脾脏、腹主动脉旁、髂部、腹股沟与股部、肠系膜、腘窝。

六、治疗策略

淋巴瘤治疗的目的是使患者获得较高的总治愈

率，并尽可能减少副反应。了解首次或复发之前的情况，有助于判定治疗对无病生存和存活率的疗效，例如单用放疗复发的患者，复发后应采用化疗。只有仔细评估每个治疗方案的毒性/效率比，才能制定出总存活率最高的治疗方案。目前，淋巴瘤的治疗方法有放疗、化疗、放化疗联合、生物治疗、造血干细胞移植治疗等综合治疗手段。不同病理分型及临床分期的治疗策略不同。

七、鉴别诊断

恶性淋巴瘤应与以下疾病鉴别：

1. 慢性淋巴结炎　多有明显的感染灶，且常为局灶性淋巴结肿大，伴疼痛或有压痛，大小不超过2～3cm，抗炎治疗后缩小。

2. 巨大淋巴结增生　是一种原因不明的淋巴结肿大，属良性病变。目前趋向认为是一种感染性炎症。主要侵犯胸腔，以纵隔最多，也可侵犯肺门和肺内，其它受侵的部位有颈部、腹膜后、盆腔、腋窝以及软组织。患者常有发热、贫血与血浆蛋白增高等全身症状，肿物切除后，症状消失。

3. 结核病　很难与恶性淋巴瘤鉴别，因为：① 二者的症状特征相似，均可伴有发热、乏力、血沉增快等；② 二者可以并存，甚至在同一淋巴结中既有结核又有恶性淋巴瘤。如果经过正规的抗结核治疗而淋巴结继续增大，应进行活检除外恶性淋巴瘤的可能性。肺结核或结核性淋巴结炎在^{18}F-FDG影像呈阳性表现，这些病灶往往是增殖性病变或以增殖性病变为主的结核结节，此类病变有大量的类上皮细胞、郎罕巨细胞和淋巴细胞等，外缘包有网状纤维。这些细胞代谢旺盛，摄取^{18}F-FDG而呈阳性显像。从PPD的细胞免疫反应试验可见，免疫反应强烈者显像大多阳性，而以渗出性或干酪性病变为主的病灶显像常呈阴性。

4. 淋巴结转移癌　很少有全身性淋巴结肿大。可有原发灶。查体淋巴结质地较硬。病灶对^{18}F-FDG的摄取增加。与淋巴瘤的鉴别应该结合临床病史及其它辅助检查。

5. 结节病　结节病是非干酪性肉芽肿性疾病，其肉芽肿病灶有大量代谢旺盛的活性细胞及炎性细胞的参与可致^{18}F-FDG显像阳性。在临床和影像学上很难与恶性淋巴瘤鉴别，需要依靠病理学检查。

16.2 PET/CT 影像特征

一、PET/CT 与传统影像学诊断方法的区别

超声、CT、MRI是淋巴瘤临床常规影像学检查方法，是评价淋巴结和结外淋巴瘤的有效工具，三者主要依靠肿物及淋巴结的大小和数目，发现异常，因此，肿瘤在尚未增大的淋巴结中就可能漏检，而增生变大的淋巴结可能误认为肿瘤。而淋巴瘤^{18}F-FDG代谢显像对病灶的检出则是建立在肿瘤病灶发生的葡萄糖代谢改变的基础上。与正常组织比较，淋巴瘤细胞的葡萄糖膜转运体增加和与糖酵解有关酶的活性增加导致了淋巴瘤恶性细胞的糖酵解大大增加，静脉注射的^{18}F-FDG进入到淋巴瘤细胞内参与葡萄糖代谢，最终以^{18}F-FDG-6-PO_4的形式积聚在细胞内，存活肿瘤组织的葡萄糖代谢增高，对^{18}F-FDG的摄取明显增加，并且大多数类型的恶性淋巴瘤对^{18}F-FDG具有高度的亲和力，淋巴瘤病灶的^{18}F-FDG摄取明显增高，即使低分化淋巴瘤的病灶，也能产生足够的对比。而坏死组织的葡萄糖代谢减低或停止，对^{18}F-FDG的摄取明显低于存活瘤组织，且肿瘤治疗后继发形态变化往往迟于代谢变化。因此，^{18}F-FDG显像能够清晰地显示与定位葡萄糖代谢增高的肿瘤病灶和葡萄糖代谢减低的其它病灶。比常规解剖显像技术提前发现病灶的变化，通过^{18}F-FDG显像，观察肿瘤组织代谢改变，判断疗效，判断肿瘤组织存活程度、转移、复发，早期发现常规影像检查不能发现的活动性淋巴瘤。

^{18}F-FDG PET与其它显像方法比较，具有以下优点：

1. 灵敏度高　PET是一种反映分子代谢的显像，当疾病早期处于分子水平变化的阶段，病变区的形态结构尚未呈现异常，MRI、CT检查尚不能明确诊断时，PET检查即可发现病灶所在，并可获得三维影像，还能进行定量分析，达到早期诊断，这是目前其他影像学检查方法所无法比拟的。

2. 特异性高　MRI、CT检查发现器官或组织有肿瘤时，很难对其良恶性做出判断，但PET检查可以根据肿瘤高代谢的特点做出诊断。

3. 全身显像　PET一次全身性显像检查便可获

得全身各个区域的图像。而且这些断层图像能以冠状面、横断面或矢状面及任意断层面来显示，这种检查方式可对恶性肿瘤病人是否有转移及临床分期具有重要意义。

4. 安全性好 PET 检查尽管用核素有一定的放射性，但所用核素量很少，且半衰期很短，经过物理半衰期和生物代谢两方面作用，在受检者体内存留时间很短。一次 PET 全身检查患者接受的放射线照射剂量远远小于一个部位的常规 CT 检查，因而安全可靠。

二、PET/CT 中 CT 的价值

PET/CT 中 CT 为 PET 图像重建提供了一种衰减校正的方法，使透射扫描时间大为缩短，而且融合的图像有助于病变的精确定位，帮助医生对 PET 图像更好的解释，可以区分生理性摄取。

Freudenberg 等对 27 例治疗后的淋巴瘤（18 例 NHL，9 例 HL）患者进行了^{18}F-FDG PET/CT 再分期研究，对显像图像进行了如下四种分析：仅分析 CT、仅分析 PET、PET+CT（side by side）、PET-CT。从区域淋巴结的角度（见表 16－4）以及患者角度（见表 16－5）分析其灵敏度、特异性等指标，说明：从区域淋巴结角度分析，PET/CT 与 CT 的灵敏度、特异性差异有显著性，PET 的各项指标要优于 CT，但是 PET/CT 与 PET+CT 差异无显著性；从患者角度分析，PET/CT、PET 都优于 CT；以 Ann Arbor 标准分期，CT 仅能对 13 例患者（48%）准确分期，PET 为 20 例（74%），PET＋CT 为 23 例（85%），而 PET/CT 则为 26 例（96%），PET/CT 与 CT 差异显著；与 CT 分期相比，PET-CT 分期使 6 例上调（22%）、7 例下调（26%），与 PET 分期相比，PET-CT 使 2 例上调、1 例下调。显而易见，PET/CT 较单纯 PET、CT 更能准确分期淋巴瘤患者，从而选择合理的治疗方案。

表 16－4 CT、PET、PET ＋CT、PET/CT 从区域淋巴结角度对淋巴瘤分期结果

	灵敏度（%）	特异性（%）	阳性预测值（%）	阴性预测值（%）	准确性（%）
CT	61	89	54	92	84
PET	78	98	90	96	95
PET+CT	91	99	96	98	98
PET/CT	96	99	96	99	99

表 16－5 CT、PET、PET ＋CT、PET/CT 从患者角度对淋巴瘤分期的结果

	灵敏度（%）	特异性（%）	阳性预测值（%）	阴性预测值（%）	准确性（%）
CT	78	54	65	70	67
FDG PET	86	100	100	87	93
FDG PET+CT	93	100	100	93	96
FDG PET/CT	93	100	100	93	96

Allen-Auerbach M 等对 73 例淋巴瘤患者进行了 PET/CT、PET 的对比研究，7 例患者二者分期不一致，PET/CT 准确地使 2 例上调、5 例下调；PET/CT 对淋巴瘤的分期准确性为 93%，而 PET 只有 84%，可见对于淋巴瘤的分期 PET-CT 要明显优于单用 PET。

三、检查方法

1. 患者在进行显像前禁食 4～6 h，可适量饮水。

2. 静脉注射^{18}F-FDG100～400 MBq，一般成人用量 300 MBq，注射部位应远离可疑病变部位。

3. 注射显像剂前及注射后至显像的时间内，患者应处于十分安静的状态。显像前排空小便。

4. 60～90 min 后开始显像。

四、正常分布

^{18}F-FDG 作为一种反映组织葡萄糖代谢的示踪剂，其分布并不仅限于恶性组织，而是表现为与细胞糖酵解活性成比例的分布。

恶性淋巴瘤是全身性的病变，在分析图像时必须注意正常摄取^{18}F-FDG 的组织器官的干扰。如咽部常可见 Waldeyer 环显影。直肠由于有丰富的淋巴组织常常也有明显的示踪剂摄取。胸腺摄取可出现在儿童和化疗后造血组织再生的病人，其典型的 V 字形态可与残余的淋巴瘤相鉴别。显著而弥漫性的骨髓摄取在化疗后病人中也很常见，因而干扰了对恶性病变骨髓的评价。目前的经验表明，化疗结束一个月后骨髓对^{18}F-FDG 的摄取会显著降低，此时再进行显像可排除这一干扰因素。

16.3　临床应用价值

一、FDG-PET 对恶性淋巴瘤分期、再分期中的作用

现代治疗使淋巴瘤的预后大为改善，淋巴瘤确诊后须确定病变范围，进行临床分期，有利于制定合理治疗方案及估计预后。例如放疗前 NHL 的临床分期对肿瘤放疗剂量的确定、照射野的设计均具有重要价值，准确的分期在于检出淋巴瘤的淋巴结和结外病灶。由于^{18}F-FDG 代谢显像能够显示淋巴结及结外淋巴瘤病灶，所以可作为淋巴瘤原始分期的诊断工具。尤其对淋巴结的侵犯，^{18}F-FDG 代谢显像能提供很好的信息，Buch mann 利用 CT 和^{18}F-FDG PET 检查 52 例病人的 853 处淋巴结，其中 103 处 ^{18}F-FDG PET 显像与 CT 发现不一致，其中被验证的 30 处（29%）病灶，真阳性 22 处，真阴性 7 处，仅 1 处假阴性。对肺、肝、脾、胃肠道和骨髓等部位的淋巴瘤浸润，也能很好地显示其代谢的异常。

国外报道 Stumpe 等利用全身^{18}F-FDG 显像研究对 18 例 NHL 的分期，其中 16 例进行 CT（从颅底至盆腔）检查，至少随访 6 个月。PET 的灵敏度和特异性分别是 89%和 100%（n=18）；CT 的灵敏度和特异性分别是 86%和 67%（n=16）。2001 年 Beatrix 等利用全身^{18}F-FDG 显像对 25 例 HD 患者进行初次分期，全身^{18}F-FDG 显像分期的准确率为 96%（88%～100%），而常规影像（CT、MRI 等）分期的准确性为 56%（37%～76%）；在对 51 例病人进行再次分期中，^{18}F-FDG PET 显像灵敏度、特异性和准确率分别为 95%、89%和 91%，常规影像分别为 95%、39%和 62%。在 PET^{18}F-FDG 显像中的 3 例假阳性分别是幼儿胸腺增生、肺炎和甲状腺腺瘤。在对 17 例病人进行第三次分期中，^{18}F-FDG PET 显像灵敏度、特异性和准确率分别为 91%、71%和 83%，而常规解剖学影像检查灵敏度 91%，准确率 56%。国内广州陈琪等对 20 例恶性淋巴瘤患者行 PET 检查，并对其中 16 例行 CT 或 MRI 检查，结果显示 PET^{18}F-FDG 显像诊断符合率高于 CT、MRI。在临床分期方面，^{18}F-FDG PET 显像为 100%，CT、MRI 占 66.7%。国内外学者的研究结果表明全身^{18}F-FDG 显像在恶性淋巴瘤的分期中具有较高的敏感性和特异性，在对患者进行再次分期时尤其在对放化疗后的残余灶进行判断而 CT 又出现诊断困难时，更是如此。

淋巴瘤的骨髓浸润较为常见，是淋巴瘤患者预后不良的征兆之一。多项研究表明，PET 显像在发现恶性淋巴瘤骨髓浸润上的作用，可以替代^{99m}Tc-MDP 骨扫描，减少骨髓活检的必要性，而且，PET 能够检查到某些髂后上嵴活检为阴性的病人的骨髓浸润灶。

淋巴瘤病变侵犯多处淋巴结及淋巴结外的部位，若累及肺、肝、骨髓、胸膜及皮肤等，临床分期即进入第Ⅳ期。NHL 患者在初诊时有 10%～30%骨髓受到侵犯。骨髓侵犯通常以骨髓细胞学检查作为金标准，然而假阴性率较高。在发现淋巴瘤骨转移方面，^{18}F-FDG 代谢显像能正确评价骨髓淋巴细胞浸润情况，比常规骨显像灵敏性和特异性高。Moog 等比较了 78 例患者的骨髓细胞学与^{18}F-FDG 显像的检查结果，二者符合率达 82%，^{18}F-FDG 显像与骨髓细胞学检查的准确率分别是 92%、87%。国内李培勇、华逢春等分别对 30 例和 59 例恶性淋巴瘤患者进行^{18}F-FDG PET 显像，研究淋巴瘤细胞骨髓浸润，利用灰度色标，视觉分析骨髓及肝脏内^{18}F-FDG 浓聚情况。当骨髓的^{18}F-FDG 分布不均，摄取高于肝脏时，判断为骨髓^{18}F-FDG 摄取异常；骨髓的^{18}F-FDG 分布均匀，摄取低于或等于肝脏，判断为骨髓^{18}F-FDG 摄取正常。^{18}F-FDG PET 显像结果与髂棘的骨髓活组织检查对照。结果在 30 例中，有 26 例患者的骨髓^{18}F-FDG 摄取情况与骨髓组织学检查结果一致，诊断符合率为 86.7%。假阴性率 10%，假阳性率 3%；59 例患者中，26 例未治疗的 NHL 患者中^{18}F-FDG PET 与骨髓穿刺符合率为 80.8%，^{18}F-FDG PET 诊断淋巴瘤的灵敏度和特异性及准确性分别为 100%、76.9%及 92.5%。在临床分期方面，27 例真阳性患者中 40.7%的临床分期得到纠正。因此，PET^{18}F-FDG 显像对淋巴瘤的分期优于传统影像方法，使淋巴瘤分期更加准确，对重新制订治疗方案有指导意义。国内外大部分文献报道肯定了^{18}F-FDG 显像在提示淋巴瘤骨髓浸润方面的作用。因此，^{18}F-FDG 显像是恶性淋巴瘤骨髓侵犯和分期的敏感、有效和无创检查方法，在检出病灶方面较 CT 和骨髓穿刺更加精确。

由于骨髓浸润可为弥漫性、局灶性，因此穿刺部位不一定是代表骨髓浸润部位，骨髓穿刺阴性也不能

完全排除骨髓浸润，有时因为穿刺所得的组织有限，也会导致假阴性。认为PET检查结果对恶性淋巴瘤的骨髓浸润的诊断应用更有潜力。MRI对淋巴瘤骨髓浸润的诊断要优于骨髓穿刺，是对局部骨髓浸润的评价的较好的影像学方法，对于全身骨髓浸润的评价PET可作为常规方法。我们的研究中，PET阳性而首次骨髓穿刺阴性的3例患者中，其中1例2个月后再次骨髓穿刺活检阳性，2例为MRI证实。2例PET假阴性患者中，由于肝脏及周围肌肉的摄取均较高从而干扰了对骨髓浸润的判断。对于化疗后短期内进行PET检查的患者，骨髓浸润的误诊可能性大。

由于PET、符合线路SPECT ^{18}F-FDG代谢显像的图像处理等技术的发展，^{18}F-FDG代谢显像结果导致的临床分期和治疗方案的改变由2000年以前的10%～20%提高到近2年的20%～44%。其中，^{18}F-FDG改变了>60%的病例的临床处理方案。

2002年张秀梅研究^{18}F-FDG符合线路SPECT显像对18例NHL患者临床分期的改变，其中16.7%通过^{18}F-FDG显像改变了临床分期，48.3%改变了治疗方案。CT、MRI对淋巴瘤患者进行分期，主要根据肿块大小判断淋巴结浸润和转移方面，但是在直径<1 cm的淋巴结中约7%～70%可能有转移，较大的肿块可能是良性病变。因此会导致CT、MRI出现漏诊、误诊，并降低其分期的敏感性。而PET、符合线路SPECT ^{18}F-FDG代谢显像可以显示正常大小的淋巴结^{18}F-FDG摄取增高，其机制在于淋巴结早期恶性变时，其Glut1表达显著增加，使葡萄糖代谢增加从而导致^{18}F-FDG摄取增加。与CT、MRI比较，PET显像有较高的效价比。在恶性淋巴瘤的治疗前分期诊断中，由于诊断的精确性较CT高，节省了不必要的治疗费用。在患者可接受的费用范围内时，建议首先考虑PET代谢显像进行诊断和治疗前分期。

二、FDG-PET对淋巴瘤恶性程度评价的作用

正确评价淋巴瘤，尤其是NHL的恶性程度对其治疗方案制定及预后估计都有重要的影像。CT、MRI等结构显像技术仅显示病变的结构大小，而PET功能显像技术通过半定量和（或）定量分析，可以显示病变的功能状态，反映肿瘤的恶性程度。Trill等人对27例患有初发或复发淋巴瘤的病人进行回顾性研究，结果显示病变的标准吸收值（SUV）在高度恶性的NHL患者中显著高于低度恶性的NHL和HD患者（分别为19.0、10.6和11.1）。Lapela等通过对22例未经治疗的NHL病人进行^{18}F-FDG PET检查，发现淋巴瘤的平均SUV为8.5（范围：3.5至31.0），而高^{18}F-FDG摄取与肿瘤的高组织学恶性程度是显著相关的。但是，目前的很多研究表明，在高度恶性和低度恶性淋巴瘤的显像剂浓聚程度之间仍存在着很大的重叠区，因此定量分析只能作为判断肿瘤恶性程度的参考。

三、FDG-PET对淋巴瘤治疗疗效评价的作用

淋巴瘤，尤其是NHL，常常越过邻近部位向远处淋巴结转移，并且可以多中心起病的特点给治疗带来困难。淋巴瘤的治疗包括放疗和化疗，治疗失败的主要原因是复发和全身播散，因此，判断恶性淋巴瘤的疗效必需了解肿瘤治疗后残存肿块的性质来判断日后是否复发和全身病灶播散范围，以便进行综合治疗以进一步提高疗效。

（一）CT、MRI对淋巴瘤的疗效评价

通常参照我国制定的实体肿瘤客观疗效评价标准，分为完全缓解（complete remission，CR）、部分缓解（part remission，PR）、未缓解（none remission，NR）、有效（CR+PR）。影像学检查可观察治疗后病灶程度和范围的变化，是判断疗效的重要方法，但由于CT、超声检查只在形态结构改变时才发现异常，因此，抗肿瘤治疗后，当肿瘤的形态结构未发生变化时，CT、超声检查是不能发现异常变化的。或者虽然肿瘤病灶在CT、MRI可以表现密度和信号的变化，提示肿瘤有明显坏死部分形成，但是当形态、大小未见明显改变，CT、MRI无法肯定肿瘤边缘部分是否有活性病灶残留，不能轻易判断残留肿块的性质。而^{18}F-FDG代谢显像可以监测肿瘤组织的葡萄糖代谢，探测肿瘤活性细胞的^{18}F-FDG的摄取，在这种情况下，^{18}F-FDG显像能够显示肿瘤中心大部分放射性分布缺损，但以肿瘤边缘部分仍有^{18}F-FDG代谢活跃现象，提示部分肿瘤存活。在^{18}F-FDG代谢活跃部位进行穿刺活检，病理结果也证实肿瘤存活并由此证实了^{18}F-FDG代谢显像的结果。而且，在PET ^{18}F-FDG的引导下，局部活检的阳性率和准确性都能得到提高。肿瘤在CT上可表现为不规则低密度、病变不增强、增强幅度明显减低或在MRI上显示长

T1、长 T2 异常信号区，这些改变多提示肿瘤组织有坏死部分形成，但并非为肿瘤坏死的特异性改变，组织水肿亦可出现类似表现。相比较而言，^{18}F-FDG 显像能够灵敏地发现病灶内和边缘部分高代谢肿瘤的存活部分，若将 CT、MRI 与 PET 影像结合起来分析，便可精确确定肿瘤的残留或复发情况。当然，对于低代谢的肿瘤、微小肿瘤病灶或治疗后处于代谢抑制期时的肿瘤，^{18}F-FDG 显像结果会出现假阴性或不准确的情况，因此，最好能获得治疗前的^{18}F-FDG 显像结果作为随访的重要依据。总之，与 CT 或 MRI 相比，在实质肿瘤治疗后的随访观察中，^{18}F-FDG 显像对局部肿瘤的残留或治疗效果的判断具有相对较高的敏感性、特异性和准确性。而纤维瘢痕和坏死病灶不能摄取^{18}F-FDG，所以^{18}F-FDG 显像为阴性，可据此避免不必要的治疗及伴随的毒性。

^{18}F-FDG 显像和 CT、MRI 在临床肿瘤影像诊断中不能互相替代，只能互相补充，PET 及 SPECT/PET 在局部组织结构分辨能力或解剖定位方面与 CT、MRI 相比仍有较大差距，对于显微镜下所见的癌灶或病灶短轴＜0.5 cm 的肿瘤 ^{18}F-FDG PET 一般不能准确显示；同时，非手术治疗后短期内部分病变摄取^{18}F-FDG 的程度可能较低，但肿瘤仍存活，^{18}F-FDG 显像也会出现假阴性的结果。因此，对非手术治疗后肿瘤病人的随访中，最好的方法是结合 PET、CT 和 MRI 等影像结果对照和综合分析，才能为临床提供有关肿瘤定性诊断、精确的解剖定位以及治疗效果的正确判断。

（二）治疗对肿瘤^{18}F-FDG 摄取的影响

治疗影响肿瘤^{18}F-FDG 摄取。① 放疗的影响：放疗会引起溶瘤综合征、瘤周炎性反应以及继发的 DNA 损伤修复等，在放疗后短期内肿瘤区总的^{18}F-FDG 摄取可能保持不变甚至增加，因此短期随访时^{18}F-FDG 的摄取并不能代表肿瘤的局部复发。肿瘤的代谢在放疗过程中会不断地减低，目前普遍认为如果放疗 6 个月以后肿瘤^{18}F-FDG 摄取增高，则往往与复发有关；② 化疗的影响：合理的化疗可使肿瘤^{18}F-FDG 的摄取减少，而无效化疗时肿瘤^{18}F-FDG 的摄取不变甚至增加。肺癌化疗后完全有效的病例^{18}F-FDGPET 显像阴性，部分有效的病例^{18}F-FDGPET 显像仍呈阳性。Romer 在对 NHL 的研究中同样发现正确的化疗在疗程开始 7 天后^{18}F-FDG 的摄取迅速下降且在治疗期间仍逐步下降，疗程 42 天时的 FDG 摄取情况可作为判断远期疗效的指标。

在治疗前和治疗早期进行^{18}F-FDG 代谢显像，可进一步区分残余病灶，监测治疗效果，其结果与预后有很好的相关性。而在治疗完成后的疾病间歇期进行显像，可以提高检出病灶的敏感性和阳性预测值。放化疗后病灶^{18}F-FDG 摄取值的变化与疗效相关，对^{18}F-FDG显像的结果判断有 4 种情况：① 治疗后阴性的^{18}F-FDG 影像可见治疗前原有的异常^{18}F-FDG 摄取病灶完全消失，病情缓解，治疗有效（见彩图 16－3）；② 治疗后进行^{18}F-FDG 显像出现新的病灶或在原有病灶出现^{18}F-FDG 摄取增高，认为出现转移或肿瘤病灶残留，病情进一步发展或恶化，治疗无效；③ 治疗后肿瘤病灶血供降低也引起^{18}F-FDG 的摄取减少，会导致 10％的假阴性；④ 但亦有肿瘤治疗（放化疗）后几天至几个月^{18}F-FDG 摄取较前增加的情况发生，此时需要进行综合分析判断。

NHL 转移灶初次化疗三个月后进行^{18}F-FDG 代谢显像才能提高阳性检出率。Rigo 等用^{18}F-FDG 显像研究初诊和随访 33 例淋巴瘤患者，结果表明其对高、中度恶性肿瘤诊断令人满意，低度恶性肿瘤细胞对^{18}F-FDG 摄取增加不明显。

（三）^{18}F-FDG 显像对淋巴瘤的疗效评价

^{18}F-FDG 代谢显像可用于监测肿瘤治疗的早期反应和判定淋巴瘤治疗后残留肿块性质并预测复发，这一点已被临床广泛接受。肿瘤放化疗后葡萄糖代谢变化要明显早于肿瘤的形态学变化，因此^{18}F-FDG 显像可用于早期评估肿瘤治疗效果，经过 1～2 个疗程的放化疗后，在常规影像学尚未显示肿瘤有缩小前，^{18}F-FDG 显像就已经显示肿瘤葡萄糖代谢的变化。若葡萄糖代谢减低或完全消失，表明治疗有效，若无明显变化则表明肿瘤存在治疗抵抗，应及时调整治疗方案，避免因无效治疗对患者的不必要的损害。Cremerius 等进行了回顾性研究，证实了 PET ^{18}F-FDG 代谢显像在恶性淋巴瘤治疗中的临床价值。72 例患者（NHL 41 例，HD 29 例，未分类患者 2 例）治疗后接受 PET ^{18}F-FDG 扫描，其中 70 例进行 CT 检查，64 例进行 LDH 检查。7 例经活检证实，65 例经随访证实。结果显示^{18}F-FDG 显像检出残余病灶的敏感性、特异性和准确率为 88％，83％ 和 85％，CT 分别为 84％、31％ 和 54％，血 LDH 为 50％，92％ 和 73％。^{18}F-FDG 显像与残余病灶复发有相关性。^{18}F-FDG 显像对中度危险性患者的完全缓解预测值超过

90%，对高度危险性患者的阴性预测值不超过 50%～67%。作者认为 PET ^{18}F-FDG 代谢显像在恶性淋巴瘤治疗监测中比 CT 和 LDH 测定更加准确，对中度危险性患者的治疗成功的预测更加可靠。

国外文献报道治疗后^{18}F-FDG 摄取阴性的患者，临床均能达到完全缓解，而治疗后呈现异常^{18}F-FDG 摄取增高的患者很少达到完全缓解。国内亦有报道^{18}F-FDG 显像对复发（n=16）的阳性预测值达 100%，阴性预测值为 80%。

四、FDG-PET 对淋巴瘤治疗后残留肿块评价的作用

肿瘤放化疗可导致肿瘤周围组织水肿、纤维化和坏死，虽然有近 64%的淋巴瘤病人在治疗结束后仍存在残留肿块，但其中只有 18%会最终复发。准确鉴别肿瘤治疗后残余和（或）复发与放化疗损伤，对于进一步的治疗计划的制定是很有意义的。临床表现和 CT、MRI 等常规显像很难区分肿瘤治疗后残余或（和）复发与放化疗损伤，PET 显像则对淋巴瘤治疗后残留肿块的肿瘤活性评价有独到的诊断价值。

de Wit 等对 84 例淋巴瘤病人的研究显示，在 CT 发现残留肿块的 32 例病人中，仅 17 例被发现有高^{18}F-FDG 摄取，PET 对完全缓解的预测具有更高的准确性。

Cremerius 等对 27 例经过治疗的淋巴瘤患者作回顾性研究，对其^{18}F-FDG PET 检查结果进行定性和 SUV 半定量分析，并与相应的 CT 检查结果比较。PET 显像对全部 15 例证实有残余和（或）复发病变的病人，以及 12 例无复发病人中的 11 例均做出了正确的评价。仅有的 1 例假阳性发生在放化疗后肺炎的病人。PET 显像的特异性、准确率和阳性预测值较 CT 均显著提高。

迄今为止，^{18}F-FDG PET 显像被认为是目前非侵入性鉴别肿瘤复发和治疗后坏死的最佳方法，但也有报道认为 PET 的准确性是有限的。

Maisey 等对化疗后存在残留肿块的 102 例 NHL 或 HD 病人进行研究，结果表明在预测淋巴瘤化疗后的残留肿块的复发上，不论是 MRI、^{18}F-FDG PET 或是两者的联合检查，均不足以作为可靠的依据。但该项研究也显示，PET 的阴性结果较之阳性结果更具有临床意义。对于淋巴瘤治疗后的残留肿块，如 PET 检查为阴性，则可能无须进行进一步的放化疗，从而避免了病人经受不必要的治疗所伴有的毒性。

五、FDG-PET 对淋巴瘤预后评价的作用

（一）HD 治疗和预后

近年来，由于放射学及多种联合化疗方案的出现，使淋巴瘤的治疗取得进展。HD 的生物学行为特征，播散方式严格按淋巴管、淋巴结逐级播散，自从 1950 年 Peter 医师首次报道应用扩大野治愈早期的 HD 患者以来，人们开始在治疗策略上广泛应用大视野放射治疗，从而使早期病例的治愈率有了明显的提高。由于应用了高能射线及低毒性联合化疗，早期病例（Ⅰ、Ⅱ期）治愈率已达 80%以上，10 年生存率达 90%以上；进展期病例（Ⅲ、Ⅳ期）采用 ABVD（阿霉素、博来霉素、长春花碱、氮烯米氨）作为金标准治疗方案后，其治愈率亦达到了 60%以上，10 年生存率达 75%以上。而预后最差的复发和顽固性病例，由于大剂量化疗和自体造血干细胞移植的发展，其疗效和生存期也得到改善。同时，高分化 NHL 的长期治愈率也达到了 50%。总之，目前认为淋巴瘤已属可治愈的肿瘤之一。

1. 早期 HD 的预后因素

影响早期病例预后的不利因素主要有：① 肿瘤负荷（大瘤块、受侵犯部位数、侵犯部位）；② 患者状况（年龄、性别、血沉及 B 症状）；③ 组织学类型。对病理分期为Ⅰ～Ⅱ期患者，不利预后因素为纵隔大肿块（直径大于 10 cm 或超过胸腔横径 1/3）或大量肿瘤负荷；全身症状，尤指发热和体重减轻。

影响早期病例预后的有利因素有：① 年龄小于 50 岁；② 无纵隔大肿块；③ 无全身症状，且血沉小于 50 mm/h。有全身症状，血沉小于 30 mm/h；④ 病变限于 1～3 个淋巴结区。

年龄大是生存率的不利预后因素，组织类型一直是影响 HD 预后的重要因素。一般认为结节硬化型和淋巴细胞为主型的预后远比混合细胞型和淋巴细胞消减型为佳。

（1）进展期 HD 的预后因素

Hasenclever 和 Diehl 学者在 1998 年分析了 5141 个病例，提出了进展期 HD 患者的预后评分系统。这一系统有 7 个不利因素组成，包括：男性、Ⅳ期患者、血清白蛋白＜40 g/L，血红蛋白＜105 g/dl，年龄≥45 岁，WBC≥15×10^{9}/L，淋巴细胞＜0.6×

10^9/L或占白细胞分类<8%（见下表）。利用该评分系统，临床医师可预测五年无疾病进展生存率为45%～80%。每符合下列一个不利因素，五年无疾病进展生存率便相应减少8%。

表16－6 预后评分系统

因素	对数危险比	P值水平	相对危险度
血清白蛋白<40 g/L	0.40±0.10	<0.001	1.49
血红蛋白<105 g/dl	0.30±0.11	0.006	1.35
男性	0.30±0.09	0.001	1.35
Ⅳ期患者	0.23±0.09	0.011	1.26
年龄≥45岁	0.33±0.10	0.001	1.39
WBC≥15×10^9/L	0.340±0.11	0.001	1.41
淋巴细胞<0.6×10^9/L或占白细胞分类<8%	0.31±0.10	0.002	1.38

2. NHL的预后

NHL的预后影响因素比较复杂，通常NHL比HD的预后差；而弥漫型淋巴瘤比结节型淋巴瘤预后差；初次治疗时的临床分期为早期的预后较好；首发部位在鼻咽部的淋巴瘤预后较差；首次治疗成功与否常常是取得肿瘤根治的决定性因素之一。其它因素的影响同HD。

3. ^{18}F-FDG代谢显像对淋巴瘤预后的判断

自从1992 Okada等提出了利用^{18}F-FDG显像判断预后以来，人们进行了大量的临床研究。在治疗前和治疗早期显像，残留肿块中呈明显异常^{18}F-FDG摄取增高可确认为肿块复发和疾病的进展；在增生活跃，恶性程度高的淋巴瘤病灶^{18}F-FDG摄取值高，其^{18}F-FDG摄取量与肿瘤细胞S-期分数和DNA非整数倍相关。因此，治疗后进行^{18}F-FDG显像是否出现异常^{18}F-FDG浓聚影是判断预后的重要因子（图16－4），^{18}F-FDG显像对复发或进展病灶的阳性预测值和阴性预测值分别为63%和89%。

恶性肿瘤具有复发倾向，常因难以发现微小转移灶而导致复发。由于肿瘤在手术或放化疗后出现继发改变如水肿、坏死和瘢痕形成，出现了残留肿块，在判断残留肿块中是否仍有未灭活的肿瘤细胞以及有无局部肿瘤复发方面，给以解剖为基础的常规影像学造成困难。而PET、SPECT/PET ^{18}F-FDG代谢显像

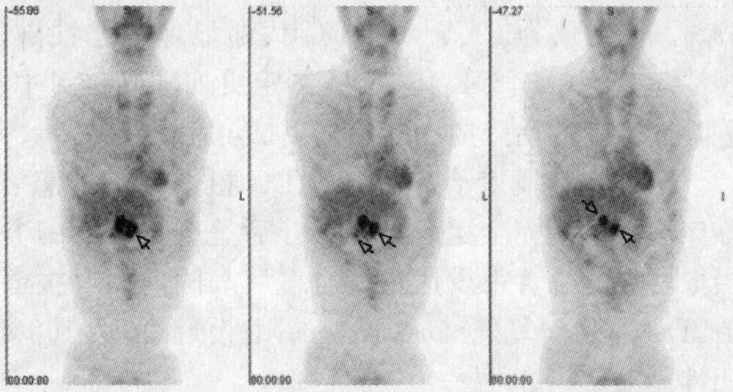

图16－4 NHL女性患者，49岁。淋巴瘤治疗后^{18}F-FDG PET显像可见腹部主动脉旁多个异常葡萄糖代谢浓聚灶，提示淋巴瘤残留病灶

在鉴别淋巴瘤治疗后残留肿块性质并预测复发方面，具有独特的优势，当肿瘤复发后，其代谢水平再度明显提高，在^{18}F-FDG显像可见放射性浓聚，且不受结构变化的影响，可据此鉴别复发与治疗后继发改变。原肿瘤部位^{18}F-FDG浓聚区持续存在，表明为复发或残存的肿瘤病灶，反之则为治疗后的继发改变。^{18}F-FDG显像结果阳性的一年复发率为70%～89%，^{18}F-FDG结果阴性的一年复发率0%～9%。其灵敏度和特异性均较高。对于治疗后的NHL患者，对NHL病灶出现放射性浓聚应予重视，^{18}F-FDG显像阳性结果预测值有统计学意义，尤其对于横膈上的残留肿块。因此提出淋巴瘤残留肿块无^{18}F-FDG摄取时，可避免不必要的治疗。

1997年，Jerusalem等比较了^{18}F-FDG PET与CT检查54例治疗后的淋巴瘤患者结果。^{18}F-FDG PET与CT相比，对一年无疾病进展生存率、一年存活率预测的准确率和^{18}F-FDG阳性结果对复发的预测值明显高于CT。因为有很多因素会造成假阳性，所以，Maisey分析^{18}F-FDG代谢显像鉴别残留肿块性质时提出阴性^{18}F-FDG显像结果较阳性结果更有意义，对临床更有指导意义。张秀梅利用^{18}F-FDG代谢显像随访18例NHL，结果在治疗后^{18}F-FDG显像阴性的5例患者中，1例76岁女性患者无疾病进展生存期约47个月，确诊后至死亡时间为50个月，4例完全缓解，无疾病进展生存期为16～47个月，平均28.7个月；治疗后阳性^{18}F-FDG显像的11例患者均复发或转移，无疾病进展生存期为3～46个月，平均8.3个月。阴性和阳性结果的无疾病进展生存期有统计学意义。

在检出存活病灶预示复发方面，PET ^{18}F-FDG显像结果比CT灵敏而准确。在CT检查中，残留肿块阳性者一年无疾病进展生存率为52%～72%，一年存活率为72%～82%；阴性者一年无疾病进展生存率为81%～95%；一年存活率为90%～100%。而^{18}F-FDG显像结果阳性者一年无疾病进展生存率分别为0%，一年存活率为30%～70%；阴性者一年无疾病进展生存率81%～91%，一年存活率88%～96%。治疗后PET显像与CT检出存活病灶提示复发的预测值分别为100%和42%。但是，由于^{18}F-FDG显像对可能导致晚期复发的小病灶检出受限，因此，^{18}F-FDG显像主要预测淋巴瘤早期病情进展。然而，有人提出MRI、^{18}F-FDG显像预测残留肿块复发的灵敏度为45%对50%，特异性为74%对69%，比以往的报道低很多。

六、小结

PET对于淋巴瘤分期、再分期、疗效评价，尤其是早期疗效评价、放射性坏死以及肿瘤复发的鉴别、残留肿块的性质鉴别、预后评价方面的价值是肯定的；PET对肿瘤组织的高灵敏性和正确分期对正确治疗方案的制订具有较高的经济效益比。随着PET-CT的临床广泛应用，CT可用于PET图像的衰减校正、区分病理与生理性摄取，并可为穿刺活检提供定位，同时可发现^{18}F-FDG阴性的肿瘤组织，两者互补，提高了PET-CT对淋巴瘤病变的检查效能。

（张旭初）

参考文献

1. Hueltenschmidt B, Sautter-Bihl ML, Lang O, et al. Whole body positron emission tomography in the treatment of Hodgkin disease. Cancer, 2001, 91：302－310
2. 陈琪，吴湖炳，高蕾，等. 恶性淋巴瘤正电子发射型断层扫描技术检查的临床意义. 第一军医大学学报，2003，23：71－73
3. 李培勇，张立颖，江旭峰，等. 淋巴瘤骨髓浸润的^{18}F-FDG PET显像研究. 中华核医学杂志，2002，22：106－107
4. 华逢春，管一晖，赵军，等. ^{18}F-FDG PET显像在淋巴瘤诊断和分期中的应用研究. 中国医学计算机成像杂志，2002，8：198－202
5. 苗积生，刘进军，吴吉勇，等. 肺良性病变^{18}F-FDG符合线路SPECT显像. 中华核医学杂志，2001，21：12－13
6. Buch-Mann I, Reinhardt M, Elsner K, et al. 2-(fluorine-18) fluoro-2-deoxy-D-glucose position emission tomography in the detection and staging of malignant lymphoma. Cancer, 2001, 91 (5)：889－899
7. Elstrom R, Guan L, Baker G, et al. Utility of FDG-PET scanning in lymphoma by WHO classification. Blood, 2003, 101：3875－3876
8. 郭俊渊主编. 现代腹部影像诊断学. 北京：科学出版社，2001
9. 张天泽，徐光炜主编，肿瘤学. 第二版，辽宁科学技术出版社，天津科学技术出版社，2005
10. 王荣福，胡怀湘，范岩，等. ^{18}F-FDG分子符合成像在肿瘤诊断中的临床价值. 中国医学影像杂志，2002，18：631－633
11. 沈志祥主编. 血液科新进展. 北京：人民卫生出版社，2000
12. Lowe J, Gregory A. Assessment of lymphoma therapy using (18) F-FDG PET. J Nucl Med, 2002, 43：1028－1030
13. Kostakoglu L, Coleman M, Leonard P, et al. PET predicts prognosis after 1 cycle of chemotherapy in aggressive lymphoma and Hodgkin's disease. J Nucl Med, 2002, 43：1018－1027
14. Stumpe KDM, Urbinelli M, Steinert C, et al. Whole-body positron emission tomography using fluorodeoxyglucose for staging of lymphoma: effectiveness and comparison with computed tomography. Eur J Nucl Med, 1998, 25：721-728
15. Stokkel MPM, Van Isselt JW, Hoekstra A, et al. Lessions of 4mm and 5mm detected with ^{18}F-FDG using a dual head coincidence camera. Eur J Nucl Med, 1998, 25：1032p
16. Zimny M, Kaiser J, Cremerius U, et al. F-18-FDG positron imaging in oncological patients: gamma camera coincidence detection versus dedicated PET. Nuklearmedizin, 1999, 38：108－114

17. Drane WE, Abbott FD, Nicole MW, et al. Technology for FDG SPECT with a relatively inexpensive gamma camera. Radiology, 1998, 207：431－437
18. Jerusalem G, Warland V, Najjar F, et al. Whole-body ^{18}F-FDG PET for the evaluation of patients with Hodgkin's disease and non-Hodgkin's lymphoma. Nucl Med Commun, 1999, 20：13－20
19. Bakheet M, Powe J, Ezzat A, et al. F-18-FDG uptake in tuberculosis. Clin Nucl Med, 1998, 23：739－742
20. Zhuang HM, Alavi A. 18-Fluorodeoxyglucose positron emission tomographic imaging in the detection and monitoring of infection and inflammation. Semin Nucl Med, 2002, 32：47－59
21. Miraldi F, Vesselle H, Faulhaber PF, et al. Elimination of artifactual accumulation of FDG in PET imaging of colorectal cancer. Clin Nucl Med, 1998, 23：3－7
22. Matties A, Hickeson M, Cuchiara A, et al. Dual time point 18F-FDG PET for the evaluation of pulmonary nodules. J Nucl Med, 2002, 3：871－875
23. 张祥松. PET 显像在肿瘤放射治疗中的应用. 国外医学·放射医学核医学分册, 1999, 1：159－161
24. Moog F, Bangerter M, Diedrichs C, et al. Extranodal malignant lymphoma: detection with FDG PET versus CT. Radiology, 1998, 206：475－481
25. Schoder H, Meta J, Yap C, et al. Effect of whole-body (18) F-FDG PET imaging on clinical staging and management of patients with malignant lymphoma. J Nucl Med, 2001, 42：1139－1143
26. Partridge S, Timothy A, O'Doherty J, et al. 2-Fluorine-18-fluoro-2-deoxy-D glucose positron emission tomography in the pretreatment staging of Hodgkin's disease: influence on patient management in a single institution. Ann Oncol, 2000, 11：1273－1279
27. Klose T, Leidl R, Buchmann I, et al. Primary staging of lymphomas: cost-effectiveness of FDG-PET versus computed tomography. Eur J Nucl Med, 2000, 27：1457－1464
28. Romer W, Hanauske AR, Ziegler S, et al. Positron emission tomography in non-Hodgkin's lymphoma: assessment of chemotherapy with fluorodeoxyglucose. Blood, 1998, 91：4464－4471
29. Rigo P, Paulus P, Jerusalem G, et al. Indications cliniques de la tomographie a positions au 18FDG en oncologie preliminaire et revue de la litterature. Med Nucl, 1995, 19：75－81
30. Jerusalem G, Beguin Y, Fassotte F, et al. Whole-body positron emission tomography using 18F-fluorodeoxyglucose for post-treatment evaluation in Hodgkin's disease and non-Hodgkin's lymphoma has higher diagnostic and prognostic value than classical computed tomography scan imaging. Blood, 1999, 94：429－433
31. Cremerius U, Fabry U, Kroll U, et al. Clinical value of FDG PET for therapy monitoring of malignant lymphoma—results of a retrospective study in 72 patients. Nuklearmedizin, 1999, 38：24－30
32. Okada J, Yoshikawa K, Tami M, et al. Positron emission tomography using fluorine-18-fluorodeoxyglucose in malignant lymphoma: a comparison with proliferative activity. J Nucl Med, 1992, 33：325－329
33. Slaby J, Belohlavek O, Taborska K, et al. Predictive features of positron emission tomography after two cycles of induction therapy in malignant lymphoma. Cas Lek Cesk, 2002, 141：312－315
34. Mikhaeel G, Timothy R, Hain F, et al. 18-FDG-PET for the assessment of residual masses on CT following treatment of lymphomas. Ann Oncol, 2000, 11 Suppl 1：147－50
35. Hara M, Sugie C, Tohyama J, et al. Increased ^{18}fluorodeoxyglucose accumulation in mucosa-associated lymphoid tissue-type lymphoma of the lung. J Thorac Imaging, 2002, 17: 160－162
36. Schoder H, Steven M, Henry Yeung WD. PET/

CT in Oncology：interation into clinical management of lymphoma，melanoma，and gastrointestinal malignancies. J Nucl Med，2004，45：72s-81s

37. Freudenberg LS，Antoch G，Schutt P，et al. FDG-PET/CT in re-staging of patients with lymphoma. Eur J Nucl Med Mol Imaging，2004，31：325－329

17 PET/CT在前列腺癌的应用

17.1 概述

前列腺癌（prostate cancer）是西方最常见的恶性肿瘤，病死率仅次于肺癌。在中国，随着人口的老龄化和医疗水平的提高，前列腺癌的发病率和检出率都有明显的增加，已日益成为威胁老年男性健康的重要疾病之一。

一、前列腺的解剖

前列腺位于膀胱与盆底之间并包绕尿道前列腺部，Lowsly等根据组织胚胎学的研究将其分为五叶，即前叶、中叶、后叶及两侧叶。1968年Mcneal比较了成人及婴幼儿前列腺标本，通过前列腺连续切片发现前列腺可分为四个不同的带，称为纤维肌肉基质带、外周带、中央带及移行带（图17-1）。前列腺癌是多灶性疾病，可以起源于外周带、移行带，甚至增生结节内。目前认为约70%的前列腺癌起源于外周带的腺体。

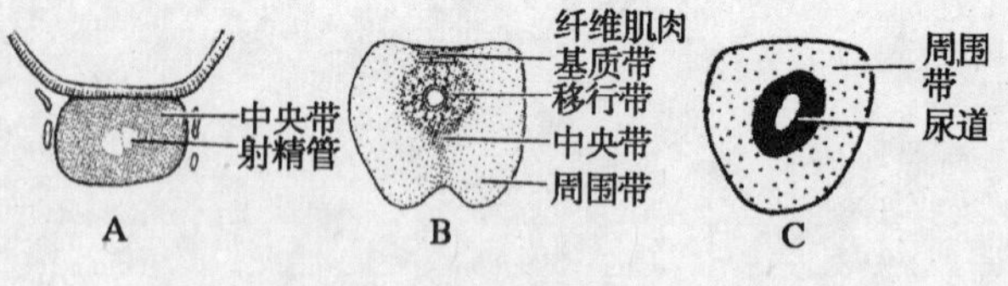

图17-1　前列腺横轴位像

A. 腺体基底部；B. 腺体中部；C. 腺体尖部

二、前列腺癌的分类及分期

（一）前列腺癌的分类

目前主要分为四类：

1. 前列腺偶发癌　指临床以良性前列腺增生为主要症状，在切除的增生前列腺组织中病理学发现前列腺癌。

2. 前列腺潜伏癌　指生前没有前列腺疾病的症状或体征，在死后尸检中由病理学家发现的原发于前列腺的腺癌。

3. 前列腺隐匿癌　指无前列腺疾病的症状体征，在淋巴结活检或骨穿等标本中病理证实为前列腺癌，并经前列腺穿刺活检进一步证实为前列腺癌。

4. 前列腺临床癌　指临床上诊断为前列腺癌，并经穿刺活检和病理学检查证实为前列腺癌。

（二）前列腺癌的分期

一旦组织学上证实前列腺癌的存在，就应该对其进行正确的分期，目的是预测预后及根据分期决定治疗方案。目前临床常用的分期有Jewett-Whitmore-Prout（ABCD）系统以及由国际抗癌协会推荐的TNM系统（见表17-1、17-2）

表17-1　前列腺癌（ABCD）分期

分期	临床与病理所见
A期：	为前列腺潜伏癌或偶发癌，临床指征阴性，病理检查有癌
A1：	灶性小癌，分化好，组织学检查肿瘤小于或等于3个高倍视野
A2：	较大或弥散癌，分化差的灶性小癌，组织学检查肿瘤大于3个高倍视野
B期：	临床指征阳性，肿瘤结节局限于前列腺内
B1：	癌组织局限形成结节，小的孤立结节局限于前列腺一叶之内（或肿瘤直径<1.5 cm）
B2：	癌组织较广泛，有多个肿瘤结节，侵犯前列腺范围大于一叶（或肿瘤直径>1.5 cm）
C期：	临床指征阳性，肿瘤穿透前列腺包膜，侵犯邻近器官，如精囊等
C1：	肿瘤突破前列腺包膜但没侵犯精囊
C2：	肿瘤侵犯膀胱、精囊或盆壁
D期：	肿瘤有区域淋巴结、远处淋巴结或远处器官转移
D1：	肿瘤侵犯主动脉分支以下的盆腔淋巴结
D2：	肿瘤侵犯主动脉分支以上的淋巴结和/或有远处器官的转移
D3：	激素非依赖型前列腺癌

表 17-2　前列腺癌 TNM 分期

分期	临床与病理所见
原发肿瘤（T）	
T_X	原发瘤不能确定
T_0	没有原发瘤的证据
T_1	临床隐性瘤，肛诊或影像检查均阴性
T_{1a}	组织学检查有≤5%隐性肿瘤
T_{1b}	组织学检查有>5%隐性肿瘤
T_{1c}	当血清前列腺特异抗原（prostate specific antigen，PSA）升高时，针吸活检发现肿瘤
T_2	肿瘤限于前列腺内
T_{2a}	肿瘤累及一个叶
T_{2b}	肿瘤累及两个叶
T_3	肿瘤穿透前列腺被膜
T_{3a}	穿透单侧或双侧被膜
T_{3b}	肿瘤侵犯精囊
T_4	肿瘤固定或侵犯精囊以外的组织，如膀胱颈，外括约肌、直肠、肛提肌和/或固定盆壁
局部淋巴结（N）：髂动脉以下的盆腔局部淋巴结	
N_X	局部淋巴结不能确定转移
N_0	无局部淋巴结转移
N_1	单个淋巴结转移
远隔转移（M）$^+$	
M_X	不能确定远隔转移
M_0	无远隔转移
M_1	远隔转移
M_{1a}	无局部淋巴结转移
M_{1b}	骨转移

三、前列腺癌的临床表现及治疗

前列腺癌病人可以有多种临床表现，也可以没有任何症状。临床表现大致可分为：肿瘤局部侵犯症状（如血尿、尿失禁、尿路梗阻引起腰痛等）；膀胱流出道梗阻症状；转移症状（骨痛、体重减轻等）。

前列腺癌目前的治疗方法有手术治疗、放射治疗、冷冻治疗、内分泌治疗、粒子植入治疗等。只有癌肿局限于前列腺内，预期寿命超过癌肿的自然病程并且没有手术危险因素的病人才适宜行根治性前列腺切除术，包括经活检证实的 T_{1b}、T_{1c}、T_2 期前列腺癌病人。

四、前列腺癌的检查

前列腺癌最简便的检查手段为检测前列腺癌肿瘤标志物，即前列腺特异抗原（PSA）及直肠指诊（digital rectal examination，DRE）。

（一）PSA 与前列腺癌

PSA 是一种由前列腺腺泡及导管上皮产生的特异性糖蛋白。在正常生理条件下，存在于前列腺组织、前列腺液、精液、血液及尿中。血清 PSA 作为前列腺癌的肿瘤标志物，已使前列腺癌的诊断、分期、疗效监测等发生了根本性的改变。PSA 由前列腺上皮细胞产生，具有器官特异性，但无疾病特异性，前列腺肿瘤和非肿瘤性疾病（前列腺增生、急性细菌性前列腺炎、急性尿潴留等）均可使其增高。在其轻度升高时，很难鉴别是前列腺增生（prostatic hyperplasia，BPH）还是早期前列腺癌。并且，血清前列腺浓度还受前列腺体积、病人年龄、药物以及前列腺损伤（如 DRE、前列腺活检、膀胱镜检查等）影响。尽管如此，PSA 仍是目前临床最重要的前列腺癌标记物，可以有效地用于前列腺癌的诊断、分期、分级以及监测。结合变化率、前列腺体积和病人年龄产生的 PSA 速度、PSA 密度以及年龄特殊参考范围、游离 PSA/总 PSA 值等有助于前列腺增生与前列腺癌的鉴别。

（二）DRE 与前列腺癌

大部分（70%）前列腺癌起源自外周带，容易为 DRE 触及。早期的前列腺癌（T_{2a} 或 B_1 期），如果可以触及，表现为不引起包膜变形的外周带的坚硬结节。稍有进展的癌肿（T_{2b} 或 B_2 期），当局限于腺体一边时，感觉是一个坚硬的、界限不清的偏向一侧的肿块。T_3 期（C 期）前列腺癌感觉很硬，前列腺呈不规则变形，但可以推动，输精管经常受侵，可以触及。T_4 期的前列腺癌，前列腺增大明显，坚硬而不规则，邻近结构固定不可推动。前列腺中央沟消失是一非特异表现，可以在 T_2～T_4 肿瘤中发现。BPH 通常可以通过 DRE 与前列腺癌进行初步鉴别。但外周带钙化是 BPH 的常见征象，尤其是当 BPH 与慢性前列腺炎并存时，由于可触及坚硬的界限清楚的结节，可造成假阳性。急性前列腺炎，前列腺柔软、压痛明显，较易与前列腺癌区别。但慢性前列腺炎，特别是肉芽肿性前列腺炎，与前列腺癌难以鉴别。

五、前列腺癌的影像学检查

影像检查的主要任务是对前列腺癌做出早期诊断、判断肿瘤的侵袭性和长期随访观察疗效。

（一）前列腺癌的超声检查

超声检查前列腺疾病具有方便，价格相对较低的特点，是检查前列腺癌最普通的手段，特别是经直肠超声检查（transrectal ultrasonography，TRUS），因超声探头紧靠前列腺，从不同强度的回声区可以得到较精确的声像图，能显示前列腺内部结构，特别是可用来引导穿刺活检，提高了前列腺癌的检出率，应用很广泛。

多数前列腺癌在超声显像上表现为低回声，但也可表现为等回声、强回声以及混合回声。局限性肿瘤，多呈低回声表现，而晚期浸润性癌，边缘轮廓不清晰，呈较强回声或混合回声。需要指出，TRUS敏感性和特异性还不够理想，显示精确度不够且范围较小，使临床医生难以评价盆腔的情况，对前列腺癌的早期诊断和浸润分期有明显缺陷。随着超声技术的发展，最近增幅或加强多普勒已用颜色编码且已被利用来检测血流。Power Doppler 加强多普勒显像（PDI）及比衬剂的应用提高了前列腺癌的检出率。

（二）前列腺癌的 CT 检查

CT 检查尤其是常规 CT 有局限性，因前列腺癌病灶本身密度与正常腺体相似，不能显示前列腺的周边带、中央带及移行带，局限于前列腺包膜内的小肿瘤，一般不能被 CT 发现。前列腺生长增大，侵犯包膜，CT 表现为前列腺边缘模糊，不规则，周围密度增高。膀胱精囊角变窄或完全消失，提示肿瘤可能已累及精囊。直肠周围脂肪间隙消失，提示直肠可能受累。膀胱受累表现为膀胱壁局限性增厚，外形不规则。而判断闭孔内肌和肛提肌是否受累比较困难。诊断前列腺癌的淋巴结转移，主要根据淋巴结的大小和数量，盆腔或腹腔淋巴结大于 1 cm 视为可疑淋巴结转移。但是 CT 诊断淋巴结转移的准确率不高，据统计只有 67%。另外，CT 还可发现和诊断肺、肝脏等脏器和骨骼的前列腺转移癌。有研究报道应用螺旋 CT 动态增强扫描以及冠状面扫描来诊断前列腺癌，提高了前列腺癌的检出率。

（三）前列腺癌的 MRI 检查

MRI 有较好的组织分辨率和三维成像的特点，是目前检测前列腺癌较好的影像学检查方法。SET_2 加权序列（SET_2WI）为检出前列腺癌的主要序列，前列腺癌多发生于外周带，表现为周边高信号区出现低信号病灶，但不具有特异性。目前前列腺 MRI 检查的主要任务是对前列腺癌进行分期，以指导治疗。除观察肿瘤的信号和大小外，对肿瘤的分期诊断主要通过观察以下方面：是否突破包膜、是否侵犯神经血管束、是否侵犯精囊、是否侵犯膀胱、是否侵犯直肠、是否累及淋巴结或骨转移。

MRI 发展迅速，新的成像技术如功能 MRI（fMRI）、磁共振波谱（MRS）、弥散加权成像（DWI）等不断推出，给前列腺癌的诊断和治疗提供了更敏感和准确的信息。

但是，MRI 也有其局限性。首先分期的准确性与诊断者的经验有关（56%～93%）；其次判断腺体内肿瘤的位置和范围不准确，对外周带的肿瘤敏感性高（78%），特异性差（55%）对中央带的肿瘤不易诊断；还有，诊断的假阳性率高，活检后出血、治疗后反应、前列腺炎均可以引起假阳性。

（四）前列腺癌的 SPECT 检查

核素骨扫描有助于全身骨转移灶的显示，骨转移以骨盆和脊柱最常见。诊断骨转移的敏感性很高，假阴性＜1%，可先于 X 线 6～18 个月发现骨转移，但特异性低。前列腺癌患者早期骨转移多无骨痛等症状，但病程中 70%～80%或迟或早发生骨转移，因此前列腺癌诊断一旦确诊，不论临床分期如何，皆应常规进行全身骨显像，这对疾病的分期、治疗方案的选择和预后有重要意义。另据资料表明，血清中 PSA 与骨显像有很好的相关性，PSA 低于 20 ng/ml，骨显像阴性率预测值为 99.7%；PSA 水平在 10 ng/ml 以下时，则无需作骨显像；前列腺全切的患者，每 3～6 个月常规显像一次，如 PSA 水平开始上升，需尽快行全身骨显像检查，以调整治疗方案。前列腺癌患者可发现预想不到的转移灶，同时前列腺具有多克隆本质，因此，“冷区”和“热区”可同时出现于同一显像图中，这也可能是不同的病损成骨与溶骨交替进行之故。另外，骨显像时还应注意“闪烁现象”，即在前列腺癌有效治疗约 3 个月后，临床上有明显好转，但骨显像却呈退步表现，治疗后 6 个月重复显像时可有好转。

（五）前列腺癌的 PET/CT 检查

详见下文。

17.2 PET/CT 影像学特征

目前临床上多种显像剂如可用于前列腺癌的PET/CT 检查，其影像学特征如下。

一、^{18}F-FDG PET/CT 影像学特征

^{18}F-FDG 是目前应用最广的肿瘤显像剂，其用于前列腺癌的诊断最早始于 20 世纪 90 年代末。图像如图 17－2 所示。

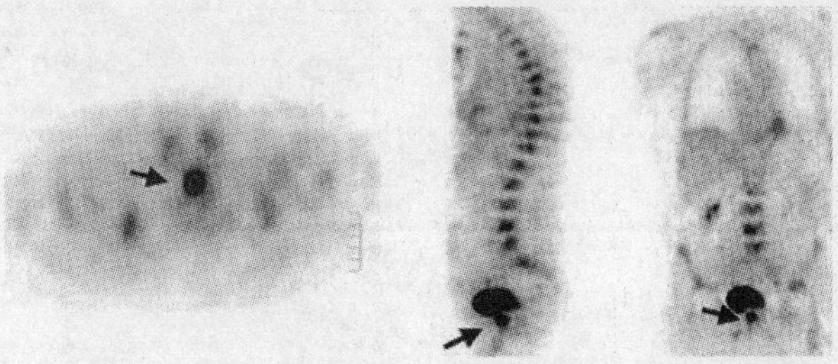

图 17－2　75 岁患者行 PET/CT 显像示前列腺部位明显摄取 FDG（箭头所示），活检示前列腺腺癌

受仪器分辨率限制，小于 0.5 cm 的肿瘤检出率明显降低；FDG 经肾脏、输尿管和膀胱等泌尿系统排出体外，这些器官或部位本底较高。受膀胱及邻近周围组织本底高的影响，^{18}F-FDG PET 前列腺癌诊断价值有一定限制。为了减少干扰因素和保证图像质量，提高诊断准确率，在检查当天静脉注射^{18}F-FDG 后，嘱患者多饮水，并插费雷导尿管导尿；检查前排空尿液并先行盆腔显像，必要时向膀胱注入适量生理盐水，检查结束后嘱受检者排空尿液，再次进行盆腔显像，将两次显像图进行对比，减少泌尿系统放射性滞留造成对病灶的干扰，有利于提高前列腺癌的阳性检出率。最近有研究表明，呋塞米有助于清除尿中的放射性，促排的良好率为 85.7%。此方法简便，易于操作，患者无不适感，较膀胱冲洗容易接受。

但 FDG 并不是诊断早期原发前列腺癌的理想示踪剂，主要用于探测前列腺癌远处转移灶。原因如下：首先原发前列腺癌细胞中 GLUT－1 表达较低，肿瘤中^{18}F-FDG 聚集较少；其次与 FDG 在体内的代谢有关。FDG 主要经过肾脏、膀胱排泄，受邻近放射性浓聚膀胱组织影响，前列腺本身及盆腔淋巴结较难显示。

二、^{11}C-choline PET/CT 影像学特征

PET/CT 应用 CT 数据进行衰减校正，透射扫描采集的时间明显缩短，整个图像采集时间也明显缩短，因此短半衰期药物（如^{11}C 标记的药物）的临床应用有了更大的空间。

在肿瘤细胞内，胆碱的唯一代谢途径是参与磷脂的合成，目前认为肿瘤组织内的细胞膜生物合成非常活跃，细胞膜的合成需要大量胆碱作为原料合成磷脂酰胆碱，因此恶变细胞内用于催化胆碱磷酸化为磷酸胆碱的胆碱激酶活性明显增高。此外，胆碱激酶的活性增高导致了其底物（胆碱）的需求增加；这两个因素的共同作用造成了肿瘤细胞胆碱利用率增高。并且胆碱一旦被磷酸化后就停留在细胞中，即“化学滞留”，是胆碱可以用于肿瘤显像的原因。^{11}C-choline 与胆碱具有相类似的药理活性和代谢作用，在正常人体内主要分布在肝脏、肾脏及胰腺内，其它组织器官如脑、肺、心肌、纵隔、肠道和骨盆等放射性分布较低。正常人体内血液放射性清除快，静脉给药 5 min 时，血液中放射性达到很低水平，其它组织器官放射性摄取也较低，尿和膀胱中几乎无放射性排泄和摄取。在禁食条件下，注射^{11}C-choline 后 5 min 时，可得到高肿瘤与非肿瘤组织放射性比，因此，静脉给药 5 min 时即可开始进行PET 显像。

应用^{11}C-choline 行 PET/CT 时，由于膀胱及尿液不显影，前列腺癌组织内胆碱水平明显高于正常前列腺组织及良性增生组织，所以无论是原发部位的前列腺癌、前列腺癌转移灶或受累的淋巴结^{11}C-choline 摄取均增高。在鉴别前列腺癌局部复发方面，^{11}C-choline 亦优于^{18}F-FDG（图 17－3）。

^{18}F-choline（FCH）为另一种胆碱类显像剂，与^{11}C-choline 具有非常相似的结构、代谢作用及体内分布，60 min 时肿瘤与血的放射性摄取比高达 12±5，且图像质量明显优于^{11}C－胆碱，因此也可用于前列腺癌的诊断。但 FCH 在注射后 5 min，放射性即进入膀胱（图 17－4），所以 FCH 用于前列腺癌的显像应在注射后 5 min 内完成。

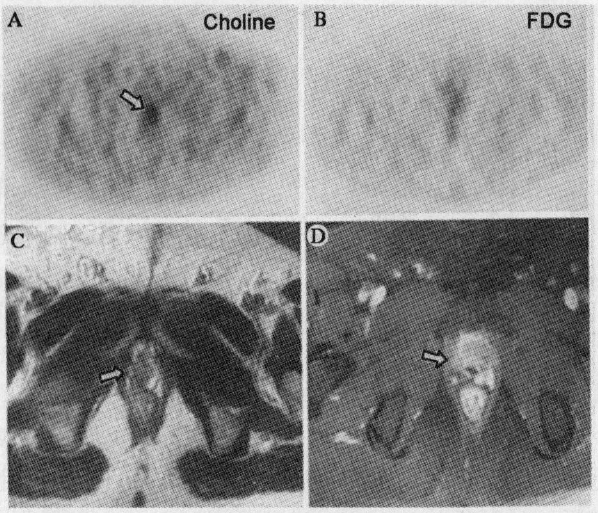

图 17－3　轴位 PET 图像　患者行前列腺癌根治术后 6 年，PSA 升高

A. ^{11}C-choline PET 显像示前列腺床部位异常放射性浓聚；

B. ^{18}F-FDG PET 显像未见明显异常；

C. MRI T_2加权像；

D. MRI 对比增强、脂肪抑制 T_1加权像均示前列腺部位异常软组织。

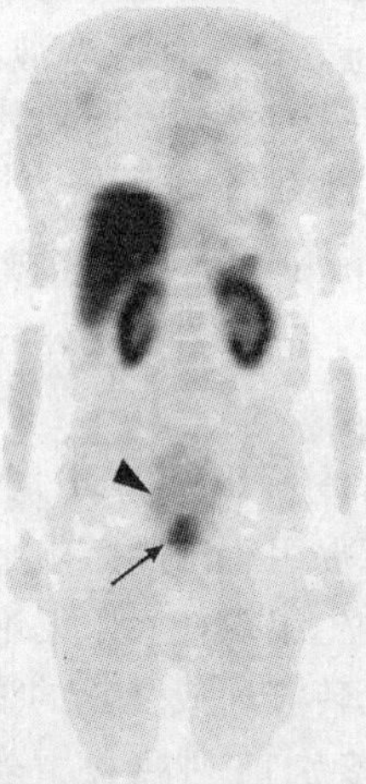

图 17-4　^{18}F-choline PET 显像示前列腺部位异常放射性浓聚（细箭头），活检示前列腺癌；其上方为膀胱影像（粗箭头）

三、^{11}C-acetate PET /CT 影像学特征

^{11}C-acetate 作为三羧酸循环的直接底物，被细胞摄取后，在线粒体内被合成酶转变为^{11}C－乙酰辅酶，然后经三羧酸循环氧化，产生^{11}C－二氧化碳，其量反映三羧酸循环流量。据 Costello 等研究，前列腺上皮细胞经历代谢转化，由产生枸橼酸的正常细胞转变为氧化枸橼酸的恶性细胞，从而导致乙酸成倍增加。

与^{18}F-FDG 显像相比，^{11}C-acetate 更容易显示前列腺癌的局部复发病灶以及受累的局部淋巴结，但是在显示前列腺癌远处转移如骨转移方面，^{18}F-FDG 更具优势（见彩图 17－5，图 17－6 和彩图 17－7）。

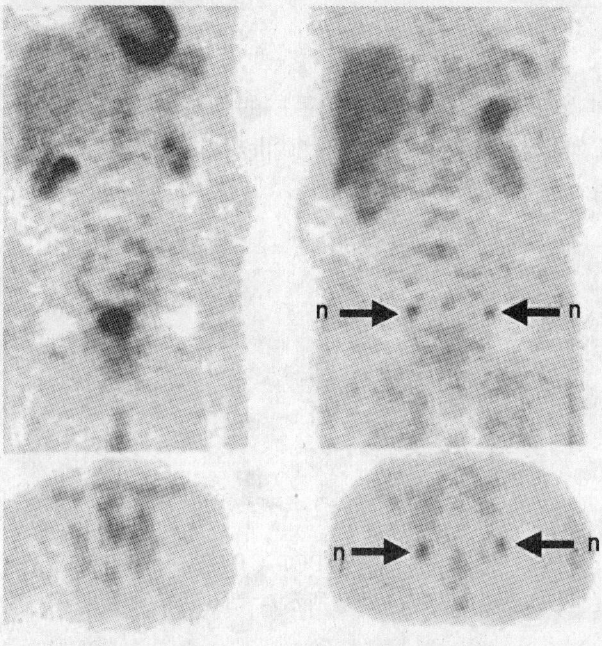

图 17－6　73 岁前列腺癌患者，放射治疗 2 年后 ^{18}F-FDG 显像未见明显异常；^{11}C-acetate 显像示盆腔淋巴结明显浓聚放射性

四、^{11}C-蛋氨酸 PET /CT 影像学特征

^{11}C-蛋氨酸（^{11}C-methionine，^{11}C－MET）在组织的聚集依赖于细胞膜上 α 氨基酸转运分子的密度和局部的血流灌注，而在绝大多数肿瘤细胞中，α 氨基酸转运分子密度较高，因此细胞内 MET 浓度较高。^{11}C-MET 代表了体内氨基酸的转运、代谢和蛋白质的合成情况。与^{18}F-FDG 相比，其优点是肿瘤/正常组织比值高、图像清晰、易于诊断，主要是由于^{11}C-MET 在血池中清除较快，同时 MET 在肝脏、脾脏代谢，泌尿系统内排泄较少。该显像剂在炎症部位不像^{18}F-FDG 浓聚，易于区别肿瘤和炎症。

在一项前瞻性研究中，研究人员比较了^{18}F-FDG 与^{11}C-MET PET 显像对前列腺癌及其转移灶的探测情况。在 348 处软组织和骨转移病灶中，^{11}C-MET 探测到 251 处（72.1%）；而^{18}F-FDG 仅探测到 167 处（48%）。研究者认为这可能是由于肿瘤细胞在不同时期的生物学特性不同引起的，[11]C-MET 与[18]F-FDG 对病灶的探测存在代谢的时间依赖性。在病灶的初期，当病灶尚处于休眠状态时，病灶可以摄取[11]C-MET，随着病灶进入活跃期，病灶对[18]F-FDG 的摄取增加。

五、[18]F-FDHT PET/CT 影像学特征

前列腺癌细胞受体与放射性配体具有高亲和力和高特异性的结合，影像中肿瘤病灶因受体密度增高而呈异常放射性积聚。大多数前列腺癌细胞具有雄激素受体，[18]F 标记雄激素双氢睾丸酮（[18]F-16β-F-dihydrotestosterone，[18]F-16β-FDHT）具有较高的靶/非靶比值。这些标记的配体进入体内后与肿瘤中高表达的靶组织的高亲和力特异受体结合，可显示肿瘤受体空间分布、密度与亲和力。[18]F-16β-FDHT 前列腺癌受体显像可应用于前列腺癌的诊断、分期、预后及激素治疗疗效评估。Larson 等对 7 例转移性前列腺癌患者进行了[18]F-16β-FDHT PET 显像和[18]F-FDG PET 显像，78%的病灶（共 59 处）均表现有 FDHT 和 FDG 摄取，其余病灶可摄取 FDG 但是不能摄取 FDHT。他们推测摄取 FDHT 的肿瘤病灶，去势治疗有效，而不摄取 FDHT 只摄取 FDG 的肿瘤病灶可能是非激素依赖，并更具有侵袭性。

17.3　PET/CT 临床应用价值

不同影像学检查方法在诊断前列腺癌时局限性表现在以下三个方面：① 肿瘤的分期，鉴别淋巴结是否受累；② 确定肿瘤的体积及在前列腺内的定位；③ 根治性治疗后肿瘤复发的判断。PET/CT 由于将具有解剖功能的 CT 和功能分子代谢的 PET 有机地结合在了一起，具有同机图像融合的功能，具有重要的临床应用价值。

一、PET/CT 在前列腺癌诊断中的作用

^{18}F-FDG 在诊断原发性前列腺癌方面的价值不大。但是最近 Sandi 等应用[18]F-choline PET 对 17 例前列腺癌病人进行了研究，对前列腺内放射性摄取的评价采用前列腺 6 分法。11 例病人双侧活检阳性，6 例病人单侧活检阳性，活检阳性区域 SUV 最大值（SUVmax）明显高于活检阴性区域（平均 5.5 与 3.3，$P<0.001$）。表明根据 FCH 的摄取情况，可以定位前列腺内潜在的恶性病变。同样，[18]F-choline PET 有助于诊断前列腺癌。经直肠超声引导前列腺活检是目前常用的诊断前列腺癌的方法，但其有 10%～20%的假阴性率。即使取更多的组织也不一定能提高诊断的准确率。对于 PSA 持续升高而活检阴性的病人，[18]F-choline PET 显像有助于确定活检部位并进行再次活检，提高诊断的准确率。Toth 等对 20 例 PSA 升高而活检为阴性的患者行[11]C-MET 显像，对[11]C-MET 浓集灶行 MRI 引导下的活检定位，15 例阳性再次活检出 7 例阳性，而 5 例[11]C-MET 阴性再活检证实均为阴性，可见[11]C-MET 可用于 PSA 升高患者活检的定位，从而减少穿刺活检的盲目性，提高诊断准确率。

Zheng 等对不同类型前列腺癌的动物模型行[11]C-choline micro PET 显像，结果显示不同类型前列腺癌对胆碱摄取能力存在明显差异。这种差异可能提供一些有关前列腺癌生物学进展的信息。如能在人类前列腺癌患者中得到证实，那么 PET/CT 对前列腺癌的诊断则上升到组织学水平，为制定临床治疗方案提供重要的依据。

二、PET/CT 在前列腺癌分期中的作用

对前列腺癌进行正确的分期对于选择恰当的治疗至关重要，选择根治性手术、植入性粒子放射治疗还是外放射，取决于肿瘤总的体积及肿瘤在前列腺内外的侵犯范围。

对于前列腺癌原发灶分期（T 分期），TRUS 以及 MRI 是目前最常用的方法。Schmid 等应用[18]F-FCH PET/CT 对前列腺癌患者的研究表明，[18]F-FCH PET/CT 不适合对前列腺癌进行 T 分期，因为不能鉴别 BPH 与前列腺癌组织。但是，对于根治性前列腺癌术后仅有生化复发征象的患者，[18]F-FCH PET/CT 可检测其复发或转移病灶。

对前列腺癌的淋巴结进行分期具有重要的临床价值，有研究表明 1/3 的病人在根治性治疗术后复发，原因在于淋巴结的错误分期。淋巴结在前列腺癌的淋巴结分期（N 分期）方面，与 CT、MRI 仅依靠淋巴结的大小诊断是否有转移相比，作为功能显像的 PET/CT 在这方面有优势。因为很多研究表明淋巴结大小与是否受前列腺癌累及之间没有必然的关系。

很多研究表明PET/CT具有重要的临床应用价值。De Jong对67例前列腺癌患者术前分期的研究显示，^{11}C-choline显像对转移淋巴结诊断的灵敏度为80%、特异性为96%，准确性为93%。Jong等用^{11}C-choline对15例临床为T_4期或已转移的前列腺癌显像，并与术后病理对照：^{11}C-choline为12例真阳性，3例假阴性；对52例无转移的淋巴结显像，^{11}C-choline有50例为真阴性，2例为假阳性。因此，^{11}C-choline可用于前列腺癌术前的分期。^{11}C-乙酸盐（^{11}C-acetate）也可用于前列腺癌的淋巴结分期，而^{18}F-FDG在这方面价值较小，不及上述显像剂。

检测前列腺癌是否有远处转移也很重要，因为有T_1肿瘤可存在广泛远处转移的报道。检测前列腺癌远处转移（M分期），上述几种显像剂PET/CT检查均具有重要的临床应用价值。De Jong研究尚显示^{11}C-choline PET/CT对所有椎体及髂骨成骨性转移灶诊断正确，与Kotzerke等的研究结果相符合。^{18}F-FDG PET主要用于前列腺癌远处转移灶的探测，在检测骨转移病灶时优于^{11}C-acetate。

三、PET/CT在判断前列腺癌疗效、预后评价及检测复发方面的作用

绝大多数前列腺癌依赖雄激素分化、生长及转移，在监测激素依赖型前列腺癌的疗效方面，有研究表明^{18}F-FDG优于^{11}C-acetate，^{18}F-16β-FDHT前列腺癌受体显像也有重要的临床应用价值。Oyama等用Micro PET对荷CWR22人前列腺雄激素依赖肿瘤鼠进行了研究，结果表明，血清睾酮水平影响前列腺癌组织对^{18}F-FDG摄取，在给荷瘤鼠服用己烯雌酚后，血清睾酮水平下降，^{18}F-FDG摄取减低；但对^{11}C-acetate的摄取无影响。造成这种差异的机制目前还不是很清楚。Degrado等应用^{18}F-choline对转移性前列腺癌行激素治疗后的患者进行了研究，虽然在随访图像上仍可见病变，但是病变摄取choline的强度明显降低（SUV值下降大约60%）。有很多文献也提到，^{18}F-FDG PET显示骨转移灶数目少于骨扫描或者CT，但是这两种显像方式仅仅反映成骨母细胞的活性或是骨结构的变化，并不一定反映存在活的肿瘤细胞。即使活检未发现存活肿瘤细胞，骨显像仍可能异常。

关于预后，Oyama等认为行前列腺癌根治术的患者，如原发肿瘤摄取FDG较低（SUV<4）其复发几率较小，但是他们同时指出新诊断的前列腺癌患者其PET阳性率随肿瘤的分期增加以及PSA的升高而增加，不存在一单独的预后因素。Morris等对前列腺癌骨转移患者进行了研究，17个病人共137个病灶，71%的病变PET和骨扫描均可检出，骨扫描单独检出了23%的病灶，而^{18}F-FDG PET单独检出6%的病灶。但是几乎所有的骨扫描单独检出的病变（除1例外）均保持不变，而^{18}F-FDG PET单独检出的所有病变在随访中逐渐加重，骨扫描也为阳性。这表明，^{18}F-FDG PET可能更准确反映肿瘤的生理学变化以及侵袭性。

PET对判断前列腺癌根治术以及放射治疗后PSA升高是否存在复发具有重要的临床价值。Oyama对46例（30例为前列腺癌根治术后，16例为放射治疗术后）PSA升高患者进行^{11}C-acetate和^{18}F-FDG PET显像，^{11}C-acetate PET显像在检测复发灶方面明显优于^{18}F-FDG PET，但对PSA≤3 ng/ml的患者检出率较低，在这方面有学者的研究结果不同，Kotzerke等亦用^{11}C-acetate PET对31例前列腺癌根治术后PSA升高患者进行了研究，结果表明：8个PSA≤2 ng/ml患者中，5人PET显像阳性，其中4人经活检得以证实。De Jong和Picchio等研究表明^{11}C-choline在检测前列腺癌复发方面有重要的临床应用价值，敏感性均优于^{18}F-FDG PET。同时需要指出，在De Jong等研究中，PSA≤3 ng/ml的患者均无阳性发现，而在Picchio等研究中，^{11}C-choline PET阴性显像具有很好的预后，80%的^{11}C-choline PET阴性患者随访1年PSA水平无变化。

四、PET/CT用于前列腺癌放疗的精确定位

目前，前列腺癌根治性放射治疗技术包括常规外照射放射治疗、三维适形放射治疗（3D-CRT）和调强放射治疗（IMRT）。3D-CRT是一种新的放射治疗技术，20世纪90年代在发达国家得到了广泛的应用。与常规放射治疗采用常规模拟不同，3D-CRT必须在体位固定精确的情况下采用CT模拟，并在CT模拟图像上勾画放射治疗的靶区，随后在CT图像重建的假体上，利用三维治疗计划系统进行放射治疗计划设计。3D-CRT要求放射线高剂量区分布的形状在三维方向上，与病变的形状一致。3D-CRT允许给予治疗靶区更高的治疗剂量，同时能更好地保护正常组

织，降低直肠和膀胱并发症。目前国外的一些关于前列腺癌的研究表明，提高靶区的照射剂量可以提高前列腺癌的局部控制率和无复发生存率。目前，3D-CRT 以及 IMRT 多用 CT 指导，但在 CT 显示的图像上，肿瘤组织常与炎症、坏死组织以及瘢痕组织并存。PET/CT 则容易区分不同性质的病变，从而绘制更精确的治疗靶区，给予更恰当的放射治疗剂量。

综上所述，如在常规体检中发现 PSA 升高，应首先行 DRE 及 TRUS 引导下行前列腺穿刺活检。MRI 主要用于前列腺癌的分期，随着 MRI 技术的不断进步，fMRI、MRS 等新技术进一步提高了诊断的准确率。PET/CT 检查一般不用于前列腺癌的早期诊断，但是对于 PSA 升高而 TRUS 穿刺阴性的患者，^{11}C-MET PET 以及^{18}F-choline PET 显像有助于活检定位，提高检出率。同时，PET/CT 有助于提高前列腺癌淋巴结分期的准确性，^{11}C-choline、^{11}C-acetate、^{11}C-MET 等较^{18}F-FDG 更具优势。PET/CT 检测远处转移方面，几种显像剂各具优势。还有，PET/CT 在判断前列腺癌疗效、预后评价及检测复发方面也有重要的临床应用价值。同时，PET/CT 还可用于前列腺癌放疗的精确定位。PET/CT 由于将具有解剖功能的 CT 和功能分子代谢的 PET 有机地结合在了一起具有同机图像融合的功能，所以将前列腺癌的诊断提高到了全新的水平。

（张建华）

参考文献

1. 顾方六主编. 现代前列腺病学. 北京：人民军医出版社，2003：346－390
2. Sanz G，Rioja J，Zudaire JJ，et al. PET and prostate cancer. World J Urol，2004，22（5）：351－352
3. Liu IJ，Zafar MB，Lai YH，et al. Fluorodeoxyglucose positron emission tomography studies in diagnosis and staging of clinically organ-confined prostate cancer. Urology，2001，57（1）：108－111
4. De Jong IJ，Pruim J，Elsinga PH，et al. Visualization of prostate cancer with ^{11}C-choline：comparison with FDG PET and gadolinium-enhanced MR imaging. Eur J Nucl Med，2001，28（11）：1664－1670
5. Fricke E，Machtens S，Hofmann M，et al. Positron emission tomography with ^{11}C-acetate and ^{18}F-FDG in prostate cancer patients. Eur J Nucl Med，2003，30（4）：607－611
6. De Jong IJ，Pruim J，Elsinga PH，et al. Preoperative staging of pelvic lymphnodes in prostate cancer by ^{11}C choline PET. J Nucl Med，2003，44（3）：331－335
7. Kotzerke J，Prang J，Neumaier B，et al. Experience with carbon-11 choline positron emission tomography in prostate carcinoma. Eur J Nucl Med，2000，27（9）：1415－1419
8. Oyama N，Miller TR，Dehdashti F，et al. ^{11}C-acetate PET imaging of prostate cancer：detection of recurrent disease at PSA relapse. J Nucl Med，2003，44（4）：549－555
9. Schoder H，Larson SM. Positron emission tomography for prostate，bladder，and renal cancer. Semin Nucl Med，2004，34（4）：274－292.
10. Larson SM，Morris M，Gunther I，et al. Tumor localization of 16beta-^{18}F-fluoro-5alpha-dihydrotestosterone versus ^{18}F-FDG in patients with progressive，metastatic prostate cancer. J Nucl Med，2004，45（3）：366－373
11. Toth G，Lengyel Z，Balkay L，et al. Detection of prostate cancer with ^{11}C-methionine positron emission tomography. J Urol，2005，173（1）：66－69
12. Zheng QH，Cardner TA，Elsinga PH，et al. ^{11}C-choline as a PET biomarker for assessment of prostate cancer models. Bio org Med Chem，2004，12（11）：2887－2893
13. Schmid DT，John H，Zweifel R，et al. Fluorocholine PET/CT in patients with prostate cancer：initial experience. Radiology，2005，235：623－628
14. Jong IJ，Pruim J，Elsinga PH，et al. Preoperative staging of pelvic lymph nodes in prostate cancer by ^{11}C-choline PET. J Nucl Med，2003，44（3）：331－335
15. Oyama N，Akino H，Kanamaru H，et al. ^{11}C-acetate PET imaging of prostate cancer. J Nucl

Med, 2002, 43 (2) :181-186

16. Kato T, Tsukamoto E, Kuge Y, et al. Accumulation of [11C] acetate in normal prostate and benign prostatic hyperplasia: comparison with prostate cancer. Eur J Nucl Med Mol Imaging, 2002, 29 (11) :1492-1495
17. Oyama N, Kim J, Jones LA, et al. MicroPET assessment of androgenic control of glucose and acetate uptake in the rat prostate and a prostate cancer tumor model. Nucl Med Biol, 2002, 29 (8) :783-790
18. Farsad M, Schiavina R, Castellucci P, et al. Detection and localization of prostate cancer: correlation of (11) C-choline PET/CT with histopathologic step-section analysis. J Nucl Med, 2005, 46 (10) :1642-1649
19. Kwee SA, Coel MN, Lim J, et al. Prostate cancer localization with 18fluorine fluorocholine positron emission tomography. J Urol, 2005, 173 (1) :252-255
20. Oyama N, Kim J, Jones LA, et al. MicroPET assessment of androgenic control of glucose and acetate uptake in the rat prostate and a prostate cancer tumor model. Nucl Med Biol, 2002, 29 (8) :783-790
21. DeGrado TR, Coleman RE, Wang S, et al. Synthesis and evaluation of 18F-labeled choline as an oncologic tracer for positron emission tomography: initial findings in prostate cancer. Cancer Res, 2001, 61 (1) :110-117
22. Morries MJ, Akhurst T, Osman I, et al. Fluorinated deoxyglucose positron emission tomography imaging in progressive metastatic prostate cancer. Urol, 2002, 59:913-918
23. Kotzerke J, Volkmer BG, Neumaier B, et al. Carbon-11 acetate positron emission tomography can detect local recurrence of prostate cancer. Eur J Nucl Med Mol Imaging, 2002, 29 (10) :1380-1384
24. Picchio M, Messa C, Landoni C, et al. Value of [11C] choline-positron emission tomography for re-staging prostate cancer: a comparison with [18F] fluorodeoxyglucose positron emission tomography. J Urol, 2003, 169 (4) :1337-1340

英文索引

第一章

positron emission tomography，PET	正电子计算机发射断层显像仪
X-computed tomography，CT	X 线断层摄影术
biochemical imaging	生化显像
molecular imaging	分子显像
single photon emission computed tomography，SPECT	单光子发射计算机断层显像仪
three dimensional conformal radiotherapy，3D-CRT	三维适形放射治疗
intensity modified radiotherapy，IMRT	调强适形放射治疗
$Bi_4Ge_3O_{12}$，BGO	锗酸铋
$Lu_2Si_2O_5$，LSO	硅酸镥
emission computed tomography，ECT	发射型计算机断层显像
registration	配准
fusion	融合
retrospective	回顾性
$Gd_2Si_2O_5$，GSO	硅酸钆
panel-based PET scanner	平板型 PET 探测器
multi-detector CT，MDCT	高性能多探头 CT
mass attenuation coefficients	质量衰减系数
scaling factors	刻度转换因子
^{18}F-fluorodeoxyglucose，^{18}F-FDG	氟[^{18}F]标记的氟代脱氧葡萄糖
topogram	拓扑图
postinjection mode	后注射模式
attenuation correction factors，ACF	衰减校正因子
line of response，LOR	线性响应
septum	隔离片
photomultiplier tubes，PMTs	光电倍增管
sinogram matrix	正弦图矩阵
field of view，FOV	视野
filtered backproject，FBP	滤波反投影重建法
iterative algorithms	迭代算法
maximum likelihood expectation maximization，MLEM	最大似然期望最大值法
ordered-subsets expectation maximization，OSEM	有序子集期望最大值法
3D data rebinding	三维数据重组法
multislices spiral CT，MSCT	多层螺旋 CT
scaling	比例缩放
hybrid	双值组合
Alzheimer's disease，AD	阿尔茨海默病
Pick's disease	匹克病
Huntington's disease，HD	亨廷顿病
Parkinson's disease，PD	帕金森病（又称震颤麻痹）
Food and Drug Administration，FDA	美国药物管理局
State Drug Administration，SDA	中国药品监督管理局

第二章

nuclear decay	核衰变
electron capture，EC	电子俘获
ionization	电离
excitation	激发
scattering	散射
bremsstrahlung	韧致辐射
annihilation radiation	湮灭辐射
absorption	吸收
photoelectric effect	光电效应
Compton effect	康普顿效应
electron pair production	电子对生成
exposure，X	照射量
absorbed dose，D	吸收剂量
equivalent dose，HT，R	当量剂量
high-LET	高线性能量转换
low-LET	低线性能量转换
effective dose，E	有效剂量
medical internal radiation dose，MIRD	医用内照射剂量
cell apoptosis	细胞凋亡

somatic effect 躯体效应
genetic effect 遗传效应
short-term effect 近期效应
long-term effect 远期效应
stochastic effect 随机效应
non-stochastic effect 非随机效应
radiological protection 放射防护
justification of practice 实践的正当化
optimization of protection 防护最优化
dose limitation 个人剂量的限制
cyclotron 回旋加速器
positron radiopharmaceutical 正电子放射性药物
radiochemical synthesis 放射化学合成

第三章

detector 探测器
scintillation crystal 闪烁晶体
line of response，LOR 投影线，或称响应线
septa 隔离片
region of interest，ROI 感兴趣区
computed tomography，CT 计算机体层
sampling rate 采样率
digit acquisition system，DAS 数字采集系统
micro positron emission computer tomography，mPET 小动物成像的正电子发射计算机断层仪
micro transmission emission computer tomograpghy，mPET/CT 微型功能分子影像系统
list mode 列表方式
voxel 体素
pixel 像素
raw data 原始数据
scan data 扫描数据
sampling rate 采集频率
image data 影像数据
convolution kurnel 卷曲核
window 窗宽
window center 窗中心
Hounsfield Unit，HU 亨氏单位（CT 值）
energy resolution 能量分辨率
full width at half maximum，FWHM 半峰值全宽度（半高宽）
spatial resolution 空间分辨
time resolution 时间分辨
noise equivalent count rate，NECR 噪声等效计数率
system sensitivity 系统灵敏度
maximum count rate 最大计数率
Monte Carlo correction 蒙特卡罗校正
count losses 数丢失
scatter fraction，SF 散射分数
random measurement 随机符合计数
sensitivity 灵敏度
uniformity 均匀性
time projection chamber，TPC 时间投射电离室
liquid xenon，LXe 液体氙
time of flight，TOF 飞行时间图像重建方法
hybrid SPECT，hSPECT 复合型 SPECT

第四章

positron radiopharmaceutical 正电子放射性药物
radiopharmaceutical 放射性药物
carbon foil 碳剥离膜
high performance liquid chromatography，HPLC 高效液相色谱仪
remotely controlled synthesis system 遥控合成系统
programmable logic control，PLC 程序逻辑控制
robot system 机器人
automatic synthesizer 全自动合成器
unit operation 单元操作
control unit 控制单元
good manufacturing practice，GMP 药品生产质量管理规范
quality assurance，QA 质量保证
quality control，QC 质量控制
good radiopharmacy practice，GRP 放射性药品生产和管理规范
standard operation procedure，SOP 标准化操作规程
gas chromatography，GC 气相色谱
chemical purity 化学纯度
radiochemical purity，RCP 或 Rp 放射化学纯度
paper chromatography，PC 纸色谱法
thin layer chromatography，TLC 薄层色谱法
chemistry process control unit，CPCU 化学合成模块

^{11}C-raclopride	^{11}C-雷氯比利
^{11}C-N-methyl-spiperone，NMS	^{11}C-甲基螺环哌啶酮
^{11}C-Ro-15-1788	^{11}C-氟马西尼
antisense oligonucleotides，ASON s	反义寡核苷酸
gene expression imaging	基因表达显像
hypoxia imaging tracer	乏氧显像剂

第五章

clinical quality control，CQC	临床质量控制
3'-deoxy-3'-18F-fluorothymidine，18F－FLT	3'脱氧-3'-18F-氟代胸苷
standard uptake value，SUV	标准摄取值
data acquisition	数据采集
single slice rebinning，SSRB	单层重组
multislice rebinning，MSRB	多层重组
Fourier rebinning，FORE	傅立叶重组
exact Fourier rebining，FOREX	傅立叶重组方法
filtered back-projection，FBP	滤波反投影法
iterative	迭代法
maximum-likelihood expectation maximization，MLEM	最大似然期望值法
ordered subsets expectation maximization，OSEM	有序子集最大期望值法
row action maximum likelihood algorithm，RAMLA	行处理最大似然算法
maximum-likelihood，ML	最大似然性
segmented contrast correction	分割对比校正
digital imaging and communications in medicine，DICOM	医学数字化成像和传输
picture archiving and communication system，PACS	图像存储与传输系统
image match	图像匹配

第六章

tracer kinetic model	示踪动力学模型
compartmental model	房室模型
metabolic rate of glucose，MRGlc	葡萄糖代谢率
kinetic method	动力学法
input function	输入函数
steady state	稳态
lumped constant，LC	集总常数
Michaelis-Menton constant	米氏常数
autoradiographic method	放射自显影法
graphic method	绘图法
reversible	可逆性
irreversible	不可逆性
unidirectional	单向性
time-activity curve，TAC	时间的变化曲线
net injected dose，nID	净注入量
body weight，BW	体重
standardized input function，SIF	标准输入函数
estimated distribution volum，EDV	估计分布容积
spillover	溢出
partial volume effect，PVE	部分容积
image-derived input function，IDIF	影像来源的输入函数
fractional uptake rate，FUR	分数摄取率
fractional uptake rate of glucose，FURGlu	葡萄糖分数摄取率
standardized uptake value，SUV	标准化摄取值
total body weight，TBW	总体重
lean body mass，LBM	瘦体重
body surface area，BSA	体表面积
body mass index，BMI	体重指数
target，T	靶组织
non-target，NT	非靶组织
binding potential	结合能力
Scatchard plot	Scatchard 作图
explicit method	直接法
implicit method	间接法
impulse response function	脉冲反应函数
input function	输入函数
deconvolution	反卷积
classical method	经典法
reference region method	参考区法
equilibrium distribution volume	房室的平衡分布容积
normalized	标准化
indirect method	间接法
constrained method	限制法
simplified reference tissue model，SRTM	简化参考区组织模型
Logan plot	Logan 作图
Patlak plot	Patlak 作图
distribution volume ratio	分布容积比值
equilibrium method	平衡法

peak equilibrium 高峰平衡
transient equilibrium 不稳定平衡
quasi-equilibrium 准平衡
pseudo-equilibrium 假平衡
secular equilibrium 长期平衡
sustained equilibrium 维持平衡法
parent compound 原形化合物
regional myocardial blood flow，RMBF 局部心肌血流量
first-pass extraction fraction，E 首次通过摄取分数
equilibrium volume of distribution，V 平衡分布容积
equilibrium partition coefficient，P 组织/血液的平衡分配。
autoradiographic method 放射自显影法
dynamic method 动力学法
myocardial blood volume，MBV 心肌内的血容积
spillover，SP 溢出
tissue fraction 组织分数
compartment modeling method 房室模型法
graphic method 绘图法
first pass extraction method 首次通过摄取法
two-parameter model 两参数模型
recovery coefficient，RC 恢复系数
spillover fraction 溢出分数
variance 变异度
modified two-parameter model 改良两参数模型
resolution distortion 分辨失真
total blood volume，TBV 全血容积
four-parameter model 四参数模型
delay 延迟
dispersion 发散
regional cerebral metabolic rate of oxygen，$rCMRO_2$ 局部脑氧代谢率
regional cerebral blood flow，rCBF 局部脑血流量
regional cerebral blood volume，rCBV 局部脑血容量
regional oxygen extraction fraction，rOEF 局部氧摄取分数
single-bolus inhalation 一次吸入
continuous inhalation 持续吸入
recirculating 再循环
packed cell volume，PCV 血细胞比容
precapillary 毛细血管前动脉
capillary 毛细血管
postcapillary 毛细血管后动脉

第七章

sensitivity 灵敏度
true positive，TP 真阳性
specificity 特异性
accuracy 准确率
positive predictive value，PPV 阳性预测值
negative predictive value，NPV 阴性预测值
artifact 伪影
calibration 校准
partial volume effect 部分容积效应
multiplanar reconstruction，MPR 多平面重建
maximum intensity projection，MIP 最大密度投影
shaded surfaced display，SSD 表面遮盖显示
CT virtual endoscope，CTVE CT 仿真内镜
USA-Fat 美国脂肪组织
normal-expiration and breath-hold 正常呼气而控制吸气
limited breath-hold technique 限制的吸气
projection imaging 投影图像
transaxial imaging 横断面
coronal imaging 冠状面
sagittal imaging 矢状面
statistical parametric mapping，SPM 统计参数图
noise equivalent counting rate，NECR 噪音相当计数率
differential/dose uptake ratio，DUR 微分/剂量摄取比值
differential/dose absorption ratio，DAR 微分/剂量吸收比值
standardized uptake ratio，SUR 标准摄取比值
lean body mass，LBM 瘦体重
body surface area，BSA 体表面积

第八章

molecular imaging 分子影像
fusion imaging 融合图像
medical imaging technique 医学影像技术
functional molecular imaging 功能分子影像
PET/CT center PET/CT 中心
nuclear medicine 核医学

clinical medicine 临床医学
nuclear physics 核物理学
radiochemistry 放射化学
molecular biology 分子生物学
oncology 肿瘤学
medical instruments 医学仪器
computer 计算机
radiation protection 放射防护
registration staff 预约登记人员
indication 适应证
short half life radiopharmaceutical 短半衰期放射性药物
imaging agent 显像剂
functional imaging 功能影像
anatomic imaging 解剖影像
hospital information system，HIS 医院信息系统
picture archiving and communication system，PACS 图像储存和传输系统
Internet 互联网

第九章

phosphatidylserine，PS 磷脂酰丝氨酸
diffusion weighted imaging，DWI 磁共振弥散成像
apparent diffusion coefficient，ADC 表观弥散系数
perfusion weighted imaging，PWI 磁共振灌注加权成像
magnetic resonance spectroscopy，MRS 磁共振波谱
superparamagnetic oxide iron particle，SPIO 超顺磁性氧化铁颗粒
spirometrically controlled 呼吸门控
attenuation correction，AC 衰减校正

第十章

stereotactic radioneurosurgery，SRS 立体定向放射神经外科
stereotactic treatment，SRT 立体定向治疗
neurospongioma 脑胶质瘤
meningothelioma 脑膜瘤
intracalvarium lymphoma 原发性颅内淋巴瘤
brain metastases 脑转移瘤
nasopharyngeal carcinoma，NPC 鼻咽癌
Waldeyer's ring 咽淋巴环（韦氏环）
oropharynx carcinoma 口咽癌
treatment planning system，TPS 治疗计划系统
gross tumor volume，GTV 大体肿瘤靶区
clinical target volume，CTV 临床靶区
thyroid carcinoma 甲状腺癌
medullary thyroid cancer，MTC 甲状腺髓样癌
thyroid benign nodule 甲状腺良性结节
thyroid adenoma 甲状腺腺瘤

第十一章

primary bronchiogenic cancer 原发性支气管肺癌
lung cancer 肺癌
non small cell lung carcinoma，NSCLC 非小细胞肺癌
small cell lung carcinoma，SCLC 小细胞肺癌
centre type 中央型
hilar type 肺门型
peripheral type 周围型
diffuse type 弥漫型
pleural type 胸膜型
cicatricial carcinoma 肺瘢痕癌
colloid carcinoma 肺胶样癌
keratin 角蛋白
Horner's syndrome 霍纳综合征
primary tumor 原发肿瘤
regional lymph nodes 局部淋巴结
distant metastasis 远处转移
limited disease，LD 局限期
extensive disease，ED 广泛期
Union Internationale Control Cancer，UICC 国际抗癌联盟
American Joint Committee on Cancer，AJCC 美国癌症协会
high resolution CT 高分辨率 CT
angiogram sign 血管造影征
dual time point imaging 双时相显像
solitary pulmonary nodule，SPN 肺单发结节
broncho-alveolar carcinoma 弥漫型支气管肺泡癌
miliary tuberculosis 粟粒性结核

第十二章

breast cancer	乳腺癌
axillary lymph node metastasis	腋下淋巴结转移
early diagnosis	早期诊断
staging	分期
therapeutic effective evaluation	疗效评价
prognosis assessment	预后判断
mammogram，MM	乳腺钼靶X线照相
risk factor	危险因素
receptor assay	受体测定
biopsy	穿刺活检
radionuclide tracing technique	核素示踪技术
postoperative recurrent lesion	术后复发病灶
physiological and/or pathological uptake	生理性和病理性摄取
false positive	假阳性
false negative	假阴性
tamoxifen	三苯氧胺
surgical operation	外科手术
radiotherapy	放疗
chemical therapy	化疗
biological therapy	生物治疗
bone metastasis	骨转移
estrogen receptors，ER	雌激素受体
progestin receptors，PR	孕激素受体

第十三章

digestive system tumor	消化系统肿瘤
tumor marker	肿瘤标志物
carcinoembryonic antigen，CEA	癌胚抗原
computed tomographic angiography，CTA	CT血管造影
cholangiography	胆道造影
endoscopic retrograde cholangiopancreatography，ERCP	逆行胰胆管造影
percutaneous transhepatic cholangiobiopsy，PTC	经皮肝穿胆道造影
magnetic resonance cholangiopancreatography，MRCP	磁共振胰胆管成像
European organization for research and treatment of cancer，EORTC	欧洲肿瘤研究及治疗组织
stunning	顿抑
flare phenomenon	闪烁现象
esophageal neoplasm	食管癌
direct extension	直接蔓延
lymphatic metastasis	淋巴道转移
hematogenous metastasis	血道转移
stomach cancer	胃癌
hepatobiliary system neoplasm	肝胆系统肿瘤
hepatic cyst	肝囊肿
large hepatic caver nous hemangioma	肝巨大血管瘤
hepatocellular carcinoma，HCC	肝细胞肝癌
alpha fetoprotein，AFP	甲胎蛋白
pancreatic cancer	胰腺癌
radical resection	根治性切除
pancreatitis	胰腺炎
colorectal cancer	大肠癌
colonofiberscope	纤维结肠镜
precancerous lesions	癌前病变
small intestinal tumor	小肠肿瘤

第十四章

ovarian cancer，OC	卵巢癌
uterine cervix cancer，UCC	宫颈癌
federation international of gynecology and obstetrics，FIGO	国际妇产科协会
mixed ovarian abscess	混合性卵巢囊肿
ovarian cystic teratoma	囊性畸胎瘤
radioimmunoimaging，RII	放射免疫显像
human cytomegalovirus，HCMV	人巨细胞病毒
low malignant potential，LMP	低度恶性潜在性肿瘤
fallopian tube tumor	输卵管肿瘤
pelvic lymphadenectomy	骨盆淋巴结清扫术
paraaortic lymph node metastasis of abdominal aorta	腹主动脉旁淋巴结转移

第十五章

malignant tumors of bone	恶性骨肿瘤
bone-tumors	成骨性肿瘤
osteoma	骨瘤
osteoid osteoma and osteoblastoma	骨样骨瘤与骨母细胞瘤
osteoid osteoma	骨样骨瘤
osteoblastoma	骨母细胞瘤
benign osteoblastoma	良性骨母细胞瘤（骨细胞瘤）
osteosarcoma	骨肉瘤
central (medullary) osteosarcoma	中心（髓内）骨肉瘤
conventional central osteosarcoma	普通中心性骨肉瘤
telangiectatic osteosarcoma	血管扩张型骨肉瘤
round-cell osteosarcoma	圆细胞骨肉瘤
surface osteosarcoma	表面骨肉瘤
parosteal (juxtacortical) osteosarcoma	骨旁（皮质旁）骨肉瘤
periosteal osteosarcoma	骨膜骨肉瘤
high-grade surface osteosarcoma	高度恶性表面骨肉瘤
cartilage-forming tumors	成软骨性肿瘤
chondroma	软骨瘤
enchondroma	内生软骨瘤
parosteal (juxtacortical) chondroma	骨膜（皮质旁）软骨瘤
osteochondroma	骨软骨瘤
solitary osteochondroma	单发性骨软骨瘤
multiple hereditary osteochondroma	多发遗传性骨软骨瘤
chondroblastoma	软骨母细胞瘤
chondromyxoid fibroma	软骨粘液性纤维瘤
chondrosarcoma	软骨肉瘤
juxtacortical (periosteal) chondrosarcoma	皮质旁（骨膜）软骨肉瘤
mesenchymical chondrosarcoma	间叶性软骨肉瘤
dedifferentiated chondrosarcoma	去分化软骨肉瘤
clear-cell chondrosarcoma	透明细胞软骨肉瘤
malignant chondroblastoma	恶性软骨母细胞瘤
giant cell tumor (osteoclastoma)	巨细胞瘤
marrow tumors (round-cell tumors)	骨髓肿瘤（圆形细胞肿瘤）
Ewing sarcoma	尤文肉瘤
primitive neuroctodemal tumor of bone, PNET	骨的原始神经外胚层瘤
malignant lymphoma of bone	骨恶性淋巴瘤
myeloma (plasmacytoma)	骨髓瘤（浆细胞瘤）
vascular tumors	脉管性肿瘤
haemangioma	血管瘤
lymphangioma of bone	骨淋巴管瘤
glomus tumor (glomangioma)	血管球瘤
hemangioendothelioma	血管内皮瘤
haemangiopericytoma	血管外皮细胞瘤
angiosarcoma	血管肉瘤
malignant haemangiopericytoma	恶性血管外皮细胞瘤
benign fibrous histiocytoma	良性纤维组织细胞瘤
lipoma	脂肪瘤
desmoplastic fibroma	促结缔组织增生性纤维瘤（硬纤维瘤）
fibrosarcoma	纤维肉瘤
malignant fibrous histiocytoma of bone, MFH	骨恶性纤维组织细胞瘤
liposarcoma	脂肪肉瘤
malignant mesenchymoma	恶性间叶瘤
leiomyosarcoma	平滑肌肉瘤
undifferentiated sarcoma	未分化肉瘤
chordoma	脊索瘤
adamantinoma of long bone	长骨釉质瘤
neurilemmoma	神经鞘瘤
neurofibroma	神经纤维瘤
unclassified tumors	未分类肿瘤
tumor-like lesions	瘤样病变
solitary bone cyst	孤立性骨囊肿
aneurysmal bone cyst	动脉瘤样骨囊肿
juxta-articular bone cyst	邻关节骨囊肿
metaphyseal fibrous defect (non-ossifying fibroma)	干骺纤维性缺损（非骨化性纤维瘤）
eosinophilic granuloma	嗜伊红肉芽肿
fibrous dysplasia	纤维结构不良
osteofibrous dysplasia	骨性纤维结构不良
myositis ossificans (heterotopic ossifications)	骨化性肌炎（异位骨化）
brown tumor of hyperparathyroidism	甲状旁腺功能亢进性棕色瘤
intraosseous epidermoid cyst	骨内表皮样囊肿
giant-cell (reparative) granuloma	巨细胞（修复性）肉芽肿
cachexia	恶病质
alkaline phosphatase, AKP	碱性磷酸酶
acid phosphatase, ACP	血清酸性磷酸酶
lactate dehydrogenase, LDH	乳酸脱氢酶
Bence-Jones protein	凝溶蛋白
bone marrow puncture	骨髓穿刺
proliferating cell nuclear antigen, PCNA	增殖细胞核抗原

resting energy expenditure, REE 静息能量消耗
deoxyribonucleic acid, DNA 脱氧核酸
ribonucleic acid, RNA 核糖核酸
gene diagnosis 基因诊断
^{11}C-methionine, ^{11}C-MET ^{11}C-蛋氨酸
^{18}F-Fluoride ^{18}F-氟化物
spiral CT 螺旋 CT
contrast enhanced CT 造影剂增强 CT
image fusion 图像融合
attenuation correction, AC 衰减校正
biological imaging technique 生物影像技术
molecular nuclear medicine 分子核医学
chimeric tumor suppressor1, CTS1 以p53 基因为基础构建的变异体
cyclin 细胞周期素
cyclin dependent kinases, CDKs 细胞周期素依赖性激酶

第十六章

lymphoma 淋巴瘤
Hodgkin's disease, HD 霍奇金淋巴瘤
non-Hodgkin's lymphoma, NHL 非霍奇金淋巴瘤
Epstein-Barr virus EB 病毒
Reed-Sternberg cell, R-S cell 里-斯细胞
complete remission, CR 完全缓解
part remission, PR 部分缓解
none remission, NR 未缓解

第十七章

prostate cancer 前列腺癌
prostate specific antigen, PSA 前列腺特异抗原
digital rectal examination, DRE 直肠指诊
prostatic hyperplasia 前列腺增生
transrectal ultrasonography, TRUS 直肠超声检查
power Doppler imaging, PDI 加强多普勒显像
^{11}C-choline ^{11}C-胆碱
^{11}C-methionine, ^{11}C-MET ^{11}C-蛋氨酸
^{18}F-16β-F-dihydrotestosterone, ^{18}F-16β-FDHT ^{18}F 标记雄激素双氢睾丸酮
^{11}C-acetate ^{11}C-乙酸盐

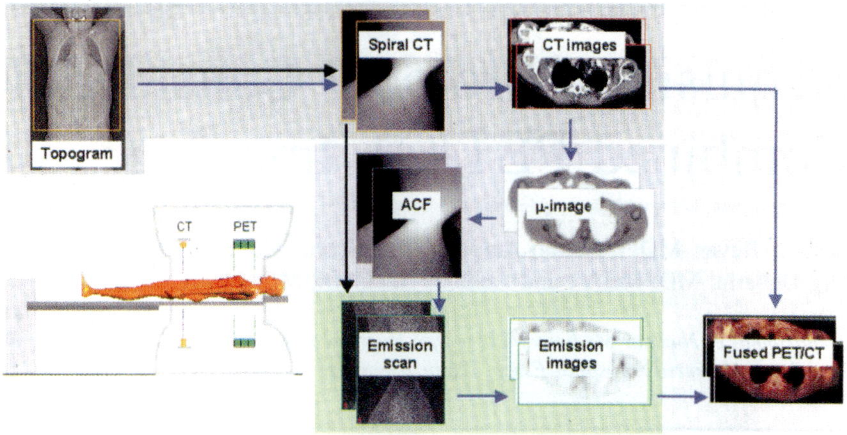

图 1-6 标准的 ^{18}F-FDG PET/CT 显像方法示意图

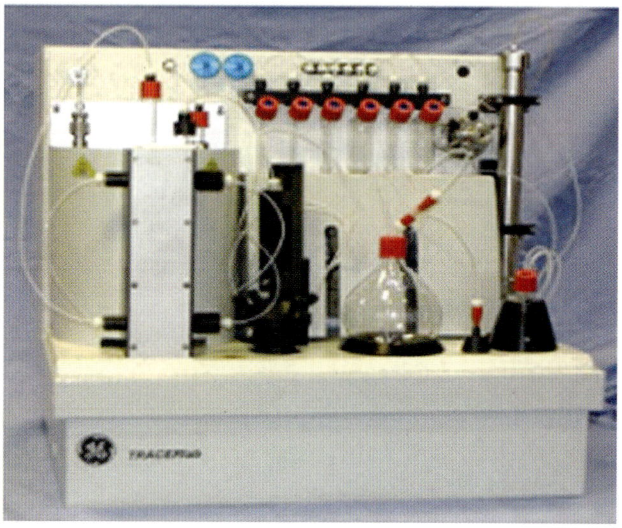

图 4-5 TRACER lab FXc 全自动化学合成器

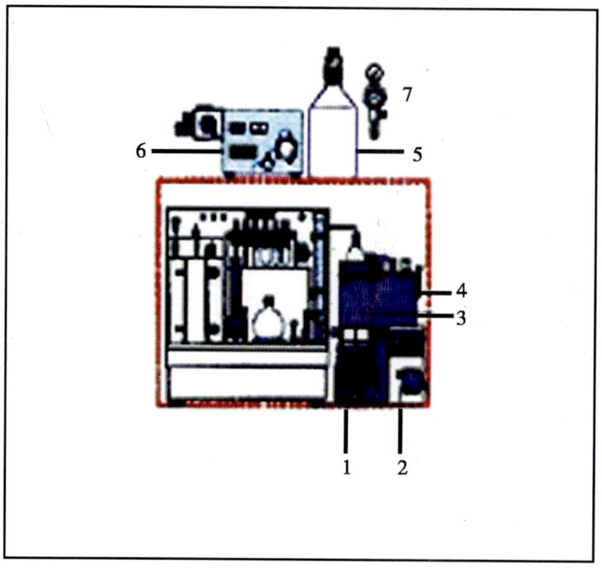

图 4-7 TRACE lab FXc 化学合成器的内部结构图

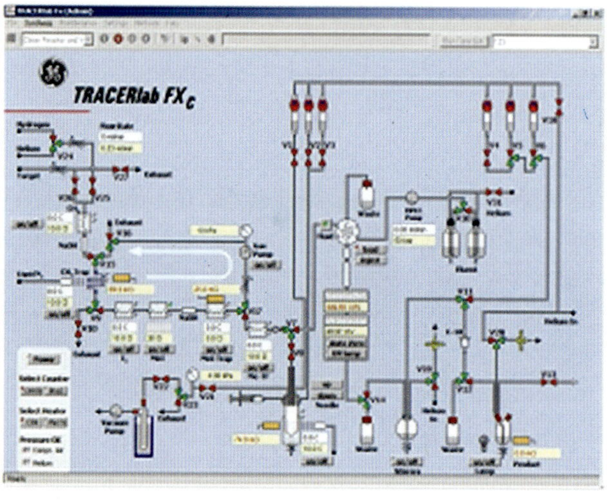

图 4-8 TRACE lab FXc 化学合成器合成 ^{11}C-MET 的操作界面

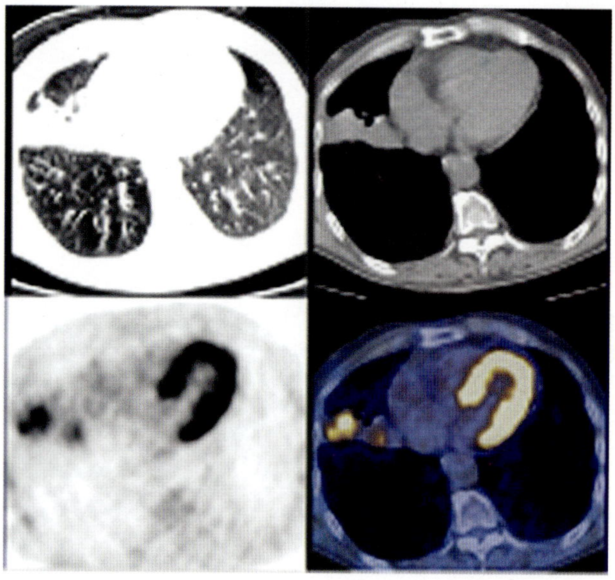

图 9-1 PET/CT 示右肺中叶外侧段肺癌，未累及胸膜

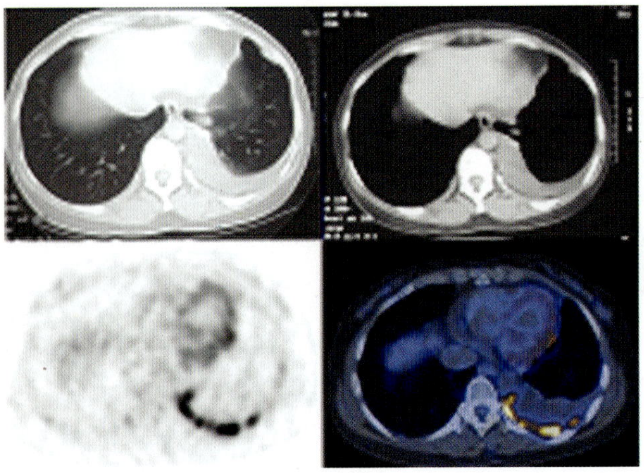

图 9-2　PET/CT 示左肺恶性胸腔积液

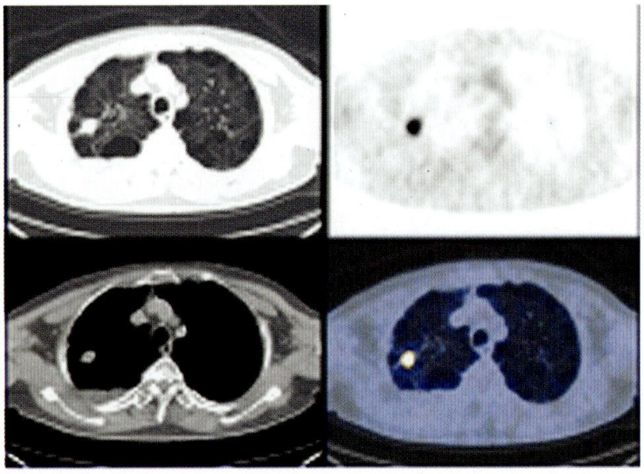

图 9-3　PET/CT 示右肺癌

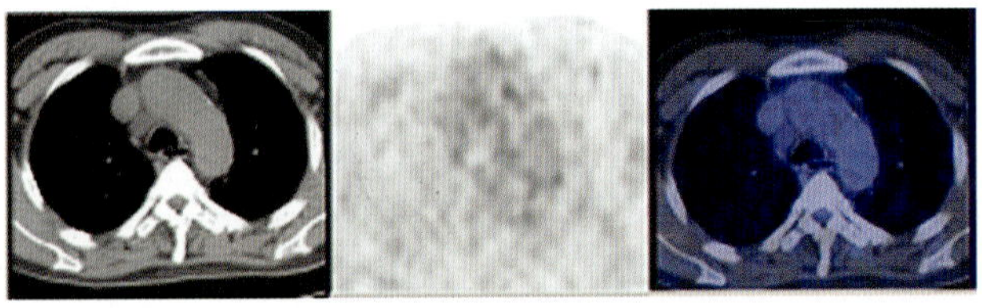

图 9-5　PET/CT 未见局部淋巴结示踪剂浓集

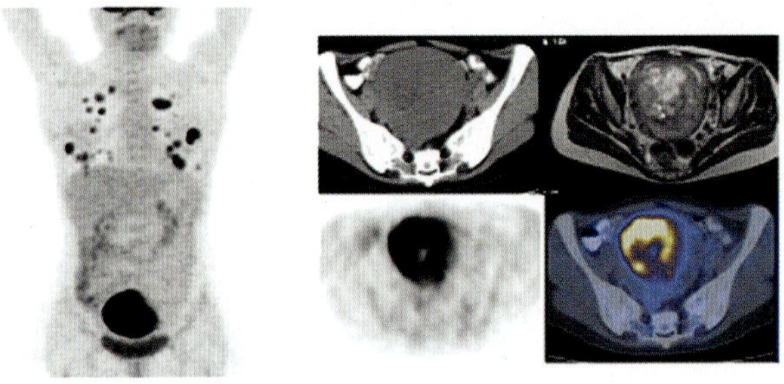

图 9-6　PET 全身显像（图 a）和 PET/CT 局部（图 b）显像示子宫肌恶性肿瘤肺转移

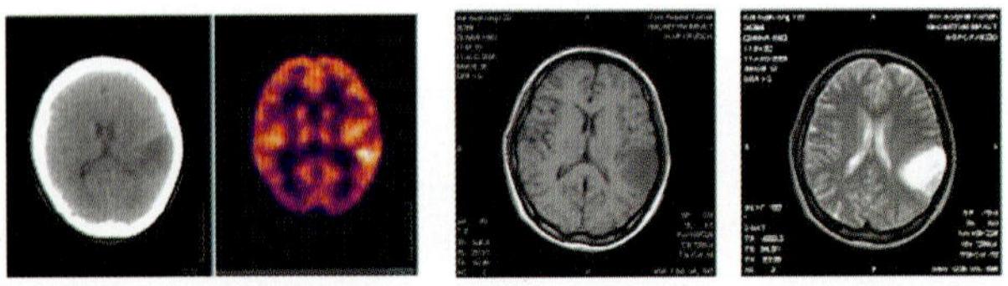

图 10-1　星形细胞瘤 II 级，PET/CT 显像及 MRI 成像

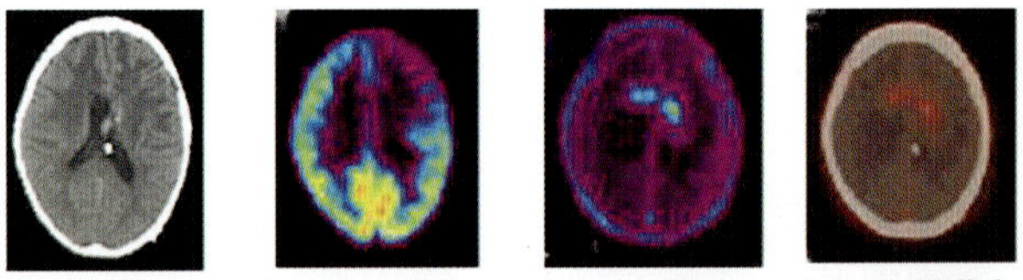

图 10-2　脑胶质瘤放疗后复发，^{11}C-CH 能够早期监测到肿瘤复发

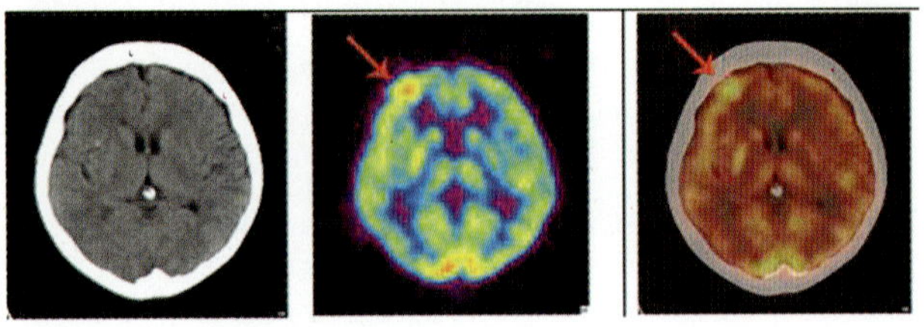

图 10-4　肺癌脑膜转移，^{18}F-FDG　PET/CT 显示转移灶 FDG 代谢高于正常皮层

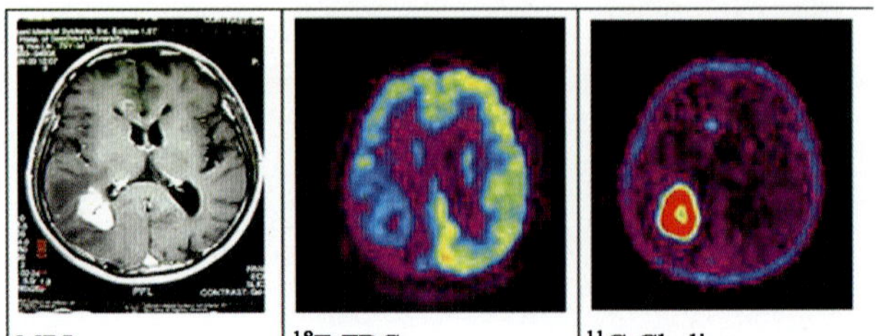

图 10-5　脑转移瘤，MRI 见两异常高信号病灶；PET 显示病灶 FDG 代谢低于正常皮层，而高于正常白质区，其中小病灶较难分辨；^{11}C-CH 能更清晰地显示两病灶

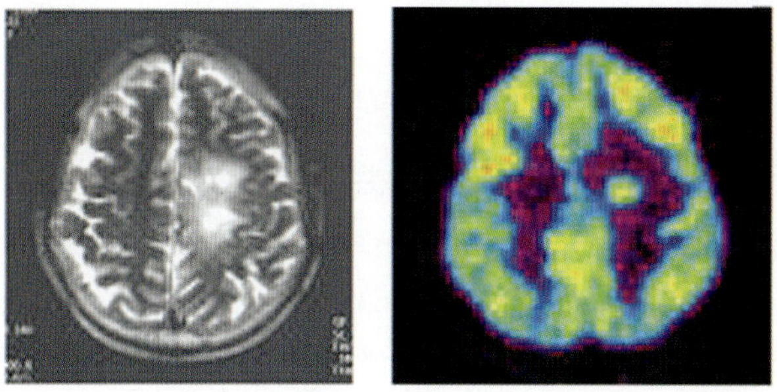

图10-7　左顶叶胶质瘤Ⅱ级术后，MRI示高信号，不能鉴别瘢痕与复发，PET显示该部位FDG浓聚影，提示肿瘤复发

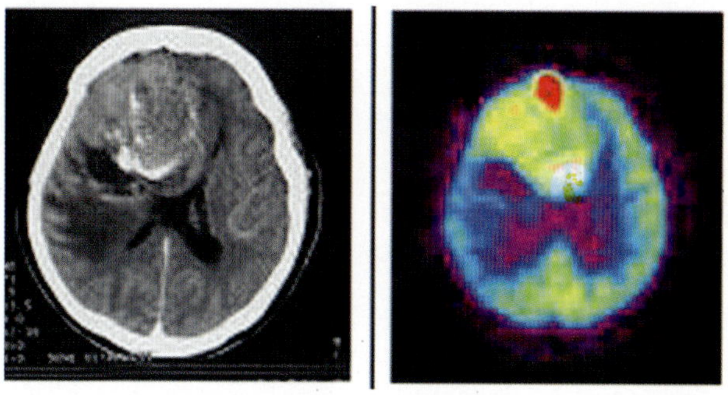

图10-8　右额顶胶质瘤术后并放疗后15年，CT显示原肿瘤部位有增强，PET显示该部位FDG明显聚集，考虑胶质瘤复发

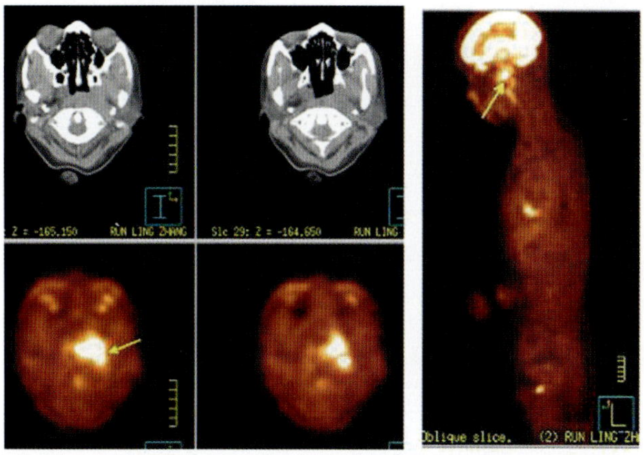

图10-9　女性，48岁，经病理证实为鼻咽部鳞状细胞癌。鼻咽左顶侧壁软组织占位并FDG异常高代谢，咽隐窝及咽鼓管咽口消失，病灶SUV 6.64

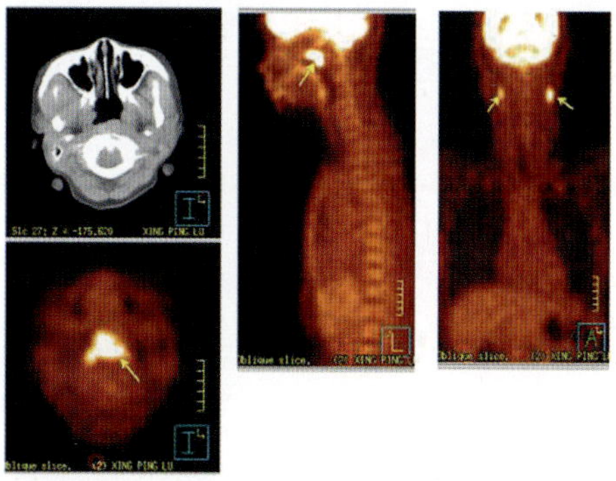

图10-10　女性，31岁，鼻咽左后壁、左侧壁明显增厚，并FDG异常高代谢，SUV5.4，左侧咽隐窝和咽鼓管咽口变窄；双侧颈淋巴结转移

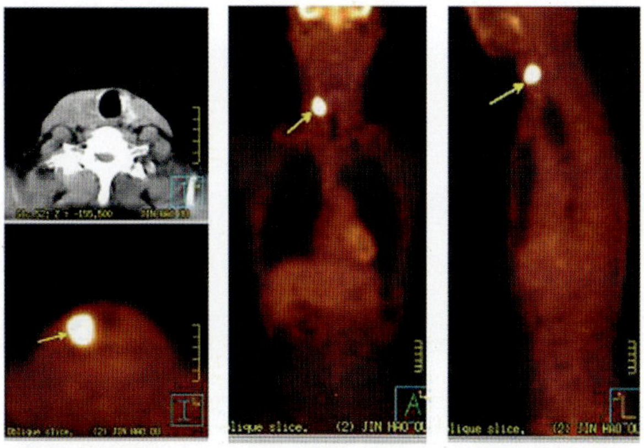

图10-11　男性，47岁，右侧甲状腺乳头状癌侵犯周围横纹肌

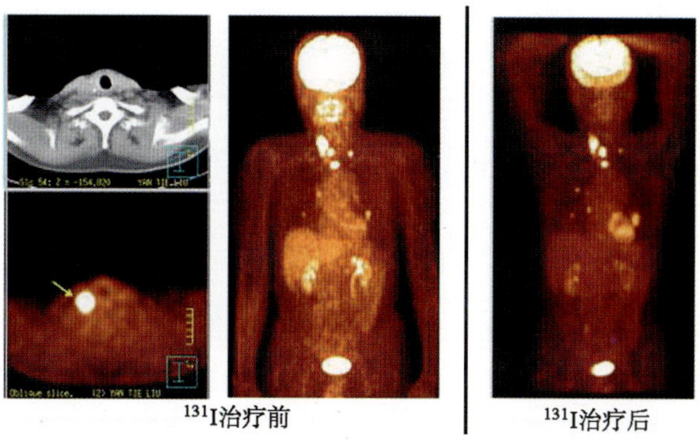

图10-12　男性，64岁，甲状腺乳头状癌术后3年

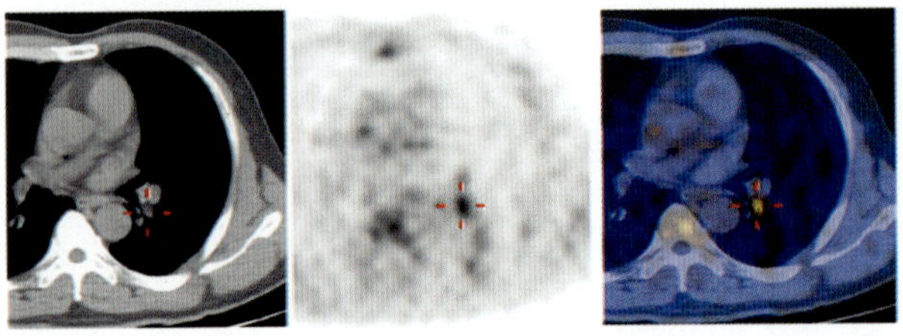

图 11-2　男性，50岁，^{18}F-FDG PET/CT示左肺下叶背段支气管口结节状放射性异常浓聚，SUV4.8。纤维支气管镜活检病理示左肺下叶背段开口处SCLC

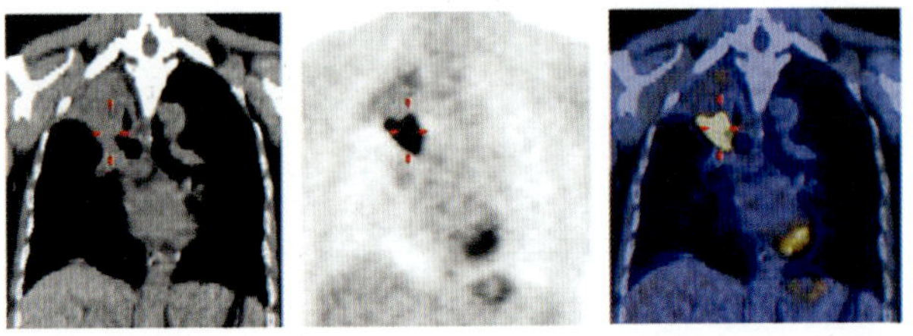

图 11-3　男性，65岁，^{18}F-FDG PET示右肺上叶肺门处肿块分叶状放射性异常浓聚，SUV 18.3；CT示右肺上叶实变不张影，右肺上叶支气管阻塞。术后病理：右肺上叶鳞癌

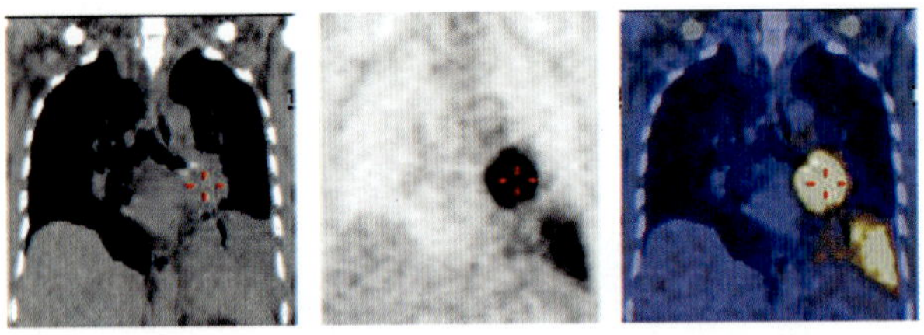

图 11-4　男性，56岁，^{18}F-FDG PET示左肺门肿块状放射性异常浓聚影，SUV 13.2，左肺下叶片状不均匀代谢增高，SUV 4.6；CT示左肺门软组织肿块影，左下叶支气管阻断，伴左肺下叶不张、阻塞性炎症。病理示左肺下叶腺癌

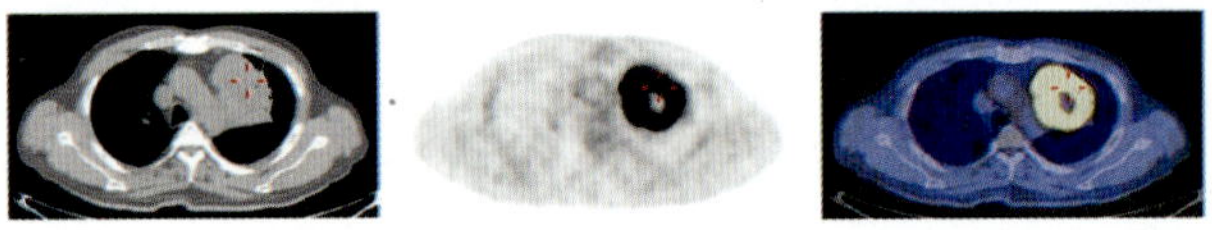

图 11-5　男性，58岁，^{18}F-FDG PET示纵隔左旁肿块状放射性异常浓聚，SUV 14.5，病灶中央呈放射性缺损；CT示左肺上叶纵隔旁软组织块影，边缘不整。术后病理：左肺上叶鳞癌

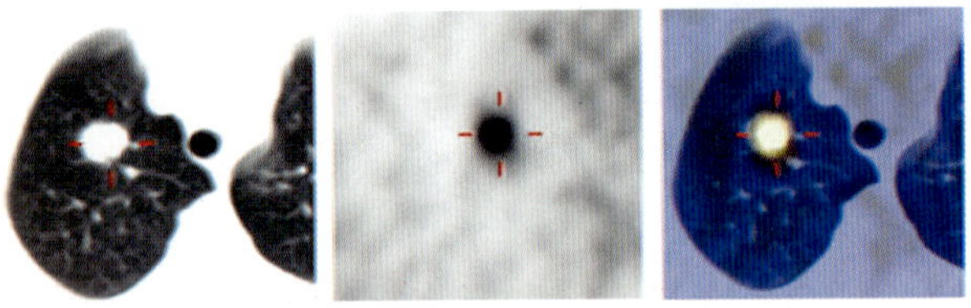

图 11-6　女性，62岁，右肺上叶尖段腺癌。^{18}F-FDG PET示右肺上叶结节状放射性异常浓聚，早期显像SUV 3.4，延迟显像SUV 3.5；CT示结节状软组织密度影，伴浅分叶征和小毛刺征

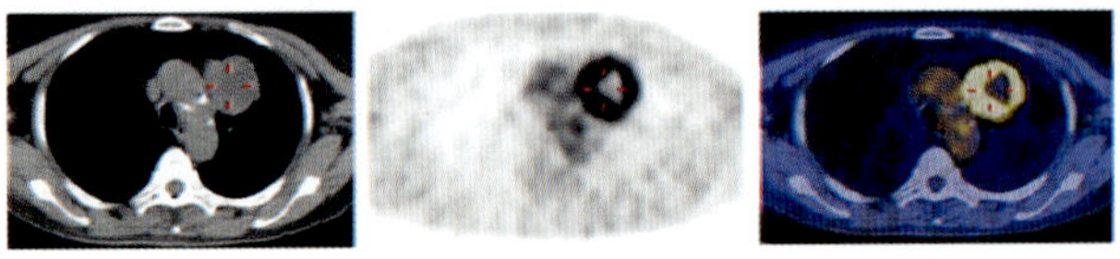

图 11-7　男性，65岁，左肺上叶前段鳞癌。^{18}F-FDG PET示左肺上叶前段肿块状放射性异常浓聚，SUV 6.8，中央呈放射性缺损；CT示软组织肿块中间低密度影，肿块浅分叶征

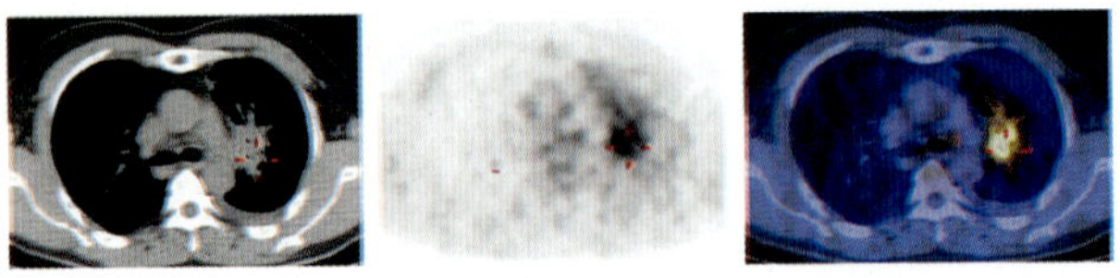

图 11-8　男性，59岁，^{18}F-FDG PET示左上肺门结节状放射性异常浓聚，SUV5.9；CT示左肺上叶尖后段结节状软组织密度影，呈空泡征、长毛刺，左胸腔少量积液；纤维支气管镜活检病理：左肺上叶腺鳞癌

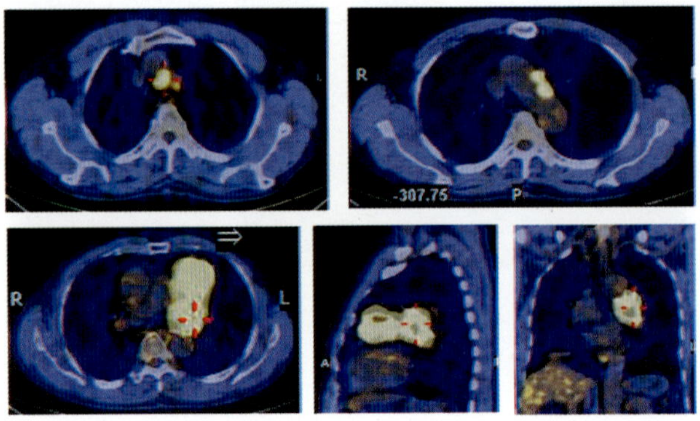

图 11-9　^{18}F-FDG PET/CT示左肺门及左肺上叶舌段肿块分叶状放射性异常浓聚，SUV 15.1，肿块中央呈放射性缺损。上气管左前方，主动脉弓左旁淋巴结放射性异常浓聚，示左肺上叶肺癌伴肺门、纵隔淋巴结转移

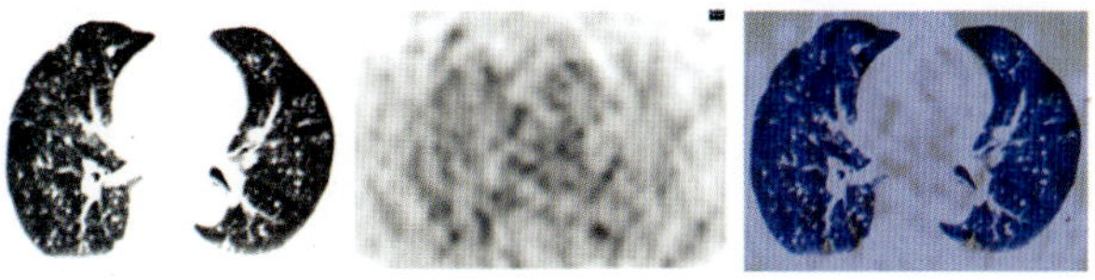

图 11-10 女性，65 岁，右肺上叶腺癌并肺内转移。^{18}F-FDG PET/CT示双肺弥漫粟粒状转移，粟粒状病灶未见放射性异常浓聚

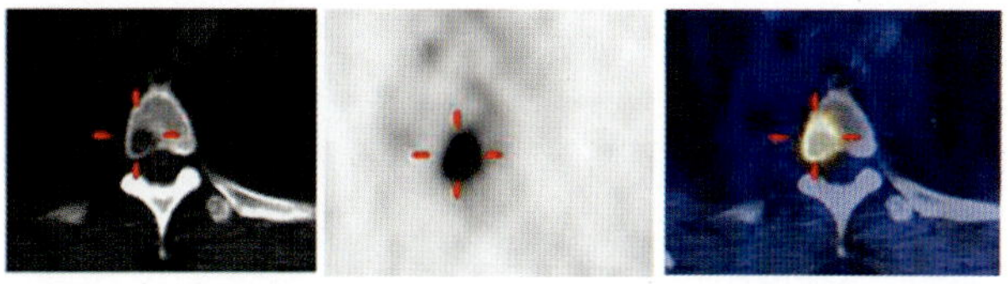

图 11-11 右肺上叶肺癌溶骨性骨转移，CT 示胸椎溶骨性低密度影，^{18}F-FDG PET 示相应部位放射性异常浓聚，SUV5.3（与图 11-22 同一病例）

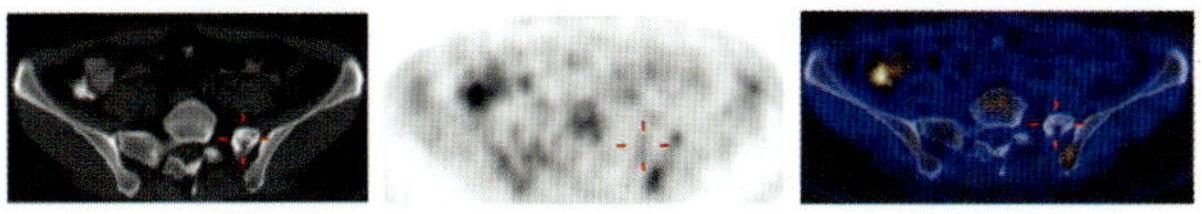

图 11-12 右上肺癌骨转移。CT 示左骶骨呈混合性破坏，^{18}F-FDG PET 于相应部位未见放射性异常浓聚

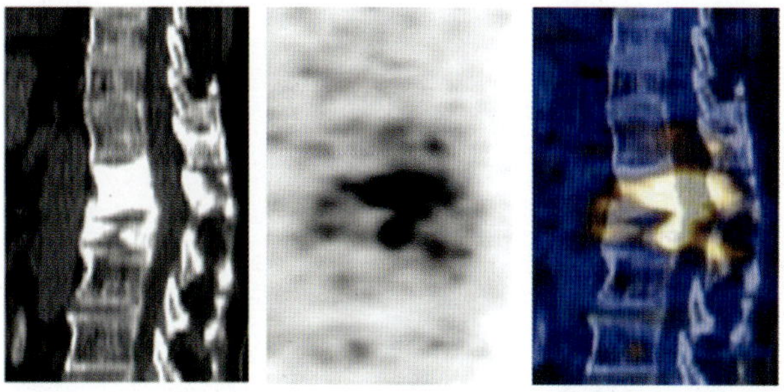

图 11-13 右上肺腺癌成骨转移。CT 示 T_{12} 椎体、L_1 椎体及椎弓根骨质呈成骨高密度影，L_1 椎体病理性骨折变扁；^{18}F-FDG PET 示相应部位放射性异常浓聚影，SUV6.2

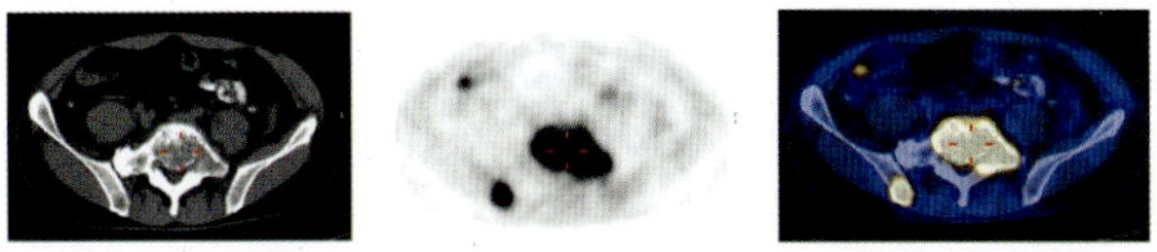

图 11-14 右肺上叶肺癌骨转移。^{18}F-FDG PET/CT 示 L_5 椎体、右髂骨后翼放射性异常浓聚，SUV8.9；CT 示椎骨混合性骨质破坏，右髂骨后翼溶骨性破坏（与图 11-22 同一病例）

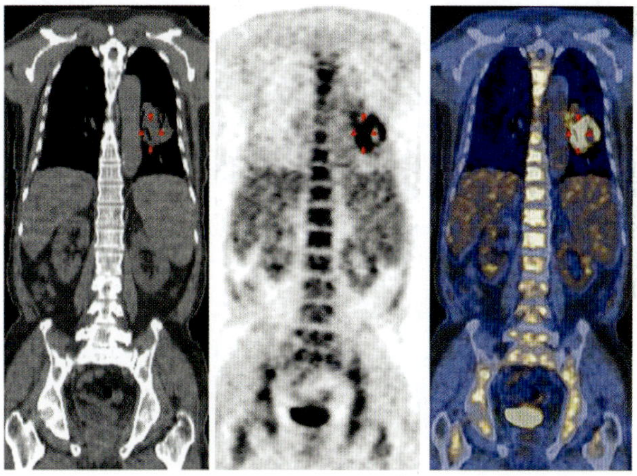

图 11-15 左肺癌化疗后，^{18}F-FDG PET/CT示全身骨髓反应性增生，呈高代谢

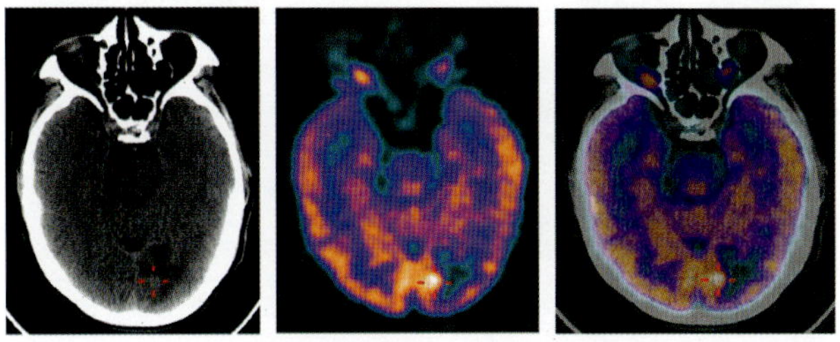

图 11-16 右肺上叶腺癌脑转移。^{18}F-FDG PET 于左枕叶见结节状代谢增高影，周围代谢减低；CT 于相应部位见等密度小结节影，周围伴低密度水肿影

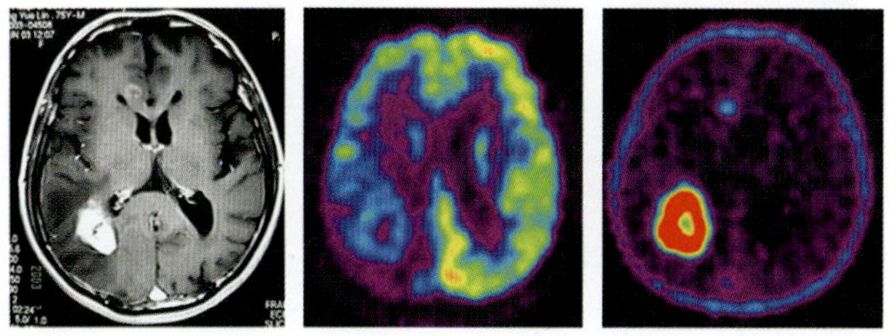

图 11-17 右肺癌脑转移。^{18}F-FDG PET 显像转移灶无放射性异常浓聚（图中），^{11}C-Choline PET 显像呈高代谢（图右），与 MRI 增强（图左）相符合

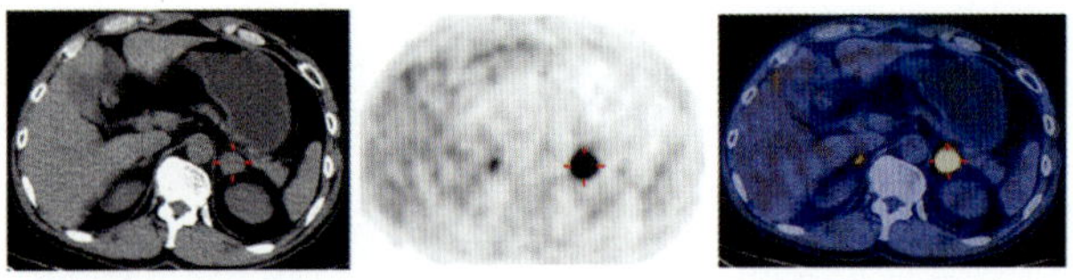

图11-18　男性，54岁，右肺上叶鳞癌，双侧肾上腺转移。^{18}F-FDG PET示左肾上腺肿块状、右侧肾上腺微结节状放射性异常浓聚，最大SUV6.9；CT示左肾上腺肿大，右侧肾上腺形态未见改变

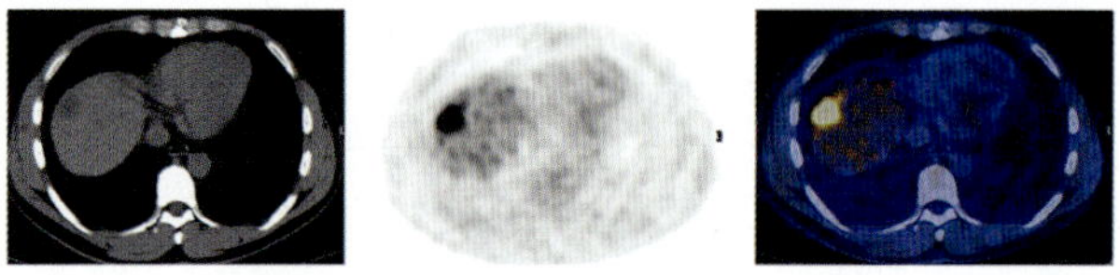

图11-19　右肺上叶腺癌，肝右后叶上段转移，CT示低密度结节，^{18}F-FDG PET示结节状放射性异常浓聚，SUV8.5（与图11-22同一病例）

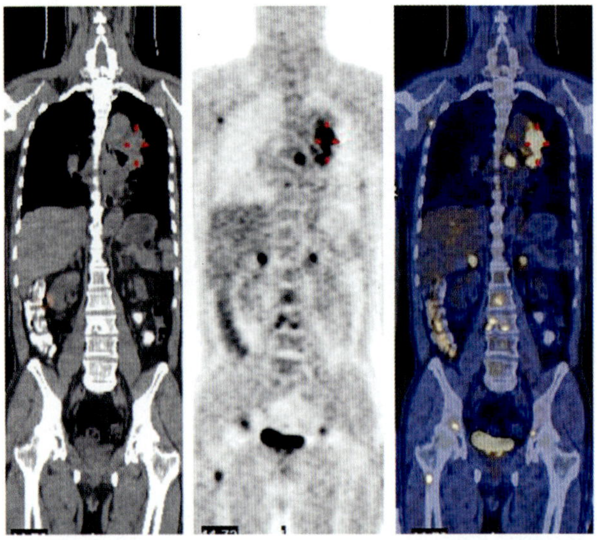

图11-20　男性，59岁，纤维支气管镜活检病理示左肺上叶支气管开口处灶性鳞状上皮肉瘤样变。^{18}F-FDG PET/CT示左肺上叶肺癌并纵隔淋巴结、双侧肾上腺、骨骼多发转移

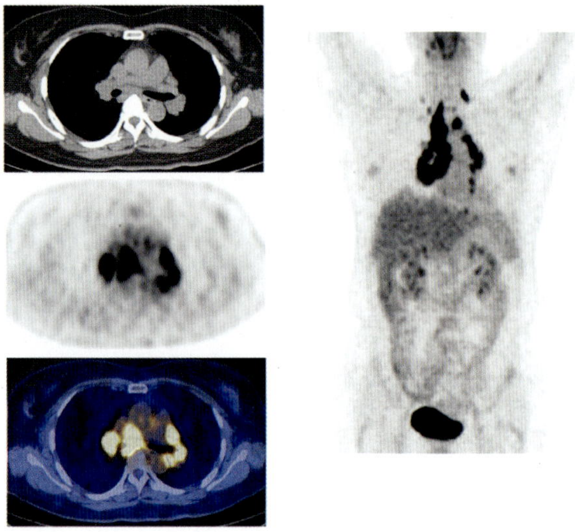

图11-21　女性，51岁，结节病。^{18}F-FDG PET/CT示锁骨上、纵隔、双肺门、下段食管旁见多发淋巴结放射性异常浓聚，病灶SUV 10.6，CT见淋巴结边缘清楚

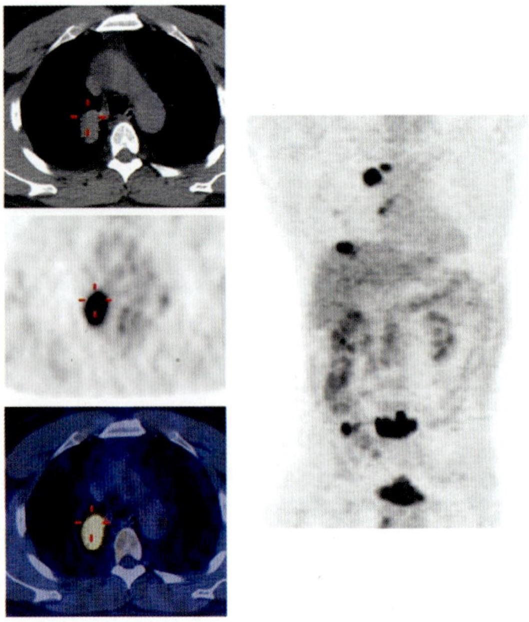

图11-22　男性，48岁，^{18}F-FDG PET/CT示右肺上叶后段肺癌并肺门淋巴结转移、肝转移、骨多发转移

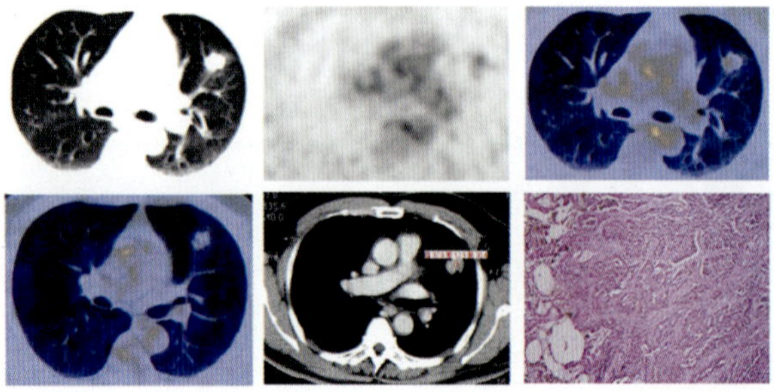

图11-23　男性，71岁，CT示左肺上叶舌段结节状软影，结节边缘不整，浅分叶，未见钙化影，CT增强扫描示病灶强化增高41Hu（下图中）；^{18}F-FDG PET示结节代谢与纵隔血池相仿，延迟显像未见放射性代谢增高（下图左）；术后病理示：细支气管肺泡癌

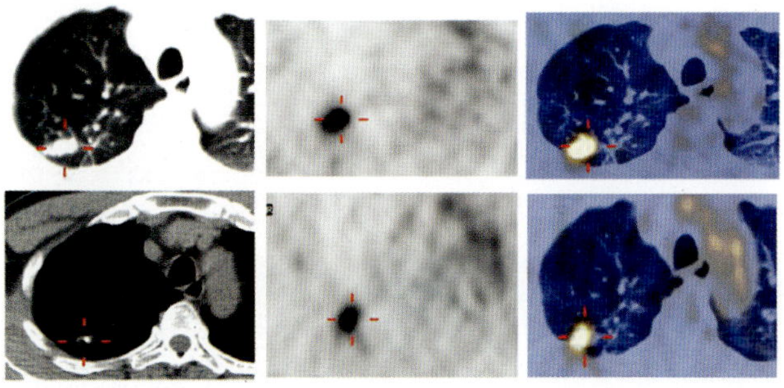

图 11-24　男性，65 岁，右肺上叶结核。^{18}F-FDG PET 示右肺上叶尖段结节状放射性异常浓聚影，早期显像（下图），SUV 5.5，延迟显像（上图）SUV 6.4，滞留指数 16.3%；CT 示肺窗见长条片影，纵隔窗见病灶内规则点状钙化

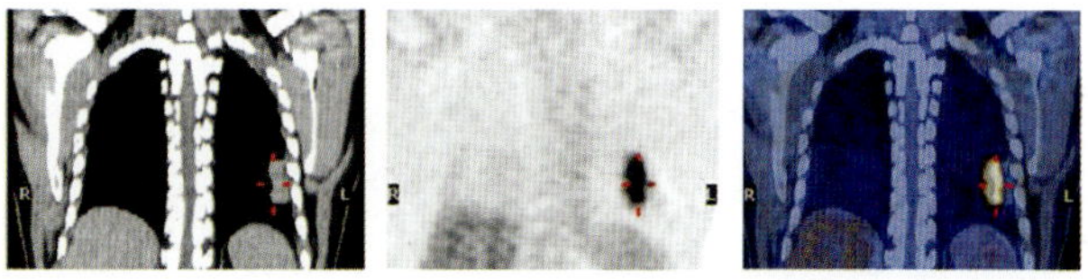

图 11-25　男性，65 岁，左肺下叶炎性肉芽肿。^{18}F-FDG PET/CT 示左肺下叶后基底段长块状放射性异常浓聚，SUV4.6

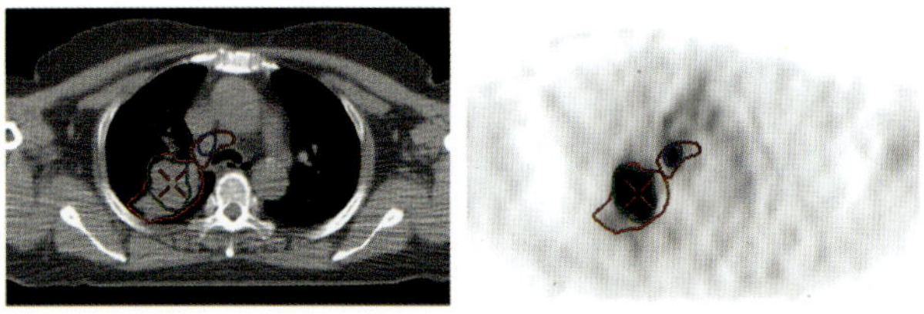

图11-26　女性，64岁，右肺上叶肺癌伴部分肺不张放射治疗，肺癌 ^{18}F-FDG PET GTV(绿)明显小于 CT GTV（红），转移淋巴结 ^{18}F-FDG PET GTV(蓝)小于 CT GTV（深红）

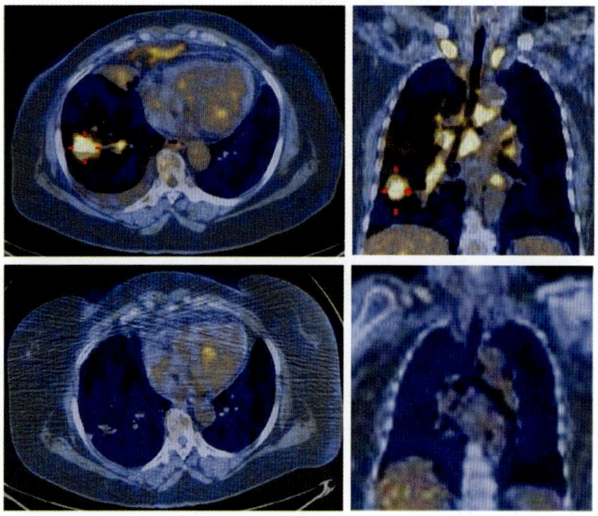

图 11-27　女性，74 岁，右肺下叶腺癌。^{18}F-FDG PET/CT 示右肺下叶癌并肺门、纵隔、锁骨上淋巴结转移，右肺中叶炎症，右胸腔少量积液（上图）；经生物靶向治疗半年后，原病灶明显缩小或消失且未见异常代谢增高，治疗有效（下图）

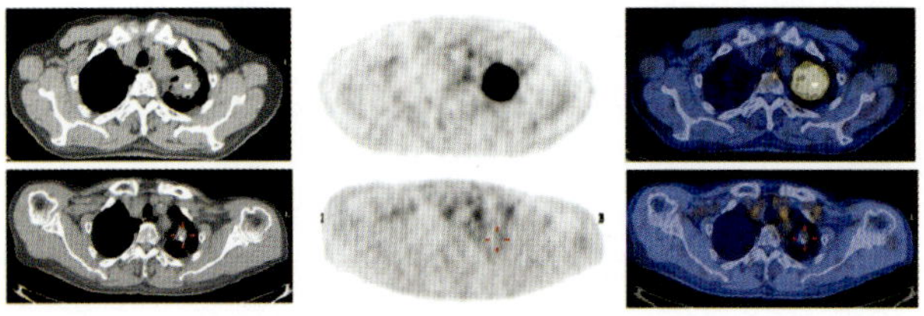

图 11-28　男性，83 岁，左肺上叶尖段肺癌（上图），伽玛刀治疗 8 个月后，^{18}F-FDG PET/CT 示病灶明显缩小，未见放射性异常浓聚，肿瘤灭活（下图）

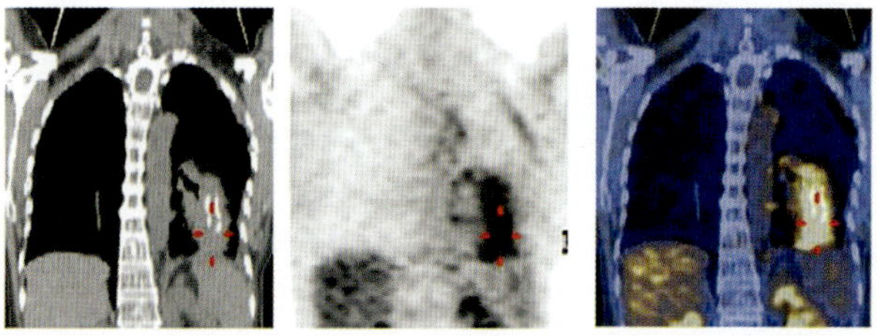

图 11-29　女性，57 岁，3 年前左肺下叶细支气管肺泡癌楔形切除术后，^{18}F-FDG PET/CT 示左肺下部肿块状放射性异常浓聚，肿块内见银夹，术野肺癌复发

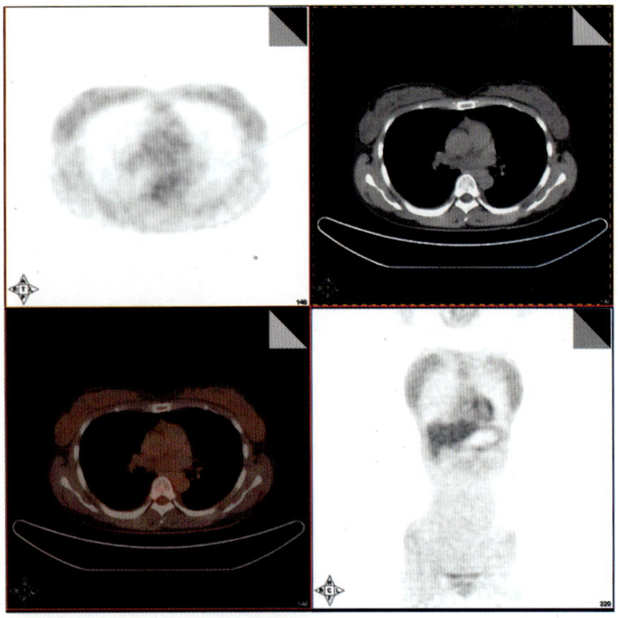

图12-2　同图12-1受试者，正常人乳腺^{18}F-FDG PET/CT显像

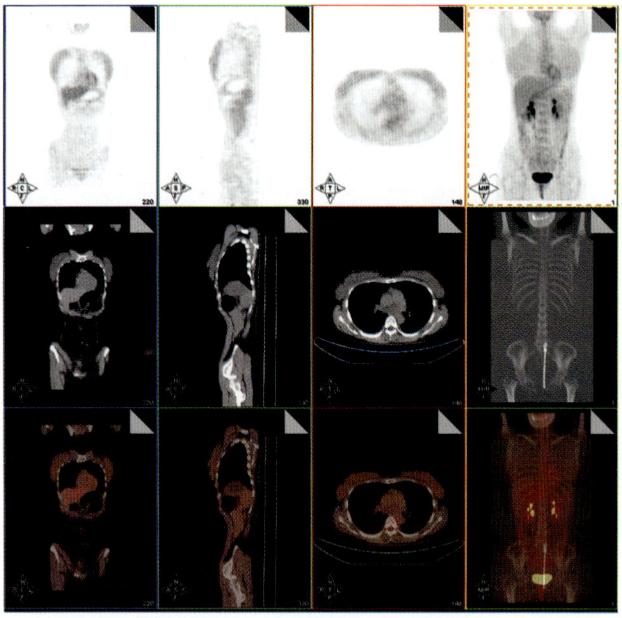

图12-3　同图12-1受试者，正常人乳腺^{18}F-FDG PET/CT显像3D和横断面、矢状面、冠状面图

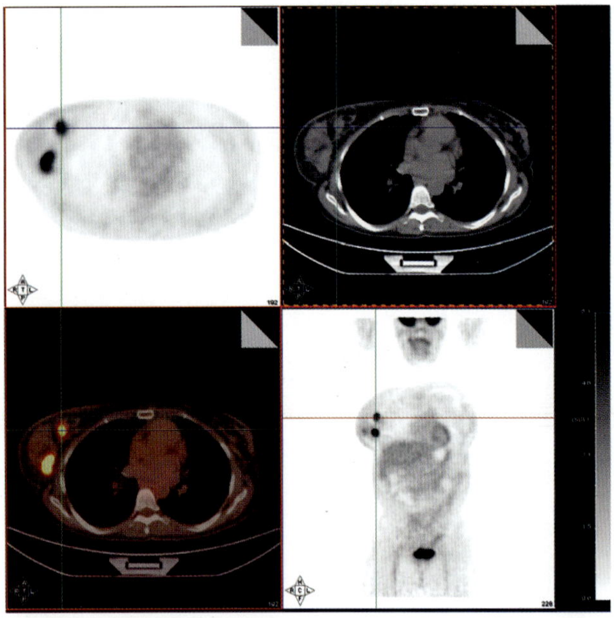

图12-4　女性，51岁，右侧多中心乳腺癌

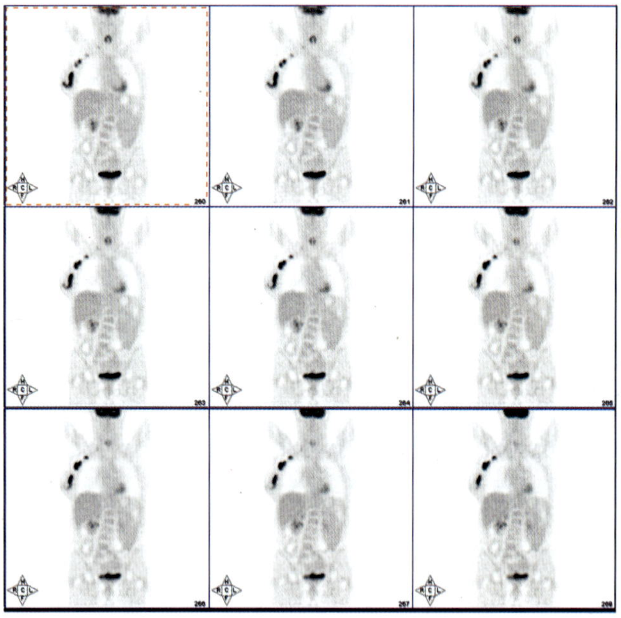

图12-5　女性，右侧多中心性乳腺癌

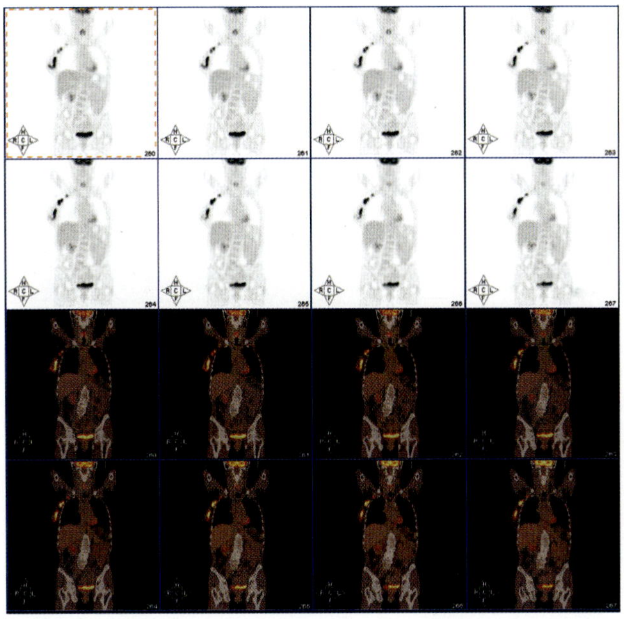

图 12-6　同图 12-5 病人，右侧多中心性乳腺癌并右腋窝淋巴结转移

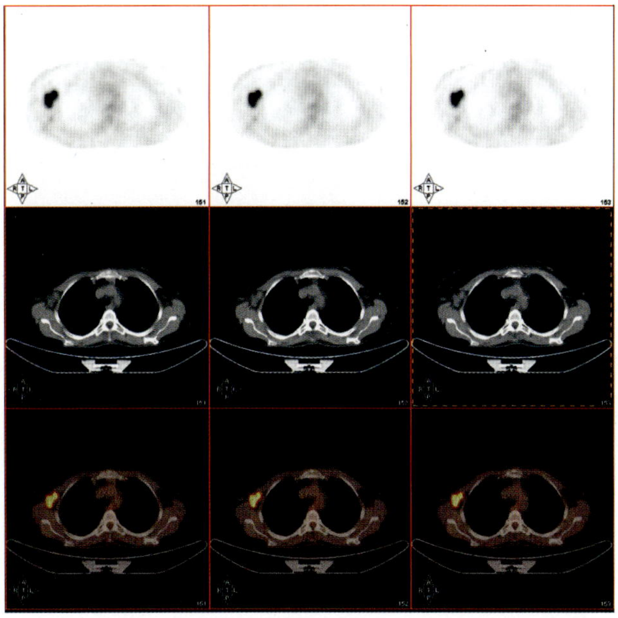

图 12-8　同图 12-7 病人，右腋下多个大小不等淋巴结转移

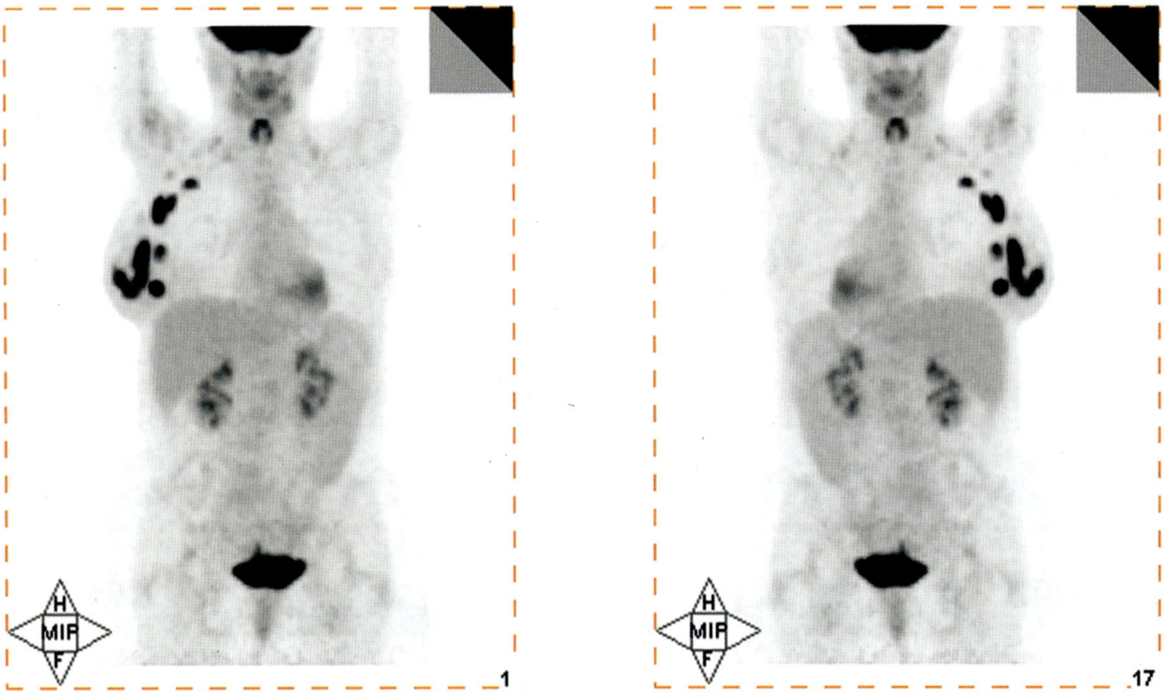

图 12-7　右乳多发代谢活性增高肿块和右腋下多发代谢活性增高淋巴结，提示右乳癌并右腋窝淋巴结转移

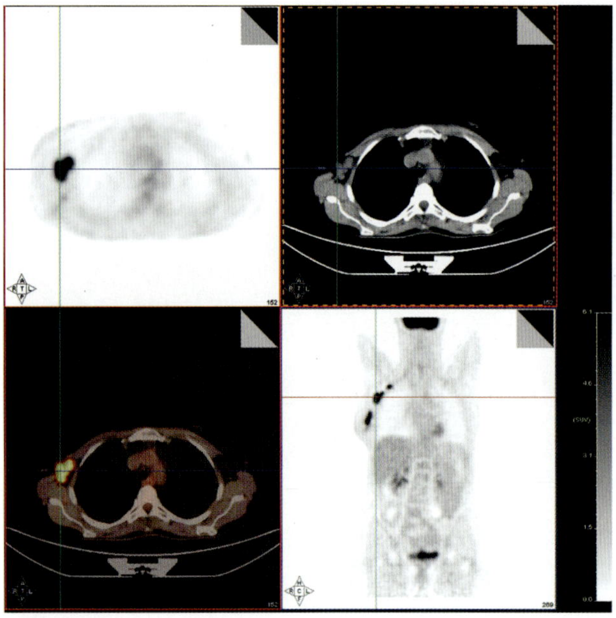

图12-9　同图12-7病人，右腋下多发代谢活性增高淋巴结，部分相互融合（SUV 3.2～7.2）；同机CT平扫相应部位示多发淋巴结影

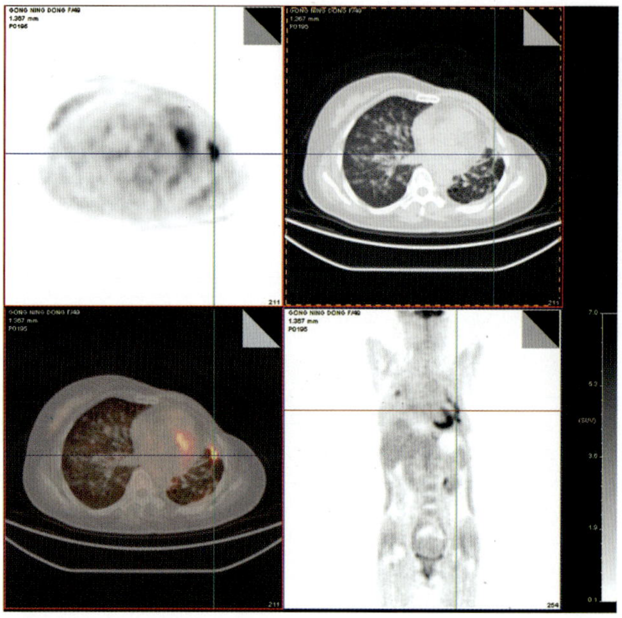

图12-10　左乳腺癌术后左肺转移癌，术后左侧胸膜和两肺多发转移及骨转移

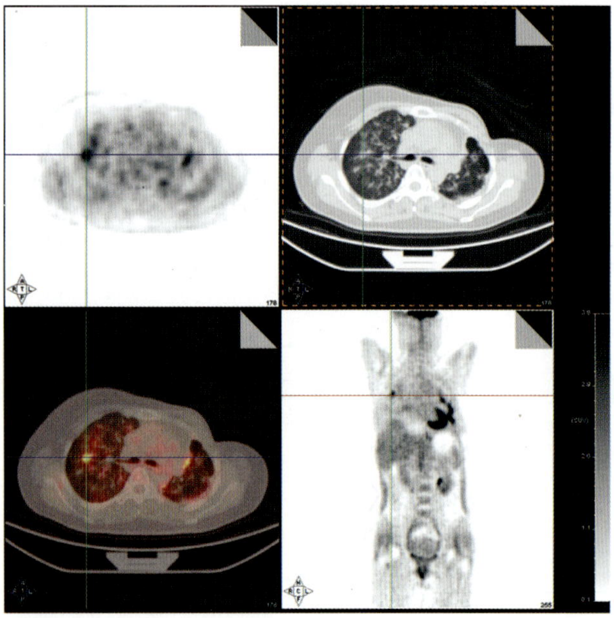

图 12-11　同图 12-10 病人，右肺局灶性代谢活性增高

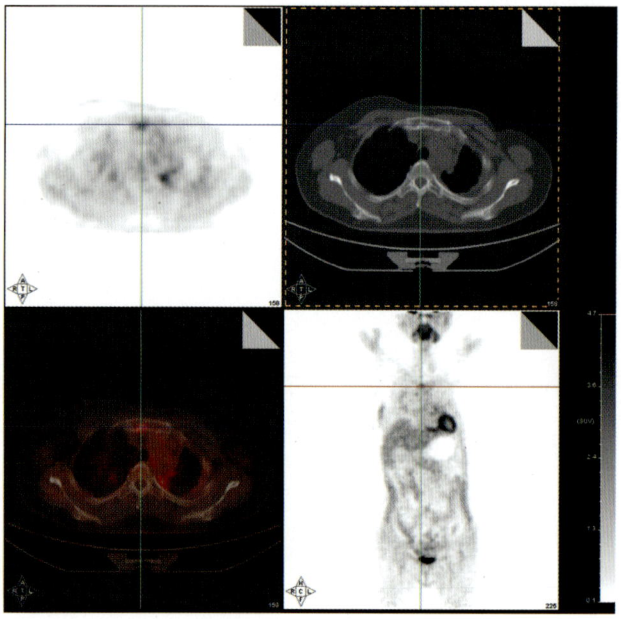

图 12-12　同图 12-10 病人，胸骨代谢活性增高灶

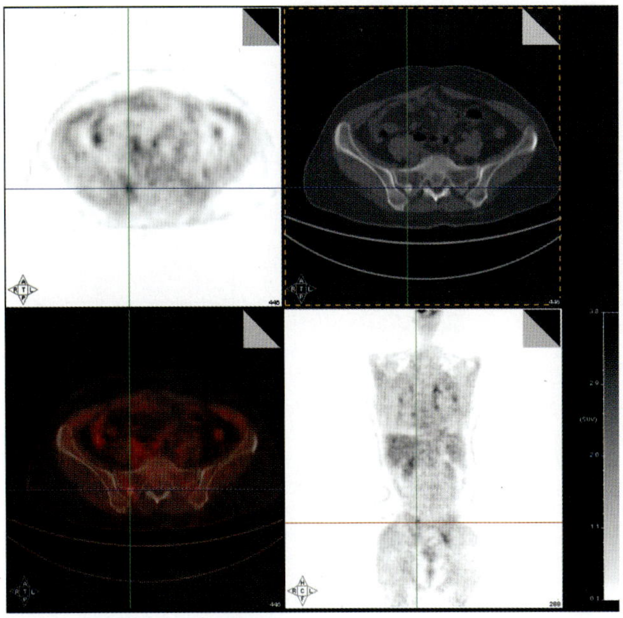

图 12-13　同图 12-10 病人，右骶骨转移

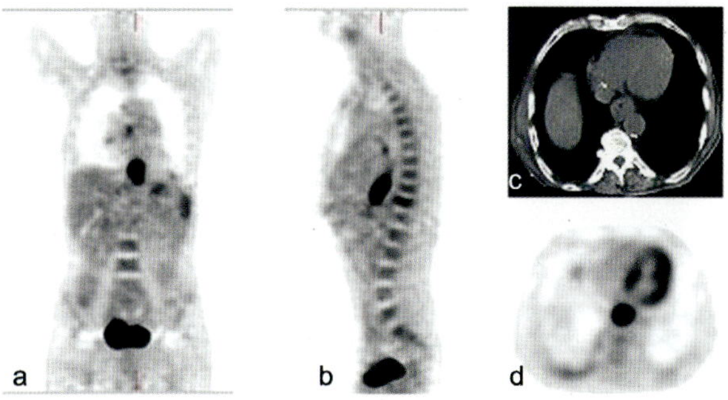

图 13-1　男，45 岁，吞咽困难 3 个月余，胃镜检查，病理为食管下段鳞癌

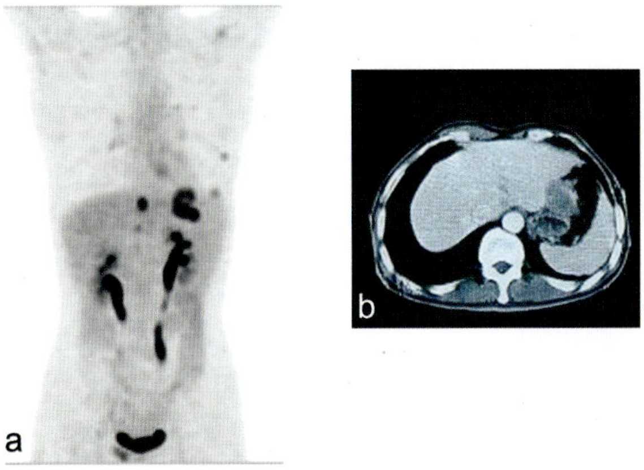

图 13-2　患者男，57 岁，胃部不适 6 个月余，胃镜检查，病理为胃腺癌

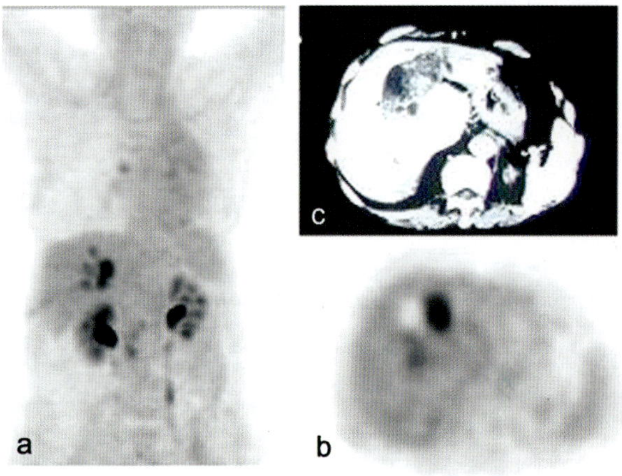

图 13-3　患者男，40岁，肝细胞肝癌。行介入治疗2次后，AFP明显下降

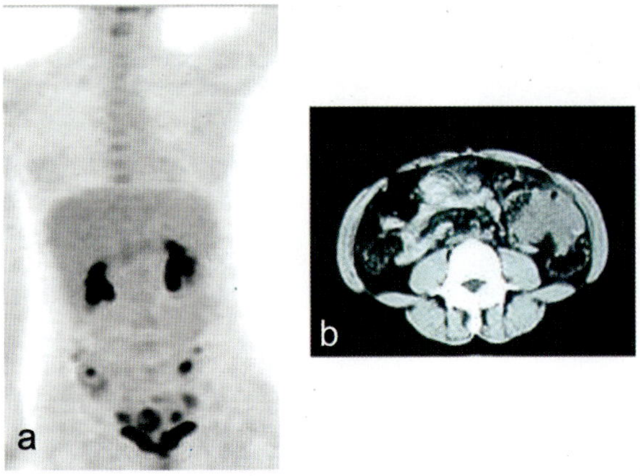

图 13-5　患者女，43 岁，直肠癌术后 2 年，腹痛半年，CEA 升高

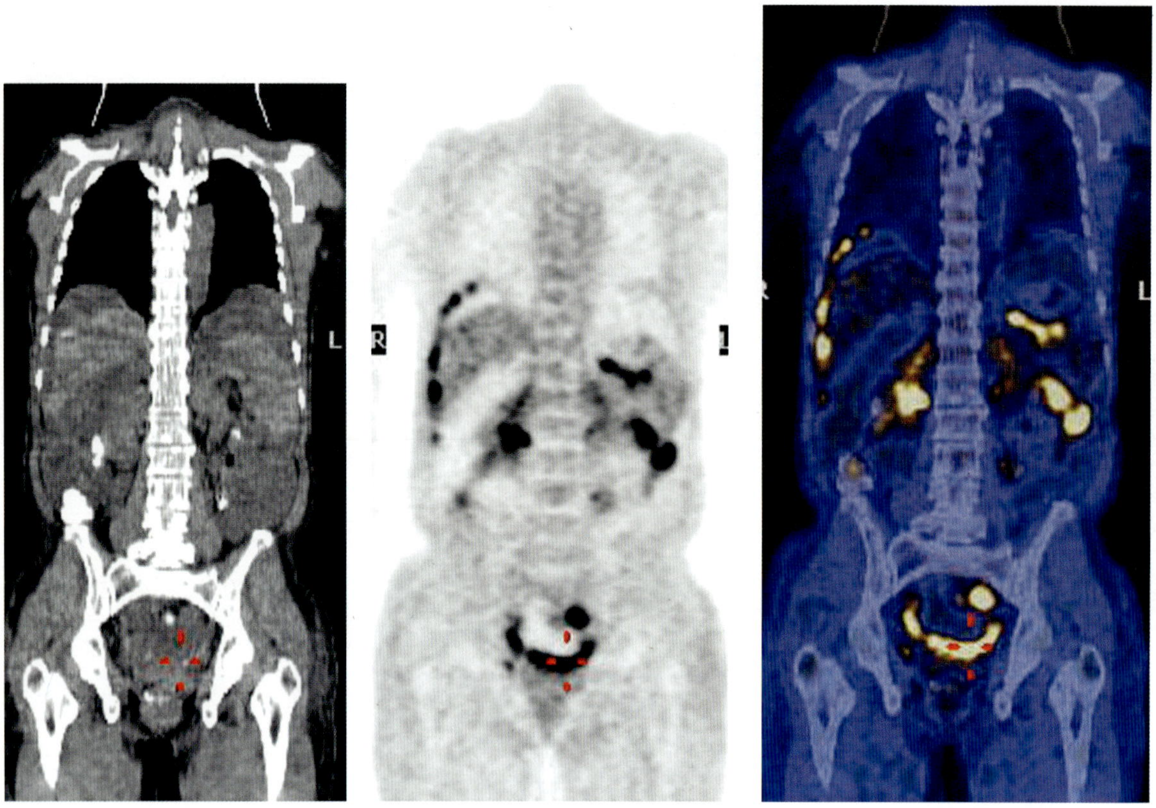

A：CT 图像　　B：PET 图像　　C：PET/CT 融合图像

图 14-1　患者女性，63 岁，^{18}F-FDG PET/CT 示左卵巢癌（经组织病理学证实）并发腹膜转移，大量腹水

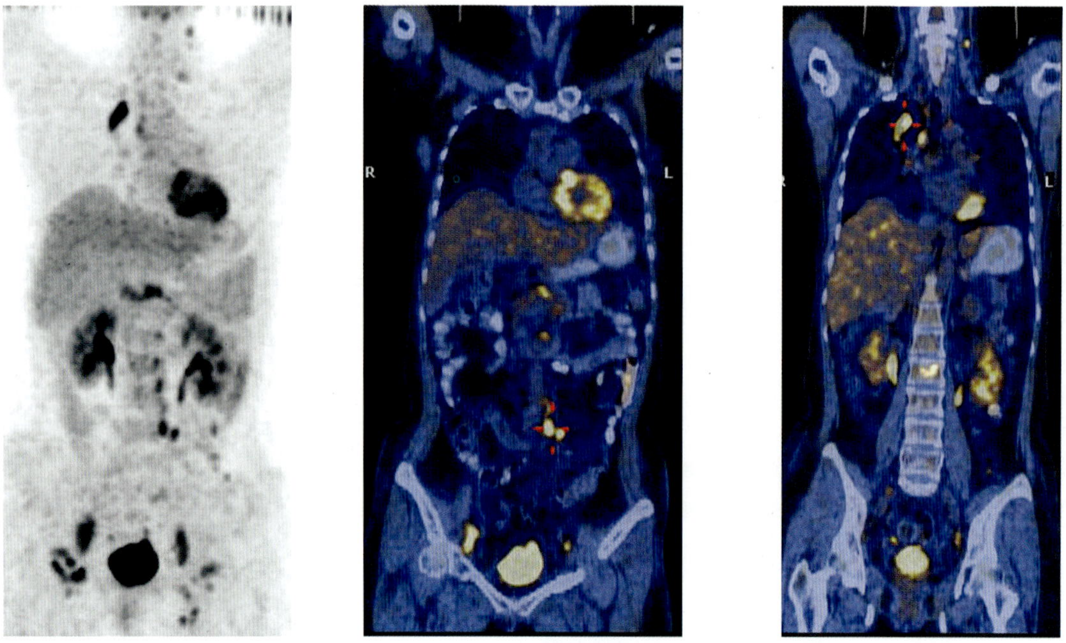

A：PET 图像　　B：PET/CT 冠状面靠前图像　　C：PET/CT 冠状面靠前靠后图像

图 14-2　患者女性，41 岁。卵巢癌术后多发转移，^{18}F-FDG PET/CT 示卵巢癌术后化疗后，左颈部、左锁骨上、纵隔下气管右旁、胰头后、腹主动脉旁、双侧髂部、双侧腹股沟淋巴结转移；右肺上叶转移；第二腰椎骨转移

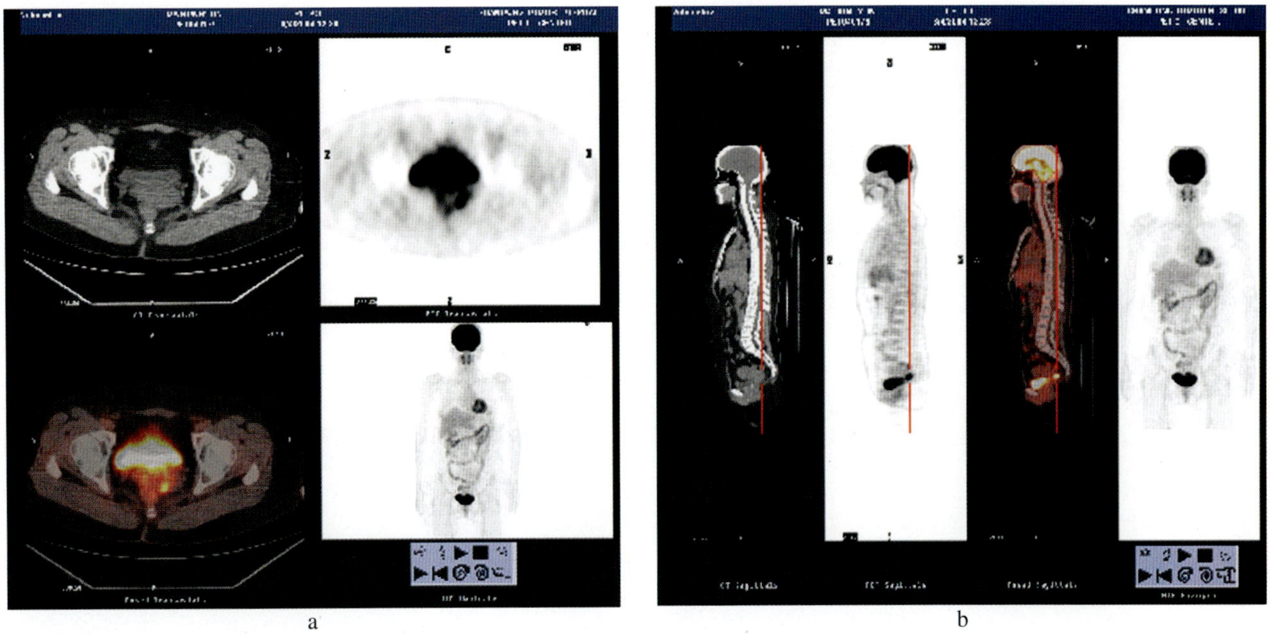

a　　b

图 14-3　患者女，40 岁，阴道不规则流血 1 个月，宫颈肿块活检病理为鳞癌，PET/CT 示宫颈壁增厚，以左后壁为著，局部呈明显团块状放射性异常浓集，浓集灶直径约为 3.2 cm，最大 SUV 约为 11.4；余盆腔及腹膜后未见异常浓集影

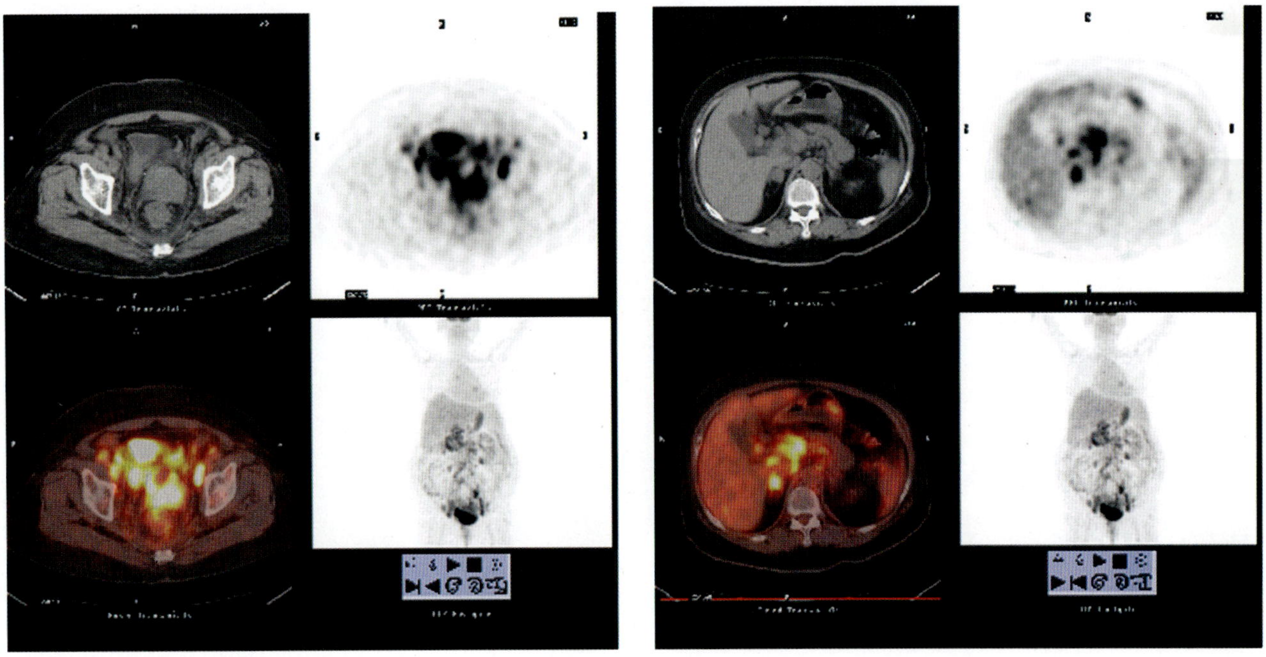

a　　b

图 14-4　患者女，78 岁，腹痛月余，PET/CT 显示宫颈肿块累及宫体并盆腔多发淋巴结肿大，病灶呈高代谢(a)；胰头周围及右侧肾上腺高代谢结节，为腹膜后淋巴结转移并右侧肾上腺转移(b)

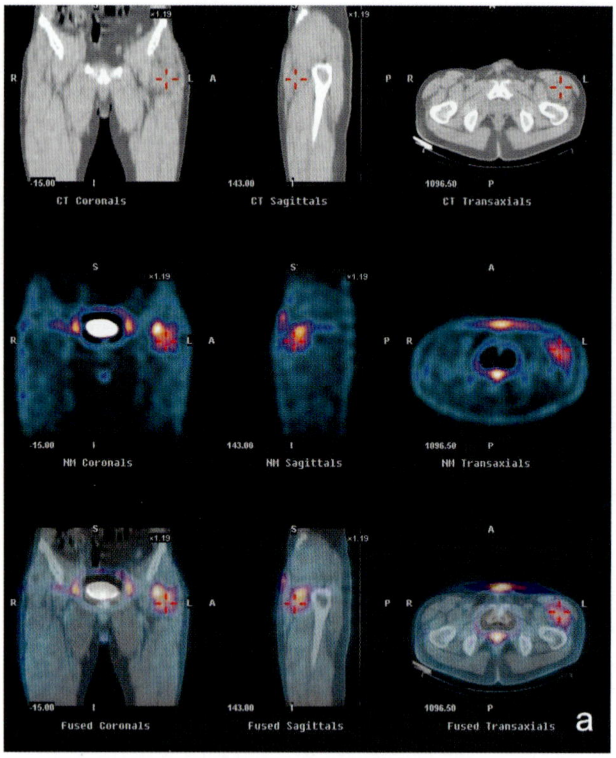

a

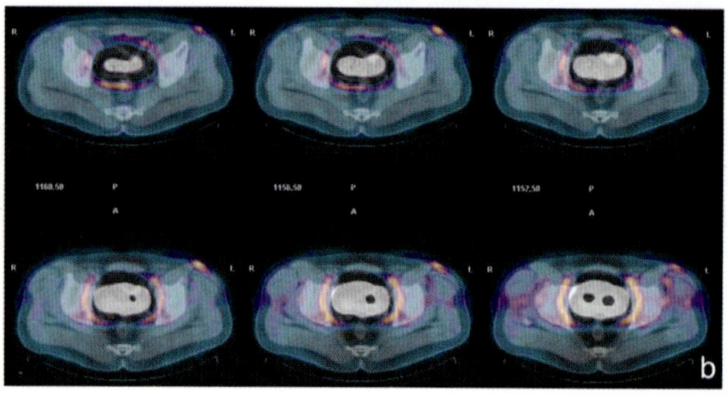

b

图 15-1 左大腿滑膜肉瘤术后复发伴左腹股沟淋巴结转移

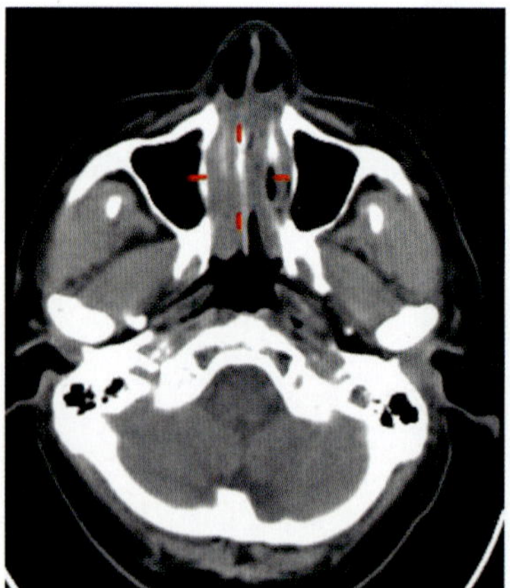

A：CT 图像

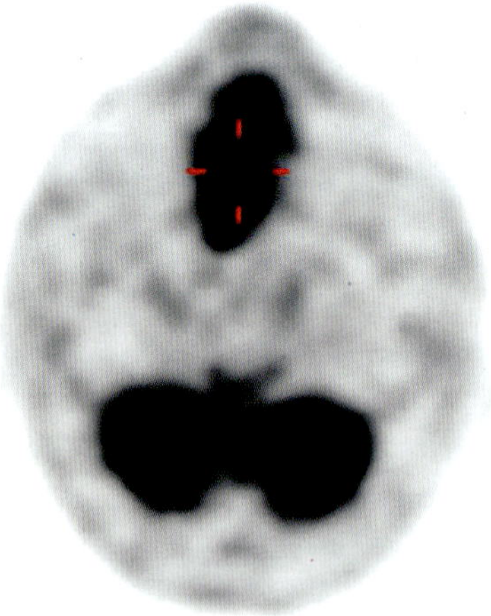

B：PET 图像

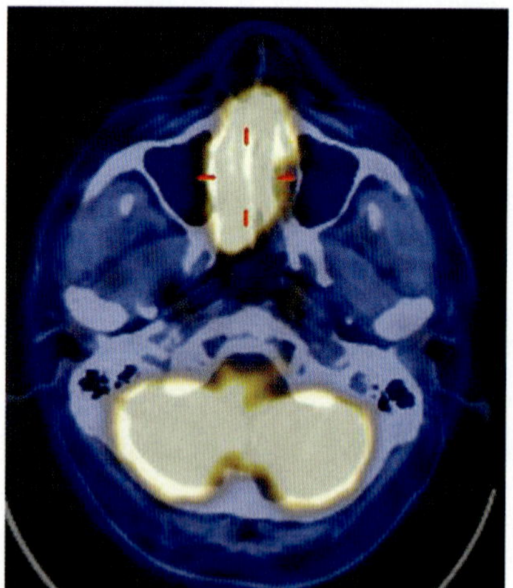

C：PET/CT 图像

图 16-2 患者男性，58 岁，^{18}F-FDG PET/CT 示鼻腔增厚、软组织放射性异常浓聚，SUV 最大值 10.0；病理示 NK/T 细胞淋巴瘤

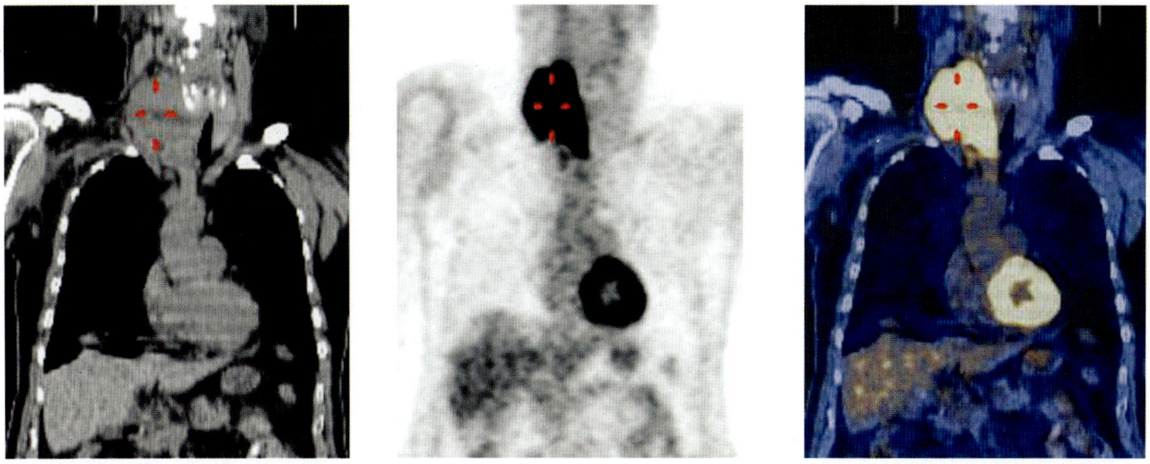

治疗前 a：CT 图像　　b：PET 图像　　c：PET/CT 图像

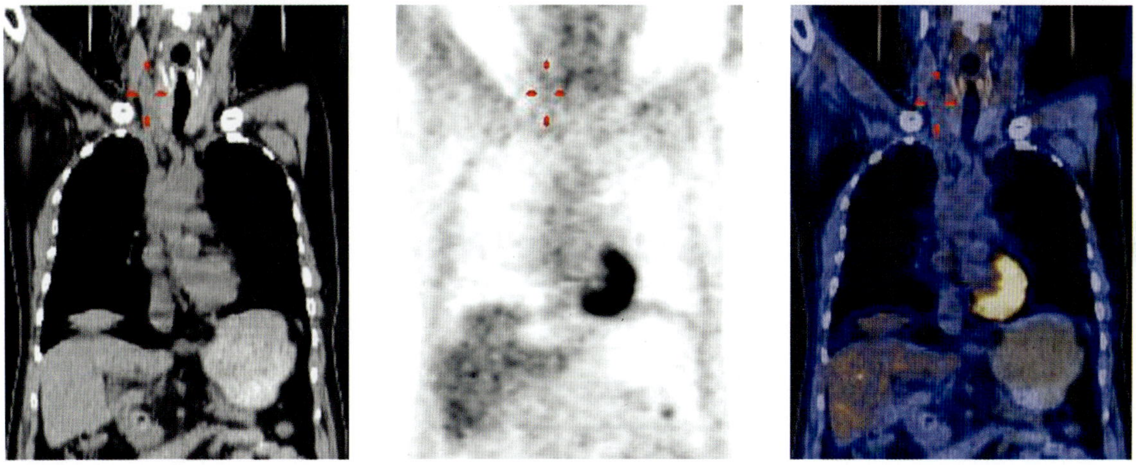

治疗后 a：CT 图像　　b：PET 图像　　c：PET/CT 图像

图 16-3　患者男性，66 岁，右颈部非霍奇金淋巴瘤。治疗前 ^{18}F-FDG PET/CT 代谢显像可见示右颈部葡萄糖代谢异常旺盛灶，SUV=11.5；经 CHOP 方案＋美罗华化疗后明显好转，原淋巴瘤病灶基本消失，肿瘤无活性

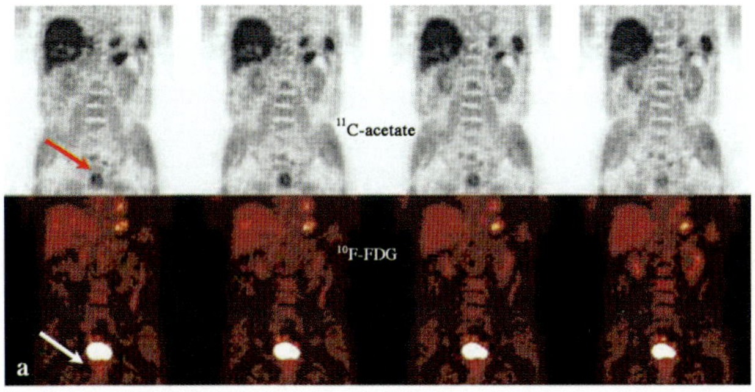

图 17-5　前列腺癌局部复发（上排为 ^{11}C-acetate 显像，下排为 ^{18}F-FDG 显像）

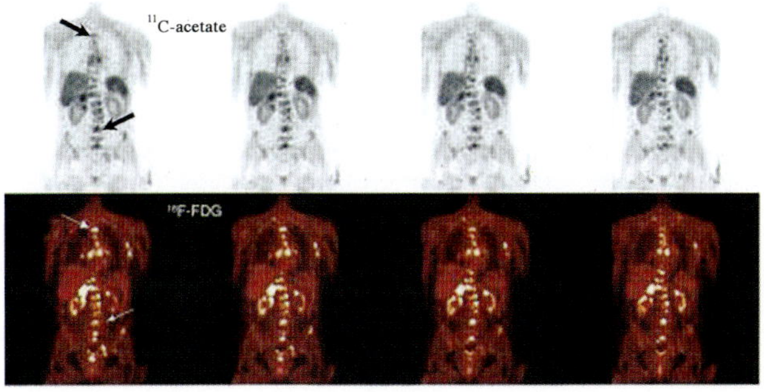

图 17-7　前列腺癌多发骨转移
（上排为 ^{11}C-acetate 显像；下排为 ^{18}F-FDG 显像）